胃癌综合诊治临床实践

主 编 黄 陈

审 订 秦新裕 裘正军

WEIAI
ZONGHE
ZHENZHI
LINCHUANG
SHIJIAN

 中国出版集团有限公司

 世界图书出版公司

上海 西安 北京 广州

图书在版编目(CIP)数据

胃癌综合诊治临床实践 / 黄陈主编. —上海：上
海世界图书出版公司,2023.5
ISBN 978－7－5192－9964－4

Ⅰ. ①胃… Ⅱ. ①黄… Ⅲ. ①胃癌－诊疗 Ⅳ.
①R735.2

中国国家版本馆 CIP 数据核字(2023)第 036683 号

书　　　名　**胃癌综合诊治临床实践**
　　　　　　　Weiai Zonghe Zhenzhi Linchuang Shijian
主　　编　黄　陈
责任编辑　陈寅莹
装帧设计　南京展望文化发展有限公司
出版发行　上海世界图书出版公司
地　　址　上海市广中路 88 号 9－10 楼
邮　　编　200083
网　　址　http://www.wpcsh.com
经　　销　新华书店
印　　刷　杭州锦鸿数码印刷有限公司
开　　本　787mm×1092mm　1/16
印　　张　19.5
字　　数　450 千字
版　　次　2023 年 5 月第 1 版　2023 年 5 月第 1 次印刷
书　　号　ISBN 978-7-5192-9964-4/ R·654
定　　价　200.00 元

主编简介

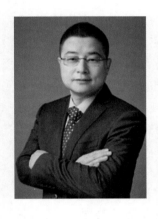

黄陈，上海交通大学医学院附属第一人民医院胃肠外科主任、胃癌综合诊治中心主任，主任医师、博士生导师、博士后导师，上海交通大学医学院外科学博士、美国 MD 安德森癌症中心肿瘤学博士后、日本国立癌症中心访问学者。

长期从事胃肠肿瘤基础研究、转化研究和临床研究。主持国家自然科学基金四项，上海市科委、上海市卫健委等课题多项。申请实用新型专利三项、发明专利一项。在 Cancer Research、Clinical Cancer Research、Oncogene 等 SCI 期刊发表第一或通讯作者论文四十余篇。入选上海市科技启明星、上海市浦江人才、上海市"医苑新星"杰出青年医学人才、上海交通大学"晨星学者"、上海交通大学医学院"研究型医师"、上海交通大学医学院"杏林育才"等。以第一完成人分别获得上海医学科技奖青年奖、上海市抗癌科技奖二等奖、上海市优秀发明选拔赛优秀创新奖银奖。

担任国家自然科学基金评审专家、教育部学位中心论文评审专家、中国博士后科学基金评审专家、中国临床肿瘤学会基金评审专家。担任中国临床肿瘤学会胃癌专委会委员、中国医师协会结直肠肿瘤专委会委员、中国抗癌协会腹膜肿瘤专业委员会委员、中国医促会外科分会委员、中国医师协会肛肠外科医师委员会委员、上海医师协会普外科医师分会委员、上海医学会普外分会胃肠外科学组委员、上海市研究型医院协会普通外科微创专业委员会副主任委员、上海抗癌协会胃肠肿瘤腹腔镜专委会常务委员、上海虹口外科临床质控组长等。

长期从事消化道肿瘤诊断与治疗，尤其在胃癌、结直肠癌微创外科治疗方面积累了丰富的临床经验，国内率先开展 AI 人眼追踪－4K 高清－裸眼 3D 腹腔镜胃肠肿瘤手术、上海率先开展第四代达芬奇机器人单孔结直肠癌手术和单孔胃肿瘤切除术、国内率先开展第四代达芬奇机器人单孔"肠肝同切术"，入选平安中国好医生榜"上海最佳胃肠外科医师"。

审订者简介

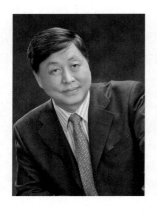

秦新裕,复旦大学附属中山医院外科学教授,博士生导师,英国伦敦大学博士。现任复旦大学普通外科研究所所长、美国外科学院会员(FACS)、国际胃癌学会会员、欧洲消化外科学会会员、中华医学会外科分会副主任委员、胃肠外科学组组长、上海医学会外科专业委员会和普外科专业委员会名誉主任委员,上海市医师协会普外科分会名誉会长。担任《中华外科杂志》、《中华普通外科杂志》、《中华胃肠外科杂志》、《中华消化外科杂志》、《中国实用外科杂志》、《Annuals of Surgery》中文版等10余本外科学杂志的副主编,发表科技论文350余篇,曾主编《实用外科学》、《Atlas of Digestive Endoscopic Resection》、《外科手术并发症的预防和处理》、《结直肠癌肝转移的早期诊断和综合治疗》、《现代胃肠道肿瘤诊疗学》等专著,担任国家五年制和八年制全国统编教材《外科学》副主编。曾获得国家科技进步二等奖1次,教育部科技进步一等奖1次,上海市科学技术进步一等奖1次和三等奖2次。

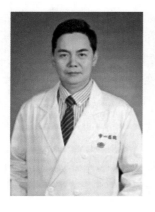

裘正军,上海交通大学医学院附属第一人民医院普外临床医学中心主任,医学博士,主任医师、教授、博士生导师。上海医科大学博士学位。曾赴德国、日本进修胰腺外科和腹腔镜外科。长期从事胃结直肠外科、胆胰和腹腔镜外科,擅长胃结直肠肿瘤、胆胰肿瘤各种根治性手术、疑难复杂腹部手术及多学科综合治疗。主持国家自然基金面上项目3项。获得上海市科技进步奖一等奖2项。

担任上海市医学会普外分会微创外科学组组长、中华医学会外科学分会外科手术学组委员、中国医师协会结直肠肿瘤专委会委员、中国医师协会外科医师分会胃肠间质瘤专家委员会常会、中国抗癌协会胰腺癌专委会委员、中国临床肿瘤学会胰腺癌专家委员会委员、上海市医学会普外科专委会委员,上海市医师协会普外科分会委员,上海市普外科质控中心专家委员会委员,上海交通大学胰腺癌诊治中心常务副主任。

编委名单

沈　漪（上海交通大学医学院附属第一人民医院）

宋　武（中山大学附属第一医院）

孙　晶（上海交通大学医学院附属瑞金医院）

孙思隽（上海交通大学医学院附属第一人民医院）

王　斌（上海交通大学医学院附属第一人民医院）

王　妹（上海交通大学医学院附属第一人民医院）

卫　勃（中国人民解放军总医院）

吴　蓉（上海交通大学医学院附属第一人民医院）

吴　珊（上海交通大学医学院附属第一人民医院）

汪学非（复旦大学附属中山医院）

徐　凯（上海交通大学医学院附属第一人民医院）

徐亦天（上海交通大学医学院附属第一人民医院）

颜　歌（上海交通大学医学院附属第一人民医院）

杨　彦（中国人民解放军东部战区总医院）

于　宏（中山大学附属第七医院）

余志龙（北京大学人民医院）

严东旺（上海交通大学医学院附属第一人民医院）

张常华（中山大学附属第七医院）

张华奇（中山大学附属第七医院）

张鹏善（上海交通大学医学院附属第一人民医院）

张人超（上海交通大学医学院附属第一人民医院）

张铁宁（上海交通大学医学院附属第一人民医院）

张　原（上海交通大学医学院附属第一人民医院）

章建明（复旦大学附属华东医院）

章　靖（同济大学医学院）

赵恩昊（上海交通大学医学院附属仁济医院）

赵晋华（上海交通大学医学院附属第一人民医院）

朱中林（复旦大学附属肿瘤医院）

郑　扬（上海交通大学医学院附属第一人民医院）

编写秘书　傅中懋（上海交通大学医学院附属新华医院）

胃癌是起源于胃黏膜上皮的恶性肿瘤，我国每年新发胃癌患者人数占全球总新发人数近一半、我国每年胃癌死亡患者人数占全球胃癌总死亡人数近一半，因此胃癌是严重威胁我国人民生命与健康的重大疾病。

胃癌作为一种人群中高发病率的恶性肿瘤，时至今日肿瘤根治性手术切除仍是胃癌治疗的基石。近年来，随着微创外科技术的发展，医疗设备和手术器械的不断更新，胃癌的治疗效果已经取得部分进步，但是中晚期的胃癌患者预后仍然不佳。随着基础与临床研究的不断深入，检查手段不断完善，诊疗理念不断更新，胃癌综合诊治的理念越来越受到重视。

本书由上海交通大学医学院附属第一人民医院胃肠外科主任、胃癌综合诊治中心主任黄陈教授主持撰写。黄陈教授作为胃肠肿瘤领域的中青年才俊，为该书的组织编写倾注了大量心血与精力。我有幸先睹为快，本书围绕胃癌综合诊疗新理论和新技术，不仅详细阐述了该疾病发生发展最新机制，还介绍了胃癌影像学、病理学与消化内镜评估方法以及胃癌手术治疗、化疗、放疗、靶向、免疫治疗最新进展。本书理论性与实践性兼备，内容全面丰富，非常适用于对胃癌领域感兴趣的外科医师、内科医师、影像医师、护士及医学生。

作为胃癌综合诊治的创新书籍，本书旨在推进胃癌的多学科、多手段的综合诊治模式，推动胃癌规范化、精准化、个体化和全程化的治疗，力争为胃癌综合诊治注入新思想、新活力。

主任医师、教授、博士生导师

中国人民解放军总医院普通外科学部主任

全军普通外科研究所所长

中华医学会外科学分会常委

北京医学会外科分会副主任委员

中国抗癌协会胃癌专业委员会副主任委员

中国医师协会外科分会上消化道外科医师委员会主任委员

胃癌是最常见的恶性肿瘤之一，严重威胁着人类的生命与健康。我国是胃癌高发国家，根据我国最新的癌症统计数据显示，胃癌的发病率与死亡率在所有恶性肿瘤中均位居第 3 位，且我国胃癌的发病人数与死亡人数将近全球一半，因此降低胃癌的发病率与死亡率是亟待解决的重大公共卫生问题。

近年来随着医学的发展，胃癌的治疗模式逐渐由传统的单纯肿瘤根治性切除转换为以肿瘤根治性切除为主的多学科综合诊疗模式，该模式下不仅要求有精湛的手术技能，还需要诸如消化内镜诊断、影像学评估、病理学评估、分子分型基因检测以及围手术期放化疗等多种诊疗手段共同参与。在这种综合诊疗模式的快速发展过程中，国内外针对胃癌不断涌现新的诊治方式和理念。目前国内外关于胃癌综合诊治的专著较少，多数以手术图谱为主的胃癌外科手术介绍或者以化疗方案为主的胃癌内科治疗介绍。为从更加全面的视角介绍当前胃癌综合治疗领域的创新思想与前沿技术，本书总结了国内外最新的研究现状，在介绍的胃癌发生、发展机制基础上，围绕胃癌诊断、治疗方面的新技术与最新的转化研究进行详细阐述，力求使读者以更广泛的视野了解胃癌综合领域的前沿进展，旨在促进胃癌相关研究开展、普及胃癌新型诊疗技术、推广胃癌综合诊治理念。

本书从流行病学入手开启对胃癌的直观认识，内容覆盖从胃癌的发生发展机制到胃癌的诊断与治疗，从阶段性治疗到全周期治疗与管理，从单一专科到多学科共同参与，力求为胃癌综合诊治研究领域注入新思考与新力量。然医学求知路漫漫，因我们时间与学识有限，本书中难免有不足之处，敬请各位同仁与广大读者批评指正，不吝赐教。

上海交通大学医学院附属第一人民医院

目录
Contents

| 第一章 |

胃癌流行病学和检查诊断

第一节　胃癌流行病学

胃癌(Gastric Cancer, GC)是起源于胃黏膜上皮的恶性肿瘤,其发病率逐年升高。从全球范围来看,2020年胃癌新发人数 1 089 103,死亡人数 768 793,胃癌新发人数占新发癌症总人数的 5.6%,发病率排名第五;胃癌死亡人数占癌症死亡总人数的 7.7%,死亡率排名第四。

作为一种多因素疾病,不同的环境和遗传因素均可影响胃癌的发生和发展。性别和地理区域不同,胃癌的发病率也大不相同,如男性对胃癌的易感程度是女性的 2～3 倍,50%以上的胃癌发生聚集在发展中国家。胃癌发病最高的区域包括中美洲和南美洲、东欧和东亚(主要是中、日、韩),低风险区域包括澳大利亚和新西兰、南亚、北非、东非及北美。从结果来看,只有日本的 5 年生存率稍高,可能是由于内镜检查的普及,从而能做到胃癌的早发现和早切除。研究发现,胃癌的发病率和死亡率随年龄的增长而增加,低于 40 岁处于较低水平,40 岁开始快速上升,大量病例集中在 55～80 岁,因此多数亚洲国家设定 40～45 岁为胃癌筛查的起始临界年龄(图 1 - 1)。尽管大多数国家的胃癌发病率都在下降,但由于人口老龄化和早筛的进步,胃癌病例的发现率反而相对增加了。

根据 GLOBOCAN 2020 全球癌症统计数据预测,我国胃癌发病率和死亡率分别位居我国癌症发病谱第三位(47.9 万例)、死亡谱第三位(37.4 万例)。基于 2022 年发表的我国国家癌症中心最新数据显示:2016 年我国胃癌发病人数 396 500 例,占癌症发病总人数的 9.75%,发病率排名第三;死亡人数 288 500 例,占癌症死亡总人数的 11.95%,死亡率排名第三。但近年来胃癌相关死亡率呈持续下降趋势,很大程度上得益于体检筛查及内镜检查的普及,早期胃癌的检出率越来越高。

另外,我国胃癌发病特征明显,发病率农村高于城市,男性高于女性,以农村男性最高。胃癌好发年龄在 50 岁以上,男女发病率之比为 2∶1。且发病有明显的地域性差别,在我国的西北与东部沿海地区胃癌发病率比南方地区明显升高。近年来,由于饮食结构的改变、工作压力增大以及幽门螺杆菌感染等原因,胃癌呈现年轻化倾向。

尽管前期肿瘤登记数据估算我国胃癌 5 年生存率已从 2000—2004 年的 30.2%提高到 2010—2014 年的 35.9%,但仍低于日本和韩国(60.3%～68.9%),这可能与我国早期胃癌的检出率(<10%)显著低于日本和韩国(50%～70%)相关,见表 1 - 1。尽管胃癌总体发病

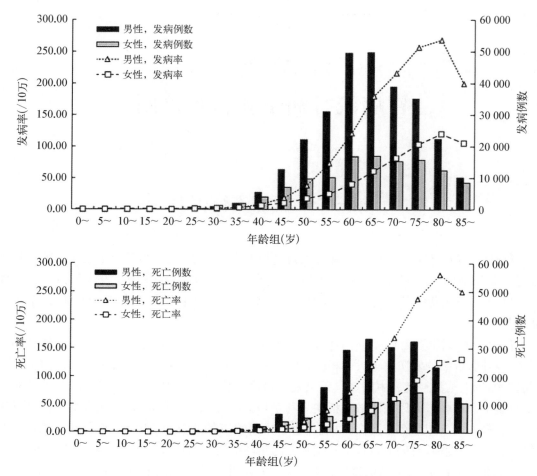

图 1-1　2015 年中国胃癌不同性别人群各年龄组发病率/发病例数(上)与死亡率/死亡例数(下)

[图片摘自 JNCC, 2022, 2(1)：1-9]

率稳步下降,但胃食管交界癌病例和年轻病例人数仍在上升,特别是在发达国家。包括手术切除在内的多学科诊疗模式(MDT)很大程度提高了胃癌患者的生存率,但仍有 40%~60% 的胃肿瘤切除患者会复发,2/3 的患者仍患有无法切除的晚期胃癌。

表 1-1　亚洲各个国家/地区 5 年标准化净生存率汇总

	中国大陆 NS	中国台湾 NS	日本 NS	韩国 NS	新加坡 NS
2000—2004 年	30.2%	35.6%	50.5%	48.6%	25.4%
2005—2009 年	33.2%	36.7%	57.6%	61.1%	27.1%
2010—2014 年	35.9%	38.6%	60.3%	68.9%	30.3%

NS：5 年标准化净生存率[数据来自 Lancet. 2018, 391(10125)：1023-1075]

研究认为,通过多组学技术筛选和优化早期胃癌的分子标志物,对高危人群进行早期识别和风险预警;通过科普宣传开展多元化筛查,鼓励群众通过不同途径参加内镜筛查;通过新技术的研发和推广,开展早期病变干预等,均有利于胃癌防控的"关口前移",有助于发现早期病例,最终降低我国胃癌的疾病负担。

第二节　胃癌风险因素分析

癌症的发生发展是由遗传和环境因素共同作用的结果,且肿瘤进展是一个多时间跨度、多阶段的过程,通常发生在暴露于有害致癌物质 20～30 年后。现代医学使人们能够更好地识别大多数癌症,其中 50% 的癌症患者可通过根治性切除得以康复。下列因素对胃癌发病风险的增加均有显著影响,如饮食、饮酒、吸烟、幽门螺杆菌和 EBV 病毒感染。家族史也是最关键的风险因素之一,有家族史的患者患胃癌的风险大约是无家族史患者的 3 倍。

饮食因素与胃癌发生风险之间的相关性已被广泛研究。水果和蔬菜是防止胃癌发展的保护因素,而烧烤和炭火动物肉、盐腌食品和熏制食品可能会促进胃癌的发展。饮食致癌物可能与胃上皮细胞相互作用,引起基因及其表达的变化。在动物模型中,大量摄入氯化钠会破坏胃黏膜,促进细胞死亡和再生细胞增殖。亚硝基化合物的饮食已被证明显著增加了非贲门癌胃癌患病风险。研究表明,吸烟者患胃癌的风险在不喝酒的人群中增加了 80%。此外,酗酒者患胃癌的风险更高。在欧洲前瞻性营养队列研究中,对 444 例胃癌患者进行了检查,发现重度酒精摄入与胃癌风险成正相关。

幽门螺杆菌(H. pylori, Hp)是一种革兰阴性细菌,自 1994 年被世界卫生组织(WHO)确定为致胃癌发展的 I 类致癌物。胃黏膜的慢性感染可导致萎缩性胃炎和肠化生。大多数感染幽门螺杆菌的人群无明显症状。Hp 感染引起的胃癌与细菌毒力、宿主基因多态性和环境因素有关。大多数幽门螺杆菌菌株具有细胞毒素相关基因(CagA)致病因子,编码 120～140 kD 的 CagA 蛋白,这是一种影响细胞信号蛋白表达的癌蛋白。幽门螺杆菌伴 CagA 和 VacA 与胃远端发生炎性反应和癌前及恶性病变的高风险相关。此外,幽门螺杆菌感染会破坏胃组织微环境,促进上皮-间质转化(EMT)和胃癌进展。盐腌食品摄入过多可能增加幽门螺杆菌感染的风险,也可能协同促进胃癌的发生、发展。

第三节　胃癌检查与诊断

胃癌一般无明显先兆,但存在癌前病变(如胃溃疡)的患者,可表现为癌前病变的症状,如烧心、消化不良,甚至上腹痛等。80% 的早期胃癌患者无症状,部分可有饱胀不适、消化不良、上腹痛等轻微不适,常被认为普通胃炎而被忽视。中期患者最常见的症状就是上腹痛,部分患者还可以出现贫血、厌食、上腹部触及肿块等。胃癌的疼痛常无明显规律,与进食无关,主要位于左上腹,少部分可因伴有胃溃疡表现为进食疼痛。晚期主要症状依然是上腹疼痛,疼痛程度加剧,并可出现呕血、黑便、恶病质等。大多数晚期患者会出现体重下降。胃癌筛查十分必要,学界一致认为,筛查可以早期发现无症状的群体,实现早发现早治疗,切实改善患者预后。

一、实验室检查

血常规、生化常规、尿常规、大便常规、粪便潜血等实验室检查,有助于了解患者有无缺铁性贫血、骨髓、肝肾功能等基本情况。肿瘤标记物癌胚抗原(CEA)、糖类抗原 12 - 5 (CA12 - 5)、糖类抗原 19 - 9(CA19 - 9)和糖类抗原 72 - 4(CA72 - 4)检测,有助于胃癌诊断、疗效监测和后期随访。值得注意的是,部分胃癌患者肿瘤标记物水平可不升高,而部分健康人水平可轻度升高,因此需结合其他检查综合判断。

二、影像学检查

影像学检查如胸部 X 线摄片,胸部、腹部、盆腔 CT 或 MRI 平扫＋增强有助于明确诊断、判断分期、评估疗效及复发监测。腹部 MRI 在判断局部淋巴结转移及远处转移上具备优势,因具有良好的软组织对比,是怀疑存在肝转移的推荐检查手段。不推荐常规行全身 PET/CT 检查。目前 PET/CT 主要用于以下情况:帮助判断转移灶的范围及有无肝外远处转移灶(转移灶潜在可手术切除);判断远处转移灶的特点(尤其是与 CT 联合时);用于普通 CT 未发现复发病灶而 CEA 水平升高的患者。超声胃镜可显示肿瘤在胃壁内的浸润深度和向壁外浸润情况,是手术前判断 T 分期的首选方法(超声胃镜是使用带有超声探头的电子胃镜进入胃内部,可避免做体表超声时受胃肠道内气体的影响,直接对病变区域进行超声探测)。腹部、盆腔超声可判断局部淋巴结转移及胃癌远处转移情况。

三、内镜检查

胃组织活检病理检查是胃癌诊断的"金标准"。胃镜检查前须禁食 8～12 小时、禁水 2 小时。胃镜能顺次地、清晰地观察食管、胃、十二指肠球部甚至降部的黏膜状态,而且可以进行活体的病理学和细胞学检查。胃镜下摘除并行病理学确诊。良性息肉摘除可预防其转变为胃癌,癌性息肉有助于明确诊断和治疗。

早期胃癌:肿瘤形态多样,可为小的息肉样隆起或凹陷;也可为平坦型。由于早期胃癌在胃镜下没有明显特征,易被忽略,需要内镜医生更仔细地观察。

进展期胃癌:此期胃癌多具有明显的特征,表现巨大肿块,肿块表面凹凸不平,可有糜烂、污秽苔,活检时易出血,也可呈现深大溃疡。胃癌检查与随访流程见图 1 - 2。

四、病理组织学检查

活体组织检查对胃癌,尤其是早期癌和息肉癌变的确诊以及对病变进行鉴别诊断有决定性意义,可明确肿瘤的性质、组织学类型及恶性程度、判断预后和指导临床治疗。主要是通过内镜钳取组织或息肉摘除术进行病理组织学检查,以获取明确的诊断。当原发灶由于各种原因未能取得明确病理诊断时,可考虑行转移病灶的活检,如胃癌肝转移患者的肝肿物穿刺活检。后续的病理组织学是病理分期和后续治疗的基础。除了淋巴、神经和血管侵犯

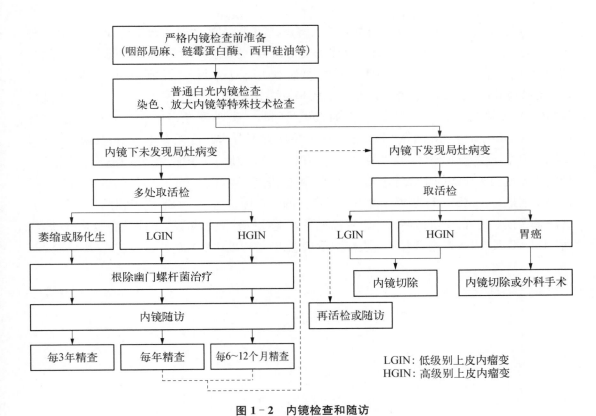

图1-2 内镜检查和随访

[图片摘自《中华消化病与影像杂志》(电子版),2019,9(03):118-144]

的经典 TNM 分期、组织亚型、分级和组织学评估外,基于肿瘤的标记物的价值日益被认识。病理的标准评估应包括标本的形态描述、手术操作方式、肿瘤部位和大小、肉眼识别肿瘤穿孔的存在与否、组织学类型和分级、肿瘤向内壁和邻近器官的扩散(T期)、肿瘤与切除边缘的距离(近端、远端和放射状)、肿瘤沉积的存在或不存在、淋巴管和(或)神经周围侵犯、肿瘤萌芽的存在、切除的区域淋巴结的位置和数量以及癌细胞可能的浸润(N期)。最后活组织检查(M期)还可能涉及其他器官(例如肝脏)。

五、基因水平的检测

在越来越强调精准化和个体化治疗的今天,基因检测对明确胃癌生物学行为、判断预后和制定治疗决策具有重要的意义。① ERBB2(HER-2)即人表皮生长因子2,是 EGFR 家族的重要成员,在正常上皮细胞中表达较低。但在包括乳腺癌、胃癌和结直肠癌等多种肿瘤类型中过表达或扩增,易与 HER 其他家族受体形成异二聚体,导致受体酪氨酸残基磷酸化并启动多种信号通路,从而导致细胞增殖和肿瘤发生。② ERBB3(HER3):ERBB3 与 ERBB2 同属于 EGFR 家族,通过激活 PI3K/Akt 和 RAS/RAF/MAPK 等信号通路,促进肿瘤发生,与胃癌的侵袭性和预后相关。③ CLDN18.2是继 HER-2 之后胃癌的第二重要靶点。Claudins 作为蛋白质家族,可以维持细胞与细胞之间的分子交换。CLDN18.2 亚型作为一种胃特异性亚型,当癌症发生时,一系列破坏会随之发生,促使 CLDN18.2 表位暴露出来,从而成为特定的靶点。④ 蛋白酪氨酸激酶 2(PTK2),又称为黏着斑激酶(FAK),是一种非受体酪氨酸激酶,并且是黏着斑复合体的关键组分。抑制 FAK 可降低肿瘤基质纤维化,调节免疫抑制性微环境,具有直接抗肿瘤作用,对弥漫型胃癌有效。⑤ 微卫星(Microsatellite)是遍布于人类基因组中的短串联重复序列,肿瘤组织的微卫星由于重复单位的插入或缺失,导致微卫星长度的改变引起一系列现象,称为微卫星不稳定性(Microsatellite Instability, MSI)。根据微卫星状态可分为高度微卫星不稳定(MSI‐H)、低度微卫星不稳定(MSI‐L)、微卫星稳定(MSS)。MSI 是子宫内膜癌、结直肠癌、胃癌等多种实体瘤或相关疾病的重要标志物,在肿瘤筛查、化疗、免疫治疗及预后评估等方面具有举足轻重的地位。MSI‐H 是胃癌患者预后良好的一个标志物,与 MSS 患者相比,MSI‐H 的胃癌患者预后更好。此外,MSI‐H 胃癌患者对免疫疗法更加敏感,更能从免疫治疗获益;而 MSI‐L 及 MSS 胃癌患者对免疫疗法不敏感,获益程度可能性较小。

| 第二章 |

胃癌预防、筛查、诊治流程和分期

第一节 胃 癌 预 防

胃癌预防的目标是将胃癌的发病率和死亡率降至最低。胃癌的预防包括三级预防策略,一级预防策略包括避免接触已知致癌物质,增强宿主的免疫防御机制,培养健康的生活习惯和化学药物预防等。二级预防策略包括筛查和治疗癌前病变。三级预防策略包括对癌症的治疗和对确诊患者的随访。

通过对胃癌的一级预防可以减少胃癌的发病率,二级预防可在胃癌的早期阶段发现和治疗,从而降低胃癌的死亡率。胃癌一级预防包括戒烟、清淡饮食与减少盐的摄入、增加水果和蔬菜的摄入、适量运动、根除幽门螺杆菌感染等。胃癌二级预防包括对高危人群每年的定期胃镜检查。据报道,我国 Hp 感染率在 40%～60%,2005—2011 年对我国 24 个地区的51 025 人进行 Hp 感染的调查显示:总体感染率为 49.5%,其中 20 岁以下人群的 Hp 感染率高达 37.1%。与发达国家相比,我国仍是 Hp 感染高发国家,尤其在青年群体中。早在1994 年,Hp 就被世界卫生组织(WHO)定义为胃癌的 I 类致癌物,Hp 感染后可激活多种细胞内途径,如 MAPK、NF - κB、Wnt/β - catenin、PI3K 等,促进炎症细胞因子分泌,引起细胞功能改变,或可通过增加或减少各种 microRNA 的表达,从而改变机体的各类反应,包括免疫反应、细胞凋亡、细胞周期调控、细胞自噬等过程,从而导致胃癌的发生。有研究表明,大多数胃癌发生在 Hp 感染的高发地区,Hp 的抗感染治疗可以显著降低患胃癌的风险,同时 Hp 感染根治后可有效降低有胃癌家族史的一级亲属患胃癌的风险。因此,国际指南建议将根除 Hp 感染作为胃癌一级预防的最佳策略,尤其是没有发生肠化生的患者。

第二节 胃 癌 筛 查

对高危患者的早期筛查,可对各种可能进展为胃癌的癌前病变进行早期干预,显著降低胃癌的患病率和死亡率。因早期胃癌一般无特异性症状,因此,在我国以下人群建议进行胃癌筛查:目标人群是年龄≥40 岁,且符合下列任意一条:① 胃癌高发地区人群;② Hp 感染者;③ 既往患有慢性萎缩性胃炎、胃溃疡、胃息肉、手术后残胃等胃的癌前疾病;④ 胃癌患者一级亲属;⑤ 存在胃癌其他风险因素(如高盐饮食、喜食腌制食品、吸烟、重度饮酒等)。胃癌筛查方法见图2-1。

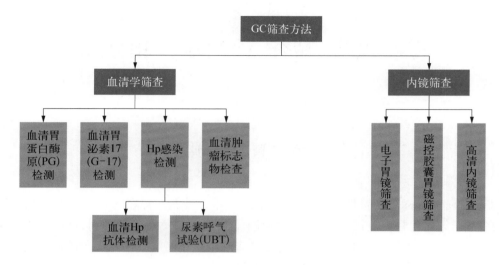

图2-1 胃癌的筛查示意图

国内近期一项联合 PGⅠ(胃蛋白酶原Ⅰ)、PGⅡ(胃蛋白酶原Ⅱ)、PGR(胃蛋白酶原比值)、Hp 抗体和 G-17(血清胃泌素 17)共 5 项血清学指标作为胃癌筛查策略的研究表明,PGⅠ、PGR 降低,G-17 水平低于 0.5 pmol/L 和高于 4.7 pmol/L 均为胃癌的高危因素,这表明多项血清学指标的联合筛查有助于对胃癌高风险人群的甄别。我国对多中心大数据研究后发现年龄、性别、Hp 抗体、PG、G-17 是与胃癌发生最相关的 5 个因素,创立了新型胃癌筛查评分系统(表 2-1)。

表 2-1 新型胃癌筛查评分系统

变 量 名 称	分 值	变 量 名 称	分 值
年龄(岁)		性别	
40~49	0	女	0
50~59	5	男	4
60~69	6	Hp 抗体	
>69	10	阴性	0
G-17(pmol/L)		阳性	1
<1.50	0	PGR	
1.50~5.70	3	≥3.89	0
>5.70	5	<3.89	3
总分			0~23

注:表格摘自《胃肠病学杂志》,2018,23(02):第 92—97 页。

该系统包含 5 个变量,总分 23 分。根据分值可将胃癌筛查目标人群分为 3 个等级:胃癌高危人群(17～23 分),胃癌发生风险极高;胃癌中危人群(12～16 分),有一定胃癌发生风险;胃癌低危人群(0～11 分),胃癌发生风险一般。通过 5 000 余例的验证队列筛查结果证实,采用新型评分系统能显著提高胃癌的筛查效能,胃癌筛查流程见图 2-2。

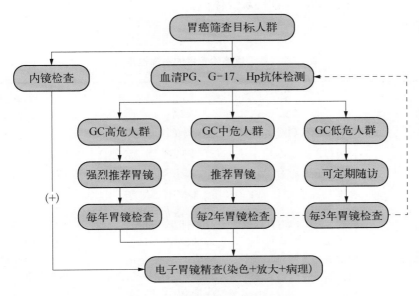

图 2-2　胃癌的筛查流程示意图

[摘自《胃肠病学杂志》,2018,23(02):第 92—97 页]

第三节　胃癌诊治流程

一、胃癌的诊断

胃癌的诊断应当结合患者的临床表现、内镜及组织病理学、影像学检查等进行综合诊断。

1. 临床表现

早期胃癌患者通常无特异的症状,随着病情进展可出现下列症状:① 上腹出现饱胀感或隐痛等不适,以饭后为重;② 食欲减退,伴随明显的消化道症状,如恶心、呕吐、反酸、嗳气等。进展期胃癌除上述典型症状外还常出现:① 恶病质表现,如体重减轻、贫血等;② 上腹部疼痛,当疼痛持续加重且向腰背放射则提示肿瘤可能侵犯胰腺和腹腔神经丛;而胃癌导致胃穿孔常引起腹部突发刀割样腹痛;③ 此外进展期胃恶性肿瘤常引起梗阻相关临床表现,如贲门部癌可出现进行性加重的吞咽困难及胸骨后疼痛等不适,胃窦部癌引起幽门梗阻时可呕吐隔夜宿食和胃液;④ 出血和黑便,肿瘤侵犯血管可引起消化道出血。小量出血时仅有大便潜血阳性,当出血量较大时可表现为呕血及黑便;⑤ 其他症状,如腹泻、转移灶症状,部分患者可出现类癌综合征等。晚期患者可出现严重消瘦、贫血、水肿、发热、黄疸等。

2. 临床体征

胃癌尤其是早期胃癌,常无明显的体征。进展期乃至晚期胃癌患者可出现下列体征: ① 上腹部深压痛;② 上腹部肿块;③ 腹水征;④ 锁骨上淋巴结肿大;⑤ 直肠前窝肿物;⑥ 脐部肿块等。其中,锁骨上窝淋巴结肿大、腹水征、下腹部盆腔包块、脐部肿物、直肠前窝种植结节、肠梗阻表现均是提示胃癌晚期的重要体征。

3. 影像检查(表 2-2)

表 2-2　基于胃癌诊疗目的影像检查推荐

目　　的	Ⅰ 级 推 荐	Ⅱ 级 推 荐	Ⅲ 级 推 荐
定性诊断	胃镜+活检(1A 类证据)	细胞学(2A 类证据)	
定位诊断	胃镜(1A 类证据) 腹部增强 CT(1A 类证据)	腹部 MRI(2A 类证据)	X 线气钡双对比造影 (2B 类证据)
分期诊断	腹部和盆腔增强 CT(1B 类证据) 胸部 CT(1B 类证据) 内镜超声(1A 类证据)	腹部 MRI(2A 类证据) PET-CT(2A 类证据) 诊断性腹腔镜探查和腹腔灌洗液评价(1B 类证据)	
放化疗或靶向治疗疗效评价	腹部和盆腔增强 CT(1A 类证据)	胃镜(2A 类证据) PET-CT(1B 类证据) 腹部 MRI(2A 类证据)	功能影像学检查 (3 类证据)

4. 病理组织学诊断(表 2-3)

表 2-3　基于胃癌标本类型的病理组织学诊断推荐

标本类型	Ⅰ 级 推 荐		Ⅱ 级 推 荐	Ⅲ 级 推 荐
	大体检查	光镜下检查		
活检标本	记录组织大小与数目	明确病变性质和组织学类型 —肿瘤、非肿瘤 —良性、恶性 —组织学类型 浸润层次(如果有)	免疫组化标记物检测:用于组织学类型鉴别诊断、明确血管和淋巴管侵犯、肿瘤细胞增殖活性评估等	评估是否幽门螺杆菌感染 (1B 类证据)
内镜下切除表本	肿瘤部位 肿瘤大小(cm)	上皮内瘤变、腺瘤级别(高级别) 浸润性癌 —组织学类型、Lauren 分型 —组织学类型 —浸润深度 —水平切缘和基底切缘 —血管、淋巴管侵犯	同上 早期胃癌大体类型	同上

续　表

标本类型	Ⅰ级推荐		Ⅱ级推荐	Ⅲ级推荐
	大体检查	光镜下检查		
无术前辅助治疗的手术切除标本	手术标本类型 肿瘤部位 肿瘤大小(cm) 肿瘤距近/远侧断缘距离 淋巴结检出数目和分组(至少检获16枚、最好检获＞30枚淋巴结)	组织学类型、Lauren分型和分组织学分级(G1、G2、G3) 浸润深度(pT分期) 血管、淋巴管、神经侵犯 近、远侧切缘 食管、十二指肠侵犯情况淋巴结转移数、受检淋巴结数(pN分期)、癌结节数目 远处转移：pM/pTNM分期	同上 进展期胃癌大体类型	同上
术前新辅助治疗的手术切除标本	同上 (对于无明显肿物的标本应仔细检查并多点取材)	同上 肿瘤退缩分级(TRG) ypTNM分期	同上	同上

5. 分子学诊断(表2-4)

表2-4　基于胃癌分子类型的诊断推荐

分子分型	Ⅰ级推荐	Ⅱ级推荐	Ⅲ级推荐
经组织病理学确诊后，需进行相关分子检测，根据分子分型指导治疗 胃癌预后相关分子检测	所有经病理诊断证实为胃腺癌的病例均有必要进行HER2检测(1A类证据) 推荐胃癌组织中评估MSI/dMMR状态(1B类证据)	对拟采用PD-1/PD-L1抑制剂治疗的胃癌患者，推荐胃癌组织中评估PD-L1表达状态(2A类证据)和EB病毒感染状态(2A类证据)	NGS检测(3类证据) NTRK融合基因检测(2B类证据) 胃癌组织中HER2检测(3类证据) 胃癌组织中MSI检测(3类证据)

二、胃癌的治疗

应当采取综合治疗的原则，即根据肿瘤病理学类型及临床分期，结合患者一般状况和器官功能状态，采取多学科综合治疗模式(包括胃肠外科、消化内科、肿瘤内科、内镜中心、放疗科、介入科、影像科、康复科、营养科、分子生物学家、生物信息学家等)，有计划、合理地应用手术、化疗、放疗和生物靶向等治疗手段达到根治或最大幅度地控制肿瘤，延长患者生存期，改善生活质量的目的。

(1)早期胃癌且无淋巴结转移证据，可根据肿瘤侵犯深度，考虑内镜下治疗或手术治疗。术后无须辅助放疗或化疗。

(2)局部进展期胃癌或伴有淋巴结转移的早期胃癌，应当采取以手术为主的综合治疗。根据肿瘤侵犯深度及是否伴有淋巴结转移。可考虑直接行根治性手术或术前先行新辅助化疗,再考虑根治性手术。成功实施根治性手术的局部进展期胃癌,需根据术后病理分期决定辅助治疗方案(辅助化疗,必要时考虑辅助化放疗)。

(3)复发或转移性胃癌应当采取以药物治疗为主的综合治疗手段。在恰当的时机给予姑息性手术、放射治疗、介入治疗、射频治疗等局部治疗。同时也应当积极给予止痛、支架置入、营养支持等最佳支持治疗。

早期胃癌内镜治疗主要包括内镜下黏膜切除术(Endoscopic mucosal resetion,EMR)和内镜黏膜下剥离术(Endoscopic submucosal dissection,ESD),内镜手术具有创伤小、并发症少、恢复快、费用低等优点。

手术切除是胃癌的主要治疗手段,也是目前治愈胃癌的唯一方法。胃癌手术分为根治性手术与非根治性手术,根治性手术应当完整切除原发病灶,并且彻底清扫区域淋巴结,主要包括标准手术、改良手术和扩大手术;非根治性手术主要包括姑息手术和减瘤手术。

化学药物治疗分为姑息化疗、辅助化疗、新辅助化疗和转化治疗。化疗应当严格掌握临床适应证,排除禁忌证,并在专业医师的指导下施行。化疗应当充分考虑患者的疾病分期、年龄、体力状况、治疗风险、生活质量及患者意愿等,避免治疗过度或治疗不足,并及时评估化疗疗效,密切监测及防治不良反应,并酌情调整药物和(或)剂量。

其他治疗方式有:放射治疗、靶向治疗、免疫治疗、介入治疗、中医治疗等。

第四节　胃　癌　分　期

一、胃癌 TNM 分期(表 2－5)

表 2－5　AJCC 第 8 版胃癌 TNM 分期

原发肿瘤(T)	
Tx	原发肿瘤无法评估
T0	无原发肿瘤证据
Tis	原位癌:上皮内肿瘤,未侵及固有层,高度不典型增生
T1	肿瘤侵犯固有层,黏膜肌层或黏膜下层
T1a	肿瘤侵犯固有层或黏膜肌层
T1b	肿瘤侵犯黏膜下层
T2	肿瘤侵犯固有肌层＊
T3	肿瘤穿透浆膜下结缔组织,而尚未侵犯脏层腹膜或邻近结构＊＊、＊＊＊
T4	肿瘤侵犯浆膜(脏层腹膜)或邻近结构＊＊、＊＊＊
T4a	肿瘤侵犯浆膜(脏层腹膜)
T4b	肿瘤侵犯邻近结构

区域淋巴结(N)	
Nx	区域淋巴结无法评估
N0	区域淋巴结无转移
N1	1～2 个区域淋巴结有转移
N2	3～6 个区域淋巴结有转移
N3	7 个或 7 个以上区域淋巴结有转移
N3a	7～15 个区域淋巴结有转移
N3b	16 个或 16 个以上区域淋巴结有转移

远处转移(M)	
M0	无远处转移
M1	有远处转移

组织学分级(G)	
Gx	分级无法评估
G1	高分化
G2	中分化
G3	低分化、未分化

　＊ 肿瘤可以穿透固有肌层达胃结肠韧带或肝胃韧带或大小网膜,但未穿透覆盖这些结构的脏层腹膜,这种情况下原发肿瘤的分期 T3,如果肿瘤穿透覆盖胃韧带或网膜的脏层腹膜,则应当被分为 T4 期。

　＊＊ 胃的邻近结构包括脾、横结肠、肝脏、膈肌、胰腺、腹壁、肾上腺、肾脏、小肠以及后腹膜。

　＊＊＊ 经胃壁内扩展至十二指肠或食管的肿瘤不考虑为侵犯邻近结构,而是应用任意这些部位的最大浸润深度进行分期。

二、胃癌的临床分期(cTNM)(表 2 - 6)

表 2 - 6　AJCC 第 8 版胃癌临床分期(cTNM)

0 期	Tis	N0	M0
Ⅰ期	T1	N0	M0
	T2	N0	M0
ⅡA 期	T1	N1～3	M0
	T2	N1～3	M0
ⅡB 期	T3	N0	M0
	T4	N0	M0
Ⅲ期	T3	N1～3	M0
	T4a	N1～3	M0
ⅣA 期	T4b	任何 N	M0
ⅣB 期	任何 T	任何 N	M1

三、胃癌的病理分期(pTNM)(表 2 – 7)

表 2 – 7　AJCC 第 8 版胃癌病理分期(pTNM)

0 期	Tis	N0	M0
ⅠA 期	T1	N0	M0
ⅠB 期	T1	N1	M0
	T2	N0	M0
ⅡA 期	T1	N2	M0
	T2	N1	M0
	T3	N0	M0
ⅡB 期	T1	N3a	M0
	T2	N2	M0
	T3	N1	M0
	T4a	N0	M0
ⅢA 期	T2	N3a	M0
	T3	N2	M0
	T4a	N1	M0
	T4a	N2	M0
	T4b	N0	M0
ⅢB 期	T1	N3b	M0
	T2	N3b	M0
	T3	N3a	M0
	T4a	N3a	M0
	T4b	N1	M0
	T4b	N2	M0
ⅢC 期	T3	N3b	M0
	T4a	N3b	M0
	T4b	N3a	M0
	T4b	N3b	M0
Ⅳ期	任何 T	任何 N	M1

四、新辅助治疗后分期(yTNM)(表 2 – 8)

表 2 – 8　AJCC 第 8 版胃癌新辅助治疗后分期(pTNM)

Ⅰ 期	T1	N0	M0
	T2	N0	M0
	T1	N1	M0

续　表

Ⅱ期	T3	N0	M0
	T2	N1	M0
	T1	N2	M0
	T4a	N0	M0
	T3	N1	M0
	T2	N2	M0
	T1	N3	M0
Ⅲ期	T4a	N1	M0
	T3	N2	M0
	T2	N3	M0
	T4b	N0	M0
	T4b	N1	M0
	T4a	N2	M0
	T3	N3	M0
	T4b	N2	M0
	T4b	N3	M0
	T4a	N3	M0
Ⅳ期	任何 T	任何 N	M1

五、胃癌病理分型

胃癌病理分型是指以组织形态结构和细胞生物学特性为基础进行分型。不同类型的胃癌，其形态结构和生物学行为各异，流行病学和分子机制亦不同，导致现有的胃癌病理分型系统众多。目前常用的是 Borrmann 分型、Lauren 分型和 WHO 分型。

1. Borrmann 分型

由德国病理学家 Borrmann 在 1926 年首次提出，它是对胃癌宏观/内镜下表现的直观反应，可作为术前评估和预后预测工具。此分型主要根据肿瘤在胃黏膜面的形态特征和在胃壁内的浸润方式，将胃癌分为四型。Ⅰ型即结节型，也叫息肉型或肿块型，可见肿瘤向胃腔内生长，具有明显隆起，且肿物基底较宽，边界清晰；Ⅱ型即局限溃疡型，肿瘤周围可见溃疡形成，边缘覃伞样隆起，基底与胃正常组织形成＜90°的角度，边界较清晰。有研究指出Ⅱ型病变尤其是表面凹陷的早期胃癌，易进展为 Borrmann Ⅳ型肿瘤；Ⅲ型即浸润溃疡型，肿瘤附近可见明显溃疡形成，伴随局部隆起或局部浸润破坏，边界往往模糊不清。该分型是胃癌最常见的类型，占胃癌分类的 59%～68%；Ⅳ型即弥漫浸润型，胃肿物呈弥漫性浸润性生长，难以确定边界。由于Ⅲ型肿瘤具备浸润性和溃疡性特征，且亦具有促结缔组织增生反应，因此将"皮革胃"单纯等同于 Borrmann Ⅳ型不太准确。Borrmann 分型是胃癌经典的分型方法，既能反映胃癌的生物学行为，又简洁实用，在国际上广泛应用。

2. Lauren 分型

由 Lauren 根据胃癌的组织结构和生物学行为在 1965 年首次提出，在显微镜下将胃肿瘤分为弥漫型、肠型、混合型和不确定型。弥漫型胃癌癌细胞由于缺乏细胞连接，呈现弥漫性生长，弥漫型胃癌镜下呈现肿瘤浸润于基质中，肿瘤细胞为单体和小簇盘状排列，一般不形成腺管，分化差。肠型胃癌癌细胞呈现膨胀性生长，镜下呈现凝聚的细胞形成腺体样结构，肿瘤细胞多为柱状或立方体状，可见肠上皮化生与炎症细胞浸润，与肠腺癌形状类似。肠型胃癌一般认为继发于慢性萎缩性胃炎，病程迁延时间长导致，多见于老年男性，发病率较高，预后较好。混合型肿瘤既有肠型又有弥漫型成分，而不确定型包括大多数未分化的肿瘤。

弥漫型胃癌占所有胃癌的 $32\%\sim49\%$，相较于肠型高发于老年男性，弥漫型肿瘤临床表现为易发病于年轻女性，发病时胃癌分期较晚、肿瘤分化较差、淋巴管侵犯较多、腹膜传播较多。弥漫型经常与"皮革胃"进展有关，它也与家族遗传性弥漫性胃癌密切相关（主要是由 $CDH1$ 基因胚系突变引起）。对胃癌组织学研究表明，弥漫型胃癌来源于胃固有黏膜，而肠型胃癌来源于肠化生黏膜。流行病学显示在亚洲国家肠型胃癌发病率显著高于弥漫型胃癌。相比于两者的分子机制差异，微卫星不稳定性在肠型胃癌中阳性率高于弥漫型胃癌，这也侧面反映了肠型胃癌对免疫治疗更为敏感。该分型不仅反映肿瘤的生物学行为，而且体现其病因、发病机制和流行病学特征，亦在国际上广泛应用。

3. WHO 分型

WHO 于 1979 年提出以组织来源及其异型性为基础的国际分型，具体见表 2-9。该系统将胃癌分为腺癌（乳头状腺癌、管状腺癌、黏液腺癌、印戒细胞癌）、腺鳞癌、鳞状细胞癌、类癌、未分化癌和不能分类的癌。当 2 种及以上类型组织并存时，需标明占主体部分组织分型，同时标明次要组织类型。若标明腺癌需根据腺癌分化程度将其分为高分化型、中分化型和低分化腺癌。1990 年 WHO 对胃癌组织分型进行修改，新的标准将胃癌分为上皮性肿瘤和类癌两类，上皮性肿瘤包括腺癌（乳头状腺癌、管状腺癌、低分化腺癌、黏液腺癌、印戒细胞癌）、鳞腺癌、未分化癌和不能分类的癌。2010 年 WHO 主要增加对胃的神经内分泌肿瘤的分类，分为神经内分泌肿瘤 1 级（NET G1）、神经内分泌肿瘤 2 级（NET G2）、神经内分泌癌（NEC）、无神经内分泌混合癌（MANEC），其余分类与前版无明显差别。2019 年 WHO 第 5 版首次在肿瘤病理分类中增加了分子分型的内容，介绍了与肿瘤发生发展相关的机制研究进展和关联临床诊断、预后和治疗的分子病理学改变。增加了对胃母细胞瘤和伴横纹肌瘤样型的大细胞癌介绍，新增了微乳头型腺癌、胃底腺型腺癌、肝样腺癌及其他胃腺癌亚型的报道。

表 2-9 胃癌 WHO 组织学类型（参照 2019 年版消化系统肿瘤 WHO 分类）

组 织 学 类 型	ICD-0 编码
腺癌	
腺癌，NOS	8140/3
管状腺癌	8211/3
壁细胞癌	8214/3

组 织 学 类 型	ICD-0 编码
腺癌伴混合亚型	8255/3
乳头状腺癌，NOS	8260/3
微乳头状癌，NOS	8265/3
黏液表皮样癌	8430/3
黏液腺癌	8480/3
印戒细胞癌	8490/3
低黏附性癌	8490/3
髓样癌伴淋巴样间质	8512/3
肝样腺癌	8576/3
帕内特细胞癌（Paneth 细胞癌、潘氏细胞癌）	
鳞状细胞癌，NOS	8070/3
腺鳞癌	8560/3
未分化癌	
未分化癌，NOS	8020/3
大细胞癌伴横纹肌样表型	8014/3
多形性癌	8022/3
肉瘤样癌	8033/3
具有破骨样巨细胞癌（癌伴破骨样巨细胞）	8035/3
胃母细胞瘤	8976/1
神经内分泌肿瘤	
神经内分泌肿瘤，NOS	8240/3
神经内分泌肿瘤，G1	8240/3
神经内分泌肿瘤，G2	8249/3
神经内分泌肿瘤，G2	8249/3
胃泌素瘤，NOS	8156/3
生长抑素瘤，NOS	8156/3
EC 细胞（肠嗜铬细胞）类癌	8241/3
恶性 EC 细胞（肠嗜铬细胞）类癌	8242/3
神经内分泌癌，NOS	8246/3
大细胞神经内分泌癌	8013/3
小细胞神经内分泌癌	8041/3
混合性神经内分泌-非神经内分泌肿瘤（MiNEN）	8154/3

胃癌主要类型病理学简介：

（1）管状腺癌，癌组织呈腺管样或腺泡状结构。根据其细胞分化程度，可分为高、中分化 2 种。

（2）乳头状腺癌，癌细胞一般分化较好，呈立方形或高柱状，排列在纤细的树枝状间质周围组成粗细不等的乳头状结构。

（3）低分化腺癌，癌细胞矮柱状或不定型，呈小巢状或条索状排列；基本无腺管结构。根据间质多少分为实性型和非实性型。

(4) 黏液腺癌,其特点为癌细胞形成管腔,分泌大量黏液,由于大量黏液物质积聚,使许多腺腔扩展或破裂,黏液物质浸润间质,即形成"黏液湖"。

(5) 印戒细胞癌,癌细胞分泌大量黏液,且黏液位于细胞内,将核推于细胞一侧周边,整个细胞呈印戒状。其恶性程度较细胞外黏液者更高。

(6) 腺鳞癌,又称腺棘细胞癌,是一种腺癌与鳞癌并存的肿瘤。腺癌部分细胞分化较好,而鳞癌部分细胞分化较差。

(7) 鳞状细胞癌,其细胞分化多为中度至低度,呈典型鳞癌结构,累及食管末端者,应考虑为食管原发性鳞癌扩展所致。

(8) 未分化癌,癌细胞弥散成片状或团块状,不形成管状结构或其他组织结构。细胞体积小,异形性明显,在组织形态和功能上均缺乏分化特征。

(9) 类癌,为来自消化道腺体底部嗜银细胞的一种低度恶性肿瘤,癌细胞较小,大小均一,排列密集,嗜银染色可见胞浆内有黑褐色嗜银颗粒。

胃肠类癌是生长缓慢、表现复杂的神经内分泌肿瘤,西方国家发病率较高。良性和恶性类癌的区分既往根据转移或浸润等行为,2000 年新的 WHO 诊断标准则根据其组织学分化程度、血管侵犯、直接浸润、转移和肿瘤大小进行良、恶性区分。恶性类癌细胞有中度以上异型性、核分裂指数增高($>2/10HpF$)、肿瘤直径$>1\ cm$、肿瘤侵入肠壁(固有肌层或肌层外)或有淋巴结、肝脏转移。良性类癌细胞有中度以下异型性、核分裂指数$\leqslant 2/10HpF$、肿瘤直径$\leqslant 1\ cm$、肿瘤无局部浸润和转移等特点。胃类癌占所有类癌病例的 $10\%\sim30\%$。Rindi 等将胃类癌分为 I～III 型。I 型:伴有慢性萎缩性胃炎;II 型:可伴有卓-艾综合征和多发性内分泌肿瘤(MEN2I);III 型:散发性胃类癌。其中 I 型最常见,占 $63\%\sim75\%$,II 型最少占 $0\sim10\%$,III 型占 $13\%\sim20\%$。I 型肿瘤常为多发,呈息肉状改变,瘤体直径多数$<1\ cm$,多位于胃体或胃底,极少转移,可采用胃镜下切除,预后最好;II 型分化一般良好,多发,低度恶性,预后介于 I～III 型,当瘤体增大时,胃大部分切除是较好的治疗方法;III 型瘤体直径多数$>2\ cm$,浸润性强,多有转移,转移率高达 60%,根治性手术是唯一治疗方法,此型预后最差。

4. 其他分型

(1) 日本分型(JGCA):日本胃癌研究所在第 13 版胃癌规约中将胃癌分为 2 种类型,分别是一般型和特殊型。其中乳头状腺癌、高分化型和中分化型管状腺癌、实性型和非实性型低分化腺癌、黏液腺癌及印戒细胞癌分为一般型胃癌。鳞腺癌、鳞癌、类癌和其他不能分类的胃癌统归于特殊型胃癌。第 13 版规约相较于第 12 版和 WHO 分型,没有将未分化伴少许腺癌细胞的胃癌归为单独类型,而是划为低分化腺癌。大体上,日本分型和 WHO 分型大同小异,但因其临床实用性,目前我国多采用日本胃癌分型。与 Lauren 分型相比,乳头状和管状腺癌划分为肠型胃癌,弥漫型胃癌包括未分化型的低分化腺癌与印戒细胞癌,而黏液腺癌根据其主要成分划分归属类型。胃癌的 Lauren、JGCA 和第 5 版 WHO 分型比较见表 2-10。

表 2-10 胃癌的 Lauren 分型,日本胃癌分型和 WHO 分类第 5 版比较

Lauren(1965)	JGCA(2017)	WHO(2019)
肠型	乳头状	乳头状
	管状型 1	管状型:高分化
	管状型 2	管状型:中分化

Lauren(1965)	JGCA(2017)	WHO(2019)
未定型	分化差 1(实性型)	管状型(实性)：低分化
弥漫性	印戒细胞癌	低黏附性癌，印戒细胞癌型
	分化差 2(非实性型)	低黏附性癌，其他类型
肠型、弥漫性、未定型	黏液型	黏液型
	按比例描述(如实性型低分化腺癌＞印戒细胞癌＞中分化管状腺癌)	混合型
未定名	特殊型	其他组织学亚型

注：数据摘自《中华病理学杂志》，2020，49(09)：882-885。

（2）Goseki 分型：根据胞浆黏液含量和腺管分化程度为分型依据的 Goseki 分型于 1992 年由 Goseki 等学者提出。根据该分型胃癌被分为高分化且黏液少的Ⅰ型胃癌；高分化但黏液高的Ⅱ型胃癌；分化差但黏液少的Ⅲ型胃癌和分化差且黏液高的Ⅳ型胃癌。可以使用 AB 或者 PAS 染色法确定胃癌中黏液的含量。Goseki 分型除了具有简洁、实用、可重复等优点外，由于其分类依据胃癌的组织分化和黏液的丰富度，其在预后判断上具有一定优势。但有学者对 Goseki 分型提出了不同意见。Monig 等学者比较 WHO、UICC、Lauren 及 Goseki 分型预测胃癌预后的能力，仅 UICC 分期能预测胃癌预后，其余均无预后预测价值。意大利 Guglielmi 学者也发表相似观点，相比于 Goseki 分型，Lauren 分型能更加准确地预测胃癌预后。

（3）生长方式分型：1964 年，我国张荫昌教授团队依据胃癌生长模式将其分为 3 型，分别是团块状-、弥漫状-和巢状-生长型胃癌。1977 年，有学者把胃癌分型简化分为膨胀型和浸润型两种类型。胃癌细胞聚集成团块状呈现膨胀生长，压迫周边组织，有明显肿瘤边界的称为膨胀型胃癌。浸润型胃癌多指印戒细胞癌和低分化腺癌，表现为癌细胞成条索状浸润生长，与周围组织分界不清。

（4）浆膜浸润分型：Roukos 学者依据胃壁浆膜层和胃癌引流区域淋巴结有无肿瘤侵犯提出了胃癌的浆膜浸润分型，可预测术后肿瘤复发及指导术后治疗。该分型包含，浆膜完整未受侵犯且淋巴结无转移的Ⅰ型胃癌，浆膜或淋巴结两者之一发现有胃癌细胞踪迹的Ⅱ型胃癌和两者均被胃癌细胞侵犯的Ⅲ型胃癌。该分型可更好预测 D2 根治术后的复发率，Ⅰ型复发率低可以建议随访观察、Ⅲ型复发率高需要强化治疗，减少术后的复发转移。

第三章

胃癌预后预测模型建立和发展

　　中国是胃癌的发病大国,胃癌的发病患者约占全球的一半。由于早期胃癌检出率低、特异性临床表现不明显,大部分患者初次就诊时就处于进展期。与日本等国家相比,我国胃癌患者的 5 年生存率明显较低且个体差异较大,徘徊在 20%～60%。因此,我们需要可靠的胃癌预后预测模型来区分影响胃癌患者预后的危险因素,来对胃癌进行准确的预后预测,并针对不同影响因素采取个性化的治疗方案以改善预后。

　　随着当前肿瘤研究的不断深入,大量临床研究发现一些新的指标,包括免疫指标等与胃癌预后有显著相关性,而传统的美国癌症联合委员会(American Joint Committee on Cancer,AJCC)和国际抗癌联盟(Union for International Cancer Control,UICC)所指定的肿瘤 TNM 分期仅纳入肿瘤浸润深度 T、转移淋巴结数量 N 和远处转移 M 3 个指标,已无法用来准确预测肿瘤预后。有研究显示,即使是相同的 TNM 分期,其患者的预后也会存在显著差异,说明目前系统提供的预后信息不足,有许多显著影响患者生存的因素没有考虑进去,没有很好地反映肿瘤的个体异质性。因此,需要涵盖更多肿瘤致病因素的模型来对肿瘤预后进行更加可靠的预测。目前已有大量关于胃癌预后预测模型研究的文献,也建立了许多不同的预后预测模型,包括 Nomogram 模型、神经网络模型、Cox 回归分析模型和深度学习模型等。这些模型结合临床病理指标、基因分子指标和影像学指标等,对胃癌的预后进行分析和预测。本章将介绍胃癌的预后预测模型研究进展。

第一节　Cox 回归分析的胃癌预后预测模型

　　Cox 回归分析是最常见的生存分析方法,可以同时分析多种因素对生存结果的影响,在目前有广泛的应用。在免疫组化方面,基于 879 份标本的免疫标志物特征构建了一个多因素 Cox 回归免疫评分模型——ImmunoScore(IS)。该模型包含 5 个最具代表性的特征(CD3$_{浸润边缘}$、CD3$_{肿瘤中心}$、CD8$_{浸润边缘}$、CD45RO$_{肿瘤中心}$、CD66b$_{浸润边缘}$)。在训练队列、测试队列、内部验证队列和外部验证队列中,其 AUC 分别为 0.800、0.797、0.761 和 0.777,显示出良好的预测能力。此外,在与临床病理学危险因素进行分层分析时,发现其预后价值均优于单独的 TNM 模型。长链非编码 RNA(long non-coding RNA,lncRNA)是一类长度超过 200 个核苷酸的 RNA,过去由于不具备编码蛋白质的功能而未受到重视。但是近年来,关于 lncRNA 研究的最新成果表明 lncRNA 在基因修饰和表达等方面有重要作用,已有研究证明,lncRNA 在肿瘤预测方面比编码蛋白质的 mRNA 具有更高的特异性,所以逐渐有人将 lncRNA 用于胃癌的预后预测。有研究从 TCGA 官方网站获取的胃癌的转录组测序,发现有 236 个基因表达上调,52 个表达下调,但运用回归分析最后得出一个 10 个与疾病预后独立相关 lncRNA 的模型。模型评估的高风险组和低风险组的 5 年生存率差异有统计学意义 [(45.3±4.0)% VS. (59.2±4.0)%,$P<0.01$],高风险组的无病生存率也显著低于低风险组[(42.2±4.4)% VS. (60.1±4.5)%,$P<0.01$]。在另一个关于 lncRNA 的研究中,研究者共研究了 720 个在正常组织和胃癌组织中差异表达的 lncRNA,并根据 lncRNA 的表达差异建立一个 9 - lncRNA 的模型,模型的 AUC 为 0.795。这 2 个模型之间相同的 lncRNA 只有 LINC01210 和 OVAAL。此外,还有其他关于 lncRNA 的研究,根据 lncRNA 表达水平的差异建立不同的模型,但是构成这些不同模型的 lncRNA 差异较大,可能与研究中所选取的不同地区的人群有关,所以想要找到普遍适用的模型可能还需更多的实验,才能找到更具代表性的 RNA。

第二节　Nomogram 模型

Nomogram 模型是一种能同时覆盖多种影响因素的预测工具,是建立在多因素回归分析的基础上,对不同影响因素对预后的影响权重的大小进行赋值,通过总评分与结局事件的发生概率之间的函数关系计算出该个体结局时间的预测概率,并将其按照对应的比例绘制在同一个图形上,可以更加直观地展现在图表上。该模型的优点是将患者预后结果量化,能更直观地表示患者预后预测结局。目前,已经有基于多种因素建立的列线图被证实对胃癌预后预测有效,包括胃癌转移部位数目、治疗方案、年龄、辅助化疗情况、CEA 水平等。运用列线图对胃癌患者预后进行准确评估,对临床判断上有较大意义。

一、以临床病理因素为主要影响因素

目前应用最多的肿瘤 TNM 分期和以其为基础的改良分期方案就是基于临床病理因素所构建的模型。2020 年一项基于美国监测、流行病学及结果功能数据库(surveillance, Epidemiology and End Results,SEER)的胃癌回顾性研究,分析了 559 例胃癌病例,探讨临床病理因素和总体生存率的关系。研究发现,肿瘤部位、大小、浸润深度、淋巴结分期、清扫淋巴结数量、人种和手术治疗方案是总体生存率的独立预后预测因素,在此基础上建立的列线图模型来预测患者的总体生存率。该列线图模型的预测能力显著优于第 8 版 AJCC TNM 分期系统,在训练集中,模型 C 指数为 0.762,高于 TNM 分期系统 0.635 的 C 指数($P<0.01$);在含 221 例患者的内部验证集中,模型 C 指数同样高于 TNM 系统(0.805 VS. 0.712,$P=0.176$)。在另一项预测胃癌预后的研究中,Bando 等人收集了 5 231 名原发性胃癌患者在治疗前的临床变量,并运用 Cox 回归构建一个包含 15 个变量的列线图,包括人口统计学特征(年龄、性别、体力状态)和肿瘤特征(位置、大小、临床深度、CT 上阳性淋巴结数量、位置)、肝转移、腹膜转移、其他远处部位转移、大体类型、组织学类型(内镜活检)、CEA

和 CA19 - 9。在训练队列中模型预测的 C 指数可达 0.855,而 TNM 分期系统 C 指数为 0.819。在来自韩国首尔的由 1 001 名患者组成的外部验证队列中,模型的 C 指数为 0.856,而 TNM 系统预测的 C 指数为 0.795。

二、以基因分子差异表达为主要影响因素

由于胃癌的异质性和黏膜活检时取样的局限性,我们无法保证每次都能准确地评判肿瘤的临床病理学特征,所以我们需要通过手术前或手术后的活检获得更多非临床病理学的信息。有研究显示在近端胃癌中,常有癌基因如人类表皮生长因子受体 2、人类表皮生长因子 3 的高表达和抑癌基因如 SMAD 家族成员 4 的表达缺失。所以,我们可以从相关基因分子的表达等方面建立相应的模型,并对胃癌的预后进行预测。有研究在分析 360 名患者的基因表达水平时,通过 Fisher 精确检验发现 6 个分子标志物(PPASE、CAPZA、γ 烯醇化酶、PRDX4、OCT - 1 和 c - Myc)的表达在 5 年内复发患者和 5 年未复发患者之间存在显著差异,其中 PPASE、PRDX4、OCT - 1 高表达使患者的 5 年复发概率增加,研究者基于此建立了相关列线图。为了评估模型的有效性,该研究对训练集和外部验证集进行 ROC 曲线分析,曲线下面积(AUC)分别为 0.718 和 0.640。在另一项基于 DNA 甲基化驱动差异表达基因的研究中发现,6 个 DNA 甲基化驱动的基因特征状态改变(NPY、MICU3、RHOJ、TUBB6、PODN 以及 MYO1A mRNA)与患者的总生存率显著相关,其中 MYO1A 的高水平表达代表较好的 OS,而 PODN、NPY、MICU3、TUBB6 和 RHOJ 的高表达代表着患者较差的总生存率(OS)。研究者用最终建立的包含风险评分因素的综合列线图来预测患者 1 年、3 年和 5 年的 OS。在包含 300 例患者的外部验证中,1 年、3 年和 5 年的生存时间 AUC 分别为 0.79、0.751 和 0.746。此外,作者还将现有的 DNA 甲基化驱动的基因预后模型与该列线图模型进行比较,C 指数结果表明,该模型在训练集和验证集的表现都更好。通过基因检测的方法对预后进行检测,可以弥补病理因素在预测方面的遗漏和缺失,两者若能够联合应用,共同应用于患者的预后预测,结果可能会更加精确可靠。

三、以放射组学特征为主要影响因素

放射组学特征是肿瘤的另一大特征。放射组学的研究手段可以对肿瘤患者进行非侵入性的检查和分析。放射组学的最新研究成果为我们在肿瘤的诊治、分型、预后预测等方面提供了新的思路。临床实践中放射组学手段在评估患者的淋巴结分期方面起到了非常重要的作用,但是目前常规使用的 CT 或内镜超声在实际应用中仍具有很大局限性,有研究记录内镜超声检查淋巴结转移的准确率为 64%,而 CT 检查的准确率为 61%～64%,要想通过当前的放射组学手段准确预测淋巴结转移还具有很大挑战性。有项回顾性研究通过研究影像组学在术前预测胃癌淋巴结转移中的作用,研究者使用软件在 197 名患者 CT 动脉期上分割病变和提取特征,开发了基于 CT 的放射组学特征模型,包括 9 个形状和大小特征、35 个纹理特征和 95 个小波特征。在内部验证队列进行模型验证时,列线图中也表现出 84% 的预测准确性和 0.881 的 AUC,优于常规 CT 的预测准确性。另一项关于放射组学的研究中,两名放射科医生提取门静脉期 CT 成像的纹理特征,并检验所提取变量之间的分布差异,最终从

269 个特征中选择出 19 个潜在的预测因子并构建放射组学模型。用含有 186 名患者的内部验证队列和 1 177 名患者的外部验证队列进行验证时,模型 5 年 AUC 分别为 0.804 和 0.821。

通过列线图模型来预测胃癌的预后也有一定的局限性。首先,在模型构建上面,列线图未纳入所有的独立预后影响因素,不同研究构建的模型侧重点不一样,所以不同模型筛选的预后危险因素的差异也较大,对于预测预后的准确性也存在较大差异。其次,在列线图的应用方面,在建模中有较好预测效果的在临床上不一定有较好的实用性,模型的效能需要在实践中验证。第三,多数已建立的模型都是单中心的研究,样本量的大小和危险因素的权重差异都可能会影响模型预测的准确性。多中心大样本量意味着建立的模型更具有普适性,所以我们需要更多中心的研究来进一步验证模型的预测作用。

第三节　神经网络模型

人工神经网络(ANN)是人类大脑的模拟,可以对复杂信息进行综合的处理,适用于处理非线性问题和分析多维数据。随着技术的不断发展,数据集的不断丰富,神经网络在医学领域应用越来越广泛。神经网络的结构特点是在输入层和输出层之间有多层的网络结构,通过不断地学习,最终使输出信息达到误差允许的范围之内。2021 年一项运用 ANN 预测胃癌预后的研究中,Si 等人回顾性收集了 1 608 例患者的术前血液生物标志物和临床数据,建立了术前神经网络,人工神经网络根据输入数据智能分析患者的 3 年生存率。最终的验证结果表明,模型预测的 3 年生存率的准确率达 91.7%,在内部验证中,ANN 模型、cTNM 模型和 pTNM 模型的 AUC 值分别为 0.820、0.740 和 0.803,ANN 模型的预测性能显著优于 cTNM 系统($P<0.05$),与 pTNM 的预测性能相近。同样类似的一项研究中,研究者基于 452 名胃癌患者的人口统计学信息和临床病理信息开发了 5 个单独时间点的 ANN 模型,分别预测患者在 1、2、3、4 和 5 年后的生存结果,每个网络都有一个输出,代表某个时间点的生存情况。1、2、3、4、5 年模型预测的 AUC 值分别为 0.96、0.958、0.973、0.95 和 0.943,从数据上看,单时间点 ANN 模型预测性能在所有时间点上都很高。

第四节　深度学习模型

随着数据集的不断丰富,大数据和图像处理技术的不断进步,深度学习在医学影像方面的信息挖掘应用也逐渐得到大家的关注。目前医学图像的研究正在从特征提取向自学习转变,而深度学习是这一领域最为先进的方法。深度学习特征是从图像像素中直接学习高级特征,有望为患者的预后预测提供补充信息。虽然深度学习技术目前在胃癌方面主要局限于胃癌的定性诊断,但是已经有越来越多的研究将其用于胃癌预后预测领域。在 2020 年的一项研究中,研究者们基于残差卷积神经网络建立了一个预测 OS 的深度学习(DL)模型。

模型输入端为由放射科医生分割选取的 518 名胃癌患者的 CT 图像,输出端为风险评分,用来描述不同风险评分与 OS 之间的关联。在验证队列中,深度学习模型的 C 指数优于临床模型和放射组学模型,三者的 C 指数分别为 0.82、0.71 和 0.71,深度学习模型表现出最佳的预测能力。还有一项多中心的研究用深度学习模型来预测晚期胃癌的转移淋巴结数量,放射科医生提取了 225 名胃癌患者术前的 CT 特征,并由研究者建立相关的模型,在评估模型的预后价值时,外部验证队列和国际验证队列的 C 指数分别为 0.797 和 0.822,与 cN 分期和临床模型相比,深度学习模型的表现明显优于临床 N 分期和临床模型(0.797 VS. 0.705 VS. 0.675),体现出深度学习模型良好的预测能力。另外一项通过深度学习预测胃癌淋巴结转移的研究中,Chen 等人选取了 1 172 名胃癌患者,根据患者术前 CT 图像开发了一个深度神经网络系统,用于预测胃癌 11 个淋巴结站点的淋巴结转移风险。在 11 个站点预测中,外部验证队列的平均 AUC 为 0.876,内部验证队列的平均 AUC 为 0.902。研究还发现,联合深度学习标签和 TNM 分期构建的联合模型比单独的临床模型更具应用价值。

深度学习模型在未来的应用前景非常广阔,相较于传统的影像学特征检查手段需要专业领域的知识,并且可能会遗漏重要信息或者对重要信息错误判断的缺点,基于残差神经网络的深度学习模型具有自主的学习能力,可以提高深度学习模型的预测稳定性和拟合能力。

第五节　其他预后预测模型

还有许多其他回顾性研究也建立了许多不同种类的模型(表 3-1),比如肿瘤微环境与胃癌的相关性、浸润淋巴细胞的比例,等等,这些模型都被证明有较好的预测能力。

表 3-1　胃癌预后预测模型汇总

模型类型	主要预后影响因素	预测指标	验证队列	模型预测性能
基于传统指标的预后模型	一般因素:人种 病理因素:肿瘤大小、肿瘤部位、浸润深度、淋巴结清扫情况 手术治疗情况	患者总生存期	内部验证队列 ($n=201$)	C=0.805 (内部验证队列)
基于传统指标的预后模型	一般因素:年龄、性别 病理因素:肿瘤位置、大小、浸润深度、阳性淋巴结数量、位置、远处播散 肿瘤标志物:CEA、CA19-9	患者总生存期	外部验证队列 (Seoul St. Mary 队列:$n=1\,001$,Verona 队列:$n=389$)	C=0.856 (Seoul St. Mary 队列) C=0.714 (Verona 队列)
基于传统指标的预后模型	一般因素:年龄 病理因素:组织类型、网膜转移、临床分期、脉管侵犯	进展期胃癌根治术后 5 年生存情况	无	预测模型的 AUC 为 0.793

续　表

模型类型	主要预后影响因素	预测指标	验证队列	模型预测性能
基于传统指标的预后模型	一般因素：年龄 病理因素：肿瘤大小、cT、cN、cM、肿瘤等级	1、2、3、4、5 年生存率	内部验证队列 （n=452）	1 年 AUC：0.96 2 年 AUC：0.958 3 年 AUC：0.973 4 年 AUC：0.950 5 年 AUC：0.943 （内部验证队列）
基于传统指标的预后模型	一般因素：年龄、性别 组织病理因素肿瘤浸润深度、阳性淋巴结数量、远处转移、切除范围	5 年生存率	外部验证队列 （n=15 483）	C=0.762 （外部验证队列）
基于基因表达的预后模型	一般因素：年龄、性别 基因表达水平：PPASE、CAPZA、γ烯醇化酶、PRDX4、OCT-1 和 c-Myc	预测胃癌患者的 5 年无复发概率（RFP）	外部验证队列 （n=420）	AUC=0.718 （训练数据集） AUC=0.640 （外部验证）
基于免疫相关基因的预后模型	免疫相关基因：BRD8、CCL25、CMTM3、FPR1、GDF10、LEPR	无病生存时间、总生存时间	外部验证队列：TCGA 队列（n=42），GSE62254 队列（n=60）	DFS 模型 AUC=0.664 OS 模型 AUC=0.634 （外部验证队列）
基于放射组学的预后模型	放射组学特征：9 个大小和形状特征、35 个纹理特征和 95 个小波特征	胃癌淋巴结转移	内部验证队列 （n=50）	AUC=0.881 （内部验证队列）
基于放射组学的预后模型	13 个预后特征：4 个边缘特征和 9 个瘤内特征	5 年 DFS 和 OS	内部验证队列 （n=224） 外部验证队列 （n=1 292）	AUS=0.745 （内部验证队列） AUS=0.766 （外部验证队列）
基于放射组学的深度学习模型	放射组学特征	淋巴结转移数量	外部验证队列 （n=454） 国际验证队列 （n=51）	AUC=797 （外部验证队列） AUC=0.822 （国际验证队列）

第六节　总结和展望

　　目前临床上用于预测胃癌患者预后的金标准仍然是 AJCC TNM 的分期系统，但是 TNM 的系统缺少更加个性化的预测能力，即使是相同的 TNM 分期也会有不同的后果，所以，对于胃癌我们目前仍需要更加精细化的预后预测模型。现在有许多关于胃癌预后模型的研究，前面也陈述了很多模型，与传统的模型相比，新研究的模型似乎都更注重于运用模型将患者的预后量化，使预测的结果更易于理解。虽然这些模型都显示出比 TNM 系统更好的预测能力,但是由于研究所取样本的局限性以及临床实际应用的可行性等问题,以及缺少前瞻性的研究结果,所以暂时还没有临床上大规模应用的预后预测模型。此外,由于前文的深度学习和人工神经网络的应用还不成熟,尚处于研究阶段,所以离临床应用还有很长的一段距离。随着基因测序技术不断发展,在未来,基于基因及其表达的模型在预后预测方面会有更大的价值,为后续的治疗提供指导意义,但是对于关键基因的筛选可能仍需进一步的努力。从现在的研究进展来看,要想找到一个适应临床大规模使用的模型以代替现有的TNM系统,仍亟待更多的临床研究。

第四章

病理特征在胃癌新型分期探索与思考

全球范围内胃癌在常见癌症中发病率排名第五,死亡率排名第四。中国国家癌症中心2020年的癌症统计数据显示,胃癌的发病率和死亡率在所有恶性肿瘤中均位居第3位,仅次于肺癌和肝癌,尤以60~69岁男性高发。肿瘤微环境(Tumor micro environment,TME),即肿瘤细胞产生和生活的内环境,是由肿瘤细胞本身、各种间质细胞类型,如肿瘤相关成纤维细胞(Cancer associated fibroblasts,CAFs)、肿瘤浸润淋巴细胞(Tumor infiltrating lymphocytes,TILs)和肿瘤相关巨噬细胞(Tumor associated macrophages,TAMs)、微血管以及构成肿瘤新生血管的内皮细胞、细胞外基质(由胶原和蛋白多糖组成)、酶分子、趋化因子、旁分泌和自分泌的细胞因子(Cytokine,CK)(如VEGF、FGF、TGF-β等)、脂类介质等,共同组成的低氧、酸性、间质内高压的复杂综合环境系统。研究认为,肿瘤的发生和发展不仅取决于遗传特征,更涉及了肿瘤细胞与细胞外基质、肿瘤血管免疫细胞等一系列成分的共同演变,是一种恶性和非恶性细胞之间动态相互作用的生态过程。多阶段致癌过程中,"癌前生态位"的构建是肿瘤起始细胞生存和进化所必经的早期步骤,而"癌症生态位"扩张和成熟分别伴随着肿瘤实质的发生和发展,肿瘤细胞与间质成分之间的相互作用是癌症生长的关键决定因素。

肿瘤微环境中免疫细胞浸润并分泌炎性介质,形成了以免疫细胞为主的免疫微环境和以肿瘤相关成纤维细胞为主的非免疫微环境,这在一定程度上解释了肿瘤的异质性。实际上,肿瘤微环境在上皮间充质转化(Epithelial-mesenchymal transition,EMT)发生发展的过程中扮演了重要角色。在恶性肿瘤的发生发展中,肿瘤细胞能与其微环境相互作用,微环境中的缺氧及所包含的免疫炎症细胞等分泌的细胞因子、蛋白水解酶等,可通过作用于EMT相关转录因子最终诱导EMT的发生。基于肿瘤细胞对环境的适应性依赖,聚焦肿瘤细胞与肿瘤微环境之间相互作用,将肿瘤作为一个整体来看待,而不是简单地研究肿瘤实质细胞,是未来肿瘤研究领域的热门。学界针对肿瘤微环境的研究,已提出了多种方法来区分癌症的不同亚型,包括形态学、细胞来源、分子途径、突变状态和基因表达的分级。因此,探索肿瘤间质具有较高的研究价值。本章节综述了TME中肿瘤间质主要成分在胃癌领域的研究现状,归纳了肿瘤微环境细胞成分与胃癌病理特征间的关联,探究胃癌的肿瘤微环境在胃癌分期和预后评判中的价值,及TNM分期之间的区别和互补。

第一节　肿瘤间质成分在胃癌微环境
中的联系与作用

一、免疫微环境细胞成分

肿瘤微环境中,肿瘤实质细胞被血管、淋巴管、免疫细胞等各种间质成分包绕(图4-1)。间质成分复杂多样,主要包括 T、B 淋巴细胞、自然杀伤(Natural killer cell,NK)细胞、肿瘤相关巨噬细胞、肿瘤相关成纤维细胞和发挥抗原呈递作用的树突状细胞(Dendritic cell,DC)等(表4-1)。肿瘤细胞不断逃避抗肿瘤免疫,而肿瘤免疫微环境作为肿瘤细胞免疫监视和免疫逃逸的关键部位,与胃癌的发生、发展及预后等密切相关。

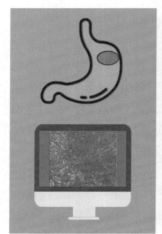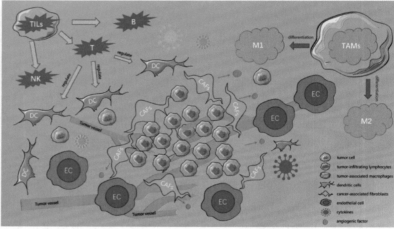

图 4-1　探索病理水平下胃肿瘤间质成分

表 4-1　TME 中间质成分的主要细胞组成

免疫微环境,免疫细胞为主	非免疫微环境,CAFs 为主
T、B 淋巴细胞	肿瘤相关成纤维细胞(CAFs)
单核细胞、巨噬细胞	血管内皮细胞
树突细胞(DC)	脂肪细胞
NK 细胞	基质细胞

1. 淋巴细胞

肿瘤浸润淋巴细胞(Tumor-infiltrating lymphocytes,TILs)是指肿瘤组织中浸润的淋巴细胞。TILs 是 TME 的重要组成部分,反映宿主抗肿瘤免疫反应。有研究表明 TILs 对胃癌患者的总生存期(Overall survival,OS)有显著的正向预测作用,证明高水平的 TILs 与积极的预后密切相关。高密度的 CD3$^+$ 和 CD8$^+$ 浸润患者具有更好的生存期。CD8$^+$ T 细胞在 EBV(Epstein-barrvirus，EBV)阳性胃癌中的浸润频率明显增加。携带 EBV 的胃腺癌伴有大量淋巴细胞浸润，CD3$^+$、CD8$^+$ 均呈阳性。进一步研究表明，CD8$^+$ T 细胞上免疫受体 NKG2D 表达降低可能是胃癌肿瘤免疫逃逸的重要机制之一。有研究对胃肿瘤免疫微环境的特征进行观察，发现 CD8$^+$ T 细胞浸润的胃肿瘤伴随 PD-L1 的高表达。根据肿瘤的 PD-L1 状态和 TILs 的存在与否，有报道提出了 4 种机制，包括 I 型(PD-L1 阳性，TIL 阳性，驱动适应性免疫抵抗)、Ⅱ 型(PD-L1 阴性，TIL 阴性，免疫未知)、Ⅲ 型(PD-L1 阳性，TIL 阴性，内在的诱导作用)和 Ⅳ 型(PD-L1 阴性，TIL 阳性，其他抑制因子在促进免疫耐受方面的作用)。而中性粒细胞似乎可以将信号传递给浸润的单核细胞，从而优化 CD8$^+$ T 细胞的活化以发挥抗病毒活性。

固有淋巴细胞(Innate lymphoid cells，ILCs)是一组异质性细胞，其来源于骨髓中常见的淋巴祖细胞。NK 细胞隶属于 ILCs 中的一类。NK 不同于常见的 T、B 淋巴细胞，是一类无须预先致敏就能非特异性杀伤肿瘤细胞的淋巴细胞。自从 20 世纪 70 年代发现 NK 细胞以来，许多研究已经证明 NK 细胞可以发挥抗肿瘤细胞的细胞毒性。此外，NK 细胞通过释放多种趋化因子配体，促进 DC 进入实体瘤，提高患者总体生存。一项 I 期临床试验表明，NK 细胞与 IgG1 抗体联合治疗晚期进展期胃癌取得了良好的抗肿瘤效果。而 iNKT (invariant natural killer T)细胞的功能受损可能有助于胃肿瘤的免疫逃逸，外周血 NK 细胞水平与胃癌患者预后显著相关。除 NK 细胞和 T 细胞外，外周血 NKT 细胞构成了一个独特的 T 细胞亚群，由 CD3 和 CD56 的共表达识别，在激活时通过分泌大量促炎或抗炎细胞因子调节免疫反应。

2. 巨噬细胞

肿瘤相关巨噬细胞(Tumor-associated macrophages，TAMs)在肿瘤组织中的动员受到多种微环境因素的调节，如细胞因子、趋化因子、细胞外基质(Extra cellular matrix，ECM)成分和缺氧条件。作为一种多功能的抗原呈递细胞，其通过与肿瘤实质细胞相互作用进而分化，参与了多种肿瘤免疫抑制、肿瘤侵袭和转移等过程，并且影响机体炎症反应。有研究认为 TAMs 是与病理特征相关的巨噬细胞，不仅是一个独特的 M2 髓样细胞群，也伴随着 M1 型极化。TAMs 可能与癌症同时存在正负相关。M1 型是包括导致抗肿瘤反应和细胞毒性的极化状态，如受 GM-CSF 诱导，其功能涵盖炎症反应、病原体清除和抗肿瘤免疫。M2 型可进一步细分为 M2a、M2b、M2c 和 M2d 亚群，具有抗炎和活化作用，涵盖促肿瘤和抑制适应性免疫的功能。研究认为，TAMs 与 M2 型的关系比与 M1 型的关系更为密切，表现出与 M2 巨噬细胞相似的功能，可表征为 M2d 亚型。

有报道指出，TAMs 在肿瘤中的浸润与较差预后相关，也有研究认为，无肝转移的胃癌患者浸润边缘巨噬细胞的数量明显多于有肝转移的胃癌患者。尽管巨噬细胞数量与肿瘤浸润深度或淋巴结转移之间没有显著相关性，但巨噬细胞数量与肠型胃癌患者的生存率之间存在显著相关性。CD68$^+$ 和 CD206$^+$ TAMs 与 PDL1 高表达显著相关。综合 CD8$^+$ TILs 和 CD68$^+$ TAMs 状态被确定为独立的预后因素，可以整合到目前的 TNM 分期系统中，以完善风险分层，更好地预测从辅助化疗中受益的胃癌群体。而 M2 型 TAMs 作为潜在标志物，与接受紫杉醇治疗的转移性胃癌患者的生存率提高显著相关。巨噬细胞亚群不仅可以调控 CD8$^+$T 细胞,其分泌的 CXCL8$^+$ 与胃癌患者的不良预后呈正相关。以巨噬细胞为中心的抗癌治疗方法也在研究中,其中包括:抑制巨噬细胞向肿瘤募集或在肿瘤中存活;将 TAMs 功能性再教育至抗肿瘤的"M1 样"模式;以及肿瘤靶向单克隆抗体,诱导巨噬细胞介导的细胞外杀伤,或直接吞噬和破坏癌细胞。

3. 树突细胞(Dendritic cells,DC)

DC 是专业的抗原呈递细胞,处于免疫系统的中心,在先天免疫反应和获得性免疫反应之间起着至关重要的作用,作为微生物的关键细胞传感器之一,通过丰富的分子传感器与环境相连,将由此产生的信息传递给淋巴细胞,协调免疫反应。因此,DC 是抗癌免疫治疗的重要靶点。在稳态条件下,外周组织中的 DC 处于"未成熟"状态。未成熟的 DC 通过 T 细胞的缺失或通过诱导调节性或抑制性 T 细胞的扩增来诱导耐受。而在 TME 中环境信号的刺激下,DC 对环境信号迅速做出反应,并分化为成熟的 DC,可以有效地启动免疫反应。

文献报道,幽门螺杆菌通过涉及 T4SS、TNFα 和 p38 信号的自分泌环通路诱导 SOCS3,而高水平的 SOCS3 抑制 DC 上 PD-L1 的表达,进而促进 T 细胞增殖。Linc00963 通过与 miR-612 竞争性结合,调节 CDC5L 的表达,介导 DC 相关的抗肿瘤免疫应答,从而促进胃癌进展。

二、非免疫微环境细胞成分

1. 肿瘤相关成纤维细胞

大多数成纤维细胞胚胎起源于原肠胚形成后从中胚层发育出来的原始间充质细胞,少部分成纤维细胞也来源于神经嵴(外胚层的一部分)。在临床实践中,成纤维细胞通常是由其形态、组织位置以及谱系标记来定义的。在机体的正常发育和生理过程中,成纤维细胞不仅产生大量细胞外基质(Extra cellular matrix,ECM),在免疫系统中也起着结构作用,并维持组织的结构框架。而 CAFs 最初可能起源于经某种组织功能障碍的成纤维细胞,部分成纤维细胞的增殖引起"肿瘤间质生成",有研究认为初级的增殖效应是对肿瘤的抑制作用。

有报道认为,脂肪细胞一定程度上可转化为 CAFs。随着间质中 CAFs 的增殖,组织硬度的提高触发肿瘤细胞的增殖信号,增加的机械力可进一步使血管塌陷,并导致缺氧,从而促进更具侵袭性的癌症表型,并减少靶向药物的释放。在肿瘤生长发展过程中,CAFs 同时释放促血管生成等多种因子,促进肿瘤细胞生长和肿瘤血管的新生,为肿瘤的生成提供助力。CAFs 通过分泌各种活性物质,如外泌体来支持胃癌进展和耐药,而抑制 CAFs 分泌的 WNT5A 可抑制癌细胞的生长和迁移。

2. 内皮细胞(Endothelial cell,EC)

EC 不仅可调节血管张力、局部血流,还可将炎症细胞引导到需要修复或抵御感染的区域。在免疫反应、炎症和血管生成的调节中发挥重要作用。血管生成的启动主要由血管内皮生长因子(Vascular endothelial growth factor,VEGF)驱动,VEGF 通过与 VEGFR-2 结合,诱导内皮细胞分化为茎尖细胞,前端成为顶端细胞,引导血管在前端萌芽,形成大量的丝状足细胞。邻近的内皮细胞转变生成茎细胞,相对的两个顶端细胞吻合再形成血液灌流的管腔。而 TME 中固有免疫细胞及其释放的血管活性因子可以刺激肿瘤血管生成和增强肿瘤细胞迁移、侵袭和转移。VEGFR－2 在内皮细胞上大量表达,其过度激活可介导组织损伤性血管改变以及诱导血管扩张以支持肿瘤生长。目前抑制血管生成因子通路、直接靶向血管内皮细胞已成为肿瘤抗血管免疫治疗的新手段。如瑞格菲尼(Regorafenib)作为小分子酪氨酸激酶抑制剂(Tyrosine kinase inhibitors, TKI),主要靶点是 VEGFR－2,其联合纳武单抗对化疗反应无效的胃癌,其客观缓解率达 44%。

第二节 病理特征在胃癌分期
和预后评判中的价值

尽管越来越多的研究表明,肿瘤间质(Tumor stroma)及其成分对胃癌预后有较大影响,但是对胃肿瘤微环境的病理特征分布仍未有效探索。虽然已有相关报道对胃肿瘤间质的分析,明确了部分病理特征与预后的相关性,如肿瘤间质比等,但这些研究尚存局限性:① 对特定病理特征的识别缺乏一致性,不同研究对胃肿瘤的病理特征判断存在较大差异;② 缺乏人工智能技术对病理特征的参与,尚未形成对免疫、非免疫微环境特征细胞的识别及深入探索,即无法从间质成分中的细胞类型来了解胃癌预后,缺乏针对免疫微环境、非免疫微环境成分中细胞密度、分布等病理特征的一体化研究;③ 未阐明间质成分在胃肿瘤病理特征中如何演变。借助人工智能技术,对有效病理特征的勾画及相关特征细胞的识别,明确胃肿瘤微环境中各类型细胞的组成及分布,进而推断各类型细胞之间的相互联系,并对预后加以判断,是未来研究的重点。

已有的报道表明,微环境中免疫细胞与间质细胞的相互作用,对肿瘤免疫治疗效果及预后有更优的预测效能。研究者将肿瘤微环境分为 4 个亚型:① 免疫富集、纤维化;② 免疫富集、非纤维化;③ 纤维化;④ 免疫耗竭。结果发现免疫富集、非纤维化亚型在接受免疫治疗后有着更好的预后。多项研究发现,间质成分在诱导肿瘤实质恶性转化及进展方面起着重要作用,如肿瘤间质比较高的胃癌患者预后较差。间质成分可直接通过分泌多种细胞因子、趋化因子、生长因子和酶等,从而影响肿瘤实质的发生、发展,而肿瘤细胞的存在则启动了间质成分的关键变化,可以将这种环境转变为支持癌症进展的环境,变化包括成纤维细胞的招募、免疫细胞的迁移、基质的重塑以及最终血管网络的发展。这些间质成分可以直接或间接影响肿瘤细胞的表型,驱动肿瘤的侵袭和转移,减弱对治疗的反应,这也进一步解释了癌症的演变过程。在更为宏观的病理结构上,肿瘤间质比(Tumor stroma ratio, TSR)是胃癌有效的预测预后指标,TSR、TILs 作为 TME 的特征参数,可对 pTNM 分期形成有效补充。病理特征中的胶原成分与早期胃癌淋巴结转移密切相关,而 TAMs 的计数则可能反映了对胃癌的预后意义。

目前,多数胃癌标准治疗方法如放化疗均集中在对肿瘤实质细胞的探索上,未充分考虑到针对胃肿瘤微环境中的间质成分进行生存预后分析。因此,研究胃肿瘤微环境中间质成分及病理特征分布,探索病理特征及预后与间质成分中的关系,未来有望对胃肿瘤的治疗提供相关依据。

综上所述,肿瘤实质与间质之间的相互作用日益显现,而肿瘤间质对肿瘤的发展及转移起着非常重要的作用。肿瘤微环境与肿瘤细胞相互作用,共同介导了肿瘤的免疫耐受,深刻影响着患者预后和免疫治疗的临床效果。探索胃癌间质成分中免疫微环境和非免疫微环境中的细胞成分与病理特征的关系具有较高价值,而人工智能技术的大规模应用为该领域提供了更多可能。利用人工智能技术,了解病理特征下间质成分间的相互作用、免疫微环境与非免疫微环境对胃癌预后的关键效应、胃癌间质亚型的分类,有利于未来胃癌患者放化疗方案的选定、预后的远期评估等,具有较高的临床价值,值得进一步探索。

第五章

胃癌发生发展分子机制

第一节　胃癌发生发展分子机制

一、遗传物质改变与胃癌发生

1. 基因调控

（1）单核苷酸多态性

单核苷酸多态性（Single Nucleotide Polymorphism，SNP）主要是指在基因组水平上由单个核苷酸的变异所引起的 DNA 序列多态性。它是人类可遗传的变异中最常见的一种，占所有已知多态性的 90% 以上。SNP 在人类基因组中广泛存在，平均每 300 个碱基对中就有1 个，估计其总数可达 300 万个甚至更多。倘若为发生于基因编码区的非同义 SNP，则可能对基因的表达产生影响，而发生于非编码区的 SNP 则可能对基因剪接、转录因子结合、信使RNA 的降解等产生影响。SNP 在包括胃癌在内的实体肿瘤中十分普遍，许多研究致力于探究 SNP 在胃癌中的作用，以此揭示胃癌发生发展的可能机制。

（2）基因表达差异

基因拷贝数变异（Copy Number Variation，CNV）是一组导致基因拷贝数改变的基因组结构变异，包括基因扩增、获得、丢失、缺失等，在胃癌中具有十分丰富的 CNV 变化，而产生了显著的基因表达差异。CNV 不仅影响蛋白质编码基因，也对非编码基因产生影响，在胃癌发生发展中广泛发挥作用。

① 3 号染色体：3 号染色体中，*PIK3CA* 基因常发生扩增，其增加了 PI3 激酶活性和磷酸化 Akt 水平，导致细胞异常增殖和凋亡。另外，*S6K2* 和 *TNK2* 基因的扩增也有助于胃癌的发生发展。

② 5 号染色体：抑癌基因 *APC* 位于 5 号染色体，在微管聚合、信号转导、细胞黏附等多过程中都发挥作用，其蛋白产物能负调控 Wnt 信号通路从而抑制细胞增殖基因的转录激活。而在胃癌中，*APC* 常发生缺失，而导致显著的细胞增殖。*IRX1* 基因的表达缺失也常促进胃癌增殖、侵袭和转移。

③ 7 号染色体：编码肝细胞生长因子受体的 *MET* 基因位于 7 号染色体，在胃癌中，*MET* 基因扩增，导致肿瘤生长、侵袭和血管生成增加。表皮生长因子受体基因 *EGFR* 拷贝数增加也与迁移和凋亡相关。

④ 8 号染色体：*C-myc* 基因位于 8q24.1，编码转录因子，调节增殖、分化、凋亡相关基

因。$C-myc$ 基因拷贝数增加与胃癌发生、病理特征和预后相关。$POU5F1B$ 基因定位于 $C-myc$ 旁,在胃癌中也可观察到显著的拷贝数扩增,促进肿瘤的发生和生长。

⑤ 17 号染色体:$EGFR$ 家族成员 $HER2$ 基因即定位于 17 号染色体,在部分胃癌中显著扩增,发挥促细胞增殖作用。$TP53$ 基因的缺失是胃癌发生的早期事件,与胃癌癌前病变具有关联。

⑥ 20 号染色体:中心体相关激酶极光 A(AURKA)定位于染色体 20q13,过表达能激活 PI3K/AKT、$\beta-catenin$、NF-κB、JAK2-STAT3 等多条通路,与胃癌进展相关。$C20orf11$ 基因定位于 20q13.33,在中低分化胃癌中显著扩增。

⑦ 其他染色体:除上述 CNV 外,1 号染色体的 $Oct1$ 基因高表达激活 synbindin,促进高尔基体上 ERK 磷酸化,发挥致癌作用。抑癌基因 $AMY2A$ 在胃癌中纯合缺失。2 号染色体上的胃动素 1(Gastrokine 1,GKN1)也发挥抑癌作用,在胃癌中 $GKN1$ 拷贝数丢失十分常见。其他拷贝数扩增的基因还有 10 号染色体的 $FGFR2$ 基因、11 号染色体的 $CCND1$ 基因、$ORAOV1$ 基因等。这些基因的拷贝数编码可能单独发生,也可能同时存在,它们都为胃癌的发生、发展提供了可能。

2. 假基因的功能

假基因指的是位于基因组序列中,但由于开放阅读框的有害干扰而无法编码功能蛋白的一类基因,于 1997 年被发现。这些基因有些无任何功能,有些已被发现转录为非编码 RNA 而被称为伪 mRNAs,调节基因组功能。

根据产生机制,假基因可分为 3 类:一是由蛋白编码基因自发突变产生的假基因,二是通过串联重复或不均匀交换获得的未加工的假基因,三是反转录形成的加工假基因。假基因的表达因生理过程不同而存在变化。在胃癌中,有若干假基因参与了肿瘤发生发展的调节。

① $OCT4$ 假基因 $POU5F1B$:$OCT4$ 是一种干细胞自我更新的基因,又称 $POU5F1$,能够编码 OCT4A、OCT4B-190、OCT4B-265 和 OCT4B-164 四种蛋白,在多种肿瘤细胞中过表达,促进肿瘤恶性进展。$OCT4$ 假基因包括 $OCT4-PG1$、$OCT4-PG2$、$OCT4-PG3$、$OCT4-PG4$、$OCT4-PG5$ 和 $OCT4-PG6$。其中 $OCT4-PG1$ 又称 $POU5F1B$,在胃癌中过表达,且具有编码蛋白能力,能够促进集落形成、致瘤性、肿瘤生长增殖和血管生成,抑制细胞凋亡。

② $PTEN$ 假基因 $PTENP1$:$PTEN$ 是一种肿瘤抑制基因,能下调 PI3K-AKT-mTOR 通路发挥作用。$PTENP1$ 又称 $PTH2$,是 $PTEN$ 的假基因,在肿瘤中发生启动子甲基化而表达缺失,会导致 $PTEN$ 表达降低,发挥促癌作用。

③ $SUMO1$ 假基因 $SUMO1P3$:$SUMO1$ 是一种泛素化修饰蛋白,位于 2 号染色体,它不仅能够修饰核蛋白,也在转录、染色质结构、DNA 修复中起到重要的调节作用。$SUMO1$ 存在多种假基因,其中 $SUMO1P3$ 能转录为长链非编码 RNA,在胃癌发生发展中起作用。

④ $ERAS$:$ERAS$ 基因能够产生截短的非编码转录本,含有典型的 Alu-S 反转录转座子插入,而表达沉默。其在胃癌早期表达增加,晚期表达降低,提示可能对肿瘤发生、发展具有双重影响。研究已发现,$ERAS$ 与细胞增殖、转化相关,能够激活 PI3K/Akt 通路,增加致

瘤性。

⑤ *DUXAP*10：在胃癌中，*DUXAP*10 显著上调，在体内体外均能促进胃癌细胞的细胞周期进程和增殖表型。机制上，其能够与 *PrC*2 及 *LSD*1 相互作用，在转录水平抑制 *LATS*1 的表达，并能与 *Hur* 结合，在转录后水平维持 β－catenin 的 mRNA 的稳定性，提高翻译的蛋白水平。

3. 线粒体 DNA 改变

随着对线粒体功能研究的不断深入，众多研究发现线粒体 DNA（mitochondrial DNA，mtDNA）在多种肿瘤中参与了细胞的恶性转化与肿瘤进展。线粒体 DNA 遵循母系遗传特征，在大多数细胞中保持相对保守性。然而，由于线粒体参与重要的能量代谢这一生理过程，易受到代谢产物，尤其是活性氧的产生影响基因突变或基因拷贝数改变，而导致细胞生理活动出现紊乱。Warburg 早在 1956 年已提出，即使在常氧条件下，肿瘤细胞也偏爱通过糖酵解途径进行糖代谢，这一现象在机制上与线粒体 DNA 的氧化磷酸化缺陷有关。而线粒体 DNA 的改变同时也会造成活性氧的生成失调，进一步影响了细胞的增殖和凋亡，随着线粒体 DNA 的损伤加重，肿瘤的分期也随之增加。

线粒体 DNA 可以编码 13 种多肽、2 种 rRNA（12S 及 16S）和 22 种 tRNA，还包含控制区（又称 D 环区），上述编码区及非编码区的突变可能导致胃癌的发生。缺失突变是最常见的一种，如保守序列块 2 的 50 bp 缺失、非编码区的 Np5895 缺失等，其他还包括单核苷酸多态性、插入突变、重复突变等，都与胃癌的发生发展存在关联。一项对照研究发现，在胃癌患者及正常对照的配对样本比较中，线粒体 DNA Mt－RNR1、MT－ND5、MT－ND4、MT－ND2、MT－DLOOP1 和 Mt－CO1 均存在明显的异质性，提示可能与胃癌进展存在关联。

4. 信号转导通路改变

（1）Notch 信号通路：Notch 通路同样能够调控细胞增殖、凋亡与分化，其受体和配体均为膜蛋白，配体 Jagged1 与受体结合后经过三步蛋白酶切水解形成 Notch 胞内结构域，转位至细胞核结合转录因子 CSL 激活转录机制。在胃癌中，尤其在幽门螺杆菌感染条件下，Notch 信号显著激活，与高分化肠型胃癌的形成具有关联。

（2）环氧合酶-2 和脂氧合酶信号通路：环氧合酶-2（Cyclooxygenase－2，COX－2）和脂氧合酶（Lipoxygenase，LOX）途径是胃癌发生的重要途径之一。COX－2 在胃癌中过表达，其能诱导产生前列腺素，促进血管内皮生长因子的过表达，通过 Notch 通路调控 Snail 的表达。而 LOX 途径是花生四烯酸生产白三烯和羟基二十碳四烯酸的重要途径，12－LOX 和 LOX－5 均在胃癌中过表达，与胃癌淋巴结转移和 TNM 分期有关。

（3）表皮生长因子受体/人表皮生长因子受体 2 信号通路：表皮生长因子受体（Epidermal Growth Factor Receptor，EGFR）和人表皮生长因子受体 2（Human Epidermal Growth Factor Receptor 2，HER2）信号通路与胃癌预后不良有关。在胃癌中，HER2 显著过表达。该途径下游分子 Ras 含 3 种亚型：K－Ras、H－Ras 和 N－Ras。其中，K－Ras 在肠型胃癌中突变，参与了肠型胃癌的早期发生。转导蛋白（β）样 X 连锁受体 1 是控制基因激活和抑制状态的重要调节因子，其能够通过 β－catenin、MMP7、EGFR 信号通路激活 ERK1、ERK2，参与胃癌发生、发展。

（4）成纤维细胞生长因子信号通路：成纤维细胞生长因子（Fibroblast Growing Factors，FGFs）及其受体（Fibroblast Growing Factors Receptors，FGFRs）信号通路是一类在胃癌中新发现的信号通路。FGFR 属于受体酪氨酸激酶（RTKs）超家族，含有酪氨酸激酶活性的胞内结构域，对多种生长因子、细胞因子和激素具有高亲和力。在胃癌中，成纤维细胞与癌细胞能够分泌 FGFs，通过硫酸乙酰肝素蛋白多糖（HSPG）结合并异常激活 FGFRs，导致 FGFR 的二聚化、磷酸化和活化，FGF 表达类似物 SEF 对胃癌细胞的抑制作用减弱。FGFR 激活还招募接头蛋白并磷酸化激活，GRB2、GAB1 与 SOS 组成复合体，能进一步激活 RAS-MAPK 和 PI3K-AKT-mTOR 通路，增加转录调控促进肿瘤发生，解除 SPRY 与 MKP3 的抑制作用。同时，磷酸酶 C（PLCγ）能水解为 PIP2 和 IP3，增加钙离子水平，触发 DAG-PKC 信号转导，磷酸化 GSK3β，β-catenin 入核并启动转录过程。该通路还能与 JAK-STAT3 发生"串扰"，进一步参与胃癌的转录调控。

二、胃癌干细胞与胃癌发生

肿瘤干细胞（Cancer stem cells，CSCs）是一类数量稀少，但具有自我更新能力的细胞群体，它们与肿瘤的生长、转移、复发过程息息相关。在胃癌中也存在这一类细胞群体，称为胃癌干细胞，它们具有致瘤性、多向分化和耐药的潜能，其标记蛋白包括 CD44 及其变异体（CD44v6、CD44v9）、CD133、CD24、上皮细胞黏附分子（Epithelial Cell Adhesion Molecule，EpCAM）、LGR5、ABCG2 等。干细胞抗原-1（SCA-1）是一种新兴的肿瘤干细胞标志物，已被证实在小鼠胃癌中介导 TGF-β 和 Wnt/β-catenin 通路。

根据 Yasui 等人的研究，在 EBV 感染型胃癌（Epstein-Barr virus-associated Carcinoma，EBVa CA）中，CD44v6/v9$^{+/+}$ 的细胞具有肿瘤干细胞特征，是 EBVa 胃癌所特有的干细胞标志物。EBV 感染导致的潜伏基因产物——潜伏膜蛋白 2A（Latent Membrane Protein 2A，LMP2A）能够通过 NF-κB 途径诱导 EBV 感染细胞的球体形成能力，证实 EBV 感染能够有助于肿瘤干细胞干性维持，增强干细胞的致瘤能力。

KRAS 基因突变也有助于胃癌干细胞表型的获得。Yoon 等人研究发现，KRAS 激活 RTK-RAS 信号通路，不仅能够直接促进胃癌细胞上皮间充质转化过程，而且使得胃癌细胞 CD44 表达增加，获得转移潜能。白细胞介素-6 在 STAT3 激活诱导 CD44v6 表达中也发挥关键作用，使胃癌细胞获得干细胞特性，促进干细胞的更新和增殖。

上皮间充质转化（EMT）也是肿瘤研究中的热门领域，它指的是上皮细胞通过特定程序转化为具有间质表型细胞的生物学过程。胃癌干细胞同样存在较高的侵袭能力和 EMT 特征，表现为波形蛋白表达升高和 E-钙黏附素蛋白表达降低。

胃癌组织间充质干细胞，作为一种特殊的干细胞类型，也在胃癌发生发展中起重要作用。它能参与免疫微环境的调节，其能通过抑制 Th17 细胞增殖诱导 Treg 分化，破坏微环境中的 Treg/Th17 平衡，削弱外周血单个核细胞的抗肿瘤免疫应答，为胃癌的发生、发展和转移开辟了条件，也能分泌白细胞介素-15 和白细胞介素-8，通过 STAT3/mTOR/C-myc 信号轴上调胃癌细胞 PD-L1 的表达，增强其对 CD8$^+$T 细胞的抵抗力，促进胃癌上皮间充质转化。同时它能通过大量分泌白细胞介素-6 和白细胞介素-8 促进胃癌微环境中 M2 巨噬细胞极化,这些极化的巨噬细胞又能促进胃癌 EMT 和转移过程。间充质干细胞还能通过 ROR2 介导的细胞信号转导,诱导 CXCL16 的表达,继而以旁分泌形式作用于胃癌细胞 MKN45 细胞株,激活 CXCR6 - STAT3 通路,诱导 MKN45 细胞中 ROR1 表达,并促进肿瘤进展。除此之外,间充质干细胞还能够特异性激活肝细胞生长因子(HGF)/c - met 信号通路,促进胃癌细胞的生长。

三、肿瘤微环境与胃癌发生

肿瘤细胞与其所生存环境中的各种细胞共同构成了有机的、统一的整体,而肿瘤细胞所生存的周围环境,包括血管、免疫细胞、成纤维细胞、骨髓源性炎性细胞、各种信号分子和细胞外基质(ECM)等,被称为肿瘤微环境。多项研究已经证明,肿瘤微环境在肿瘤的发生、发展、侵袭和转移过程中发挥着至关重要的作用,而对于胃癌来说尤其如此。在胃癌微环境中,骨髓源性细胞、肿瘤相关肥大细胞、肿瘤相关成纤维细胞、肿瘤相关巨噬细胞等,都发挥着重要的调控作用。

1. 骨髓源性细胞(Bone Marrow-Derived Cells,BMDCs)

BMDCs 是一种初始的胃癌干细胞类型,在被招募到慢性炎症组织后能够发挥潜在的胃癌干细胞表型。而幽门螺杆菌感染所致的慢性炎症会释放出促炎因子,如白细胞介素 1β、白细胞介素- 6、肿瘤坏死因子- α 等,是招募 BMDCs 的潜在机制。研究发现,BMDCs 也有助于胃癌血管形成及肿瘤相关成纤维细胞的生成。该细胞来源的白细胞介素- 6/肝细胞生长因子和癌细胞来源的转化生长因子- β₁,能够介导 BMDCs 与胃癌细胞之间的相互作用,调节肿瘤干细胞特性,促进胃癌的发展。

2. 肿瘤相关肥大细胞(Tumor-Associated Mast Cells,TAMCs)

TAMCs 是实体瘤和血液肿瘤的细胞间质的重要组分,其不仅能够促进肿瘤进展、免疫抑制和血管生成,还能够参与微环境的重塑。在胃癌患者中,TAMCs 受 CXCL12 - CXCR4 信号轴调控而被招募到肿瘤微环境中。TAMCs 能够分泌促炎因子如白细胞介素- 17、血管内皮生长因子、成纤维细胞生长因子 2 等,发挥促血管生成作用。同时,TAMCs 分泌颗粒所释放的丝氨酸蛋白酶、类胰蛋白酶等均具有促血管生成和肿瘤进展的作用。TAMCs 也能在肿瘤坏死因子- α/NF - κB 信号通路诱导下表达 PD - L1,抑制正常 T 细胞免疫反应。

3. 肿瘤相关成纤维细胞(Cancer-Associated Fibroblasts,CAFs)

CAFs 是肿瘤微环境中最主要的组分之一,在肿瘤发生发展过程中发挥着不可替代的作用。CAFs 能够分泌基质金属蛋白酶(包括基质金属蛋白酶 1、2、3、9、13、14 等)、生长因子(如转化生长因子 β、血管内皮生长因子等)、趋化因子及细胞因子(如 CXCL12、CXCL14、CXCL16、CCL2、CCL5、白细胞介素 4、白细胞介素 6 等),发挥促胃癌迁移和 EMT 的作用。同时,CAFs 能够通过产生细胞外基质蛋白诱导 EMT 的发生,通过限制树突状细胞成熟,参与巨噬细胞 M2 表型极化,招募调节性 T 细胞和髓系来源抑制细胞,抑制自然杀伤细胞和 T 细胞活性等,发挥免疫抑制作用,重塑肿瘤微环境。CAFs 来源的光蛋白聚糖 Lumican 能够通过整合素- β1 - FAK 信号通路促进胃癌进展。而 CAFs 来源的成纤维细胞激活蛋白 α(Fibroblast activation protein alpha,FAP - α)能通过促进 Wnt/β - catenin 途径,促进上皮间充质转化。

4. 肿瘤相关巨噬细胞(Tumor-Associated Macrophages，TAMs)

TAMs是肿瘤微环境中另一种重要的组分，约占到肿瘤总质量的50%。TAMs常见2种表型，M1为促炎抗肿瘤表型，而M2为抗炎促肿瘤表型。研究普遍认为，M2表型的TAMs具有显著的促进肿瘤生长、增殖和侵袭的作用，并能通过激活EGFR信号促进腹膜扩散转移。

M1巨噬细胞具有促炎作用，能够表达多种细胞因子与趋化因子，如白细胞介素-12、CXCL9、CXCL10等，驱动TH1细胞极化与招募，同时可以分泌白细胞介素1β、肿瘤坏死因子-α等，激活和招募髓源性抑制细胞——其能通过表达PD-L1和CTLA-4抑制CD8$^+$T细胞功能，抑制宿主免疫，间接促进肿瘤生长；同时也能够表达CD11b$^+$Gr-1$^+$细胞，发展直接促肿瘤作用。另外，活化的巨噬细胞介导的NF-κB和STAT3通路能够维持和放大局部的促炎反应，促进肿瘤进展。TAMs所分泌的基质金属蛋白酶9也能通过PI3K、AKT、Snail途径促进胃癌转移。

5. 肿瘤浸润中性粒细胞(Tumor-Infiltrating Neutrophils，TINs)

TINs在胃癌中含量丰富，但其作用存在争议。研究显示，肿瘤组织中的中性粒细胞，可以极化为N1与N2两种表型，它们可能在肿瘤发展中发挥不同的作用，但尚缺乏有关研究。总体来看，TINs能够激活ERK通路，诱导EMT，促进胃癌细胞侵袭和迁移。同时，TINs能够释放白细胞介素-17a，支持肿瘤发展，并能通过JAK2/STAT3通路促进胃癌细胞EMT。TINs还能通过抑制T细胞增殖及干扰素-γ生成发挥免疫抑制作用，进一步为胃癌细胞的发生发展创造条件。另有研究发现，肿瘤来源的粒细胞-巨噬细胞集落刺激因子能通过JAK-STAT3通路激活中性粒细胞，诱导TINs的PD-L1表达，有效抑制正常T细胞免疫过程，促进胃癌进展。

6. 肿瘤内皮细胞

除此之外，内皮细胞在肿瘤的发生发展中也起到了独特的作用。在胃腺峡部，内皮细胞能够产生CXCL12$^+$的亚群，同时CXCR4$^+$的Ⅱ型固有淋巴样细胞(ILC2s)被该群内皮细胞招募，在峡部富集。通过CXCL12/CXCR4信号通路，促进峡部干细胞的增殖。CXCR4的过表达也能诱导胃癌细胞产生血管内皮生长因子，激活JAK2/STAT3通路，促进胃癌的血管生成。

7. 免疫细胞

肿瘤微环境中，免疫细胞也不可或缺。除了能够分泌白细胞介素-35的B细胞亚群参与胃癌进展，B细胞、T细胞等免疫效应细胞主要发挥抗肿瘤的作用，其中，FOXP3调节性T细胞(FOXP3$^+$ regulatory T cells，Tregs)由于独特的免疫抑制作用，促进了肿瘤发生发展。Tregs能够抑制CD4$^+$T细胞、CD8$^+$T细胞、单核细胞、巨噬细胞等多种免疫细胞，招募细胞毒性T淋巴细胞相关蛋白4、CD25、白细胞介素-10、转化生长因子-β等多种因子，在胃癌中发挥促癌作用。在胃癌中，肿瘤细胞和浸润的巨噬细胞能分泌多种趋化因子招募Tregs，树突状细胞和肿瘤微环境中丰富的白细胞介素-10、转化生长因子-β、免疫调节酶IDO等抑制因子能促进T细胞转化为CD4$^+$CD25$^+$FOXP3$^+$T细胞，即Tregs。

Tregs 主要发挥下列调节功能：（1）通过与 APC 表面的共刺激受体相互作用来调节 APC 的活性，导致 APC 对幼稚细胞、效应细胞的信号减弱或消失；（2）分泌抑制性细胞因子，如 IL - 10、IL - 35 和转化生长因子-β，抑制效应细胞和 APC 的活性；（3）肿瘤中的 Tregs 在氧化应激下死亡，并迅速将 ATP 转化为腺苷，腺苷能与 T 细胞表面的受体结合，影响 T 细胞功能。在幽门螺杆菌感染情况下，Tregs 水平明显增高，并增强感染持续性，而受感染的上皮细胞分泌的转化生长因子-β能够进一步促进 Tregs 发育，形成恶性循环，协助胃癌发生。而 Tregs 也能利用转化生长因子-β促进胃癌细胞中富含亮氨酸重复序列的 G 蛋白偶联受体 5 过度表达，增强胃癌干细胞特性，提示预后不良。

微环境中还存在一些具有促癌作用的物质。如肿瘤源性肾上腺髓质素（Adrenomedullin，ADM）可通过 PI3K - AKT 通路诱导肥大细胞脱颗粒，在体内体外均能促进胃癌的生长，抑制凋亡。氧化低密度脂蛋白 1（Oxidized Low-Density Lipoprotein，oxLDL - 1）可以激活 LOX - 1 介导的 NF - κB 通路，进而上调血管内皮生长因子 - C 的表达，促进胃癌淋巴管生成和淋巴转移。异丙肾上腺素也能够刺激胃癌细胞分泌血管内皮生长因子，上调胃癌细胞中丛状蛋白 A1（Plexin - A1）和血管内皮生长因子受体 2（VEGFR2）信号通路，促进肿瘤血管形成。白细胞介素 - 17B 能够激活白细胞介素 - 17RB/AKT/β - catenin 途径，上调胃癌细胞干细胞特性，促进生长和迁移。

四、表观遗传改变与胃癌发生

除了上述常见的基因突变等遗传学改变所致的胃癌形成外，一些表观遗传学机制也参与了胃癌的发生发展，并展现其独特的致癌作用。表观遗传学改变是一种非基因组层面的基因表达的可遗传的改变，包括 DNA 甲基化修饰、组蛋白修饰、染色质重塑、非编码 RNA 等。下面主要就 DNA 甲基化修饰、组蛋白修饰、非编码 RNA 功能三个方面进行分析。

1. 抑癌基因甲基化

抑癌基因甲基化是胃黏膜恶性转化的重要因素。在人类及其他哺乳动物中，DNA 甲基化基本都发生于胞嘧啶-磷酸-鸟嘌呤（CpG）二核苷酸中胞嘧啶残基的第五个碳原子，而 CpG 二核苷酸常聚合为富含 CG 的簇，即 CpG 岛，其主要分布于基因的启动子区域和转录起始位点。DNA 甲基化主要对染色质结构、DNA 构象、DNA 稳定性及 DNA -蛋白质相互作用产生影响，导致转录抑制。因此，抑癌基因启动子高甲基化沉默，是胃癌发生中的一项重要机制。如抑癌基因 CDH1 编码钙黏附素（E - cadherin），发挥重要的细胞黏附作用。在弥漫性胃癌中，超过 50% 的未分化早癌相较于癌旁组织中可发现 E - cadherin 的下调，40%～80% 的胃癌患者中可检测到 CDH1 基因高甲基化。Runt 相关转录因子 3（Runx3）基因在胃癌中表达下调，同样是由于启动子区域高甲基化所致，并在肠型胃癌恶变过程中发挥重要作用。还有一些其他基因，如细胞周期蛋白依赖性激酶抑制因子基因（CDKN2A）、视网膜母细胞瘤基因（RB）、乳腺癌 1 基因（BRCA1）、X 线修复交叉互补组 1 基因（XRCC1）、锌指蛋白 382（ZNF382）等，均在胃癌发生过程中存在启动子高甲基化。与之相反，MUC6、MUC4、CDX1、HNF4a、MAGE 家族基因启动子低甲基化而过度表达，p53 与 Run 相关转录因子 3（Runt-Related Transcription Factor 3，RUNX3）也发生启动子区域去甲基化，介导 EBV 相关胃癌的发生。

2. 组蛋白修饰

组蛋白是真核生物染色质中的重要组分，主要由核小体核心组蛋白（H2A、H2B、H3、H4）及连接组蛋白（H1）组成。由于核心组蛋白具有球状结构域和暴露在外的 N 端尾部，其 N 端可以发生乙酰化、甲基化、磷酸化、泛素化、糖基化等多种共价修饰。这种共价修饰改变了染色体的结构，导致了基因的激活或失活。在胃癌中，组蛋白修饰多表现为乙酰化、甲基化、磷酸化。组蛋白乙酰化主要受到组蛋白乙酰转移酶（HATs）和组蛋白去乙酰化酶（HDACs）调控，其中乙酰化能够促进转录，去乙酰化能够抑制转录。在胃癌中，已发现多种基因启动子区域组蛋白去乙酰化导致表达下调，如 p21（WAF1/CIP1）、含死亡结构域 RIP 相关 ICH1/CED3 同源蛋白（RAIDD）等。有研究揭示，Rb 结合蛋白 8（RB Binding Protein 8，RBBP8）能在 BRCA1 结合位点招募 CtBP 共抑制物，抑制 *P*21 启动子的组蛋白乙酰化水平，促进胃癌细胞 G1/S 期转变。

组蛋白磷酸化则在染色体凝聚、分离、转录激活、凋亡、DNA 损伤修复中发挥重要作用，其在胃癌发生发展中发挥的作用还不明确。泛素化和糖基化在胃癌中的研究较少，但也有研究发现，E3 连接酶 UBR5 能通过结合肿瘤抑制因子胃动蛋白 1（Gastrokine 1，GKN1）增加其泛素化，破坏其稳定性，调节胃癌细胞生长。

3. 非编码 RNA 调控

近年来，非编码 RNA 成为肿瘤领域的热门话题。非编码 RNA 被认为是一组不能编码蛋白的 RNA，主要包括长链非编码 RNA（lncRNA）、微小 RNA（miRNA）、环状 RNA（circRNA）等，它们均在胃癌的发生发展中体现出重要作用。有关非编码 RNA 在胃癌中的作用将在后面章节具体阐述。

五、自噬与胃癌发生

自噬是一种受到高度调控的细胞分解代谢过程，是去除细胞内不必要及异常组分的重要机制，帮助细胞组分降解和再循环。自噬在体内发挥多种功能，包括在细胞营养缺乏降解不必要的蛋白；回收氨基酸以合成重要功能蛋白；吞噬降解异种感染性颗粒发挥固有免疫功能；降解受损细胞器、细胞膜、蛋白质等启动修复机制；参与程序性细胞死亡过程等。自噬分为巨自噬、微自噬、伴侣介导的自噬（Chaperone-Mediated Autophagy，CMA）和分泌自噬（Crinophagy）四种类型。其中，巨自噬研究最为深入，其主要通过将细胞质组分运输到自噬小体这一双层膜结构，并转运至溶酶体进行消化；微自噬是溶酶体膜内陷直接吞噬细胞质组分；CMA 是一种选择性溶酶体降解途径，胞浆蛋白是由分子伴侣携带运输至溶酶体进行降解；分泌自噬是最鲜为人知的一种类型，在此过程中非必要的分泌颗粒与晚期内体或溶酶体结合进行快速清除。

自噬相关蛋白的突变在胃癌的发生发展中发挥重要作用。Beclin1（酵母 Atg6 基因的哺乳动物同源物）、微管结合蛋白 1 轻链 3 和其他 ATG 家族成员都参与了自噬小体的生物合成。MSI 型胃癌中多存在 *ATG* 基因移码突变，包括 *ATG2B*、*ATG5*、*ATG9B*、*ATG12* 等，紫外线抵抗相关基因（*UVRAG*）也可与 Beclin1 结合触发自噬激活的移码突变，这些突变影响了自噬小体的生物合成,促进了胃癌的发生。

自噬在胃癌转移中也发挥了独特的作用:① 促进细胞外基质降解:趋化因子 CXCL12 能经由 mTOR 途径,增加基质金属蛋白酶的表达,从而增加细胞迁移能力。而 mTOR 是自噬的负调控因子,其能够抑制 Atg13 和 Atg1(ULK1、ULK2)复合体,进而抑制自噬。当上游信号 AMPR 阻断 mTOR 时,自噬通路激活。但此时自噬发挥出促癌生存的作用,通过提供 ATP 来源防止肿瘤细胞出现失巢凋亡,协助转移的肿瘤细胞早期适应周围环境。② 促进 EMT:Ⅲ类去乙酰化酶——沉默交配型信息调节 1(Silent mating type information regulation 1,SIRT1)在胃癌中显著上调,且是一种良好的自噬介质,它通过 ATG 基因的去乙酰化驱动自噬,发挥调节 EMT 和促肿瘤细胞侵袭的作用。③ 微环境诱导自噬过程:肿瘤微环境中的缺氧、营养不足及炎症的条件,可以显著诱导自噬的发生,增强的自噬过程又能通过上述 3 种途径重塑微环境,显著增强胃癌细胞的侵袭和转移能力。如胃泌素能够激活 STK11 - PRKAA2 - ULK1 信号诱导胃腺癌细胞发生自噬,促进胃癌细胞的迁移。

六、外泌体与胃癌发生

外泌体是一类直径在 30~100 nm 的脂质双分子层囊泡,可以由多种不同类型的细胞分泌,尤以肿瘤细胞分泌最多。外泌体中可以包含 DNA、mRNA、非编码 RNA、蛋白质等多种组分,在肿瘤细胞和肿瘤微环境之间发挥信号传递的作用,促进肿瘤生长和转移,尤其在胃癌腹膜转移中发挥出关键性作用。

外泌体所能发挥的作用取决于其所携带的内容物。胃癌细胞外泌体介导的 TGF - β 转移和 TGF - β/Smad 通路激活,促进了人脐血间充质干细胞向肿瘤相关成纤维细胞的分化,形成适宜肿瘤生长的微环境。这些外泌体也可以刺激巨噬细胞中 NK - κB 通路激活,促进胃癌进展。而包含 miRNAs 的外泌体则可能参与 CD97 介导的 MAPK 通路激活,促进胃癌细胞的生长增殖和侵袭转移等。

除了在胃癌发生发展中的直接作用,外泌体也可以与微环境中的其他细胞发生互作,间接调控胃癌发生发展。外泌体能够诱导 T 细胞分化为 Th17 和 Treg,发挥免疫抑制作用,激活中性粒细胞和巨噬细胞的促癌表型,激活内皮细胞并将毛细血管周皮细胞、成纤维细胞、间充质干细胞转变为肌成纤维细胞,支持肿瘤血管生成等,多方位促进胃癌发生发展。中性粒细胞存在 N1 和 N2 两种极化形式,其中 N1 具有高细胞毒性、高免疫活性,能够促进 $CD8^+T$ 细胞活化,而 N2 具有促肿瘤特性,对于肿瘤生长、增殖、侵袭、转移均有促进作用。胃癌来源分泌的外泌体能够诱导其 N2 极化,延长中性粒细胞存活时间,诱导炎性因子在中性粒细胞中的表达。同时外泌体转运高迁移率族蛋白 B_1,能够通过与 TLR4 的相互作用激活 NF - κB 途径,导致中性粒细胞自噬反应增强,最终促进了胃癌细胞的迁移。

七、其他机制

除了上述所提到的胃癌发生发展机制外,还有一些研究揭示了其他与胃癌发生发展有关的因素,并为胃癌研究提供了新的思路和方向。

部分研究提示,细胞招募在幽门螺杆菌相关性胃癌发生中发挥了至关重要的作用。幽门螺杆菌感染导致胃黏膜慢性炎症的同时,也招募了胃腺中的骨髓衍生细胞(Bone Marrow-Derived Cells,BMDC),参与了胃黏膜上皮的不典型增生过程。体内实验也证实,BMDC 和胃上皮细胞共同参与了幽门螺杆菌感染 p27 缺陷小鼠胃癌的发生、发展。

瘦素是一种脂肪细胞来源激素,其受体 OBR 是调节食欲和能量消耗的重要调节因子。现已证明,在炎症、血管生成、EMT 等因素介导下,瘦素和磷酸化 OBR 在胃的过度表达增加了胃癌风险。其具体的作用机制仍不明确,可能与激活 STAT3 - ERK1 和 STAT3 - ERK2 通路、过表达 VEGF、上调 ICAM - 1 等信号级联反应相关。

遗传物质的改变、干细胞的激活、微环境的紊乱、表观遗传的变异、自噬和外泌体机制等,为胃癌的发生发展机制开拓了更多的思路,提供了更多的参考。胃癌的研究和临床转化之路道阻且长,随着研究的不断深入,必定还会有更多的新机制涌现,逐层揭开这一消化道常见恶性肿瘤的神秘面纱。

第二节　miRNAs 与胃癌发生发展

miRNAs(MicroRNAs)是一组高度保守的非编码小分子 RNA,长度一般为 18~24 个核苷酸,迄今为止,已发现并鉴定出超过 2 500 种 miRNAs。越来越多的研究表明,异常表达的 miRNAs 通过与靶基因的 3′端非翻译区(3′ untranslational region,3′ UTR)结合,进而对靶基因进行降解或者抑制其翻译,在转录后水平负性调节基因的表达,进而影响肿瘤细胞生长增殖、侵袭转移等生物学行为。研究提示 miRNAs 在肿瘤调控途径中起致癌或抑癌作用。此外,异常表达的 miRNAs 可作为生物标志物,用于肿瘤的筛查、诊断、判断预后和疾病监测。因此探讨 miRNAs 在胃癌发生发展过程中的作用及其机制具有重要意义,可能为胃癌的诊治提供新的思路。

一、miRNAs 在胃癌发生发展中的作用及机制

众所周知,胃癌的生长增殖、侵袭转移等生物学行为涉及多个基因、多条信号通路,机制极其复杂。结合既往研究,我们发现,miRNAs 与胃癌发生、发展的相关研究主要集中于 miRNAs 调控癌相关基因或信号通路上关键基因。

Li 等学者研究发现 miR - 21 在胃癌组织中高表达,高表达的 miR - 21 通过负向调控 15 - PGDH,促进胃癌的生长增殖。Wang 等学者亦证实胃癌细胞中高表达的 miR - 21 与肿瘤细胞生长增殖密切相关,同时还发现 miR - 21 可通过负向调控 PTEN 影响肿瘤细胞生长增殖。Wu 等发现 miR - 27a 在胃癌组织中高表达,并可以促进胃癌细胞的生长增殖与侵袭,深入的机制研究揭示 miR - 27a 通过负向调控 SFRP1 的表达,进而影响 Wnt/β - catenin 信号通路。胃癌组织中不但存在异常高表达的 miRNAs,亦有研究发现胃癌组织中存在异常低表达的 miRNAs。Tsai 等发现 miR - 26b 在胃癌组织低表达,低表达的 miR - 26b 可促进胃癌细胞生长增殖和侵袭。相关机制研究证实 miR - 26b 可负向调控 KPNA2,低表达的 miR - 26b 可促进 KPNA2 的表达,进而促进胃癌生长增殖和侵袭。

胃癌中异常表达的 miRNAs 不但与肿瘤细胞的生长增殖相关,也与肿瘤细胞的凋亡、自噬、上皮间质转化等功能密切相关。Gong 等学者研究发现胃癌患者组织中异常高表达的 miR - 100 与肿瘤细胞凋亡密切相关,相关机制研究发现转录因子 NME2 可以正向调控 miR - 100 的表达,进而抑制胃癌细胞的凋亡。Zhang 等发现预后较差的胃癌组织中 miR - 5100 异常低表达,上调胃癌细胞中 miR - 5100 的表达后,可促进细胞的凋亡,抑制细胞的自噬。深入的机制研究提示抑癌基因 MKL1 可促进 miR - 5100 的表达,进而抑制 CAAP1,促进细胞凋亡。Wang 等学者发现肿瘤微环境中肿瘤成纤维细胞低表达 miR - 214,上调成纤维细胞中 miR - 214 表达且与胃癌细胞共培养后,可以抑制胃癌细胞的 EMT 过程。Wu 等研究发现胃癌组织中 miR - 616 - 3p 的高表达与较差预后正相关,高表达的 miR - 616 - 3p 通过调控 PTEN/AKT/mTOR 通路,促进肿瘤细胞的 EMT 过程和血管新生。

二、miRNAs 与胃癌的诊断

目前,胃镜仍然是胃癌的标准诊断方法,但其也具有成本高、耐受性较差等缺点,进而导致患者抗拒胃镜检查。近年来,随着血液肿瘤标志物的出现及应用,可有效弥补侵入性检查的不足,但其在临床上的应用仍存在一定的局限性。常用的癌胚抗原、糖类抗原 19 - 9、糖类抗原 72 - 4 等肿瘤标志物在胃癌的诊断过程中,尤其对于早期胃癌,仍存在灵敏度低、特异度差的缺点。上述缺点可能导致早期胃癌患者无法及时诊治,从而错过最佳就诊时间,演变为进展期胃癌。所以,探究有效的、非侵入性的诊断标志物对胃癌的早期诊断具有重要临床意义。

为揭示胃癌早期诊断的潜在生物标志物,Shi 等学者首先利用公共数据库分析差异表达的 miRNA,并发现 6 个差异表达的循环 miRNAs(miR - 29b - 1 - 5p、miR - 191 - 5p、miR - 1246、miR - 6131、miR - 451a、miR - 103a - 3p),进一步验证揭示胃癌患者血清中 miR - 1246 的明显高表达,并且可以区分 TNM Ⅰ期的胃癌患者与健康对照人群和良性疾病患者,根据统计学结果分析表示其受试者工作特征曲线(Receiver operating characteristic curve,ROC),曲线下面积(Area under the curve of,AUC)分别为 0.843 和 0.811,提示 miR - 1246 具备用于胃癌早期诊断的潜力。Konishi 等学者为探究胃癌患者血浆中可能存在的标志物,首先收集了胃癌患者术前、术后的血液标本,然后利用基因芯片进行筛选,结果提示,miR - 451、miR - 16、miR - 486 - 5p、miR - 25、miR - 17、miR - 106a、miR - 30c、let - 7a、miR - 1203 可能为潜在的诊断标志物。进一步的验证发现,miR - 451 和 miR - 486 可作为血浆诊断标志物,其 ROC 与 AUC 分别为 0.96 和 0.92。国内周琨等学者为探究 miRNAs 在胃癌早期诊断和预后中的作用,收集了 118 例胃癌患者、75 例胃息肉患者和 45 例健康体检者的血清。结果提示血清中 miRNA - 128a 在胃癌患者中明显高于胃息肉患者和健康体检者,而胃癌患者血清中 miRNA - 128b 表达明显低于胃息肉患者和健康体检者。血清 miRNA - 128a 和 miRNA - 128b 联合检测胃癌的灵敏度和特异性分别为 78.8% 和 97.3%,且两者可以辅助预测患者 2 年内的死亡率。此外,其他研究亦发现胃癌患者血清中异常表达的 miRNAs(表 5 - 1)可能可以作为胃癌诊治和预后判断的标志物,但其在临床应用仍需进一步探究。

表 5 - 1　胃癌患者血清中异常表达的 miRNAs

MiRNA	变化	ROC	MiRNA	变化	ROC
let - 7e	↑	0.7	miR - 199a - 3p	↑	0.837
miR - 100	↑	0.71	miR - 206	↓	0.89
miR - 106a	↑	0.786	miR - 20a	↑	0.859
miR - 106b	↑	0.773	miR - 21	↑	0.853/0.81
miR - 107	↑	0.898	miR - 222	↑	0.85
miR - 1246	↑	0.843	miR - 223	↑	0.91/0.85/0.81
miR - 130a	↑	0.905	miR - 26a	↓	0.882
miR - 139	↓	0.940	miR - 375	↓	0.835
miR - 142 - 3p	↓	0.839	miR - 378	↑	0.861
miR - 144	↓	0.821	miR - 421	↑	0.821
miR - 148a	↓	0.842	miR - 451	↓	0.96
miR - 16	↑	0.90	miR - 486	↓	0.92
miR - 17	↓	0.879	miR - 627	↑	0.937
miR - 181a	↑	0.882	miR - 629	↑	0.912
miR - 191	↑	0.849	miR - 652	↑	0.918
mir - 196a	↑	0.864	miR - 940	↓	0.96

三、miRNAs 与胃癌的治疗

化疗药物治疗是胃癌综合治疗的重要方法之一,但因肿瘤细胞对化疗药物产生耐药,可最终导致化疗失败。既往研究肿瘤细胞的化疗耐药机制,多聚焦于基因的研究,但随着研究的进展,越来越多的研究证实 miRNAs 与化疗治疗的敏感性及耐药亦密切相关。

为探究与胃癌耐药相关的 miRNA,Wang 等检测了胃癌耐药细胞中 miR - 149 相对表达水平,发现 miR - 149 在胃癌 5 - FU 耐药细胞中高表达。胃癌细胞中过表达的 miR - 149 可减弱细胞的凋亡。相关机制揭示 miR - 149 通过靶向调控 TREM2/β - catenin 通路影响胃癌细胞对 5 - FU 的耐药,提示下调 miR - 149 的表达可减少胃癌细胞中的耐药性。Li 等发现 miR - 200c 可通过抑制核酸切除修复蛋白 3(ERCC3)和 ERCC4 的表达,进而逆转胃癌细胞对顺铂的耐药性。Jiang 等学者亦发现 miR - 200c 通过靶向调控 ZEB2,逆转了胃癌细胞对顺铂的耐药性,上述研究为 miR - 200c 对顺铂耐药的调控机制提供了新的见解。此外,随着研究的进展,人们发现许多患者在化疗过程中会产生多药耐药(Multidrug resistance,MDR),影响治疗效果,解决多药耐药具有重要的临床意义。Gong 等发现 miR - 625 通过负向调控靶向醛脱氢酶(ALDH1A1)基因的表达,上调表达 miR - 625 后,可改善胃癌细胞的耐药性,进而提高药物治疗敏感性。Deng 等发现 miR - 1 在胃癌耐药株细胞中低表达,上调表达 miR - 1 的表达后,可增加胃癌细胞的凋亡,进而提高化疗药物的敏感性。但是过表达

miR-1 的靶基因 *SORCIN* 后,可部分逆转 miR-1 对胃癌耐药细胞株的影响,提示 miR-1 在胃癌细胞的多药耐药中起着重要作用。上述研究不但揭示了 miRNAs 在胃癌多药耐药中的作用,也可能为临床上研究胃癌多药耐药提供新的视角。

目前,已报道了很多 miRNAs 与胃癌的研究,我们发现 miRNAs 不但可以通过调控靶基因影响胃癌细胞的生长增殖、凋亡、自噬、EMT、侵袭转移等生物学行为,同时也可以影响胃癌细胞的药物治疗敏感性和耐药性。同时,越来越多的研究表明 miRNAs 也可作为胃癌诊治的生物标志物,极具潜力。此外,我们也要清晰地认识到,目前对于 miRNAs 的认识主要偏基础,关于 miRNAs 在临床中的应用,仍需要大样本进行相关验证。miRNAs 对于治疗的作用,仍需要体内外实验和临床前试验进一步证实。

第三节　lncRNA 与胃癌发生发展

几十年来,肿瘤生物学研究的重点是蛋白质编码基因。直到最近才发现一类分子,称为长链非编码 RNA(lncRNA),在塑造细胞活动方面起着关键的调节作用。此后,对 lncRNA 大量生物学研究表明,lncRNA 是多样化且普遍的 RNA,在肿瘤的发病与进展中发挥关键调控作用。

长链非编码 RNA 在人类基因组构成的 RNA 中占比大,大多数已知 lncRNA 仅在过去 10 年中才被发现,但很大程度上对 lncRNA 的研究依旧太少。尽管如此,已发现有许多 lncRNA 在正常细胞功能和疾病(包括胃癌)中都发挥着关键作用,并且这些信息目前正在临床转换中。目前研究发现,lncRNA 在多种细胞和生理过程中发挥作用,包括基因表达调控、染色质重塑、细胞分化和胚胎发育。有研究报道,lncRNA 的失调与各种人类癌症有关,这表明 lncRNA 可能是癌症治疗的分子靶标。同时一些 lncRNA 可在血液中被检测,并且它们性质稳定,这表明 lncRNA 具备作为癌症检测生物标志物的潜力。在本节中,我们重点关注了 lncRNA 在胃癌中的致癌和抑癌作用,以及它们在临床应用中的潜在用途,包括胃癌的诊断和治疗。

一、lncRNAs 作为辅助诊断标志物

胃癌早期诊断的金标准为内镜下组织活检,但考虑胃癌起病隐匿,加上检查方法有创,许多患者难以接受。而无创的血清学癌胚抗原(CEA)、糖类抗原 19-9(CA19-9)等检查方法特异性与敏感性不高,导致大多数胃癌患者被发现时多处于中晚期,生存率仅为 20%~25%。因此,作为传统诊断方法的补充,发现具有高诊断价值的外周血生物学标志物至关重要。

外周血中 lncRNAs 可作为辅助诊断标志物。Zhang 等人发现,部分游离 lncRNAs 在肿瘤患者外周血中异常表达,可用于诊断或辅助诊断肿瘤。Jin 等人研究发现,lncRNA HULC 在 100 例胃癌患者血清中的表达水平显著高于 110 例健康人对照者,且与胃癌肿瘤大小、淋巴结转移、远处转移、TNM 分期和幽门螺杆菌感染相关,其作为胃癌辅助诊断指标的 AUC

为 0.888(95%CI：0.843～0.934)，优于 CEA(0.694)及 CA72－4(0.514)，敏感性与特异性分别为 82%与 83.6%，表明 lncRNA HULC 可以作为一个新型的血清胃癌标志物。

外泌体来源的 lncRNAs 可作为辅助诊断标志物。Zhao 等人发现，外泌体来源的 lncRNA HOTTIP 作为胃癌辅助诊断指标的 AUC 为 0.827，优于 CEA(0.653)、CA19－9 (0.685)、CA72－4(0.639)，其敏感性、特异性分别为 69.8%、85%。将 CEA、CA19－9、CA72－4 三者联合检测诊断的 AUC 为 0.723，而四者联合检测诊断的 AUC 为 0.870，说明外泌体来源的 lncRNA HOTTIP 是胃癌诊断的良好的生物学标志物。

二、长链非编码 RNA 在胃癌进展中的作用

研究表明，胃癌的发生、发展伴随多种 lncRNAs 的表达失调，异常表达的 lncRNAs 可影响表观遗传学，导致肿瘤恶性表型的形成。深入研究 lncRNA 在胃癌细胞增殖、浸润、转移中的机制可为治疗胃癌提供一个潜在靶点。因此，识别 lncRNA 的生物学行为可为胃癌诊断治疗提供一个实验依据。

1. 致癌 lncRNAs

通常在肿瘤组织中过度表达，致癌 lncRNAs 可促进恶性肿瘤行为，包括肿瘤生长和转移。Homeobox(HOX)基因家族包含超过 39 个基因，通常分为四个簇(A、B、C 和 D)，它们位于不同的染色体上。HOX 蛋白能够与靶基因的特定 DNA 区域相互作用，并在胚胎发生和肿瘤发生过程中调节它们的转录。源自 HOX 簇区域的 lncRNA 在许多人类癌症中经常被研究，包括胃癌。HOTAIR(HOX 转录反义基因间 RNA)是一种位于 HOXC 基因座的 lncRNA，已被报道为胃癌的致癌因子。HOTAIR 表达增加与胃癌患者的淋巴结转移、TNM 分期高和较差的总生存期显著相关。HOTAIR 增强胃癌细胞的侵袭性和上皮间质转化过程，以及 MMP1(基质金属肽酶 1)和 MMP3 的表达。HOXA11－AS(HOXA11 反义 RNA)和 HOTTIP(远端的 HOXA 转录本)是从 HOXA 簇的 5′区域转录的 lncRNA 基因。HOXA11－AS 在胃癌组织中过表达导致患者较短的生存期和较差的预后。且研究表明，HOXA11－AS 通过促进 β－catenin 和 KLF2 的蛋白表达，部分增强胃癌细胞的迁移、侵袭和转移。此外，HOTTIP 在胃癌组织中的表达也显著上调，其上调与患者预后不良有关。在胃癌细胞中敲除 HOTTIP 会导致细胞增殖和侵袭受损，并增加细胞凋亡。

2. 抑癌 lncRNAs

肿瘤抑制性 lncRNA 在肿瘤组织中的表达经常被下调，可作为癌症进展的肿瘤抑制因子。FENDRR(胎儿致死非编码发育调控 RNA)是一种 lncRNA，在胃癌组织中的表达显著降低，其表达下调与胃癌转移、较高 TNM 分期和预后不良有关。FENDRR 通过抑制 FN1 (纤连蛋白 1)、MMP2 和 MMP9 的表达来抑制胃癌细胞的侵袭和迁移。另一项研究表明，低 FENDRR 表达的胃癌细胞显示 miR－214－3p 的表达增加，进而抑制 TET2(tet 甲基胞嘧啶双加氧酶 2)和 RASSF1A(Ras 关联结构域家族蛋白 1 亚型 A)的表达，从而导致胃癌细胞凋亡减弱且增殖能力增强。MEG3(母体表达基因 3)作为一种肿瘤抑制 lncRNA，其在胃癌组织中表达下调且与晚期 TNM 分期、淋巴结转移和更大的肿瘤大小相关。此外，该报道显示 MEG3 在胃癌组织中被高甲基化。值得注意的是，DNA 甲基化可能通过影响 MEG3

的表达来调控胃癌的发展。MEG3 通过"海绵吸附"miR - 181a 上调 Bcl - 2(B 细胞淋巴瘤-2)的表达,从而阻碍胃癌细胞的增殖、迁移和侵袭。

三、胃癌中的 lncRNA 和信号通路

lncRNA 通过不同的机制在胃癌进展中表现出致癌或肿瘤抑制作用,其中许多机制涉及各种信号通路。对信号通路异常表达相关的 lncRNA 进行深入研究可以揭示胃癌发生和进展潜在机制。已知一些重要的信号通路如 PI3K/AKT/苏氨酸激酶 1 和 Hippo 通路可调节胃癌的进展。在这里,我们主要讨论 lncRNA 与 PI3K/AKT 和 Hippo 通路在胃癌发生中的关系。

在胃癌中,PI3K/AKT 通路通常过度活跃,导致胃癌细胞增殖增强、凋亡减弱。受体酪氨酸激酶是 PI3K/AKT 通路的上游激活剂,受 PTEN(磷酸酶和张力蛋白同源物)抑制。一些 lncRNA 已被充分证明通过调节 PI3K/AKT 通路来影响胃癌的发生。据报道,lncRNA AK023391 在胃癌组织中高表达,通过激活 PI3K 和 AKT 促进胃癌细胞增殖。lncRNA UCA1 能够通过上调 EZH2(Zeste 同源物 2 的增强子)激活 AKT/GSK - 3β(糖原合酶激酶 3β)/cyclin D1 通路来促进胃癌细胞的增殖。Hippo 信号通路是器官大小的关键调节因子,在胃癌中经常被下调。据报道,lncRNA 通过改变 Hippo 通路的关键基因参与调节肿瘤进展。LINC00662 可通过海绵化 miR - 497 - 5p 增强 Hippo 通路中 YAP1(yes 相关蛋白 1)的表达,从而促进胃癌细胞的增殖和化疗耐药。

四、lncRNA 作为胃癌的潜在治疗靶点

几项研究表明,基于 RNA 疗法在靶向大部分目前无法成药的基因及其翻译产物方面具有广阔的临床潜力。一些基于 RNA 的疗法已进入后期临床试验或已经在临床使用。鉴于 lncRNA 已被充分证明是胃癌进展的重要参与者,lncRNA 正在成为基于 RNA 的药物开发的新靶标。lncRNA 与 mRNA 相比具有一些优势,因为靶向 RNA 的治疗方法比靶向蛋白治疗方法更具多样化。

一般来说,在癌症治疗中靶向 lncRNA 有 2 种基本策略:抑制致癌 lncRNA 和加强抑癌 lncRNA。通常,ASO(反义寡核苷酸)是短的单链寡核苷酸,通过标准 Watson - Crick 碱基配对与靶 RNA 结合。但 ASO 通常需经过化学修饰以提高其稳定性和亲和力,例如 LNA(锁定核酸)和 S - cEt(S-约束乙基)修饰。ASO 能够靶向各种类型的 lncRNA 从而发挥治疗效果。

尽管 lncRNA 是胃癌发生的关键调节因子,但在将 lncRNA 作为治疗靶点应用之前,显然需要解决一些问题。如 lncRNA 的表达改变是否在胃癌的进展中起因果作用,或 lncRNA 在胃癌组织中表达失调的原因仍尚未清楚。基于 lncRNA 治疗的最大挑战之一是如何让药物穿过细胞质膜,同时如何确保寡核苷酸具有最小的脱靶效应或毒性等。除此以外,如何避免外源性 lncRNA 引发的不受控制的过度炎症反应及免疫反应也是一个重要问题。

基于来自癌症基因组图谱的转录组学、基因组学和表观遗传学数据的整合,胃癌已被分为四种亚型:EBV 阳性、微卫星不稳定性、染色体不稳定性和基因组稳定亚型。由于缺乏对

lncRNA 的全面了解,到目前为止还没有任何研究将 lncRNA 用作胃癌的分类特征。使用 lncRNA 作为新的特征或将 lncRNA 与其他类型的分子整合可能会出现更好的胃癌分类亚型。

尽管已经鉴定了许多 lncRNA,但我们目前对 lncRNA 的了解只是冰山一角。在过去的几十年中,已经在 RNA 分子中发现了数百种化学修饰,同时报道了一些化学修饰对人类癌症中某些 lncRNA 亚型的影响。然而,很少有人关注 lncRNA 修饰与胃癌发生的关联。此外,迫切需要新的先进技术来检测 lncRNA,这将丰富我们对胃癌进展中 lncRNA 调控网络的认识。

第四节　环状 RNA 与胃癌发生发展

环状 RNA(Circular RNA, circRNA)是一种具有共价闭合环状结构的新型 RNA,近年来成为非编码 RNA 研究领域的一个新热点。早在 20 世纪 70 年代,circRNA 就首次在 RNA 病毒中被发现。不幸的是,在过去的 40 年里,只有少数的 circRNA 被偶然发现。由于其表达水平低,这些分子通常被认为是经典或非经典的 RNA 剪接的异常产物。然而,随着 RNA 高通量测序技术和生物信息学的发展,最近的研究表明,哺乳动物细胞中存在大量内源性 circRNA,并认为它们是稳定、保守且非随机的 RNA 剪接产物,同时 circRNA 产生可能与相邻内含子中的互补 ALU 重复序列相关。随后,Memczak 等人和 Hansen 等人在 circRNA 生物学功能研究方面取得了突破性进展,首次提出 circRNA 可以作为 miRNA 海绵,并在基因表达的转录后调控中发挥作用。至此,circRNA 开始引起公众的广泛关注,并对其生物发生、特性、功能、作用机制以及在临床诊断和治疗中的潜在应用进行相关研究。

如今,越来越多的 circRNA 被发现在转录、转录后和翻译水平上调节基因表达。circRNA 参与许多病理过程,例如在阿尔茨海默病、糖尿病、动脉粥样硬化和胶质瘤中,通过调节选择性剪接、海绵状吸附 miRNA、结合功能蛋白甚至编码蛋白等发挥作用。特别是 circRNA 在肿瘤生长、转移、复发和放化疗抵抗中起着重要作用。目前已证实多种 circRNA 在胃癌组织和细胞系中异常表达,并通过多种机制参与胃癌的进展。鉴于 circRNA 具有高丰度、高稳定性、进化物种保守性和组织特异性,并且广泛存在于各种体液(如血浆、唾液、尿液、外泌体等)中,探索胃癌相关 circRNA 作为生物标记物或治疗靶点,将为胃癌的早期诊断、预测预后和有效治疗创造新的可能性。

一、circRNA 的生成、分类和特性

circRNA 特殊的环状结构来源于独特的反向剪接过程,其产生过程具有不同的分子机制。这种环状结构和生物发生机制也赋予 circRNA 许多独有的特征,如高丰度、高稳定性、进化物种保守性和组织特异性等。

1. circRNA 的生成和分类

RNA 的选择性剪接是真核生物细胞中基因表达的经典过程,pre－mRNA 由剪接体机

制催化去除内含子,带有蛋白质编码信息的外显子依次连接形成成熟 mRNA。通过外显子跳跃等选择性剪接,一个基因可以产生多种不同的 mRNA 和蛋白质,从而增加细胞转录组的多样性。与 mRNA 的经典剪接机制不同,circRNA 是通过反向剪接过程产生的:将下游 5′剪接供体位点与上游 3′剪接受体位点相连接,形成单链共价闭合环;剪接体移除全部或部分内含子,其余序列相连接。随后,产生了 3 种类型的环状 RNA:仅包含外显子序列的外显子环状 RNA(ecircRNAs)、由内含子合成的内含子环状 RNA(ciRNAs)以及同时包含外显子和内含子序列的外显子-内含子环状 RNA(EIciRNAs)。

circRNA 生物发生的详细机制尚未完全阐明。目前已提出了 2 种 ecircRNA 形成模型:一种称为"套索驱动的环化",另一种称为"内含子配对驱动的环化"。有学者研究发现,外显子 circRNA 环化依赖于侧翼内含子互补序列,包含剪接位点和短(30~40 nt)反向重复序列的微型内含子。一般认为剪接体去除的内含子是不稳定的,可以被核酸外切酶降解。而由内含子生成的 ciRNAs 通过两端连接形成套索结构,可抵抗核酸外切酶降解。最近的研究还发现,一些蛋白质参与了 circRNA 的生物发生。MBL(muscleblind)被证明在其 pre-mRNA 的侧翼内含子上有结合位点,使 2 个剪接位点紧密结合以促进环化。此外,ADAR1 可以通过腺苷-肌苷(A-to-I)编辑抑制 circRNA 表达,从而减少侧翼内含子的 RNA 配对结构,降低反向剪接效率。RNA 结合蛋白 QKI 可以与 pre-mRNA 中外显子的侧翼结合,从而诱导外显子环化,被证明是人类上皮-间质转化过程中 circRNA 生物发生的调节因子。

2. circRNA 的特性

circRNA 通常分布广泛,其中许多以高丰度存在。在人类成纤维细胞中已鉴定出 25 000 多种不同的 circRNA,14.4% 的活跃转录基因可产生 circRNA。大多数 circRNA 的外显子数少于 5 个,其大小可以在 100 nt 以下到 4 000 nt 以上。由于不同侧翼互补内含子(ALU 序列)之间的竞争导致的交替环化,一个基因可以产生一个或多个 circRNA 亚型,增加了 circRNA 的数量。一些 circRNA 的表达丰度比其对应的线性 RNA 的丰度更高。甚至在某些情况下,circRNA 的丰度是其线性 mRNA 丰度的 10 倍以上。另外,circRNA 定位于不同的亚细胞结构。ecircRNA 主要是位于细胞质中,而 ciRNAs 和 EIciRNAs 都存在于细胞核中。

circRNA 具有比线性转录本更高的稳定性。circRNA 是共价闭合的,既没有 5′~3′极性,也没有多聚腺苷酸尾,因此可以抵抗 RNase R、去分支酶或 RNA 外切酶的降解。circRNA 在细胞中的平均半衰期超过 48 小时,远长于 mRNA(<10 小时)。

circRNA 在不同物种中表现出进化上的保守性。到目前为止,在人类和小鼠之间已经鉴定出 69 个含有精确保守的反向剪接位点的 circRNA。对 3 类 circRNA 亚型内序列保守性的研究表明,ecircRNA 总体上是保守的,而一些 ciRNAs 或 EIciRNAs 显示出温和但丰富的保守性。剪接调控元件的保守性可能是造成这种现象的原因。此外,互补侧翼内含子在动物或植物中也相对保守。

组织/发育阶段特异性。大多数 circRNA 呈现组织/发育阶段特异性表达模式。它们的表达水平在各种细胞类型中显著不同,并且在胚胎组织的发育过程中动态变化。例如,ciRS-7 在脑组织中高表达,但在非神经组织中低表达或缺失。

二、circRNA 在胃癌中的表达谱

通过高通量测序技术和生物信息学分析,人们发现 circRNA 在胃癌组织中大量存在,其中许多具有异常表达水平,可能是胃癌相关的 circRNA 在胃癌的发生和发展中起着重要作用。有学者在 3 对胃癌和相邻正常组织中发现了 2 000 多个异常表达的 circRNA,其中 100 个 circRNA 有超过两倍的变化,并被预测在 circRNA - miRNA - mRNA 网络中发挥作用。笔者采用 6 对胃癌组织和相应的癌旁正常组织进行 circRNA 测序,发现了 12 450 个 circRNA,其中 104 个 circRNA 存在表达差异(Fold change＞2 或＜0.5),高表达的 circMLLT10、circNHSL1 和低表达的 cricCCDC9 均在胃癌生长增殖和侵袭转移中发挥调控作用。许多因素影响测序数据的最终结果,包括临床原因(临床样本资源)、分析前原因(样本处理和制备)、分析原因(检测方法)和分析后原因(验证 circRNA 方法或工具)。尽管这些数据可能存在差异,但大多数数据表明,在胃癌组织中下调的 circRNA 多于上调的 circRNA。

三、circRNA 的功能和机制

由于其独特的性质,circRNA 参与生物调控过程的方式进一步拓宽了我们对非编码 RNA 的理解。目前的研究发现,circRNA 可以在细胞中发挥五种不同的作用。ecircRNA 主要存在于细胞质中,它们可以发挥 3 种功能。① 作为 miRNA 海绵或竞争性内源性 RNA (ceRNAs):可以与 miRNA - Ago2 复合物相互作用并竞争性抑制 miRNA 活性,从而调节 miRNA 靶基因的表达。这是 circRNA 最常见的功能,笔者在测序数据中发现的 3 个 circRNA 均通过此功能在胃癌进展中发挥作用。② 翻译能力:circRNA 最初被认为不具备翻译成蛋白的能力,只有在起始密码子上游插入内部核糖体进入位点(IRES)的工程 circRNA 才能在体外和体内翻译蛋白。随着技术的进步,通过核糖体足迹和质谱分析发现一部分 circRNA 在体内具备翻译能力,而且具备翻译能力的 circRNA 可能在人类转录组中很常见。circSHpRH 被发现编码一种新的蛋白 SHpRH - 146aa,该蛋白保护全长 SHpRH 不被泛素化蛋白酶体降解,并抑制胶质瘤的发生。③ 与 RNA 结合蛋白(RNA binding protein,RBP)相互作用:circRNA 可以结合并隔离 RBP 以抑制其功能。例如,circPABPN1 与 HuR 结合,从而阻止 HuR 与 PABPN1 mRNA 结合,减少 PABPN1 蛋白的翻译。然而,并非所有的 circRNA 与 RBP 结合后都能抑制蛋白质的表达。异常表达的 circ - Amotl1 与核癌基因 $c - myc$ 相互作用并使其稳定,从而上调其靶基因表达、促进肿瘤发生。EIciRNAs 和 ciRNAs 通常存在于细胞核中,几乎没有 miRNAs 的结合位点,具有不同的功能。④ 它们可以调节亲本基因的表达:一些 ciRNAs 在细胞核中可以与聚合酶Ⅱ(Pol Ⅱ)机制相互作用,以顺式作用元件调节宿主转录活动。EIciRNAs 通过与 U1 snRNA 相互作用来结合 U1 snRNP,形成 EIciRNA - U1 snRNP 复合物,进一步与亲本基因启动子处的 Pol Ⅱ 转录复合物相互作用,以增强基因转录和表达。⑤ 调控选择性剪接:circRNA 的反向剪接可以与 pre - mRNA 的线性剪接竞争剪接位点。例如,由 MBL 第二外显子生成的 circMBL 在侧翼内含子中有 MBL 结合位点。因此,MBL 水平显著影响 circMBL 的生物发生。经典剪接

效率的提高导致相关 circRNAs 表达水平的降低，表明 circRNAs 参与选择性剪接调控。此外，有人提出 circRNA 还可以充当"mRNA 陷阱"，即在反向剪接过程中，circRNA 可能隔离翻译起始位点，并阻止其线性转录物的转录，从而降低某些蛋白质的表达水平。

四、circRNA 的临床应用

1. circRNA 作为胃癌诊断和预后的标志物

胃癌的高发病率和高病死率对其早期诊断和预后评价提出了新的要求。circRNA 显示出作为癌症生物标记物的巨大潜力。首先，circRNA 在人体细胞中具有高稳定性、高丰度和进化保守性，很容易被检测到。其次，它们通常表现出组织和发育阶段特异性表达。第三，circRNA 也存在于人血清、血浆、尿液、微泡和外泌体中，可以通过非侵入性方法轻松检测到。此外，具有高灵敏度的 qRT - PCR 可促进液体中 circRNA 的检测。目前，circRNA 作为生物标记物的临床价值已经在许多研究中进行了探索。根据包括胃癌患者和健康对照组的组织和血清在内的大量临床样本检测结果，结合临床病理因素相关分析、预后和生存分析，发现了一组潜在的 circRNAs 生物标记物，可用于胃癌的早期诊断以及预测肿瘤复发和转移。胃癌组织中 hsa_circ_0000096 和 hsa_circ_0047905 表达的 ROC 曲线下面积（AUC）分别高达 0.82 和 0.85，具有良好的诊断价值。血浆中 hsa_circ_0000520 表达的 AUC、敏感性和特异性分别为 0.897、82.4% 和 84.4%，高于组织中 hsa_circ_0000520 表达的 AUC、敏感性和特异性（0.613、53.6% 和 85.7%），因此血浆中 hsa_circ_0000520 的表达具有更好的诊断价值。此外，组织和血浆中 hsa_circ_0001017 和 hsa_circ_0061276 的联合检测较单一样本检测的诊断价值更高，其 AUC 达到 0.996，敏感性和特异性达 95.5%、95.7%。尽管还需要更多的探索，但 circRNA 已具备成为胃癌诊断的分子标记物的潜能。

将多个或单个 circRNA 与传统诊断指标相结合，可以提高胃癌诊断和判断预后的敏感性、特异性和准确性。胃癌组织中下调的 hsa_circ_0000096 和 hsa_circ_002059 的 AUC 分别为 0.82 和 0.73，而当两者结合时，AUC 可增加到 0.91，这表明 circRNA 组合的诊断价值高于单个 circRNA。另外，有学者构建了一个基于四个 circRNA 的分类器和一个结合 circRNA 分类器以及 TNM 分期的新公式，用来评估根治术后Ⅲ期胃癌早期复发的风险，区分患者低风险和高风险人群。在两个队列中，AUC 分别为 0.763、0.711 和 0.866、0.818，表明 circRNA 与传统因素相结合的预后价值更高。尽管 circRNA 作为有前途的胃癌生物标记物的潜力正在显现，但其真正价值仍需要在更大的临床样本队列中进一步检测。由于缺乏同时具有高度特异性和敏感性的生物标记物，将 circRNA 与其他传统生物标记物如 CEA 和 CA19 - 9 结合的新诊断模式可能是解决方案之一。此外，circRNA 在外泌体中富集且稳定，可能与癌症进展相关，有望成为一种新的诊断和预后标志物。

2. circRNA 作为潜在的胃癌治疗靶点

随着 circRNA 在癌症中的调节作用逐渐被揭示，它们可能被开发为有效的治疗靶点。根据 circRNA 的功能，已经提出了几种治疗胃癌的策略。首先，外源性上调或下调相关 circRNA 以调节 miRNA 分子，可能是一种有用的方法。例如，针对 circRNA 特定反向剪接序列的 siRNA 或 shRNA 用于抑制其表达，CRISPR/Cas9 系统可以实现对 circRNA 的敲除,质粒和慢病毒载体则用于增加 circRNA 水平。然而,如何控制内源性环化过程仍然是未知的。合成 circRNA 海绵可能是一种简单、有效和方便的策略。最近,含有 miR-21 结合位点的合成 circRNA 被证明可以在体外实现靶向 miRNA,使其功能丧失并抑制胃癌细胞增殖,这表明合成 circRNA 海绵在人类患者中具有潜在的应用价值。此外,人为控制的内源性环化可能是另一种选择。使用"mRNA 陷阱"隔离功能失调的 mRNA 的翻译起始位点,肿瘤相关蛋白质的生成可能会相应减少。

使用 circRNA 作为新的治疗靶点拓宽了潜在"可药物"靶点的范围。然而,circRNA 作为药物或靶点的实际临床应用需要更详细和完整的实验数据来证实它的安全性和有效性。如何在体内安全地传递工程化 circRNA 也是一个问题。使用含有工程化 circRNA 或靶向 circRNA 的 siRNA 的外泌体可能是一种有效的方法,因为大量研究已经证明,外泌体介导的 RNA 传递可用于治疗目的,而且外泌体的脂质双层结构可防止 RNA 降解,从而确保 circRNA 的有效浓度。此外,外泌体的小尺寸及其膜结构有助于癌细胞的吸收和融合。因此,将 circRNA 作为治疗靶点或工具的研究将是 circRNA 领域最引人注目的项目之一。

第五节　Hp 感染、萎缩性胃炎与胃癌

幽门螺杆菌(Hp)被 WHO(1994)明确定义为胃癌 I 类致癌原。Hp 属于革兰阴性菌,选择性的黏附在黏膜深层并附着于表面,目前全球 Hp 感染率超过 50%。我国属于 Hp 高感染率国家,感染率约为 55%,某些地区甚至可达 80% 以上。据统计约有 65% 的胃癌和 Hp 感染相关。

Hp 可生成多种毒力因子,如细胞毒素相关基因 A(*CagA*)、空泡毒素 A(*VacA*)、黏附素等多种致病因子,可持续刺激胃黏膜上皮细胞,激活 PI3K/AKT、JAK/STAT、Ras、Raf 和 ERK 信号通路,控制细胞生长增殖。Hp 感染可引起胃溃疡、萎缩性胃炎,使得胃黏膜长期处于慢性炎症状态,甚至可导致胃癌形成。Hp 诱导胃癌的发生发展可能与以下因素相关。

一、Hp 和萎缩性胃炎

Hp 感染通常发生在幼年时期,在没有抗菌治疗的情况下容易在宿主体内感染。该细菌通过口-口或粪-口途径在人与人之间传播。15% 的 Hp 感染者会出现胃溃疡症状。Hp 感染导致的慢性胃炎往往无显著的临床症状,但在感染初期会导致急性胃炎,并可能会导致短时间的腹痛、恶心和呕吐等症状。慢性萎缩性胃炎是较为常见的胃黏膜病变,主要表现为黏膜固有腺体逐渐减少,胃酸、胃蛋白酶等分泌不足,同时伴有肠腺化生及上皮内瘤变现象。虽然萎缩性胃炎患者并非全都是 Hp 感染者,但 Hp 定植于胃黏膜表面,以其独特的结构免受胃酸的侵蚀,通过鞭毛系统运动到胃黏膜上,还会分泌黏附素黏附于胃黏膜,在胃黏膜发生一定的炎性反应和免疫反应。如果 Hp 感染长期不根治,则可能进展为萎缩性胃炎。Hp 感染并非导致慢性萎缩性胃炎的唯一病因,但慢性萎缩性胃炎是常见的一种癌前病变,需要予以尽早诊断和及时治疗。

二、Hp 黏附机制和胃癌

流行病学研究表明，2%～3%的 Hp 感染者会发展成胃癌，而 0.1%的感染者则会发展成黏膜相关淋巴组织淋巴瘤。Hp 借助鞭毛可穿透胃黏膜，分泌黏液保护 Hp 免受胃的强酸环境影响。约超过 20%的 Hp 可黏附在胃上皮表面。Hp 通过血型抗原结合黏附素（Blood group antigen-binding adhesin，BabA）、唾液酸黏附素（Sialic acidbinding Adhesin，SabA）、外部炎症蛋白 A（Outer inflammatory protein A，OipA）和黏附相关脂蛋白（Adherence-associated lipoproteins，AlpA/B）等与胃上皮细胞相结合。Hp 黏附的锚定目标分子有层粘连蛋白、Ⅳ型胶原蛋白、纤连蛋白、玻连蛋白以及细胞外基质成分。Hp 产生的毒力因子与胃癌的发生、发展密切相关，主要包括细胞毒素相关蛋白 A（Cytotoxin-associated gene A，CagA）、空泡毒素相关蛋白 A（Vacuolating cytotoxin A，VacA）以及 Hp 外膜蛋白（Outer membrane protein，OMP）。

三、细胞毒素相关蛋白 A 和胃癌

Hp 细胞毒素相关基因致病岛（Cag pathogenicity island，Cag PAI）在胃癌发生中起重要作用，Cag PAI 是大约 40 kb、含 31 个开放阅读框 DNA 片段，和其他组分形成 Cag Ⅳ型分泌系统（Cag type IV secretion system，Cag - T4SS）。Cag Ⅳ型分泌系统形成注射器样结构，可与上皮细胞接触，将效应蛋白 CagA 运送至胃黏膜上皮细胞。CagA 可被胞质内的酪氨酸激酶磷酸化，使该蛋白的 Src 同源性磷酸酶- 2（Src homology phosphatase - 2，SHp - 2）结合位点明显增多，与 SHp - 2 分子的结合也明显增多，导致 SHp - 2 信号通路过度激活，进而激活下游的 Ras、ERK（Extracellular regulated protein kinases，细胞外调节蛋白激酶）信号通路，发挥促进肿瘤细胞生长增殖的作用。ERK 磷酸化并激活转录激活因子 ELK1（E - 26 - like protein - 1）。激活的 ELK1 协同 SRF（Serum response factor，血清反应因子）与血清反应元件（Serum response elements，SREs）促进下游基因 c - Fos 和 c - Jun 的表达。c - Fos 和 c - Jun 可进一步促进 AP - 1（The activator protein - 1，AP - 1）转录，并促进下游靶基因细胞周期蛋白 D 的表达。造成上皮细胞失去极性，细胞移动性增强，细胞骨架发生重构，细胞形态发生改变。另一方面，非磷酸化的 CagA 与 E - cadherin 蛋白结合，导致 E - cadherin 与 β - catenin 复合物解离，β - catenin 则更多的聚集在细胞质和细胞核中。β - catenin 可入核与 Tcf（T cell factor）形成 β - catenin/Tcf 复合物，促进细胞周期蛋白 D1 和转录因子 c - Myc 的表达，发挥其促癌作用。

四、空泡毒素 A 和胃癌

空泡毒素 A（Vacuolating cytotoxin A，VacA）是 Hp 体内另一个与胃癌有重要关系的细胞毒成分。VacA 蛋白的前体是分子质量为 140 kDa，由信号序列（signal sequence）、效应结构域（passenger domain）和自转运域组成的蛋白。其中，效应结构域在前体蛋白出胞过程中，经过特定的处理和剪切，形成两个成熟毒力因子：p33 和 p55 亚单位。p33 亚单位的疏水性是引起空泡形成和细胞死亡的必需条件。p33 参与选择性阴离子通道的形成，从而促进氯离子内流,导致囊泡腔内氯离子聚集、腔内渗透性改变,最终导致空泡形成;p55 主要负责其在宿主胃上皮细胞的黏附,它们从菌体分泌后,赋予了囊泡溶酶体活性的特征,黏附于宿主细胞表面并诱导内化和囊泡形成。同时 VacA 也可导致线粒体膜电位降低和细胞色素 C 的释放。VacA 蛋白也可破坏胃黏膜上皮细胞间的连接。VacA 可促进细胞空泡化、线粒体膜通透性的改变,抑制 T 细胞活化和增殖,干扰抗原的呈递、干扰吞噬作用、增加上皮细胞的通透性、引起细胞间紧密连接的功能紊乱等。现有研究已证明,VacA 阴离子通道的形成和内体膜中 ATP 酶的激活可导致细胞肿胀和晚期空泡形成。VacA 可能通过影响 β-catenin 信号通路发挥其致癌作用。VacA 通过磷脂酰肌醇激酶(Phosphatidylinositol 3-kinase,PI3K)激活蛋白激酶 B(Protein kinase B,AKT)使 GSK3β 发生磷酸化。β-catenin 可被 GSK3β 磷酸化,磷酸化的 β-catenin 可通过泛素化降解。VacA 则可使 GSK3β 失活,导致 β-catenin 在细胞胞质中聚集。更多的 β-catenin 入核可调控下游基因的转录水平,如上调细胞周期蛋白 D1 的表达,进而发挥促进癌细胞生长增殖的作用。

五、Hp 外膜蛋白和胃癌

3 种 Hp 外膜蛋白[HomB、HopQ 和 HopH(OipA)]与胃癌的发生相关。外膜蛋白(OipA)特异性受体尚未确定。Hp 的 OipA 磷酸化信号转导与转录激活因子 1(Signal transducerand activator of transcription 1,STAT1)密切相关。磷酸化的 STAT1 在细胞质中形成同源二聚体,继而进入胞核结合干扰素 γ 激活序列(GAS)并刺激干扰素 γ 诱导基因的表达。干扰素 γ 信号也可导致磷酸化的 STAT3 结合到 GAS 元件,进而诱导炎症基因的表达。炎症期间产生的活性氧(ROS)和氮类物质也可致 DNA 损伤,引发突变,破坏肿瘤抑制基因(如 $P53$)的表达和功能,PTEN 失活,促进胃癌发生。外膜蛋白 HopQ 与胃上皮表面的癌胚抗原相关的细胞黏附分子结合能促进 CagA 向胞内转运,这亦是胃癌发生的主要诱因。Hp 通过外膜蛋白 HomB 黏附于胃上皮细胞引起相关的炎症反应。

六、DNA 甲基化和胃癌

抑癌基因的表观遗传改变可能是"炎癌转化"的重要机制。表观遗传变化的常见形式包括甲基化、点突变、缺失、重复和重组等。在这些常见的表观遗传修饰中,基因启动子富含二核苷酸的区域(CpG 岛)胞嘧啶-鸟嘌呤甲基化可能是最常见的基因沉默形式。Hp 诱导的胃癌是"炎癌转化"典型案例。Hp 感染可提高胃黏膜细胞中 DNA 甲基化水平,根治 Hp 后,可降低 DNA 甲基化水平。CpG 岛的异常高甲基化是许多抑癌基因表达低下的重要机制。Hp 导致的 DNA 异常甲基化可能由特定类型的炎症反应诱导,与 Il1b、Nos2 和 Tnf 等炎症因子的表达水平相关。异常甲基化诱导的沉默亦发生在其他抑癌基因中,如 $P16$、错配修复基因($hMLH1$)、$NDRG2$ 和 $RUNX3$ 等。

Hp 感染是已知与胃癌发生最密切的危险因素之一,Hp 感染导致胃癌的重要原因之一是它的细胞毒作用,cagPAI 和 VacA 是 Hp 最典型的细胞毒代表。经典的胃癌发生模式认为 Hp 感染会引起浅表性胃炎→慢性非萎缩性胃炎→慢性萎缩性胃炎→肠化生→异型增生,最终导致胃癌发生的结局。众多证据表明,Hp 流行率的增高,常常伴随着胃癌发生率与死亡率的升高，而根除 Hp 可降低胃癌及其癌前病变发生的风险。因此，根除 Hp 是胃癌一级预防的重要手段。

^{14}C(或^{13}C)呼气试验是检测是否有 Hp 感染最常用的检测手段。检查时，患者会被要求口服含有^{14}C 标记的尿素，若胃内存在 Hp，尿素就会被分解成氨和^{14}C 标记的二氧化碳(CO_2)，$^{14}CO_2$ 经患者呼气排出体外，通过检测呼出气体中$^{14}CO_2$ 的含量，从而判断有无 Hp 感染。经过呼气试验检查，如果发现自己有 Hp 感染不必慌张。事实上，仅 1‰～3‰的 Hp 感染者会最终发展为胃癌，绝大多数感染者其实最后都不会发生胃癌。因为胃癌发生是多因素的，受 Hp 毒力因素(尤其是东亚型 CagA＋)、宿主遗传因素、宿主微生物群因素，以及包括饮食在内的环境因素影响。治疗 Hp 要考虑到 Hp 极强的耐药性，运用四联疗法，发挥铋剂作用。四联疗法对 Hp 的根除率较高，短期在 1～2 周内服用铋剂，安全性强，用药时间通常为 10 天或 14 天，结合个体差异合理搭配药物，由医生对患者的实际情况进行充分考虑后，保证按照方案足疗程、足量的规范用药。在胃癌的形成过程中，Hp 感染是萎缩性胃炎向癌前病变转化和继续发展的重要促进因素，并且在整个胃癌癌前病变的发展过程中均有促进作用。

第六章

远、近端胃癌差异

　　胃癌是消化系统最常见的恶性肿瘤之一，也是威胁人类健康的重要因素。尽管在过去的 70 年间，胃癌总体发病率与死亡率均有显著降低，但其仍在肿瘤死亡谱中占据重要地位。

　　根据胃癌发生部位的不同，胃癌被细分为两种亚型：近端胃癌及远端胃癌。关于近远端胃癌的定义纷争颇多。在这里，我们根据日本胃癌协会的定义，将胃上 1/3 肿瘤（包括贲门癌、胃底癌）定义为近端胃癌，胃下 1/3 肿瘤（包括胃窦癌、幽门癌）定义为远端胃癌（图 6-1）。随着对胃癌研究的不断深入，研究人员逐渐发现，胃癌的发病部位与其流行病学、病因学、病理学和症状学特征息息相关，而应对近远端胃癌也应采用不同的治疗手段。本章对近远端胃癌在流行病学、病因学、细胞来源、病理特征、基因表达、分子标志物、症状、治疗和预后方面的差异进行总结，让读者对近、远端胃癌的差异有更深入而全面的认识。

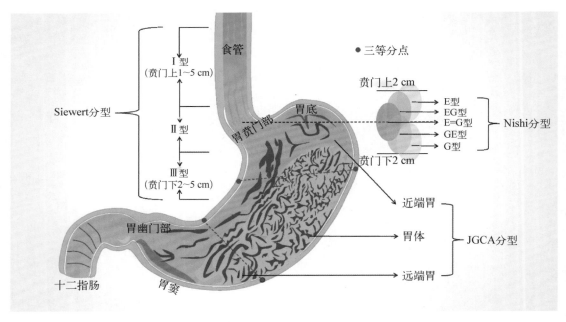

图 6-1　胃癌的解剖与定义

　　① Siewert 分类法将肿瘤分为 3 类：Ⅰ型，食管远端腺癌，肿瘤中心位于胃贲门上方 1～5 cm；Ⅱ型，贲门腺癌，肿瘤中心位于胃贲门上方 1 cm 或下方 2 cm；Ⅲ型，贲门下胃腺癌，肿瘤中心位于胃贲门下方 2～5 cm 处。② Nishi 的分类将食管胃结合部癌定义为 5 种类型，其特征为直径小于或等于 40 mm，中心距食管胃结合部近端或远端不超过 2 cm，不论组织学类型如何。③ JGCA 分型将胃分为上(U)、中(M)、下(L)三部分，以大弯小弯三等分点连线划分，分别为近端胃、胃体和远端胃。

第一节　远、近端胃癌流行病学差异

一、时空分布

如前所述，胃癌的发病率和死亡率在世界范围内仍处于较高水平，但整体呈现下降趋势，这一趋势具有明显的时空分布差异性。亚洲，尤其是发展中国家，胃癌发病率、死亡率的下降趋势十分缓慢，在我国尤为如此。从空间分布看，我国胃癌发病率"东高西低"，由东部向西部呈现逐级下降趋势。一项调查显示，我国农村地区，尤其是甘肃、河南、河北、山西、山东、陕西等省份的农村地区，拥有更多的胃癌患者。

同样，胃癌的易患部位也具有明显的时空分布特征。远端胃癌的发病率在世界范围内呈现下降趋势，主要发生于以东亚、东欧、南美为代表的国家，而在南亚、东北非、北美、澳大利亚、新西兰地区则比较少见。与此相反，近端胃癌的发病率则呈现上升趋势，主要发生于发达国家。在过去的 30 年间，近端胃癌在发达国家中的发病率提高了 5～6 倍，尤其是在英国、美国。而在伊朗西北部地区，近端胃癌的发生率逐年升高，并占据了胃癌发病谱的 43.7%。

在我国，近、远端胃癌的分布在时间上具有相似性，而在空间上具有显著差异。总体而言，远端胃癌和近端胃癌的发病率比值为 1.49∶1。一项跨度 10 年、涉及 1 090 位胃癌患者的研究显示，河南北部地区约 60% 的胃癌患者为近端胃癌，仅 30% 为远端胃癌。河北省也具有相似的分布特点，从 1993 年至 2006 年，胃贲门癌患者比例从 54.8% 提升至 75.9%，而幽门癌的比例从 17.5% 下降至 7.7%。然而，大别山地区的胃癌数据显示，远端胃癌仍占据主要地位，占胃癌总数的 47.36%，约为近端胃癌的 4 倍。导致上述分布差异的主要原因可能是地区间生活习惯、经济条件、食物偏好、空气和水体质量等。尽管缺少其他地区的相似统计数据，我们仍能得出结论：近、远端胃癌具有独特的时空分布差异，应当被视为 2 种不同的胃癌亚型。

二、人群分布

年龄、性别、种族、国籍都是影响胃癌人群分布的主要因素。根据相关统计数据，胃癌的发病峰值年龄在 40 岁左右，且发生风险随年龄增加而上升。胃癌患者的男女性别比例约为1.5∶1～2.5∶1。

根据一项回顾性研究，早期近端胃癌多发生于 60 岁以上，无溃疡病史的男性患者中。总体上看，贲门癌的男女发病率比值随年龄增长而增加，在 55～69 岁年龄段达到高峰，以后逐渐下降，而非贲门癌的男女发病率比值则随年龄增长而增加。

种族、国籍差异同样导致胃癌好发部位的差异。根据美国的一项调查，与非西班牙裔白人相比，黑人、西班牙裔白人、亚洲人、太平洋岛民、美国印第安人和阿拉斯加原住民的非贲门癌发病率明显更高，贲门癌则刚好相反。美国拉美裔年轻人进展期非贲门胃癌的发病率逐年递增，而年龄≥50 岁的非西班牙裔白人和拉美裔美国人的非贲门胃癌发病率则呈现下降趋势。

其他因素同样影响胃癌的人群分布，并逐渐吸引了研究者的关注。研究证实个人肿瘤病史、高 BMI(身体质量指数)、ETE[①](环境毒素暴露)对早期和进展期近端胃癌而言都是独立的危险因素。与之相反,家族肿瘤病史、幽门螺杆菌感染,是早期远端胃癌的独立危险因素。

第二节　远、近端胃癌病因学和细胞来源差异

胃癌的直接发生机制仍然悬而未决。已证实,远端胃癌具有多种致病机制,而近端胃癌主要有两大致病机制:一是慢性萎缩性胃炎(比值比＝3.92),二是胃食管反流性疾病所致的肠上皮化生(比值比＝10.08)。在北美,将近86％的近端胃癌患者是由胃食管反流性疾病导致的。胃癌的发生与多种因素有关,但不同因素与肿瘤部位的相关性相去甚远(图 6‐2)。

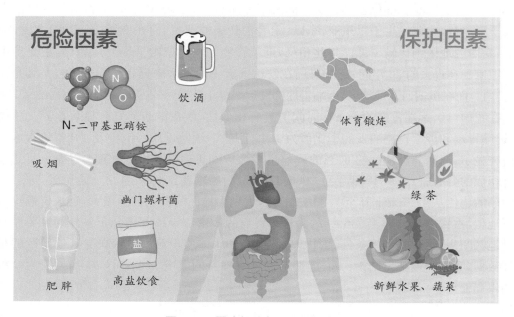

图 6‐2　胃癌相关危险及保护因素

一、幽门螺杆菌感染

幽门螺杆菌感染是否能够导致近端胃癌,是一个困扰研究者几个世纪的问题。在幽门螺杆菌感染后,胃黏膜萎缩所致的胃酸分泌减少可能导致若干种后果。这一过程可能促进了胃肠道菌群的聚集和繁殖,阻止了反流性疾病如胃食管反流性疾病及 Barrett 食管的发生,因此在一定程度上减少了近端胃癌发生的可能。在发达国家已证实,幽门螺杆菌清除可能经由反流性疾病—慢性萎缩性胃炎—胃癌这一途径加速了近端胃癌的发生。然而,在发展中国家及欠发达国家,研究人员发现了相反的趋势,即幽门螺杆菌感染与近端胃癌是呈正相关的,这一点证明幽门螺杆菌也能通过与远端胃癌相同的机制导致近端胃癌。而另一项

---

① ETE:环境毒素暴露,指接触有毒工业原料或废水,或居住在严重污染的工业设施半径 5 千米以内 5 年以上。

研究发现,幽门螺杆菌仅在从远端胃向胃体、胃底转移的过程中发挥致癌作用,在定居于幽门时,其仅能导致萎缩性胃炎的发生。幽门螺杆菌和近端胃癌的关系依然不明确,仍需要进一步的研究,阐明其关联有助于临床医生为胃癌患者制定更好的治疗策略。

二、生活方式

生活方式包括吸烟、饮酒、高盐饮食、食用含有致癌物质的食物、体育锻炼不足等,在许多层面上影响胃癌的进展。吸烟作为远端胃癌公认的危险因素,同样能够提高 2～6 倍近端胃癌的风险。一项研究显示,尽管单纯酒精摄入与近端胃癌关系微弱,但吸烟+饮酒的作用能够促进胃贲门癌的进展。高盐饮食,作为远端胃上皮内瘤变的独立危险因素,可以导致胃黏膜的损伤,使其暴露于毒性的微环境中,从而加速胃癌的发生。安东尼奥·阿古多及其研究团队证实,根据一项欧洲大样本胃癌患者及饮食炎症评分的分析,饮食习惯导致的低级别慢性炎症与近端胃癌呈正相关。亚硝酸盐及其衍生物——N-亚硝基二甲胺,当摄入高剂量时能发挥间接致癌作用,并能够与幽门螺杆菌发挥协同致癌作用。同时,幽门螺杆菌能够促进产硝菌群的生长,抑制维生素 C 的分泌,并增加胃内亚硝酸盐的含量。

但是,一些生活习惯也能够起到保护作用,如新鲜蔬菜、水果中所含的抗氧化物质可以减少近端和远端胃癌的发生风险。体育锻炼同样能够减少近端胃癌(比值比＝0.8,95％置信区间为 0.63～1.00)和远端胃癌(比值比＝0.63,95％置信区间为 0.52～0.76)。尤其对女性而言,长程、大剂量的绿茶饮用能够减少远端胃癌的发生风险(风险比＝0.79,95％置信区间为 0.65～0.96),这可能是绿茶中所含的茶多酚和植物雌激素导致的。

三、癌前状态和癌前病变

食管癌、近端胃癌及远端胃癌是 3 种独立的肿瘤亚型,并由它们的癌前病变及细胞来源所区分。肠上皮化生、Barrett 食管及胃食管反流性疾病,是 3 种常见的癌前病变,三者在概念上有重叠,因此常常令人困惑。肠上皮化生指的是主要发生于胃和食管的化生,由肠样上皮取代了固有的上皮。Barrett 食管指的是鳞状上皮向柱状上皮的化生,其发生于食管中段,且长度长于 1 cm,包含了杯状细胞和 3 种类型的上皮细胞(特殊的柱状上皮、交界性上皮和萎缩性胃底型上皮)。Barrett 食管是一种发生于食管的特殊类型的肠上皮化生,但其侵袭性不如短节段的肠上皮化生。尽管作为癌前病变,三者处于并列关系,但众所周知,胃食管反流性疾病是导致肠上皮化生(尤其在胃近端)和 Barrett 食管(尤其在食管远端)的主要原因。探讨这些癌前状态和癌前病变能帮助我们更好地掌握胃癌发生过程,即使它们与近、远端胃癌并无直接关联。

胃贲门部,这一更新的概念,进一步阐释了上述概念的定义。胃贲门部曾被认为是连接食管鳞状上皮和胃癌柱状上皮的固有结构,在 1997 年被 Chandrasoma 重新定义。Chandrasoma 指出,胃贲门部是一种缺乏杯状细胞的特殊的肠黏膜结构,它是由胃食管反流性疾病介导的鳞柱状上皮化生而继发形成的结构,其长度能够反映胃食管反流性疾病的严重程度。作为一种胃食管反流性疾病介导的结构,胃贲门在近端胃肠上皮化生和远端食管鳞柱状化生中均起到先导作用。

四、其他因素及假说

遗传因素导致了 1%~3% 的胃癌病例,且其常在低胃癌发病率的地区发挥作用。它包含了 3 种主要的综合征:遗传性弥漫型胃癌(hereditary diffuse gastric cancer,HDCA)、胃腺癌和近端息肉综合征(gastric adenocarcinoma and proximal polyposis of the stomach,GAPPS)和家族性肠型胃癌(familial intestinal gastric cancer,FICA)。HDCA,以 CDH1 或 CTNNA1 突变为特征,在不同种族中具有独特的临床表现。在欧洲及北美人群中,HDCA 表现为近端区域(从贲门到前幽门区)病变,但在毛利人家族中,其常发生于远端区域。GAPPS,如名字所示,表现为近端胃的基底腺息肉。FICA 与肿瘤发生部位无关,但在幽门螺杆菌感染的情况下能同时增加近端(8 倍)和远端胃癌(16 倍)的发生风险。

慢性炎症,无论是否由幽门螺杆菌感染所介导,同样起到致癌作用。Lin 等人对于潮汕地区胃贲门癌的研究发现,慢性炎症介导的 DNA 损伤反应是胃贲门癌发病的主要驱动力,慢性炎症通过激活 NF-κB 通路并进一步激活 mTOR 通路从而调节 DNA 损伤反应,DNA 损伤又可通过介导 IM 及 SPEM 的生成导致胃贲门癌的发生。自身免疫性胃炎最终可发展为恶性贫血,这一过程由"壁细胞遭受自身免疫性抗体攻击,胃黏膜萎缩,胃酸中内因子缺乏,进而维生素 B_{12} 吸收障碍"导致。研究证实,恶性贫血同远端胃腺癌发生相关,这可能与自身免疫性抗体直接损伤及加剧 Hp 相关性胃炎相关,但未减少贲门腺癌的发病风险。

除此之外,肥胖可能通过增加胃食管反流、增加腹内压、饮食习惯、内分泌改变等机制增加胃贲门癌的发病率。Tae Jun Kim 等人的研究还发现,空腹血糖水平对近远端胃癌的发生有不同的影响,与正常血糖水平相比,低血糖能够显著增加远端胃癌的发病风险,但对近端胃癌发病风险无影响。

第三节　远、近端胃癌病理学特征差异

一、临床病理学

除上述流行病学及病因学特点外,临床工作中逐渐发现胃癌的发生部位与其临床病理特点有着显著的关联。Qin 等人在对 438 例早期胃癌患者的比较中发现,早期近远端胃癌在大体病理、组织病理、淋巴结转移与病理分期等方面存在显著的差异,早期近端胃癌中非凹陷型[包括Ⅰ型(隆起型)、Ⅱa 型(浅表隆起型)、Ⅱb 型(浅表平坦型)]占 61.9%,显著高于凹陷型[包含Ⅱc 型(浅表凹陷型)及Ⅲ型(凹陷型)],但在远端胃癌中,非凹陷型所占比例为 32.6%,显著低于凹陷型($P<0.001$)。早期近端胃癌平均直径也明显小于远端胃癌;但近端胃癌黏膜下浸润更深(侵入 SM2[①] 的达 22.9%,远高于远端胃癌的 13%),但淋巴结转移较少。大多数的近端胃癌分化较好,高分化占 59.5%,低分化占 16.8%,而远端胃癌低分化

---

① SM2:Submucosa 2,指的是癌的浸润范围达到黏膜下层的中 1/3。

比例较高。乳头状腺癌多见于近端胃癌,罕见病理类型如黏液腺癌、淋巴样基质癌及神经内分泌癌也多见于近端胃癌,但低结合细胞性(Poorly Cohesive,PC)肿瘤(如印戒细胞癌)较远端发生的肿瘤少见。近端胃癌中淋巴结转移率(3/104)显著低于远端胃癌(46/275)。尽管大多数近端胃癌病理分期为 pIA 期,但其生存期较远端胃癌短。

Liu 等人对于进展期胃癌的研究结果则显示,在食管胃交界性腺癌(Adenocarcinoma of the Esophageal Gastric Junction ,EGJA)中,早期胃癌比例显著低于远端胃腺癌(Distal Gastric Adenocarcinoma,DGA),Borrmann 1 型(结节蕈伞型)和 2 型(局部溃疡型)的比例为 69.5%,显著高于 DGA 的 47.5%($P<0.001$),淋巴结转移比例高于 DGA 组,且 TNM 分期显示,EGJA 中的晚期腺癌比 DGA 多($P<0.001$)。与 DGA 组相比,EGJA 组的 R0 切除率也较低(86.0%:92.8%)($P<0.001$)。Yu 等人的研究也发现,远端胃癌患者的年轻女性比例相对较高,R0 切除率较高,器官切除更少,手术时间更短,手术中失血更少,淋巴结转移的百分比相对较低,TNM 分期也较早。但与早期胃癌不同的是,进展期远端胃癌与近端胃癌相比肿瘤更小。与近端胃癌患者相比,远端胃癌患者的 5 年生存率显著更高(DGA:51%,PGA:28%;$P<0.001$)。

此外,Lauren 分型将胃癌组织划分为肠型和弥漫型,两者的生物学行为特点、疾病转归、对靶向治疗的敏感性等方面均存在明显差异。两种类型的胃癌发生机制已在上文阐明,而流行病学研究提示 Lauren 分型可能与肿瘤位置存在关联。有研究发现,肠型胃癌常有以下特点:① 多在贲门、胃底部发生;② 老年、男性患者为多;③ 细胞大多呈中-高度分化;④ 分期相对较早,预后较好。而弥漫型胃癌特点为:① 好发于胃窦部;② 以年轻女性多见;③ 早期即可出现区域淋巴结转移和远处转移,预后相对较差。总的来说,近端胃癌偏肠型,远端胃癌偏弥漫型,但需要更多的临床研究证实其相关性。

二、分子病理学

1. TCGA 分型

癌症基因组图谱研究网络(The Cancer Genome Atlas,TCGA)将胃癌分为 4 个亚型:EBV 感染型、微卫星不稳定(MSI)型、基因组稳定(GS)型、染色体不稳定(CIN)型(图 6-3)。其中,CIN 型占胃癌的半数以上,根据传统分型方式,多为肠型胃癌,好发于食管胃接合部及贲门处,通过激活 RTK-RAS 通路致癌。MSI 型以女性患者为主,多在胃窦、幽门部发生,初诊时年龄较高,致癌机制为 DNA 超甲基化致错配修复蛋白 MLH1 沉默失活。根据甲基化水平可将其分为 MSI-H 及 MSI-L 型,研究发现 MSI-H 多为肠型,较 MSI-L 型及微卫星稳定(MSS)型预后好。GS 型多为弥漫型胃癌,初诊年龄较低,因 RHOA 突变导致肿瘤细胞缺乏黏附性而呈现分散性生长,CLDN18-ARHGAP 的融合改变 CLDN18 所介导的黏附作用。EBV 型好发于近端胃,多见于年轻男性,与吸烟(OR=1.5;95%CI,1.01~2.3)关联较大,预后相对好。组织学多为淋巴上皮瘤样型(Lymphoepithelioma-like Carcinoma,LELC),*PI3K* 及 *RAID*1*a* 基因突变频率高,致癌机制为启动子区域甲基化导致 CDKN2A(P16)沉默。由于其常有 PD-L1、PD-L2 的过表达,有希望成为免疫治疗的新靶点。

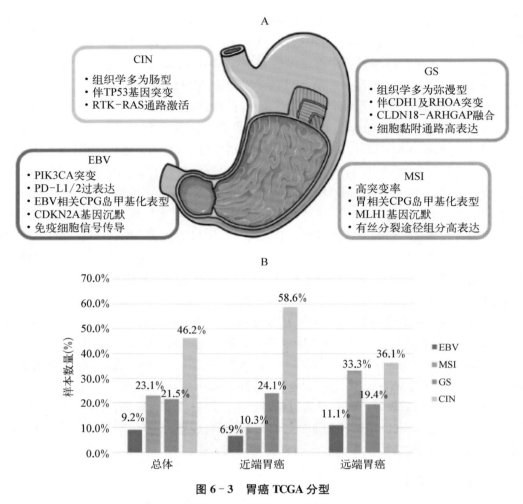

图 6-3　胃癌 TCGA 分型

A. TCGA 分型的典型特征；B. 在中国人群中 TCGA 分型与肿瘤位置的相关性。

2. 基因表达差异

常见的基因改变，包括基因过表达、表达缺失、表达抑制等，常常发生于胃癌及其他肿瘤中。部分基因的表达量随肿瘤位置而异，一些特殊的基因，如 *Her-2*、*P53* 基因，常在近端胃癌中过表达，而 B 细胞转位基因 1(B-cell translocation gene 1，*BTG1*)则在近端胃癌中表达受抑制。

单核苷酸多态性(Single-nucleotide polymorphisms，SNPs)和表观遗传学改变，也是胃癌中常见的基因改变类型。SNPs 指基因组水平单个核苷酸的突变，也是最常见的基因变异类型，单核苷酸的改变就可导致肿瘤易感性和位置偏好的差异。而表观遗传学改变是另一种无核苷酸突变的遗传性改变，包含 DNA 甲基化、组蛋白修饰、基因组印迹、基因沉默、非编码 RNA 失调等类型。表观遗传学改变包括了 DNA 甲基化，不同部位的不同甲基化位点，均可能导致肿瘤易感性的变化。这里我们列出了一些常见的与肿瘤部位相关的遗传学改变(表 6-1)。

表 6-1 胃癌中的基因改变和位置偏好性

单核苷酸多态性			DNA 甲基化		
多态性基因	OR（95% CI）	位置偏好	表观变异	甲基化位点	位置偏好
*PRKAA*1（rs10074991）	1.18（1.12~1.26）	远端	RASSF1A	启动子	近端
NFKBIA（rs696 AA）	2.23（1.10~4.55）	近端	HLTF	CpG 岛	近端
NFKBIA（rs2233406 CT）	1.66（1.01~2.75）	远端	TSP1	启动子	近端
NFKBIA（rs2233407 CT+TT）	1.65（1.01~2.71）	远端	CAV1	CpG 岛及转录起始位点区	近端
NFKB1（rs3755867 GG）	1.58（1.02~2.39）	无差异	MEG3	启动子	近端
P27(kip1) V/V	2.01(1.12~3.68)	近端	C5orf66-AS1	转录起始位点区	近端
MTHFR-677TT	2.04（1.28~3.26）	近端	Wnt-antagonist genes		
ADPRT（Ala/Ala）	2.17（1.55~3.04）	近端	*sFRP*1	启动子	近端
*XRCC*1（Gln/Gln）	1.61（1.06~2.44）	近端	*sFRP* 2	启动子	近端
COX-2			*sFRP* 4	启动子	近端
1195AA	1.50（1.05~2.13）	近端	*sFRP* 5	启动子	近端
765GC	2.06（1.29~3.29）	近端	*Wif*-1	启动子	近端
587Arg/Arg	1.67（1.04~2.66）	近端	*Dkk*3	启动子	近端
MDM2-309			*E-cadherin*	5' CpG 岛	近端
GG VS TT	2.00（1.61~2.50）	近端	GATA5	启动子	近端
GT VS TT	1.50（1.20~1.88）	近端	FBXO32	启动子	近端
PD-1（rs2227982 C>T）			*RKIP*	启动子	近端
TT VS. CC	2.53（1.11~5.79）	近端	**其他遗传改变**		
TT+CT VS. CC	2.04（1.01~4.13）	近端	基 因	胃癌中的表达	位置偏好
*MYT*1L（rs17039396 AG/GG）	0.57(0.40~0.81)	近端	HER2	过表达	近端
XPG（rs751402）			P53	过表达	近端
C/T	1.33（1.00~1.76）	近端	BTG1	表达抑制	近端
T/T	1.77（1.12~3.30）	近端	hTERT	过表达	无差异
*MMP*2-1306CC	3.36（2.34~4.97）	近端	smad4	表达缺失	不明
FASL-844TT or TC	4.58（2.07~10.14）	近端	P16	表达缺失	不明
FAS-1377AA					

除了上述改变外,非编码 RNA,一组曾被认为不具有编码蛋白功能的 RNA,引起研究者越来越多的关注。除了一些具有功能的非编码 RNA,如转运 RNA(tRNAs)、核糖体

RNA(rRNAs)等,还包含长非编码 RNA(lncRNAs)、微小 RNA(microRNAs)、环状 RNA (circRNAs)、siRNAs、piRNAs、snoRNAs、snRNAs、exRNAs、scaRNAs 等。这些非编码 RNA 或许可以改变宿主基因的表达,促进肿瘤浸润和转移,而在肿瘤发生中发挥越来越重 要的作用。除了先前已发现的非编码 RNA 与肿瘤存在关联,近期研究也发现非编码 RNA 与肿瘤位置存在关联。使用 RT - qPCR 技术检测近远端胃癌之间非编码 RNA 的表达情 况,能够为精准治疗提供重要线索(表 6 - 2)。

表 6 - 2　胃癌中的非编码 RNA 及其位置偏好性

长链非编码 RNA	表达改变	位置偏好	微小 RNA	表达改变	位置偏好	环状 RNA	表达改变	位置偏好
C5orf66 - AS1	下调	近端	miR - 770	下调	近端	hsa_circ_002059 (circ_KIAA0907)	下调	不明
LOC100130476	下调	近端	miR - 141	下调	近端	hsa_circ_0000745 (circ_SPECC1)	下调	不明
ASHG 19A3A028863	上调	近端	miR - 203a	下调	近端	hsa_circ_0000181 (circ_TATDN3)	下调	不明
ASHG 19A3A040903	上调	近端	miR - 107 (rs2296616 TC/CC)	上调	近端	hsa_circ_0074362 (circ_ARHGAP26)	下调	不明
ASHG 19A3A041865	上调	近端	miR - 3656	下调	近端	hsa_circ_0003159 (circ_CACNA2D1)	下调	不明
ASHG 19A3A018727	上调	近端	miR - 378c	下调	近端	hsa_circ_0000190 (circ_CNIH4)	下调	不明
ASHG 19A3A052295	上调	近端	miR - 628 - 3p	下调	近端	circ_KIAA1244	下调	不明
GUST - 20 - P1426265844	上调	近端	miR - US33 - 3p	下调	近端	hsa_circ_0047905 (circ_SERPINB5)	下调	不明
ASHG 19A3A041043	上调	近端	miR - 148a - 3p	下调	近端	hsa_circ_0138960 (circ_GDA)	下调	不明
ASHG 19A3A033911	上调	近端	miR - H10	下调	近端	hsa_circ_769015	下调	不明
ASHG 19A3A026346	上调	近端	miR - 638	下调	近端	hsa_circ_0013048 (hsa_circ_100269)	下调	不明
ASHG 19A3A007184	下调	近端	miR - 483 - 5p	下调	近端	hsa_circ_001569	上调	不明
ASHG 19A3A018598	下调	近端	miR - 675 - 5p	下调	近端	hsa_circ_0017639 (circ - SFMBT2)	上调	不明
ASHG 19A3A038967	下调	近端	miR - 1184	下调	近端	hsa_circ_0001821 (circPVT1)	上调	不明
ASHG 19A3H0000023	下调	近端	miR - 299 - 5p	下调	近端	hsa_circ_0000284 (circHIPK3)	上调	不明

长链非编码 RNA	表达改变	位置偏好	微小 RNA	表达改变	位置偏好	环状 RNA	表达改变	位置偏好
ASHG19A3A018662	下调	近端	miR-4285	下调	近端	hsa_circ_0001946（ciRS-7）	上调	不明
ASHG19A3A007413	下调	近端	miR-3665	下调	近端	hsa_circ_0064644（circRBMS3）	上调	不明
ASHG19A3A011053	下调	近端	miR-H25	下调	近端	hsa_circ_0056618	上调	不明
ASHG19A3A035937	下调	近端	miR-H17	下调	近端	hsa_circ_0027599	下调	不明
ASHG19A3A055173	下调	近端	miR-3195	下调	近端	hsa_circ_0007766（circ_ERBB2）	上调	不明
ASHG19A3A0001119	下调	近端	miR-518e-5p	下调	近端	hsa_circ_0000267	上调	不明
HOTAIR	上调	不明	miR-3196	下调	近端	hsa_circ_0089548（circ-NOTCH1）	上调	不明
H19	上调	不明	miR-30d-5p	下调	近端	hsa_circ_0089547（circ-NOTCH1）	上调	不明
CCAT1	上调	近端	miR-3124-5p	下调	近端	hsa_circ_0067997	上调	不明
AP001631.9	上调	不明	miR-196a-5p	上调	近端	hsa_circ_0004771（circ_NRIP1）	上调	不明
ATB	上调	不明	miR-135b-5p	上调	近端	hsa_circ_0017728	上调	不明
GACAT1	上调	无统计学差异	miR-2355-3p	上调	近端	hsa_circ_0081143	上调	不明
FENDRR	下调	不明	miR-4307	上调	近端	hsa_circ_0042881（circNF1）	上调	不明
FER1L4	下调	不明	miR-1244	上调	近端	hsa_circ_0032627（circDLST）	上调	不明
MALAT1	上调	不明	miR-892a	上调	近端	hsa_circ_0093398（circPDSS1）	上调	不明
HULC	上调	无统计学差异	miR-20a-5p	上调	近端	hsa_circ_0010522（ciRS-133）	上调	不明
ZNFX1-AS1	上调	无统计学差异	miRPlusA1087	上调	近端	hsa_circ_0092303（circCACTIN）	上调	不明
HOXA	下调	不明	miR-93-5p	上调	近端	hsa_circ_0008035	上调	不明
HOTTIP	上调	不明	miR-455-3p	上调	近端	hsa_circ_0008365（circ-SERPINE2）	上调	不明

长链非编码 RNA	表达改变	位置偏好	微小 RNA	表达改变	位置偏好	环状 RNA	表达改变	位置偏好
HOXA13	上调	不明	miR-105-5p	上调	近端	hsa_circ_0090410（circUBA1）	上调	不明
MSTO2P	上调	无统计学差异	miR-764	上调	近端	hsa_circ_0005075（circ-EIF4G3）	上调	不明
AFAP1-AS1	上调	不明	miR-130b-5p	上调	近端	hsa_circ_0008549（circOSBPL10）	上调	不明
ANRIL	上调	不明	miR-506-3p	上调	近端	hsa_circ_0000199（circAKT3）	上调	不明
CASC15	上调	不明	miR-454-3p	上调	近端	hsa_circHECTD1	上调	不明
GAPLINC	上调	不明	miR-142-3p	上调	近端	hsa_circ_0009109（circ-DCAF6）	上调	不明
LINC00673	上调	不明	miR-3591-3p	上调	近端	hsa_circ_0031250（circ-PRMT5）	上调	不明
PANDAR	上调	不明	miR-196b-5p	上调	近端	hsa_circ_0003855（circDUSP16）	上调	不明
PVT1	上调	不明	miR-3664-5p	上调	近端	hsa_circ_0069086（circMAN2B2）	上调	不明
Sox2ot	上调	不明	miR-636	上调	近端	hsa_circ_0058147（circFN1）	上调	不明
UCA1	上调	不明	miR-1	上调	不明	hsa_circ_0000467	上调	不明
XIST	上调	不明	miR-34	上调	不明	hsa_circ_0003221（circPTK2）	上调	不明
ZEB1-AS1	上调	不明	miR-423-5p	上调	不明	hsa_circ_0063526（circ-RanGAP1）	上调	不明
ZFAS1	上调	不明	miR-20a	上调	不明	hsa_circ_0066436（circATXN7）	上调	不明
			miR-17-5p	上调	不明	hsa_circ_0040809（circBANP）	上调	不明
			miR-21	上调	不明	hsa_circ_0077736（circ-CEP85L）	下调	不明
			miR-106a	上调	不明	hsa_circ_00074444（circRHOBTB3）	下调	不明
			miR-106b	上调	不明	hsa_circ_101057（circLARP4）	下调	不明
			miR-1233	下调	不明	hsa_circ_0000096	下调	不明
			miR-593-5p	下调	不明	circMLLT10	上调	不明
						circNHSL1	上调	不明
						circCCDC9	下调	无统计学差异

3. 生物标志物

CEA、CA19-9、CA72-4、CA12-5,都是常用的胃癌生物标志物,且已被应用于胃癌的诊断及预后判断。一些研究者发现 CEA 在远端胃癌中高表达,但传统的生物标志物的定位诊断价值仍然不明。而胃癌的新型生物标志物可以很好地弥补传统的生物标志物对胃癌弱定位能力,这里我们列举一些具有胃癌诊断特异性的生物标志物。

(1) TAMs:肿瘤相关巨噬细胞,是一种出现于肿瘤间质中的炎症细胞。其与肿瘤预后不良相关,且具有好发于贲门部、低分化、浸润程度深、临床分期晚等临床病理特征,但也有观点认为其与肿瘤的临床病理学特征并无关联。

(2) GR:胃泌素受体,主要分布于肠嗜铬样细胞及壁细胞中,通过介导多条通路而促进肿瘤发展。在近端胃癌中,GR 的表达明显高于远端胃癌。

(3) KLF4 与 SP1:KLF4 是 KLF(转录因子)家族成员,与 SP1 结合后可以抑制下游基因表达。研究表明,KLF4 的表达与食管胃交界腺癌密切相关,而 SP1 的表达与远端胃癌的发生相关。

(4) MUC2 与 MUC6:MUC2 和 MUC6 都是表达于胃肠道的特殊的黏蛋白,且对近远端胃癌具有不同的诊断价值。这两种黏蛋白是由胃不同部位分泌的,因此其高表达也能够指示胃癌的发病部位。肠上皮化生中的杯状细胞分泌 MUC2,其在近端胃癌中高表达,而胃体及幽门腺分泌的 MUC6 则在远端胃癌中高表达。

(5) PGR 与 G17:研究发现,胃癌的定性及定位诊断中,胃蛋白酶原Ⅰ/胃蛋白酶原Ⅱ比值(PGR)、促胃液素 17(G-17)均可发挥重要的辅助作用,PGR 水平下降,且近端胃癌较胃窦癌下降更为明显,而 G-17 水平升高,且近端胃癌较胃窦癌升高水平更为明显。

除上述生物标志物外,还有一些蛋白如 TFF3、钙黏附蛋白 E、连环蛋白,CD44v6、酪氨酸激酶、血小板衍生生长因子受体、S100A6、细胞周期蛋白 D1/E2 等,均有希望成为新的生物标志物。使用 ELISA 或免疫组化的方法在人或小鼠模型中探究差异表达,能够为我们筛选出更多有用的分子标志物。

第四节　远、近端胃癌临床表现差异

总的来说,胃癌有一些普遍的症状,如腹痛、消化不良、恶心、厌食乃至恶病质等,这些临床表现与肿瘤位置存在一定关联,但并没有特异性。近端胃癌患者,由于肿瘤毗邻食管,常会出现胸骨后疼痛、进行性吞咽困难等类似食管癌的表现,而远端胃癌常有恶心、反酸、嗳气等幽门梗阻的表现。这些非特异性的症状也能在一定程度上帮助胃癌定位。

第五节　远、近端胃癌手术治疗及预后差异

一、早期胃癌手术治疗

早期胃癌常采用内镜下黏膜切除术(Endoscopic Mucosal Resection,EMR)及内镜黏膜

下剥离术(Endoscopic Submucosal Dissection,ESD)。ESD术用于早期胃癌治疗5年总生存率达96%,疾病特异性生存率可达99.4%,并且在早期近端胃癌中效果更为显著,但对其早期复发和异时性病变的术后监测不容忽视。

二、进展期胃癌手术治疗

1. 进展期近端胃癌手术治疗

进展期胃癌采用以手术为主的多学科综合治疗,而D2根治术是手术治疗的核心。对于近端胃癌,西方国家多基于Siewert分型进行手术决策,Siewert Ⅰ型患者常采用经胸食管次全切除术+近端胃切除术+胃上提重建术,Siewert Ⅲ型患者常采用经腹经食管裂孔扩大胃切除术+食管远端切除术+Roux-en-Y型食管空肠吻合重建术。而对于Siewert Ⅱ型患者的最佳术式尚无定论:对于分期较早(Ⅰ/Ⅱ期)且获得足够的游离远端边缘和淋巴结清扫的Siewert Ⅱ型腺癌,推荐经腹经食管裂孔通路作为最佳选择,而对于晚期的Siewert Ⅱ型腺癌,应采用Siewert Ⅰ型术式还是采用Siewert Ⅲ型术式需综合考虑各项因素。

我国临床研究则发现,在Ⅰa和Ⅰb期(T1N0,T1N1和T2N0)近端胃癌患者中进行近端胃切除术安全可行且具有极高的缓解率,但不建议用于晚期近端胃癌患者。有观点认为近端胃切除术是近端胃癌首选的手术方式,但与全胃切除术相比,近端胃切除术易导致吻合口狭窄、反流性食管炎等并发症的发生。传统的术后重建技术包括:食管胃吻合术、空肠间置术、空肠袋间置术、双通道吻合及管状胃重建等,近期又提出了双重皮瓣技术、三双瓣皮瓣混合术、程氏Giraffe重建术、残胃后壁端侧食管胃吻合术+部分新胃底折叠术等有效对抗术后反流症状的重建方法。尽管有研究认为,功能性空肠间置吻合具有最佳的抗反流效果,但临床实践认为双通道吻合术在术后消化道重建方式中最具安全性与可行性。近端胃切除术+双通道吻合术既不增加并发症的发生风险,又可预防术后维生素B_{12}缺乏,是目前近端胃癌手术的最佳方案。

目前腹腔镜手术主要适用于不适宜内镜切除且分化较好的早期胃癌,并逐渐尝试在Ⅱ、Ⅲ期进展期胃癌中开展。国内指南暂不推荐进展期近端胃癌采用腹腔镜手术,日本胃癌治疗指南则认为对于可保留一半以上胃的近端胃癌,可采用腹腔镜近端胃癌切除术,否则应选择全胃切除术。

2. 进展期远端胃癌手术治疗

对于远端胃癌,腹腔镜远端胃癌D2根治术是目前临床上公认的远端胃癌最佳术式,对适宜接受远端胃大部切除术的Ⅰ～Ⅲ期胃癌均可常规采用腹腔镜手术。其具有各项围手术期优势,且与开腹远端胃癌切除术相比3年无病生存率并无差异。全腹腔镜远端胃切除术安全可行,且较腹腔镜辅助远端胃切除术恢复更快,失血更少。而机器人辅助的远端胃癌切除术也已在临床被证实安全有效。但对于无法通过腹腔镜切除的Ⅳ期远端胃癌,仍需采用开腹手术。传统观点认为,术后消化道重建采用Roux-en-Y胆总管囊肿空肠吻合术较毕Ⅰ式吻合、毕Ⅱ式吻合更具优势,尽管术后肠管逆向蠕动易导致Roux潴留综合征的发生。而近年来提出的一种新的重建方式——非离断式Roux-en-Y吻合术,在保留肠道蠕动连续性的基础上建立远端胃切除术后胃-空肠吻合、空肠侧侧吻合及输入袢阻断,较传统离断式

Roux-en-Y 术围手术期指标均有改善,而在术后重建中更具临床优势。

第六节　远、近端胃癌预防差异

鉴于前文所提到的胃癌的危险及保护因素,研究人员为预防胃癌发生提出了如下方法。

1. 生活方式转变

良好的生活的方式是预防胃癌最重要也是最简单易行的方法。不良生活习惯,如饮酒、吸烟、高盐饮食等,都与胃癌发生显著相关,而好的生活习惯,如体育锻炼、食用新鲜的蔬菜水果、饮用绿茶等,都是有益因素。好的生活习惯可以显著减少胃癌发生风险,不管是对于远端还是近端胃癌而言。控制体重也是一种有效的减少胃食管反流性疾病、控制腹内压增高及提高内分泌稳态的方法,能够有效降低近端胃癌发生风险。

2. 清除幽门螺杆菌

清除幽门螺杆菌感染是一种被广泛使用的预防方式,它能够成功减少胃癌及胃癌相关死亡风险,特别是对于远端胃癌来说。幽门螺杆菌的清除是否对于近端胃癌有益仍是个值得研究的问题,一些研究甚至认为清除幽门螺杆菌后,近端胃癌风险可能随胃食管反流性疾病的增加而增加。质子泵抑制剂,作为一种常用的清除幽门螺杆菌感染的药物,同样能够发挥预防作用。它能够通过抑制胃酸分泌,减少幽门螺杆菌群落形成,并控制相关症状。然而,长期使用质子泵抑制剂也会造成高胃泌素血症,而促进近端胃癌的发生。因此,质子泵抑制剂的合理使用也是预防近端胃癌的重要方式。

3. 抗氧化剂

维生素 C、维生素 E、β 胡萝卜素、番茄红素等,都是最常见的具有抗癌作用的抗氧化剂。它们能够减少胃癌的发生风险,因为氧化应激已被证明是多种胃肠道肿瘤的危险因素。然而,一些相反的观点认为,抗氧化剂能增加胃癌的死亡率而并不发挥预防作用。因此,抗氧化剂在胃癌中的作用仍存在争议。

4. COX-2 抑制剂

COX-2 又称环氧合酶 2,在应激条件下能够将花生四烯酸转变为血栓素、前列腺素等。吸烟、酸性条件、幽门螺杆菌感染,都能增加 COX-2 的表达,从而导致萎缩性胃炎、肠上皮化生,最终进入胃癌状态,尤其是增加远端胃癌发生风险,因而 COX-2 抑制剂被认为能够减少远端胃癌发生风险。但在近端胃癌中是否具有保护作用,仍有待考量。

5. 鸟氨酸脱羧酶抑制剂

Barrett 食管是近端胃癌的前驱病变,它同样与鸟氨酸脱羧酶活性高度相关。鸟氨酸脱羧酶抑制剂在近端胃癌中发挥保护作用,α-双氟甲基鸟氨酸和曲格列酮都是常见的鸟氨酸脱羧酶抑制剂,均被证明能够减少近端胃癌发病风险。但其更多用于实验研究,在临床应用中的安全性和有效性仍需临床试验证明。

6. 内镜监测

常规内镜监测是诊断胃癌的常用方法,同样也是预防早期胃癌的直观方法。临床工作者建议对于胃癌易感人群采用常规的内镜监测，特别是对于有幽门螺杆菌感染、癌前病变或胃癌家族史的患者。

近端胃癌与远端胃癌之间存在许多差异，体现于流行病学特征、病因学、细胞来源、病理特征、基因表达、分子标志物、临床表现、治疗、预后及预防措施中。伴随精准医学的发展，对肿瘤位置差异性的探索迈入了新的阶段。传统的比较分析能帮助研究者发现胃癌的表观多样性，而人工智能影像、单细胞测序等新技术能帮助我们更好地理解肿瘤起源过程及近、远端胃癌差异性。这些差异有助于指导未来胃癌诊疗过程，并为提高患者长期生存率及生存质量带来希望和曙光。

| 第七章 |

肿瘤标志物 CA72 - 4 与胃癌

第一节 CA72 - 4 简介

糖链抗原 72 - 4（Carbohydrate antigen 72 - 4，CA72 - 4），又称肿瘤相关抗原 - 72（Tumor-associated antigen 72，TAG - 72），是一种高分子量的糖蛋白，由 Colcher 等在 1981 年首次描述，发现其可与来自转移性乳腺组织的单克隆抗体 B72.3 结合。迄今为止，它已被广泛用于诊断各种恶性肿瘤，如胃癌、卵巢癌和肺癌，并参与评估其进展和复发。

血清 CA72 - 4 的高表达常被认为与这些恶性肿瘤的发生相关，尽管对于胃癌来说它既不是敏感又不是特异的肿瘤标志物，但在临床实践中血清 CA72 - 4 仍经常作为常规的肿瘤检查项目，可能是因为以下原因。首先，由于全球超过 50％的胃癌病例发生在东亚，特别是在中国，中国人非常重视这种恶性肿瘤的早期诊断。尽管内镜和影像学检查对于胃癌早期诊断至关重要，但由于上消化内镜的侵袭性和影像学检查的高额费用，中国患者更倾向于通过血液检查进行胃癌筛查。当血清 CA72 - 4 水平升高时，采用实验室检查、常规影像学检查、胃镜、结肠镜甚至先进的诊断技术如正电子发射断层扫描—计算机断层扫描（PET - CT）等来排除各种肿瘤。然而，这些后续检查的结果大多是阴性的，导致医疗负担和保健费用的巨大增加。同时血清中 CA72 - 4 浓度升高与过度焦虑密切相关，过度焦虑对患者健康和其生活质量有负面影响。

本章围绕 CA72 - 4 在胃癌中作为生物标志物、预测因子和治疗靶点的应用展开综合阐述，总结了 CA72 - 4 在筛查、诊断、评估和监测胃癌等方面的优势和局限，提出相应可行的解决策略，并对未来胃癌的靶向治疗领域进行了展望。

第二节 CA72 - 4 作为胃癌生物标志物

一、CA72 - 4 早期筛查或诊断胃癌

就检测胃癌而言目前暂无特异性的肿瘤指标，确诊需要依赖内镜检查和活检，而在胃癌诸多非特异性的血清肿瘤标志物中，CA72 - 4 是中国人群中与胃癌相关性最高的。既往研究表明，血清 CA72 - 4 单独用于诊断胃癌时，其灵敏度和特异度分别为 49％和 96％，优于其他肿瘤指标 CEA（41％和 93％）、CA19 - 9（44％和 92％）和 CA24 - 2（38％和 97％），但差异

无统计学意义。Meta 分析结果显示,血清 CA72-4 的累积正确率为 77%,高于其他 6 种标志物,与健康对照组相比的优势比也是最高(32.86),其余依次是 CA24-2、CA19-9、CEA、CA12-5 和 CA153。在通过 Logistic 回归分析绘制的 4 项肿瘤标志物 CA72-4、CEA、CA19-9 和 CA24-2 的工作特征曲线(ROC)中,CA72-4 的曲线下面积(AUC)最大,与其他 3 项单独检测的差异有统计学上的意义($P < 0.01$)。多重统计分析的结果表明 CA72-4 是目前早期诊断胃癌最佳的血清肿瘤标志物,虽然其灵敏度并不尽如人意。

在大规模筛查胃癌的能力上,CA72-4 的表现十分有限。Hu 等人通过对 7 757 例接受上消化道内镜检查和血清 CA72-4 测定的台湾成年人的数据分析发现,7.2% 健康成年人的血清 CA72-4 水平较高,其阳性预测值很低(0.18%),总的诊断准确率为 92.8%。结果表明,无症状人群 CA72-4 常规筛查对胃癌诊断似乎没有必要,但是 Hu 等人还发现血清 CA72-4 水平与高龄、幽门螺杆菌感染状况、胃息肉、胃溃疡和萎缩性胃炎呈正相关,癌前病变的提前发现对于胃癌的早期预防十分重要,因而建议通过上消化道内镜检查结果结合血清 CA72-4 来早期筛查无症状胃癌患者。

二、CA72-4 单独诊断的局限性

首先,CA72-4 单独诊断胃癌时灵敏度不够优秀,不能查出大部分或全部的胃癌患者。Xing 等人通过 Meta 分析发现血清 CA72-4 单独诊断胃癌时汇总灵敏度为 42%(39%~45%),汇总特异度为 94%(92%~95%),汇总阳性似然比为 8.02(4.02~15.98),汇总阴性似然比为 0.47(0.32~0.67),提示其诊断胃癌时虽然误诊率低(6%),但是漏诊率较高(58%),不适合用于胃癌的大规模筛查。

其次,CA72-4 并非特异性的肿瘤标志物。CA72-4 不仅在肿瘤组织中表达(胃癌、结直肠癌和卵巢癌等),在分泌期的子宫内膜和结肠移行黏膜等正常组织中也会表达,使其检测胃癌时会出现一定假阳性。特别是痛风患者,其血清 CA72-4 水平甚至会高于胃癌患者。Zhang 等人收集和分析了过去 3 年(2015—2018 年)38 526 份非肿瘤性疾病患者和癌症患者的血清 CA72-4 临床检测结果,发现痛风患者(23.7 U/mL)和痛风性关节炎患者(31.45 U/mL)血清 CA72-4 的平均水平明显高于各类癌症患者($P < 0.000 1$),其中胃癌(7.73 U/mL)。更进一步,Zhang 等人发现痛风引起的高血清 CA72-4 可能与患者使用秋水仙碱有关,接受秋水仙碱治疗的痛风患者血清 CA72-4 水平明显高于健康对照组和未接受任何治疗或接受其他治疗的痛风患者($P < 0.001$)。因此建议 CA72-4 应该在痛风缓解 4 周后再进行评估,以避免非癌症因素的影响。

最后,目前血清 CA72-4 水平最常用的检测方法是直接化学发光免疫分析法(CLIA)和新兴的电化学发光免疫分析法(ECLIA),均采用 cc49 和 B72.3 两种单克隆抗体,利用抗体抗原夹心的原理对 CA72-4 水平进行检测,但这些方法容易受到检测前、中、后多种因素的影响,最终导致检测结果出现误差。检测前常见影响因素有服用药物、患者特殊生理状态、标本保存不当等;检测中因素有不同批次试剂盒、不同检测仪器、钩状效应、交叉污染、嗜异性抗体等;检测后则主要是参考值范围的选取。所有这些局限迫使我们开发一种低成本、快速、灵敏、重复性好的标准检测方法以供临床应用。电化学发光免疫分析法的原理见图 7-1。

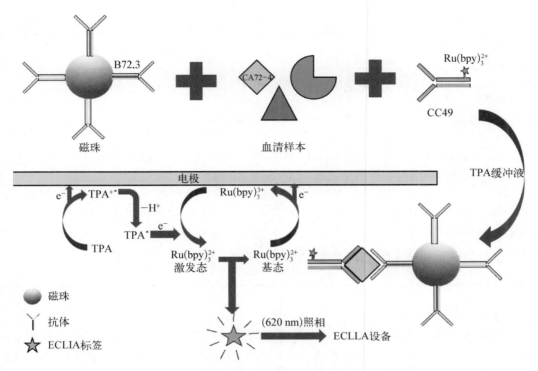

图 7－1 血清 CA72－4 电化学发光免疫分析法检测原理

血清 CA72－4 的测定：（a）抗体包被的磁珠、抗原和三联吡啶钌[$Ru(bpy)_3^{2+}$]标记的抗体通过双抗体夹心法连接为一体，复合物吸入流动测量室并泵入含三丙胺（TPA）的缓冲液；（b）在电场作用下，二价的三联吡啶钌失去一个电子氧化成三价；（c）在电场作用下，TPA 失去一个电子被氧化，然后脱氢成三丙胺自由基（TPA*）；（d）TPA* 传递一个电子给三价的三联吡啶钌并使其进入激发态；（e）激发态的三联吡啶钌释放一个波长为 620 nm 的光子并回到基态，光强度与抗原的浓度呈线性关系，从而测出 CA72－4 的含量。

三、提高 CA72－4 诊断胃癌的策略

1. 与其他生物标志物联合运用

CA72－4 与其他生物标志物建立的联合诊断模型可以有效地提高早期诊断的灵敏度。常见联合其他肿瘤标志物诊断胃癌，如 CEA、CA19－9、CA12－5 等。在此基础上可联合的生物标志物还有细胞因子、非编码 RNA、胃蛋白酶、外泌体等，均不同程度地提高了早期诊断胃癌的灵敏度和特异性，但大多缺乏临床研究的验证。CA72－4 等联合诊断胃癌详见表 7－1。

表 7－1 联合 CA72－4 和其他生物标志物进行胃癌诊断（AUC 曲线下面积，SEN 敏感度，SPE 特异度，ACC 准确度，PPV 阳性预测值，NPV 阴性预测值，PLR 阳性似然比，NLR 阴性似然比）

联　　合	功　　能
CA72－4＋CA19－9＋CEA＋CA12－5	AUC＝0.959,SEN＝66%,SPE＝85.2%,ACC＝77.25%
CA72－4＋CA19－9＋CEA＋Anti-Hp antibody	AUC＝0.918,SEN＝85.5%,SPE＝88.0%

联　合	功　能
CA72－4＋CEA＋CA12－5＋AFP＋CA19－9＋PCGEM1	AUC＝0.815
CA72－4＋CEA＋CA19－9＋TrxR	AUC＝0.982,SEN＝91.60％,SPE＝94.62％,PPV＝94.45％,NPV＝91.85％,PLR＝17.01,NLR＝11.27
CA72－4＋CEA＋CA19－9＋hsa_circ_0006848	AUC＝0.825,SEN＝73.3％,SPE＝90.0％
CA72－4＋CEA＋CA19－9＋Exosomal HOTTIP	AUC＝0.870,SEN＝55.56％,SPE＝95.0％
CA72－4＋CEA＋IL－6＋IL－8＋TNF－α	AUC＝0.95,SEN＝89.66％,SPE＝92.42％
CA72－4＋CEA＋ProGRP	SEN＝91.2％,SPE＝93.4％
CA72－4＋CA19－9＋CA12－5＋sHLA－G	SEN＝46.9％,SPE＝91.5％,PPV＝77.5％,NPV＝73.4％

2. CA72－4 参考值的选择

目前临床上常用的血清 CA72－4 的正常参考范围(＜6.9 U/mL)可能是造成漏诊率高的原因之一,因为肿瘤标志物的参考值会受到多种因素的影响,比如种族、性别、年龄、饮食习惯、生活方式等。Jing 等人利用相关性分析、RBF 人工神经网络与趋势面分析等方法探讨了中国健康成人 CA72－4 参考值的空间分布特征,发现其分布呈现由南至北递减的趋势;CA72－4 参考值与纬度、年日照时数和表土阳离子交换能力呈负相关;CA72－4 与年平均气温、年平均相对湿度、年降水量呈正相关。高温、高湿的环境会降低肠胃功能与滋生多种真菌;缺乏阳光很容易导致体内缺乏维生素 C;这些会增加胃肠道疾病和胃癌的发病率,进而增加 CA72－4 值。因此中国不同地区应当选择不同的 CA72－4 参考值以提高胃癌的早期检出率,降低误诊率。

3. 改良 CA72－4 检测技术

目前临床上急需能实现 CA72－4 的快速、灵敏、特异和定量检测的新技术。Yan 等人报道了一种与基于电荷耦合器件(CCD)阅读器相结合的 CdSe/ZnS 量子点(Quantum dot,QD)标记的横向流动检测条带,其机制是 QD 标记的单抗 cc49 与抗原 CA72－4 反应形成的复合物在免疫层析试纸条(ICTS)上迁移过程中被试纸条上的 B72.3 捕获,通过相应荧光强度超敏定量 CA72－4。该法操作简单、检测速度快、成本较低、定量结果灵敏,可达 2 IU/mL。与罗氏公司的电化学发光法相比,检测患者血清样品的敏感性为 100％,特异性为 100％,有作为胃癌临床诊断试剂的潜力。Wu 等人则报道了一种粒径 150～350 nm 的核壳纳米复合材料 Fe_3O_4－PPy,其作为载体可以用来检测早期胃癌组织中 CA72－4 的含量,该方法的灵敏度和特异度(85.66％,85.24％)显著高于对照组(83.45％,81.59％)($P＜$ 0.05),可用于临床病理标本的肿瘤标志物辅助诊断和疗效观察。

4. 确立 CA72－4 的风险阈值

Funston G 等人基于人群的队列研究,确定了卵巢癌概率 3％时的血清 CA12－5 水平

（53 U/mL），这是英国国家健康与护理卓越研究所倡导的紧急癌症专家调查的风险阈值，意义是当患者的 CA12－5 水平高于 3‰癌症风险阈值时就需要患者进行进一步的调查和转诊。Yu 等人回顾性分析了 216 例胃癌患者和 49 例胃良性疾病患者的血清 CEA、CA19－9 和 CA72－4 水平，从而建立了一种基于血清 CEA、CA19－9 和 CA72－4 的胃癌额外筛查推荐系统，共分三级——Ⅰ级（预测值≤0.700），不推荐额外筛查；Ⅱ级（0.700＜预测值≤0.850），推荐额外筛查；Ⅲ级（预测值＞0.850），强烈推荐额外筛查。将该系统应用于另外 80 例预期胃癌患者中，评分结果显示Ⅱ级和Ⅲ级患者占比分别为 28.4% 和 54.3%，能有效提高胃癌的早期检出率。然而 CA72－4 的风险阈值会受多种因素的影响，如性别、年龄、饮食习惯等，相关大样本流调是目前所欠缺的。

第三节　CA72－4 作为胃癌预测因子

一、评估胃癌分期

过去许多研究都表明，随着胃癌分期的进展，血清 CA72－4 水平会有显著地提高。Meta 分析结果显示，我国Ⅰ～Ⅳ期胃癌患者 CA72－4 平均值分别为 10.88 ± 3.11、19.82 ± 25.79、27.53 ± 12.02 和 61.54 ± 68.53 U/mL。不同分期 CA72－4 水平进行比较，差异有统计学意义（$F=15.24$，$P<0.001$）。说明血清 CA72－4 水平与胃癌临床分期呈正相关。

二、评估胃癌预后

血清 CA72－4 水平的升高在神经侵犯、脉管侵犯、浆膜受累和淋巴结转移患者中更常见，提示可能与胃癌的预后相关。Liu 等人通过对 2001—2006 年内 391 例行 D2 胃癌根治术的患者的术前肿瘤标志物进行研究发现，CA72－4 与肿瘤大小（$P=0.000$）、Borrmann 型（$P=0.008$）、淋巴侵犯（$P=0.000$）、神经侵犯（$P=0.028$）和病理分期（$P=0.000$）相关。

术前血清 CA72－4 的高表达可能与较差的术后生存率直接相关。Guo 等人收集了 1 566 名胃癌患者的术前肿瘤标志物并进行了术后随访，发现血清 CA72－4 的表达水平与肿瘤特异性生存率（CSS）呈剂量依赖关系。其高表达不利于生存（$P<0.001$），表达差异的中位生存时间（MST）有统计学意义（24.97 月 VS. 17.67 月，$P<0.001$）。

术中 CA72－4 的检测对预后也有一定预测价值。Qu 等人对 112 例进展期胃癌患者术中腹腔灌洗的标本行细胞学（CY）和 CEA/CA72－4 免疫组化（IHC）检测，发现 IHC 检测的阳性率大于 CY 检测，且双阴性和双阳性患者分别有着最佳和最差的总生存（OS）和无复发生存（RFS）。

三、预测治疗有效性

对已行根治术的胃癌患者，术后 CA72－4 的异常升高可能与肿瘤的复发相关。Wang 等人发现胃癌复发组和未复发组血清 CA72－4 浓度在术后 1 个月均下降，但复发转移组 CA72－4 水平于术后 9 个月开始明显升高，明显高于未复发组及正常对照组（$P<0.05$），还

观察到复发转移组患者 CA72-4 明显升高超过 3 个月后才临床诊断出复发转移,明显早于临床监测,这可能为抢救性治疗提供一个重要的时期。

CA72-4 在预测胃癌的化学治疗效果方面也发挥了很大的作用。Sun 等人的研究表明,行新辅助化疗(FOLFOX)前 CA72-4 阳性的患者总生存期中位数明显低于 CA72-4 阴性的患者($P=0.002$)。在接受新辅助化疗后,CA72-4 下降 70% 以上,对新辅助化疗的病理反应具有阳性预测价值($P=0.020$),提示 CA72-4 的下降与更好的预后相关。同样的,在进展期胃癌的化疗中,Zou 等人发现血清 CA72-4 的降低与客观缓解率(ORR)之间的关系有统计学意义($P=0.044$),化疗前后 CA72-4 平均下降超过 20.5% 似乎预示化疗的敏感性。对于行姑息化疗的晚期胃癌患者,CA72-4 正常和升高的中位无进展生存期分别为 6 个月和 4 个月($P=0.001$),有助于评估晚期胃癌患者的治疗效果。

四、评估可切除性

当胃癌出现腹膜转移时,即提示属于晚期,通常不具备直接手术指征,应积极采取转化治疗,争取后期 R0 切除术。血清标志物 CA72-4 可以在无创无损、早期发现的前提下辅助腹膜转移的诊断。

Zhao 等人通过 R 软件的"rms"包构建出 CA72-4、CA12-5、Lauren 分型和中性粒细胞与淋巴细胞计数比(NLR)的腹膜转移风险评估模型的列线图,其 AUC 为 0.912。模型总分 241 分,CA72-4$\geqslant$10 kU/L 即占 100 分,取列线图模型的最佳阈值 140 分时,预测腹膜转移的灵敏度为 79%,特异度为 87%。在列线图分值$\geqslant$140 分和$<$140 分的患者中,腹膜转移患者比例分别为 58% 和 5%,差异具有统计学意义($P=0.000$)。Huang 等人则根据分类树和随机森林算法识别的重要变量(CA12-5、CA19-9、CA72-4 和纤维蛋白原/淋巴细胞计数比),建立了胃癌腹膜转移的风险评估模型。模型的准确度、灵敏度和特异度分别为 91%、89.5% 和 79.5%。

因此,血清 CA72-4 联合其他肿瘤标志物或生化指标可以较好地预测胃癌患者腹膜转移的风险,为胃癌术前更准确的分期和治疗提供参考。

第四节　CA72-4 作为胃癌治疗靶点

CA72-4 曾被认为是抗肿瘤药物麻安莫单抗(anatumomab mafenatox)和明瑞莫单抗(minretumomab)的靶点,因其具有较高的特异性。机制上,通过放射性标记(碘 131)抗 CA72-4 单克隆抗体来靶向肿瘤组织并将肿瘤杀伤物质传递给肿瘤组织。然而,由于剂量限制毒性,无论是麻安莫单抗还是明瑞莫单抗均未通过Ⅰ期和Ⅱ期临床试验。

近期关于 CA72-4 的靶向治疗又有了新的进展。Pan 等人应用 SELEX(富集的配体系统进化技术)结合高通量测序,鉴定出了 6 种针对胃肠道肿瘤标志物(包含 CA72-4)的适配体。核酸适配体是一类具有结构域的 DNA 或 RNA 寡核苷酸,它能识别配体如蛋白质,与抗体相比具有更强的亲和力和特异性。他们不仅发现这些适配体具有与抗原高度的亲和力,可以提高免疫检测的准确性,而且发现当人结直肠细胞系 LS－174T 转染各个核酸适配体时,细胞的活力和生长显著下降,提示其具有靶向治疗胃癌的潜力。Chen 等人发现在局部进展期胃癌患者中,血清 CA72－4 与 HER2 过表达显著相关($P<0.05$)。此前 Milenic 等人也发现,在动物肿瘤异种移植模型中,α 粒子辐射能双重靶向 CA72－4 和 HER2 两种不同分子,可产生增强和附加的治疗效益。胃癌组织的 HER2 表达状态是目前有效的曲妥珠单抗靶向治疗胃癌的生物标志物。目前还不清楚 CA72－4 和 HER2 之间潜在的生物学联系,但我们可以通过研究它们的协同作用来提高靶向治疗效果。

第五节　其他肿瘤标志物与胃癌

CEA 属大分子多糖蛋白复合物,正常情况下其由 2～6 个月的胚胎组织中肝脏、胃肠道上皮细胞产生,而成熟个体消化道腺体癌变时也可产生、分泌 CEA;正常人体血清 CEA$<$2.5 $\mu g/L$,而当其大于 60 $\mu g/L$ 时多见于胃癌、结直肠癌等。CEA 在不同研究中表现出的阳性率(16%～68%)差异较大,不适合用于早期胃癌大规模筛查,但与胃癌的 T 分期、N 分期和 M 分期显著相关,可以辅助胃癌分期的评估。Ikeda 等人对 68 例Ⅳ期胃癌患者进行多因素分析,认为 CEA 水平升高是预测肝转移的独立危险因素。还有一些报道显示 CEA 升高与腹膜转移有显著的相关性。

CA19－9 是一种低聚糖类抗原,多由腺癌细胞产生并经血液、淋巴回流等途径最终进入循环系统,故外周血中 CA19－9 水平较高。在胃癌中,CA19－9 的总阳性率为 14.68%。CA19－9 升高与肿瘤浸润深度、淋巴结转移、腹膜转移和分期有关,特别在淋巴结转移患者有着较高的阳性率(78%～96%)。

CA50 是一种唾液酸酯和唾液酸糖蛋白,正常组织中一般不存在,当细胞恶变时,糖基化酶被激活,造成细胞表面糖基结构改变而成为 CA50 标志物。正常血清 CA50$<$20 $\mu g/L$,许多恶性肿瘤患者血中皆可升高。胃癌患者与健康对照组相比,血清 CA50 通常升高($-Log_{10} P=$1.33),但其中位数和对照组无显著差异(6.32 IU/mL VS. 6.33 IU/mL),且不如胰腺癌患者增加显著($-Log_{10} P=18.56$)。对于胃癌患者,术前血清 CA50 有着评估预后的价值,但不是独立的术后预后因素。

综上所述,CA72－4 在胃癌的早期筛查、早期诊断、全程监测、预后评估和靶向治疗等领域发挥了重要的作用。虽然 CA72－4 的敏感性和特异性不尽如人意,但各项研究表明 CA72－4 仍有很广阔的临床应用前景,如联合诊断/评估模型的建立、检测技术的更新、新型靶向药物的研发、与其他癌基因在转录组学和基因组学上的联系等。相信随着人们对 CA72－4 了解的加深,胃癌的诊治也会得到进一步的提高。

| 第八章 |

超声技术在胃癌中的应用

第一节　超声技术在胃癌中的应用概述

　　胃癌是一种致死率很高的恶性肿瘤。它是东亚、东欧、中美洲和南美洲的严重公共卫生问题。胃癌在所有新发癌症中排名第五，在全球所有癌症死亡病例中排名第四。我国最近癌症数据显示，胃癌发病率占第三位，且农村比城市高发。胃癌的常规检查方法包括胃镜、CT、MRI 等，然而胃镜下活检是一种有创的检查方法，CT 具有辐射，MRI 价格昂贵。尽管随着新辅助治疗及多学科协作诊疗模式等新技术在胃癌临床实践中的应用，但仍缺乏有效的筛查手段。

　　现如今，胃超声不断走向规范化，超声可以作为有效的胃癌筛查手段。有研究表明胃超声对胃癌的诊断率较高（95％）。胃超声提取胃壁分层结构，识别胃壁层次结构，并计算胃壁五层结构厚度，获取胃癌筛查模型。该模型可识别胃壁，同时异常胃壁与正常胃壁层状参数差异显著。

一、胃超声是胃癌筛查的有效方式

　　胃是人体最大的空腔器官，占据上腹部和左季肋区大部分区域，3/4 的胃在左季肋区，受肋骨遮挡影响。胃是空腔脏器，易受体位影响，形态多变，有一定移动度。胃受充盈状态影响，空虚时呈"管状"，充盈时呈"囊袋状"。因此，胃造影剂是必要的。目前胃超声造影剂有口服和静脉造影剂 2 种。

　　口服胃造影剂分为无回声型和有回声型造影剂两种，主要使胃腔充盈，排除或减少胃内气体，食物残渣和黏液。无回声型造影剂简便易行，经济有效；胃黏膜高回声病灶容易显示，但图像不稳定，存留时间短，易漏诊低回声病灶。推荐意见 B 级，可作为胃超声检查一线造影剂使用。有回声型造影剂具有减少胃腔气体和黏液等回声干扰，胃内停留时间长，无毒副作用，口感好易于接受；胃黏膜低回声病灶易显示。同时，超声造影剂的用量是胃 CT 检查用量的一半左右，极大减轻患者检查时的痛苦。推荐意见 A 级，强烈推荐。

　　无回声型造影剂包括温开水、矿泉水、午后红茶、中药制剂。配置方法：口服温开水（45℃）、矿泉水、奶茶和中药制剂等，均无须特殊处理。饮水后不能即刻检查，需静等 5～10 分钟。刚喝入水或饮料等含有众多小气泡，影响图像质量，浑悬、汇聚、上浮等 5 分钟，可以看到胃腔内纯净无气泡,胃壁层次结构显示清晰。无回声型用量依据个体差异用量不同,成人的胃容量约为 1 500 mL,因此成人口服造影剂用量为 500～1 000 mL;对于小儿、新生儿为 10 mL 左右;1～3 岁为 100～200 mL;3～10 岁为 200～400 mL;10～15 岁为 400～600 mL。显像不满意时,可追加口服剂量至胃腔充盈适度。

有回声型造影剂包括:① 胃超声造影剂:胃窗、胃肠助显剂;② 微泡超声造影剂;③ 其他:藕粉、淀粉、芝麻糊、葛根粉等。目前的胃超声口服造影剂主要成分为谷物类粉末熟化物,亦称食品型造影剂,呈高回声。配置方法:水温达标、充分搅拌,这是关键,用 45℃ 左右温水 100～150 mL 化开造影剂;100℃ 水冲至 400 mL,用搅拌器搅拌 30～60 秒,使造影剂形成均匀悬浮颗粒状;静置 10 分钟,无分层;使用前加水达 600～700 mL,温度适宜饮用。配置合格标准:肉眼观察均匀一致,无明显沉淀现象,并具有一定黏液。

在我国,以远端胃癌多见,主要为胃窦和胃体部胃癌,因此,从扫查体位方面,胃超声采用站立位和卧位双重扫查体位,有益于发现病变部位。"站立位"时,胃窦和胃体沿重力方向下移,减少肋骨和肋弓的遮挡。胃内气体和胃液移至胃底,有利于观察胃窦和胃体部病变,减少漏诊率。从扫查方法上,胃超声采用"序贯""闭环"的扫查方法,能够早期发现病变,同时探查到胃镜的盲区。

胃超声的检查目的之一是发现病灶,为临床提供胃部病变和邻近组织器官的诊断信息。

二、胃超声的检查方法和适用范围

1. 胃超声检查前准备

(1)检查前一日避免食用麻辣烫、辣椒等刺激性强,油炸、烧烤和火锅等不易消化或豆类、番薯等易产气的食物,禁止饮酒。

(2)检查当日禁食早餐,成人禁食 6～8 小时(高血压、心脏病和糖尿病患者,少量饮水口服常规用药除外),婴儿禁食 3 小时。检查前禁烟、少讲话,减少气体吞入胃腔。

(3)X 线钡餐可因钡剂滞留、胃镜检查可因气体积聚于胃腔而干扰超声检查。已行此类检者者,至少 2 日后再行超声检查为宜。

(4)幽门梗阻患者可视病情决定是否需要禁食;一般应禁食 2～3 日,必要时洗胃后再予检查。

(5)术前不必常规用药,对个别胃肠蠕动亢进者,可在检查前 15 分钟肌内注射解痉剂,如阿托品 0.5 mg 或东莨菪碱 10 mg。

2. 胃超声的扫查方法

(1)从左至右扫查:探头横向置于剑突下左侧或左侧季肋区,从贲门-胃底开始扫查,完成贲门、胃底和胃体中上、中下部扫查;探头再右移至中上腹部扫查胃窦、胃角和胃体中下部;最后于右上腹部扫查胃窦、幽门和十二指肠球部等。本法扫查多采用胃腔短轴切面、连续平行扫查。因胃体中上部胃腔较为宽大,故对小弯垂直部、大弯部应分别进行扫查。

(2)由上及下扫查:探头横向置于受检区域胃腔的最高点后,向下作连续平行扫查,直至其最低点。

（3）连续平行扫查：探头沿胃的长轴或短轴方向,作缓慢、匀速移动,获取胃的连续平行长轴或短轴切面,利于观察黏膜皱褶走行特点及评估病变范围。

（4）十字交叉扫查：采取短轴与长轴相互垂直交叉的方法连续扫查,帮助确定病灶的位置,获取其大小、范围 3 个径线的测值。

（5）扇形追踪扫查：以探头一端为支点并予以固定,另一端作扇形扫查,追踪显示受检目标的长轴切面。对于较小病灶,一旦探头移离目标后再次寻找到目标常有困难,故可将探头固定于原位作扇形扫查,追踪显示目标病灶的多个切面。

3. 胃超声的适应证和禁忌证

（1）适应证

① 患者有上消化道疾病症状与体征,如临床怀疑胃肿瘤性病变、胃溃疡、胃内异物和食管胃底静脉曲张等,需要进行胃部病变检查。

② 鉴别肿块是否来源于胃,了解肿块与胃壁的关系和（或）对肝脏、胰腺等周围组织器官的侵犯。

③ 胃部病变需动态复查随诊者,如胃癌新辅助化疗疗效观察与评估。

④ 胃的功能检测,如胃的容受性、排空动力性和胃食管反流性疾病等。

⑤ 不能耐受或无法实施胃镜、内镜超声检查者。

⑥ 在胃癌高发地区和胃癌风险人群中,开展胃部疾病初筛研究,提高早诊、早治率。

（2）禁忌证

① 临床需禁食者,如严重胃潴留、胃或十二指肠溃疡穿孔、消化道外伤急症者等。

② 因严重精神疾患、认知障碍、吞咽困难、顽固呃逆或体力不支等难以配合检查者。

③ 重度肥胖腹壁肥厚、胃位置深在或过高、肠道气体严重干扰胃超声扫查等,致胃超声成像质量低下,不能做出有效评估者。

④ 要求明确排除胃肿瘤者。

值得强调的是,胃超声的检查禁忌证专家推荐强度为 E 级（反对推荐）。此外,胃超声的检查禁忌证仍有待探寻。

三、正常胃超声检查报道模板（建议版）

口服造影剂名称：

口服造影剂剂量：　　　　mL

检查体位：□站立位　□坐位　□平卧位　□右侧卧位　□左侧卧位　□其他

观察部位：贲门　胃底　胃体　胃角　胃窦　幽门　十二指肠球部

显像质量：佳、欠佳、不佳

超声描述：

　贲门：未见反流等明显异常改变。

　胃底：未见明显异常改变。

　胃体：胃壁厚　　　mm,未见明显异常改变。

胃角：未见明显异常改变。

胃窦：未见明显异常改变。

幽门：内径　　　mm，未见明显异常改变。

十二指肠球部：未见明显异常改变。

胃下界：(□ 脐上　□ 脐下　　　cm)。

胃充盈与排空：未见明显异常。

超声提示：

备注：1. 胃超声检查是胃部疾病筛诊方法之一，需要时请及时行胃镜胃黏膜活检。2. 本报道仅供临床医生参考。

四、超声检查中胃癌的分期

胃超声规范化检查是一种无痛、简便易行的胃癌筛查方式，根据好发位置及胃的解剖，采用规范化的扫查，可避免漏诊，对胃早癌的筛查也有帮助，具有提示作用。此外，胃造影剂的用量仅为 CT 的一半。因此，胃超声对胃癌筛查有重要意义，建议每半年做一次胃超声，一年做一次胃镜。对于胃癌高风险人群，需加强胃超声的随诊复查工作。

胃壁由内向外可分为黏膜层、黏膜下层、固有肌层、浆膜层。手术仍然是恶性肿瘤的首选治疗方法。准确的术前分期、选择合理术式和辅助治疗方案，避免过度治疗或治疗不足至关重要。肿瘤浸润层次是预测胃癌患者预后的重要指标。目前检查方法，如钡剂造影、胃内镜检查、CT 和 MRI 等，用于对胃肿瘤进行分期。然而，到目前为止，世界卫生组织还没有提出合适的胃癌筛查方法。胃超声可用于识别和分期胃肠道癌症，并提供清晰的图像。与其他方法相比，胃超声被认为是胃癌分期的主要成像方式之一。它不仅可以显示肿瘤的位置、形状、大小、内部回声，还可以提供恶性肿瘤浸润深度的详细图像。目前，常规超声和胃双重造影(double contrast-enhanced ultrasound，DCEUS)均对胃癌的 T 分期有帮助。DCEUS 指的是口服胃肠助显剂和静脉团注造影剂的双重造影方式。在超声造影模式下，胃腔显示为无增强，胃壁及病变显示为低、等、高增强模式。

1. AJCC/UICC 的胃癌 T 分期

T1 期：肿瘤浸润局限于前 1~3 层，即黏膜或黏膜下层；

T2 期：肿瘤浸润至第 4 层，即达固有肌层；

T3 期：肿瘤浸润至第 5 层，即浸润浆膜层；

T4 期：肿瘤侵犯浆膜邻近组织或器官。

DCEUS 和 US 的 T 分期标准均基于胃壁的五层结构。

2. US 正常胃壁的 5 层结构

第一层呈高回声，代表胃腔和黏膜之间的界面。

第二层呈低回声，代表黏膜层。

第三层呈高回声，代表黏膜与黏膜下层界面。

第四层呈低回声，代表黏膜下层和固有肌层界面。

第五层呈高回声，代表浆膜层。

3. DCEUS 的 T 分期

在 DCEUS 下,正常胃壁可见三层结构。CEUS 胃壁的显像层次是由外向内,即第三层到第二层,最后到第一层显像。

第一层呈高增强,代表黏膜层。

第二层呈低增强,代表黏膜下层。

第三层呈高增强,代表固有肌层和浆膜层。

胃癌在二维超声上,表现为胃壁增厚,不规则,并经常伴有溃疡。在 DCEUS 上,增厚的胃壁在动脉期显著增强,在静脉期迅速消退,与周围正常胃壁相比,胃癌表现为"快进快退"的高增强。胃癌诊疗规范(2018 年版)指出胃超声作为胃癌患者的常规影像学检查有如下益处:① 口服胃窗超声造影剂可对胃癌 T 分期进行有益补充;② 超声双重造影可显示病灶及周围组织的微循环灌注;③ 超声检查可发现腹盆腔重要器官及淋巴结有无转移;④ 超声引导下穿刺活检有助于肿瘤的诊断及分级。

五、胃超声在胃癌术后随访和监测方面的应用

EFSUMB 指南指出,胃超声不仅能够探查病变位置及胃癌的浸润层次,也能够对胃的动力学进行有效的评估。对于胃癌大部分切除的患者,胃超声是评估胃动力学的有效方式。胃超声作为一种实时诊断的成像方法,可以提供有关运动、流量、灌注、蠕动以及器官充盈和排空的信息,具有较高的时空分辨率,并且具有无创性和高度可重复性。GIUS 可以通过研究功能性胃肠道过程随时间推移的行为及其对治疗的反应,深入了解其病理生理机制。这些可将胃功能评估的许多参数,例如胃窦收缩力、胃排空、经幽门口流量和胃容积等可视化,有助于对残胃术后的随访和监测。

第二节　胃癌超声典型影像表现

一、正常胃壁超声表现

1. 贲门(图 8 - 1)

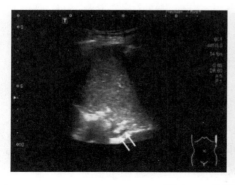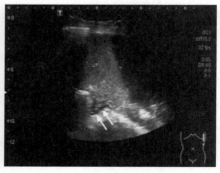

图 8 - 1　胃贲门超声图像

2. 胃底(图 8-2)

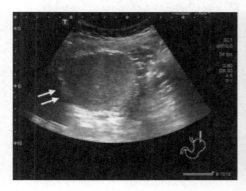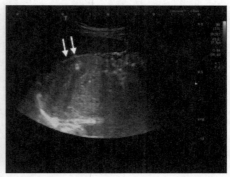

图 8-2　胃底超声图像

3. 胃体(图 8-3)

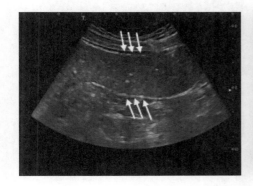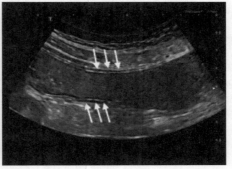

图 8-3　胃体超声图像

4. 胃角(图 8-4)

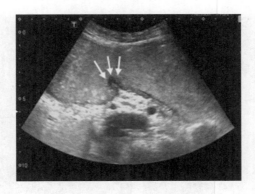

图 8-4　胃角超声图像

5. 胃窦(图 8-5)

6. 幽门(图 8-6)

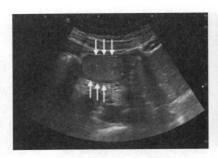 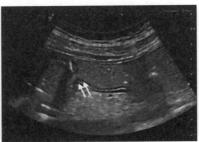

图 8-5　胃窦超声图像　　　　　　图 8-6　胃幽门超声图像

二、超声下胃壁层次

1. 常规超声下胃壁的五层结构（图 8-7）

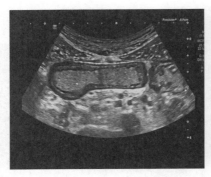 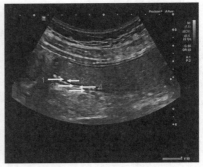

图 8-7　超声下胃壁结构

　　1. 第一层呈高回声,代表胃腔和黏膜之间的界面;2. 第二层呈低回声,代表黏膜层;
3. 第三层呈高回声,代表黏膜与黏膜下层界面;4. 第四层呈低回声,代表黏膜下层和固
有肌层界面;5. 第五层呈高回声,代表浆膜层。

2. 双重超声造影下的胃壁超声表现（图 8-8）

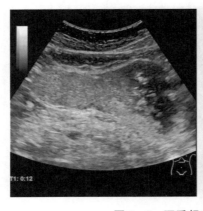 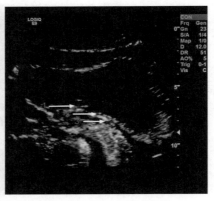

图 8-8　双重超声造影下的胃壁结构

　　1. 第一层呈高增强,代表黏膜层;2. 第二层呈低增强,代表黏膜下层;3. 第三层呈高
增强,代表固有肌层和浆膜层。

三、慢性萎缩性胃炎(图8-9)

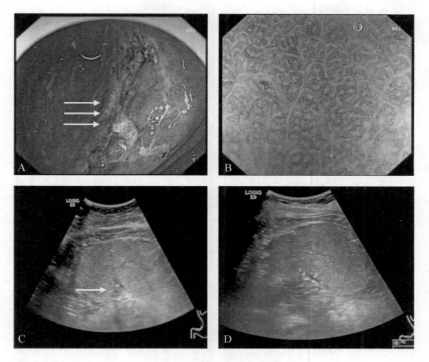

图8-9　慢性萎缩性胃炎

女性,52岁,胃镜显示(图8-9A～图8-9B):胃体小弯近胃角见一片状糜烂区域,与周边黏膜有明显截断样分界线,表面凹凸不平且僵硬,ME-NBI:提示局部表面微结构缺失伴螺旋样毛线圈样血管及增粗血管,胃窦黏膜红白相间,以白为主。充血、水肿。见散在糜烂。胃镜诊断为胃体小弯糜烂性病变、慢性萎缩性胃炎伴糜烂(C1型)。超声显示(图8-9C～图8-9D):口服显影剂后,胃底、胃体、胃窦充盈满意,胃壁厚度正常,层次显示清晰,黏膜面欠光整,蠕动正常,十二指肠显示清晰,充盈满意,有节律,管壁厚度正常。胃体小弯侧近胃角处胃黏膜增厚,呈片状低回声区,范围约5 mm×19 mm,累及黏膜下层,胃周未见明显肿大淋巴结。超声诊断为胃体小弯侧近胃角处胃黏膜增厚(炎症?)。

四、贲门癌

1. 贲门癌(T2期)(图8-10)

男性,65岁,胃镜显示(图8-10A～图8-10B)贲门部可见前壁、右侧壁,后壁可见结节样隆起,表面有坏死伴出血。胃窦黏膜红白相间,以红为主。见散在糜烂。胃镜诊断为慢性浅表性胃炎伴糜烂(贲门MT?)。超声显示(图8-10C):口服显影剂后,胃底、胃体、胃窦充盈满意,胃壁厚度正常,层次显示清晰,黏膜面欠光整,蠕动正常,十二指肠显示清晰,充盈满意,有节律,管壁厚度正常。贲门部黏膜呈环形增厚,范围约15 mm×

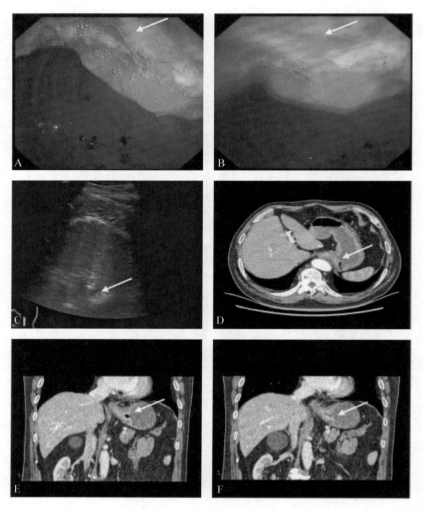

图 8-10 贲门癌 T2 期

28 mm，表面见强回声斑。超声诊断为贲门部黏膜增厚伴强回声（贲门部占位，可疑 MT）。增强 CT 显示（图 8-10D～图 8-10F）：胃体上部小弯侧壁稍增厚。病理最终提示贲门小弯侧低分化腺癌，溃疡性浸润型。

2. 贲门癌（T4 期）（图 8-11）

男性，66 岁，超声显示（图 8-11A）：口服显影剂后，胃底、胃体、胃窦充盈满意，胃壁厚度正常，层次显示清晰，贲门至胃底大弯侧黏膜局部增厚，厚约 5 mm，黏膜面不光滑，蠕动正常，十二指肠显示清晰，充盈满意，有节律，管壁厚度正常。超声诊断为贲门至胃底大弯侧黏膜局部增厚伴黏膜面不光整（可疑 MT）。增强 CT 显示（图 8-11B～图 8-11D）：贲门、胃窦壁稍增厚。病理：贲门溃疡型低分化腺癌，部分呈黏液腺癌，肿瘤大小约 6 cm×3 cm×1.5 cm，浸润至浆膜下层及食管下段，侵犯神经，未见明确脉管内癌栓；免疫组化结果：CerbB-2（−），MSH2（＋），MLH1（＋），P53（＋），Ki67（70％＋），MSH6（＋），PMS2（＋），CK20（少许＋），CK7（＋），CEA（＋）。

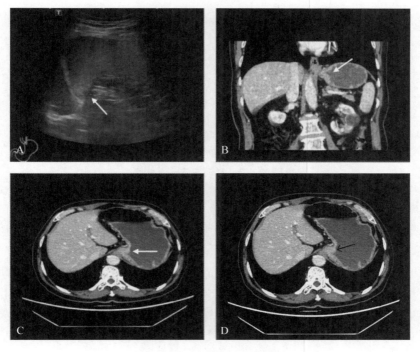

图 8 - 11　贲门癌 T4 期

五、胃底癌(图 8 - 12)

女性,70 岁,超声显示(图 8 - 11A～图 8 - 11C):口服显影剂后,胃底、胃体、胃窦充盈满意,胃体、胃窦胃壁厚度正常,层次显示清晰,黏膜面光整,蠕动正常,十二指肠显示清晰,充盈满意,有节律,管壁厚度正常。贲门见一个片状低回声区,范围 24 mm×10 mm,边界欠清

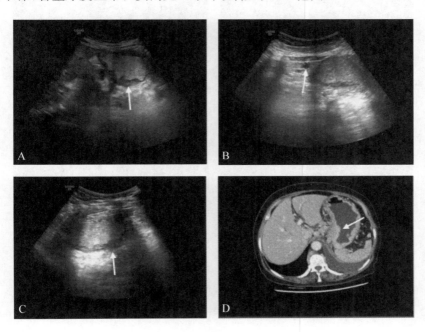

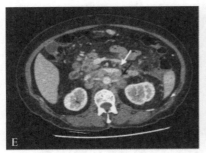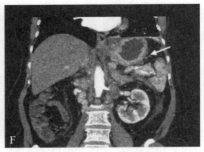

图 8-12　贲门胃底癌 T4 期

晰,形态不规则,未见明显血流信号,延伸至胃底。胃底平贲门区胃底环周见不规则低回声区,较宽处约 15 mm,周长约 158 mm,形态不规则,边界不清晰,未见明显血流信号,肿物累及浆膜层。胃小弯周围见数个类圆形低回声结节,较大 15 mm×19 mm,边界尚清晰,未见明显血流信号(图 8-12B)。超声诊断为贲门胃底片状低回声(考虑 MT)胃小弯周围实性结节(考虑肿大淋巴结)。增强 CT 显示(图 8-12D~图 8-12F):贲门、胃底部壁增厚,浆膜面模糊,见轻度强化,胃周见肿大淋巴结,大者短径约 20 mm。肠系膜小淋巴结显示,腹膜后腹主动脉旁多发肿大淋巴结,部分融合,伴强化。增强 CT 诊断为贲门、胃底部壁增厚伴强化,考虑恶性肿瘤;腹腔、腹膜后淋巴结肿瘤肿大转移。病理:(胃)低分化腺癌,部分为印戒细胞癌。

六、胃体癌

1. 胃体癌(T1 期)(图 8-13)

女性,63 岁,胃镜显示(图 8-13A~图 8-13B)。超声显示(图 8-13C):口服显影剂

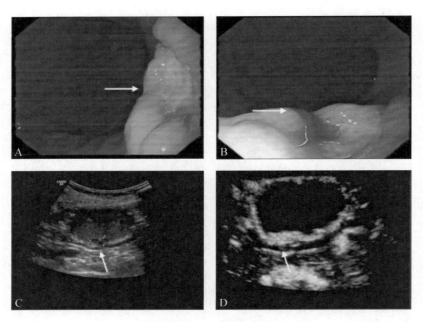

图 8-13　胃体癌 T1 期

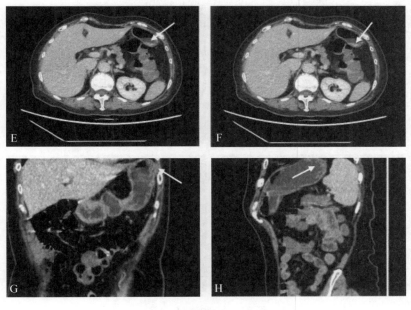

(续)

后,胃底、胃体、胃窦充盈满意,胃壁厚度正常,层次显示清晰,黏膜面光整,蠕动正常,十二指肠显示清晰,充盈满意,有节律,管壁厚度正常。胃体下部大弯侧近后壁见一个片状低回声区,范围约 7 mm×17 mm,边界不清晰,形态不规则,内未见明显血流信号,似侵犯固有肌层。胃周未见明显肿大淋巴结。超声诊断为胃体下部大弯侧近后壁片状低回声区(MT?)。超声造影显示(图 8-13D):注射造影剂后 10 秒腹腔动脉开始显影,11 秒胃壁开始显影,11 秒常规超声所见胃体下部后壁低回声区内有造影剂进入,19 秒病灶内显影达高峰,呈高增强,显影强度高于周围胃壁,造影剂灌注均匀。增强后病灶大小较二维超声稍增大,增强后病灶范围约 7 mm×20 mm,增强后病灶边界尚清晰,60 秒病灶内造影剂开始消退,之后持续 2 分钟,病灶内显影强度始终近于周围胃壁。超声造影诊断为胃体下部后壁富血供区(考虑 MT)。增强 CT 显示(图 8-13E~图 8-13H):胃体下部胃壁可疑略增厚。病理:胃体凹陷型早期胃癌,低分化腺癌,肿瘤大小:1.3 cm×1.2 cm×0.6 cm,浸润至黏膜下层。

2. 胃体癌(T4 期)(图 8-14)

男性,66 岁,胃镜显示(图 8-14A~图 8-14B)局部胃底、胃体小弯、胃角及局部胃窦小弯黏膜隆起伴黏膜表面粗糙,胃体上部溃疡形成、局部增生糜烂,质脆,触之易出血。胃窦见散在糜烂。胃镜诊断为胃 MT。超声显示(图 8-14C):口服显影剂后,胃底、胃体、胃窦充盈满意,胃壁厚度正常,层次显示清晰,黏膜面欠光整,蠕动正常,十二指肠显示清晰,充盈满意,有节律,管壁厚度正常。胃体小弯侧见一个片状低回声区,范围约 17 mm×48 mm,边界欠清,形态欠规则,侵犯固有肌层,内未见血流信号,胃周未见明显肿大淋巴结。超声诊断为胃体小弯侧片状低回声区(考虑 MT)。超声造影显示(图 8-14D):注射造影剂后 16 秒肝动脉开始显影,17 秒胃壁开始显影,16 秒常规超声所见胃体小弯侧低回声区内有造影剂进入,22 秒内显影达高峰,呈高增强,显影强度高于周围胃壁,范围约 70 mm×28 mm,增强后

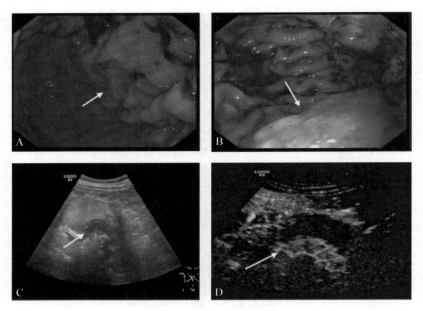

图 8-14　胃体癌 T4 期

病灶边界欠清晰,83 秒低回声区内造影剂开始消退,之后持续观察 2 分钟,低回声区内显影强度始终高于周围胃壁。超声造影诊断为胃体小弯侧富血供区(考虑 MT)。

七、胃角或胃窦癌

1. 胃窦癌(T2 期)(图 8-15)

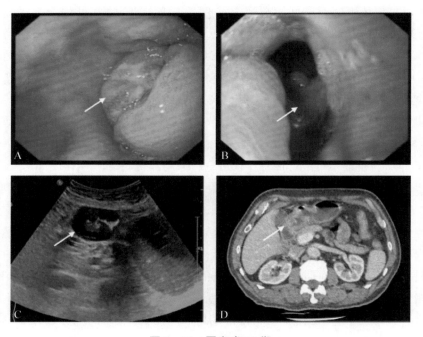

图 8-15　胃窦癌 T2 期

男性,77 岁,胃镜显示(图 8-15A～图 8-15B)。超声显示(图 8-15C):口服显影剂后,胃底、胃体充盈满意,胃壁厚度正常,层次显示清晰,黏膜面欠光整,蠕动正常,十二指肠显示清晰,充盈满意,有节律,管壁厚度正常。胃窦部层次显示不清晰,胃窦部可见一个巨大低回声团块,肿物环绕胃窦部近一周,范围 45 mm×26 mm,边界不清晰,形态不规则,侵犯固有肌层,累及幽门口,内未见血流信号。幽门口狭窄,口径约 1.5 mm。胃周未见明显肿大淋巴结。超声诊断为胃窦部实性团块(MT?)。增强 CT 显示(图 8-15D);胃窦部增厚,增强扫描可见明显强化,边界不清,范围约 50 mm;周围见数个淋巴结显示。增强 CT 诊断为考虑胃窦部 MT;周围见数个淋巴结显示。病理:(胃窦大弯侧)病灶两处,其一:腺癌,中分化,盘状型,肿瘤大小 5.5 cm×4 cm×1 cm,浸润至深肌层;其二:腺癌,中分化,隆起浸润性,肿瘤大小 2 cm×1.5 cm×1 cm,浸润至肌层;神经见癌侵犯,未见明确脉管内癌栓。

2. 胃窦癌(T4 期)(图 8-16)

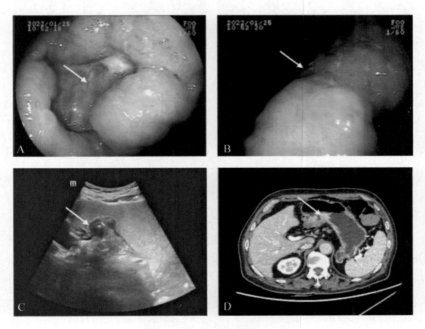

图 8-16　胃窦癌 T4 期

男性,72 岁,胃镜显示(图 8-16A～图 8-16B)。超声显示(图 8-16C):口服显影剂后,胃底、胃体、胃窦充盈满意,胃壁厚度正常,层次显示清晰,黏膜面光整,蠕动正常,十二指肠显示清晰,充盈满意,有节律,管壁厚度正常。胃窦处见一片状低回声区,范围约 35 mm×24 mm,边界欠清晰,形态欠规则。胃周未见明显肿大淋巴结。超声诊断为胃窦处片状低回声(MT?)。增强 CT 显示(图 8-16D):胃角部胃壁增厚伴肿块形成,大小约 34 mm×25 mm,增强后可见明显强化,外缘毛糙。增强 CT 诊断为胃角部胃壁增厚伴肿块形成,考虑为 MT。病理:(胃窦小弯侧)溃疡型腺癌,中分化,肿块大小 4.5 cm×4 cm×2.5 cm,浸润胃壁全层,局灶肿瘤突破浆膜层,脉管内见癌栓,神经见癌侵犯,标本上、下切缘未见明确癌累及。

八、胃幽门癌(图 8 - 17)

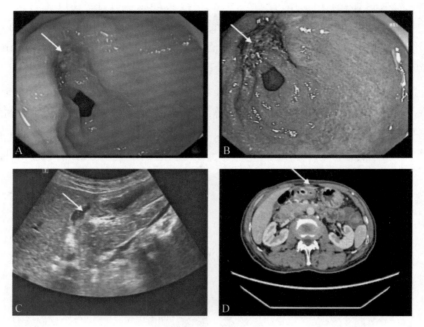

图 8 - 17 胃幽门癌

男性,73 岁,胃镜显示(图 8 - 17A～图 8 - 17B)幽门前区小弯见一大小约 12 mm× 10 mm 深凹不规则溃疡,表面覆白苔,周围黏膜呈提状隆起,组织僵硬,有自发渗血。放大胃镜+NBI 观察:幽门前区溃疡性病变与周围边界清晰,凹陷区周围黏膜腺体呈绒毛状改变,分布密度不均,凹陷区表面腺体结构缺失,可见粗大血管。胃镜诊断为幽门前区溃疡性病变(MT?)。超声显示(图 8 - 17C):口服显影剂后,胃底、胃体、胃窦充盈满意,胃壁厚度正常,层次显示清晰,黏膜面光整,蠕动正常,十二指肠显示清晰,充盈满意,有节律,管壁厚度正常。幽门处见片状低回声区,范围约 8 mm×18 mm,边界欠清晰,形态不规则,未见明显血流信号。胃体局部胃壁稍增厚,较厚处约 4.4 mm。胃周未见明显肿大淋巴结显示。超声诊断为胃幽门处见片状低回声区(MT?)。增强 CT 显示(图 8 - 17D):胃壁未见明显增厚及异常强化。病理:胃幽门大弯侧浅表溃疡区,范围 1.5 cm×1.2 cm,高-中分化腺癌,局灶为黏液腺癌(约占 10%),肿瘤侵及浅肌层。

第三节 超声技术在胃癌诊断和治疗中的应用

胃癌是消化系统常见的恶性肿瘤,也是人类最常见的恶性肿瘤之一。尽管半个世纪以来,胃癌的发病率及死亡率在世界范围内有所下降,但其死亡率仍在世界癌症死亡谱中居于第四位。胃癌的早期诊断和早期干预能够显著降低胃癌患者肿瘤相关死亡风险,提高患者生存时间及生活质量,因此,胃癌的早诊早治既是推进健康中国建设的重要目标,也一直是困扰我国临床工作者的一大难题。

胃镜检查是胃癌诊断最常用的方法,但因其具有侵入性且检查时间较长,而在一定程度上限制了其应用。超声检查作为一种传统而成熟的检查手段,因其无创、价廉等特点,而在胃癌的筛查中发挥出独特的优势,并逐渐成为胃癌早期筛查的常规方法。近年来,超声技术也获得了长足的发展,组织多普勒成像、三维超声成像、超声造影、超声弹性成像等新技术的提出和普及,也为许多疾病及肿瘤的诊断和治疗提供了新的思路和手段,并逐渐在胃癌的诊疗过程中获得推广和应用。

目前在胃肠道超声检查中常用的技术包括:经腹壁胃肠超声检查、胃肠充盈超声检查(胃肠超声造影)、术中胃肠超声、内镜等腔内超声、胃肠肿瘤超声引导下穿刺活检等。而低强度聚焦超声、载药脂质微泡超声造影剂等新技术、新思路,也在胃癌诊断、辅助治疗中发挥出越来越重要的作用,但目前缺乏对超声技术在胃癌诊疗中的应用现状研究汇总。因此,本章重点探讨当前超声技术在胃癌诊断、治疗中的作用,以期为临床工作提供帮助和指导,为胃癌的早诊早治提供新的思路和可能。

一、超声检查在胃癌定性和分期诊断中的作用

1. 经腹超声检查

经腹超声检查是一种最经典也是最常用的超声检查方法,被广泛运用于临床实践工作中。其原理是超声换能器(一般是凸阵探头)通过耦合剂与腹壁贴合后,发射出高能声波,经过组织反射而形成回声,并在计算机上呈现声像图。然而,由于胃是一种空腔脏器,气体和软组织之间巨大的声阻差往往将大部分超声反射回去,而难以显示其细微结构,因此,直接对胃进行超声检查受到一定的限制。

口服胃肠超声助显剂的发明,为胃癌经腹超声检查提供了新的方法。目前临床最为常用的助显剂由薏苡仁、山药、陈皮、黄豆和大米等药食两用中药原料制成,口服助显剂后,可以在胃腔内形成分布均匀的较强回声界面,清除胃内气体液体的干扰,使得胃和周围脏器形成明显的对比,从而更加清晰地显示出胃壁的层次结构。

口服助显剂结合经腹超声检查的常规操作方法为:禁食 8~12 小时,首先对胃进行空腹超声探查,继而服用口服助显剂,1 分钟后进行胃部超声探查,此时胃部显示为均匀的中高回声。扫查顺序为贲门、胃底、胃体、胃窦,分别在仰卧位和右侧卧位时对胃部进行横断面和冠状面扫查,以获得胃部全面的声像。与胃部其他检查方法相比,口服助显剂结合经腹超声检查具有明显的优势,包括:① 无痛无创,操作简便;② 可以进行重复性操作;③ 能实时观察胃蠕动、排空情况;④ 由于胃黏膜褶皱被助显剂展平,因而能够清晰显示出胃内微小病变等。因此,该方式已被用作胃癌早期筛查的常规手段。

胃癌的定性诊断主要依靠胃镜下组织活检获得病理结果,分期诊断则是对胃癌浸润程度、淋巴结转移和远处转移情况进行评估。经腹超声检查在胃癌分期诊断中能够发挥出独特的作用。中国有学者关于口服纤维素基超声助显剂后经腹超声检查的研究发现,经腹超声对胃癌具有较高的检出率,对判断胃癌的浸润程度有一定的参考价值。其对进展期胃癌

的检出率为 100%（228/228），对 T1b 期的检出率为 77%（20/26），对 T1A 期的检出率为 67%（16/24），对高度上皮内瘤变的检出率为 60%（6/10）。其中位于胃窦和胃体的病变比位于胃底的病变更容易发现。经腹超声判断胃癌 T 分期的总准确率为 77.3%（T1A 为 62.5%，T1b 为 70%，T2 为 71.1%，T3 为 85.2%，T4 为 73.3%），对于胃癌的分期诊断具有良好的参考意义。因此对于身体状态适宜的患者（包括非肥胖，经腹超声下贲门幽门可见）而言，经腹超声是一种良好的胃癌诊断工具，应被作为胃癌早期筛查的首选方式。

2. 内镜超声检查

内镜超声检查又称内镜超声（Endoscopic Ultrasound，EUS），是另一种常用的胃癌检查方式。自 20 世纪 80 年代诞生以来，内镜超声获得了长足的发展，并逐渐被用作多系统疾病的诊断方法。它将内镜技术和超声技术结合起来，通过将微型超声探头置于内镜顶端，在体内进行超声探查，从而清晰地获取各组织器官的层次结构和邻近结构。目前，内镜超声多被用于上消化道（包括食管、胃、十二指肠甚至胰腺）和呼吸道疾病的诊断，也有用于下消化道（结肠、直肠）疾病的检查。

内镜超声在胃癌分期诊断中发挥出一定的作用。由于内镜下超声探头紧贴胃壁，能够清晰分辨出胃壁的层次结构，从而能够直观地判断胃癌的浸润程度。在内镜超声下，胃壁显示出五层结构：第 1 层是高回声层（即水与胃黏膜浅层交界处），第 2 层是低回声层（即黏膜深层及黏膜肌层），第 3 层是高回声层（即黏膜下层），第 4 层是低回声层（即固有肌层），第 5 层是高回声层（即浆膜层）。与此同时，内镜超声下也可观察到淋巴结转移情况，恶性淋巴结往往呈现均质低回声，椭圆形，边界清晰，大小可达 10 mm 以上。

根据一项胃癌术前分期方式的比较研究，在 T 分期的准确性方面，内镜超声（EUS）优于多层螺旋 CT（Multidetector Computed Tomography，MDCT）（62%：50%），无论在早期（T1～T2）还是晚期（T3～T4）胃癌中，EUS 的准确性和敏感性均高于 MDCT（分别为 83.3%：64.29% 和 84.4%：59.5%）。但在 N 分期方面，EUS 对 N 分期的总体准确性和敏感性均低于 MDCT（57%：64% 和 29%：55%），尽管两者差异无统计学意义（$P > 0.05$）。因此，对于胃癌分期诊断而言，EUS 的效果并不逊色于 MDCT。而一项 EUS 在胃癌新辅助化疗前后的分期评估的研究则表明，EUS 对 T 分期的总体准确率为 78%，再分期的准确率为 80.2%。而在 N 分期方面，与 PET - CT 相比，EUS 的总体准确率更高（76.2%：72.5%，$P = 0.02$）。再分期时，EUS 和 PET - CT 对 N 分期的准确率分别为 88.5% 和 69%，两者有显著性差异（$P < 0.0001$）。因此，内镜超声可被视作胃腺癌局部分期诊断的金标准。

EUS 的超声类型也会影响早期胃癌诊断的准确性。一项前瞻性队列研究发现，在疑似早期胃癌患者中，相比于放射状 EUS，线阵 EUS 对于判断肿瘤黏膜下浸润深度更为准确（90.9%：69.2%，$P = 0.024$）。其原因可能在于，线阵 EUS 具有更好的图像质量，并能提供更多有关肿瘤整体深度的信息，而放射状 EUS 在一次扫描中只能提供肿瘤深度的部分图像。

EUS 也常常会造成肿瘤高估或低估的情况，造成一定的假阳性或假阴性的可能，影响病情的评估。大小、位置、分化程度、是否合并溃疡，都是影响胃癌 EUS T 分期准确性的因素。病变大小≥3 cm 伴或不伴有溃疡,及大小在 2～3 cm 的未分化型病变,在 EUS 下被高估的可能性较大;而对于印戒细胞癌和 Borrmann Ⅳ 型胃癌来说,EUS 具有很高的低估风险,故而在临床工作中,对某些特定类型的患者应采取多种手段进行综合评价。

EUS 在胃癌的定性诊断方面也能够发挥重要作用。内镜超声引导细针穿刺抽吸(Endoscopic Ultrasound-guided Fine Needle Aspiration, EUS-FNA)及钻孔活检是胃镜下病理活检外另一种常用的胃癌定性诊断方法。EUS-FNA 是在内镜超声引导下,通过内镜孔道伸入活检针,获取细胞、组织或体液样本,进行病理学检查和免疫组化诊断的方法,而钻孔活检是通过医用钳钳取胃黏膜组织样本,是一种深层的活检方式。该方法创伤小,准确率约为 80%,是行之有效的胃癌定性诊断手段。

3. 超声造影/双重超声造影

超声造影(Contrast-Enhanced Ultrasound, CEUS)是一种新型的超声技术,被誉为超声发展史上的"第三次革命"。它通过静脉注射微气泡,形成强的背向散射信号,使胃部与周围软组织形成较大的回声差异,而形成对比增强的声像图。

CEUS 对于胃癌的分期诊断具有一定作用。CEUS 在胃癌患者中的整体诊断质量约为88.4%(38/43),与 CT 灌注成像相比,由于 CEUS 安全性强,成本更低,且无电离辐射,在胃癌诊断中被推荐作为 CT 灌注成像的有力补充手段。在区分胃癌和胃部良性病变中,CEUS发挥出了其独特的作用。在 CEUS 中,梳齿状血管的缺失是诊断恶性肿瘤最可靠的依据,其敏感性、特异性和准确性分别为 96.5%、79.2% 和 91.5%。胃炎中大多(19/24,79.2%)可见梳齿状血管(即胃壁内动脉的分支),而胃癌多表现为弥漫性强化,缺乏梳齿状血管(56/58,96.5%)。定量分析则提示,恶性病变强化时间较晚,强化程度较低($P<0.001$),达峰速度也较慢($P<0.001$)。同时,由于胃癌中血管直径较小,血流速度较慢,CEUS 相较于彩色多普勒超声能够更好地显示流速较低的小血管,因而更适用于胃部病变的鉴别诊断。因此,在常规超声检查外,增加超声造影检查,能够显著提升诊断的准确率。

双重超声造影(Double Contrast-Enhanced Ultrasound, DCEUS)通过口服超声助显剂联合静脉注射微泡造影剂的方式,更加清晰地显示出胃癌组织的血流灌注情况及胃壁的层次结构。DCEUS 的操作过程为:检查前禁食 6 小时以上,而后要求患者尽快喝下 500～800 mL 的水,以填充胃腔,而后静脉注射微泡造影剂,并进行超声造影检查。DCEUS 对于胃癌的分期诊断同样具有意义。Pan 等人的研究表明,DCEUS 在胃癌术前患者 Borrmann分型中的总体准确度为 91.49%,而在 Borrmann Ⅰ、Ⅱ、Ⅲ 和 Ⅳ 中,准确度分别为 86.96%、89.86%、91.93% 和 93.42%。另一项关于 DCEUS 与 MDCT 的比较研究则显示,DCEUS与 MDCT 相比,在 T1 和 T2 期的 AUC 值没有显著差异(P 值分别为 0.190 和 0.256),但DCEUS 检出 T1 期的敏感性显著高于 MDCT(88%∶75%),尽管 MDCT 对 T3、T4 胃癌的诊断优于 DCEUS。因此,DCEUS 可能成为诊断 T1 期胃癌首选的影像学方法。

4. 其他超声检查方法

在胃癌诊断中,其他超声检查方法还包括三维超声成像、超声弹性成像、组织多普勒成像等。三维超声成像同样是一种新兴的超声技术,通过二维成像后计算机三维重建形成三维图像。其较多用于心血管病、胎儿检查中,而较少在胃癌中使用。Yang 等人的研究发现,肿瘤的体积和浸润深度是判断胃癌淋巴结转移独立预测因素，因而通过三维超声成像计算胃癌体积，对于间接反映淋巴结转移情况，评估胃癌 N 分期具有一定的意义。超声弹性成像是通过检测探头对目标组织施加压力前后的回波图像变化，判断组织内部弹性和硬度的方法。Tsuji 等人的研究发现，内镜超声下超声弹性成像对于胃黏膜下肿瘤的诊断，尤其是胃肠间质瘤（Gastrointestinal Stromal Tumor，GIST）和其他胃部肿瘤的鉴别具有重要意义。在弹性成像声像图表现中，GIST 患者中 77.8%（7/9）的内部回声模式是不均匀的，而在 2 例神经鞘瘤患者中内部回声模式都是均匀的。而对于组织多普勒成像，尽管国内部分研究支持其在胃癌 T 分期中的诊断价值，但仍缺乏相关有力证据。

二、超声技术在胃癌治疗中的作用

除了在胃癌诊断中发挥作用，超声技术及其衍生物也为胃癌的治疗提供了新的思路。在辅助治疗外，低强度聚焦超声、载药脂质微泡超声造影剂等新的超声技术，也能够发挥直接的治疗作用，为胃癌的精准治疗增加了新的可能。

1. 辅助治疗作用

术中超声对胃癌淋巴结清扫起到重要的辅助作用。Shen 等人的研究发现，在腹腔镜胃癌淋巴结清扫过程中使用超声进行淋巴结探查，以淋巴结直径＞10 mm 伴内部回声改变作为恶性淋巴结标志，其灵敏度可达 91.8%（679/740），特异度为 85.5%（901/1 054），总体准确率 88.1%（1 580/1 794）。与单纯腹腔镜视诊相比，术中超声探查组虽然会延长手术时间，但在Ⅲ期胃癌患者及第 10～12 组淋巴结清扫中具有较高的淋巴结清扫数目。术中超声探查有助于指导淋巴结清扫，对胃癌根治术的发展具有一定的参考价值。

B 超引导下胸腹腔穿刺也是超声技术在临床上的常见应用。对于进展期胃癌合并恶性腹水的患者，传统手术疗法效果并不显著，而 B 超引导下腹腔热灌注化疗联合全身化疗疗效显著——通过在 B 超引导下放置腹腔导管，灌注热盐水及化疗药物，使得肿瘤局部药物浓度更高，增加药物与肿瘤的接触程度，从而增加药物对肿瘤的渗透。热灌注产生的热量可以进一步提高肿瘤区域的温度，从而破坏细胞膜结构，促进肿瘤细胞死亡。该方法有助于控制腹水，提高生活质量，并延长患者的中位无进展生存期和总生存期。

2. 直接治疗作用

通过脂质微泡或纳米颗粒携带化疗药物到达肿瘤所在部位，通过适时发射超声波，促进载体的破裂和药物的释放，以达到精准和靶向治疗肿瘤的目的，是目前超声技术在胃癌中最常用的治疗思路。

脂质微泡是最常用的超声造影剂，也是药物运输的良好载体。由于其粒径小，可以随血流到达全身各个脏器。在超声监测下，一旦微泡聚集在包含肿瘤的器官中，即用相对低剂量的超声波照射目标器官以破坏微泡并释放药物。超声辐照后，载体中的药物迅速释放到靶区，形成较高的药物浓度。此外，超声诱导的机械应力导致细胞间隙扩大，细胞膜通透性增加，进一步增加了药物在细胞内的扩散。

多西紫杉醇是一种常用的肿瘤化疗药物，但全身给药时容易导致脱发、粒细胞减少、贫血等多种不良反应，载药脂质微泡的方法提供了一种新的靶向治疗策略。与多西紫杉醇单独给药相比,载药脂质微泡联合超声触发的微泡破坏能够显著上调细胞中 $P53$、$P21$ 和 Bax 基因的表达,下调 $Bcl-2$ 的表达,有效地抑制肿瘤细胞增殖,诱导其凋亡,是一种非常有前途的胃癌治疗方法。

低强度聚焦超声(Low intensity focused ultrasound,LIFU)概念的提出,也为超声治疗领域带来新的突破。通常使用的高强度聚焦超声(High intensity focused ultrasound,HIFU)难以避免过热而损害周围正常组织的问题,而 LIFU 则能够实现精准控制的成像与治疗。Liu 等人的研究通过构造一种新型的具有生物相容性和相变特性的纳米颗粒 DPP-R,携带阿霉素到达肿瘤组织。DPP-R 上的 RGD 肽与胃癌细胞上过表达的整合素 αvβ3 结合,实现精确靶向和主动积累的效果。LIFU 适时作用于胃癌组织,可实现瞬时扩大血管内皮细胞间隙,提高膜的通透性,有利于 DPP-R 的聚集、相变和药物释放,以用于成像和治疗。该方法具有高靶向性和药物释放准确性,且具有很高的安全性和生物相容性,相较于传统给药方式能够显著增强治疗效果,减少不良反应,是一种良好的肿瘤靶向治疗策略。

除了通过微泡传递药物外,微泡介导质粒转染也是一种新的超声治疗构想。TOMIZAWA 等人的研究提出,由于 Flzzled-2 的短发夹状 RNA(shRNA-Fz2)能抑制胃癌细胞的增殖,在内镜超声下借助微泡传递含有该 shRNA 的质粒到达肿瘤位点,通过上述方法将质粒导入胃癌组织中,可能能在一定程度上抑制胃癌的增殖。然而与传统转染方法相比,该方法质粒导入效率较低,尚不具备临床转化价值。

三、展望与未来

超声技术在胃癌中具有重要的诊断价值和治疗意义,除传统的经腹超声检查、内镜超声、超声造影外,双重超声造影、三维超声成像、超声弹性成像、低强度聚焦超声、载药脂质微泡等新技术、新方法不断涌现,并逐渐被应用于胃癌的诊断和治疗中,为胃癌的精准靶向治疗提供了新的策略。未来,临床工作者应更加注重超声技术在胃癌中的应用及新进展,为患者提供更加精准的诊治策略,最终实现胃癌患者生存率质的飞跃!

第九章

影像学在胃癌中的应用

第一节　胃癌影像学诊断概述

　　胃癌是我国最常见的恶性肿瘤类型之一,其发病率及死亡率均居我国恶性肿瘤的前列。提高胃癌的治疗疗效关键在于早期诊断与正确的分级分期,及时可靠的治疗疗效评价与预后评估及危险分层对于患者的诊治尤为重要。随着医学影像技术的迅速发展,用于胃癌诊断、分期及疗效评估的影像检查手段越来越多,诊断能力与水平也不断提高。常用的 X 线(上消化道造影)、多层螺旋 CT 成像(MDCT)、磁共振成像(MRI)、CT 血管造影(CTA)等影像成像方式在胃癌诊断与治疗中发挥着越来越重要的作用。

第二节　胃癌影像学检查方法

一、上消化道造影

1. 检查前准备

(1) 检查前 12 小时应禁饮食。

(2) 对于临床怀疑有胃肠道梗阻、食管-气管瘘、食管-纵隔瘘、食管及胃肠道术后吻合口瘘等患者,禁止使用钡剂,应用碘剂,如泛影葡胺、碘海醇等。

(3) 检查前应询问患者 24 小时内,有无如腹部彩超、CT、MRI 等检查,避免行造影后影响相关检查效果。

2. 产气剂及造影剂

检查前嘱患者口服产气剂,应干咽产气剂后,服用少量清水(5~10 mL),使胃囊充气扩张。使用口服硫酸钡,钡剂浓度为 160%~200%。

3. 检查步骤

先检查食管,再检查胃及十二指肠。

(1) 患者直立于检查床前,嘱患者口含钡剂,听口令咽下钡剂,此时在透视下观察食管全长及贲门入口。

(2) 将检查床转至水平位,嘱患者在床上由左向右翻滚转动 2~3 周,然后正位仰卧,观察胃壁已有钡剂涂布,游离钡剂积聚于胃底下。此时摄仰卧水平位胃双对比相,胃底为充盈相,胃体、胃窦为黏膜相。

（3）嘱患者水平仰卧位向右侧转 45°,可使胃幽门前区、球部不相互重叠,同时亦可使十二指肠降段显影。此时摄仰卧右前斜位胃幽门前区双对比相。

（4）嘱患者水平仰卧位向左侧转 45°,此时原积聚在胃底部的钡剂少量流至胃窦,在钡剂下流过程中注意观察胃体小弯的情况,此时摄仰卧左前斜位胃体双对比相。

（5）嘱患者由左前斜位继续向右转,当胃底部的钡剂逐渐流出变浅、消失、出现双对比相时,贲门口及其周围结构的正面相即可显示。

（6）嘱患者俯卧于检查床上,向右转 45°呈右后斜位,此时摄胃窦部前壁的双对比相。

（7）嘱患者俯卧于检查床上,向左转 45°呈左后斜位,使胃窦、幽门前区及十二指肠充盈钡剂,此时摄胃底部双对比相。

（8）使患者恢复立位,使胃体下部、胃窦部与十二指肠充盈钡剂,然后依次压迫球部、胃幽门部前区及胃窦等处,此时摄立位胃窦及球部充盈相及加压相。

（9）最后嘱患者加服浓度较低的钡剂 150 mL,胃体、胃窦及十二指肠呈充盈相,胃底部呈立位双对比相,部分小肠也可显示。

二、CT 扫描

随着多层螺旋 CT 扫描技术与后处理功能的不断进步发展,对病灶显示能力的不断提高,使得 CT 扫描在胃癌的诊断、分期与疗效评估中起着越来越重要的作用。

MDCT 可以进行多平面重建（MPR）、最大密度投影（MIP）和容积再现技术（VRT）等后处理技术,使得对于胃癌病灶的显示越来越清晰与直观化,使得对胃癌的诊断与分期准确率不断提高。另外 CT 仿真内镜技术（CTVE）可直接显示黏膜的病变,一定程度上弥补了断层成像对于早期胃癌诊断的不足。且 CT 可以清楚地显示胃周、腹腔淋巴结及腹膜转移,是胃癌分期的主要影像检查手段。

三、MRI 扫描

以往认为 MRI 存在运动伪影、缺乏合适的口服造影剂、扫描时间过长以及相对较高的费用限制了 MRI 扫描在胃癌诊断中的应用。但是随着 MRI 快速扫描成像序列技术的发展,大大缩短了扫描时间,图像质量也较前有了大幅度提高,使得其在胃癌影像学检查中的应用也越来越多。常用的磁共振检查序列包括常规 T1WI、T2WI、T2WI 抑脂序列,以及功能成像包括扩散加权成像（DWI）、磁共振波谱成像（MRS）等。由于磁共振成像显示软组织结构优于 CT,其对胃癌的分期与诊断准确率可达到与 CT 相当的水平。另外,MRI 成像在判断胃癌淋巴结转移及远处转移方面也有重要的价值,可以作为 CT 的重要补充手段,比如当 CT 不能明确肝内病灶是否为转移时,或者对 CT 对比剂过敏不能行增强扫描的患者,可以建议磁共振成像进一步明确诊断。

四、CTA 成像

CTA 主要用于胃癌术前进一步明确病灶及周围血管情况。胃癌手术时,要在保留胃周的主干动脉进行胃癌手术,如腹腔干、肝总动脉、肝固有动脉的基础上进行淋巴结清扫,大多数淋巴结分布于血管周围,而胃周的血管分布变异甚多,这些变异增加了手术的难度和危险性,所以 CTA 血管重建在术前的准确诊断对手术有重要指导作用。另外,CTA 可以较为清楚地显示肿瘤的供血动脉,甚至是引流静脉,所以对于胃癌治疗方案的制定等也起到重要的作用。

第三节   胃癌影像学表现

一、上消化道造影

1. 常见各种类型胃癌的 X 线造影表现

隆起型:常表现为胃腔内大小不等、形态不规则的局限性充盈缺损,与邻近胃壁分界清晰,表面粗糙。

浅表型:胃小区与胃小沟破坏多呈不规则杂乱影,龛影位于胃轮廓之内,龛影外围绕以环堤,其中常见结节状或指压状充盈缺损。

凹陷型:表现为形态不规整的龛影,环堤外缘存在破坏,与正常胃壁间分界不清。

2. 特殊部位胃癌的 X 线造影表现

贲门胃底癌:位于贲门周围 2.0～2.5 cm 以内称为贲门癌。表现为贲门部结节状或分叶状充盈缺损,局部胃壁僵硬,黏膜连续性中断。

胃窦癌:胃窦部胃壁僵硬,肿瘤引起胃窦部狭窄呈漏斗状,边缘不规则,蠕动消失。

二、胃癌 CT 表现

常见表现为胃壁不规则增厚,胃壁呈僵硬状态,局部可见凹凸不平的结节状改变,增强后呈异常强化,也可表现为胃腔内大小不等的软组织肿块影固定于胃壁。图 9-1～图 9-5 展示了典型的胃癌 CT 影像特征。术前 CT 对胃癌 TNM 分期进行评估,对于临床选择合适的治疗方案起重要作用。

根据肿块累及胃壁的深度,有无突破浆膜面,有无淋巴结肿大,有无腹腔种植及肝转移进行分期(图 9-6)。而 CT 等影像学方法在术前对胃癌的分期有着重要的作用。另外,CT 检查对于在术前判断胃癌肿瘤病灶是否侵犯周围血管也有一定的价值,对患者的预后判断及治疗方式的选择有指导作用。

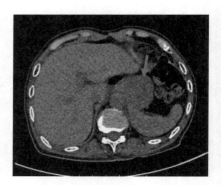

图 9-1   贲门中分化腺癌

男,73 岁。胃癌 CT 扫描,平扫横断位。CT 平扫显示胃小弯侧及贲门区胃壁明显增厚(蓝箭)。

1. T 分期

T:代表原发肿瘤。T1:肿瘤侵犯固有层、黏膜肌层或黏膜下层。T1a:肿瘤侵犯固有层或黏膜肌层。T1b:肿瘤侵犯黏膜下层。T2:肿瘤侵犯固有肌层。T3:肿瘤侵犯浆膜层,

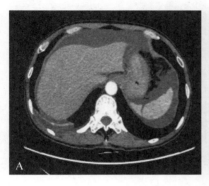
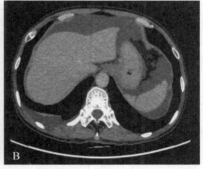

图 9‑2 胃底及胃体低分化腺癌

男,63 岁。上腹部增强 CT 扫描:A. 增强动脉期轴位像;B. 增强静脉期轴位像。CT 扫描显示胃底及胃体广泛增厚,黏膜面结节状隆起,有强化(蓝箭)。

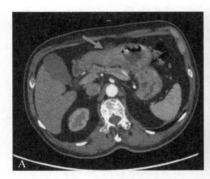
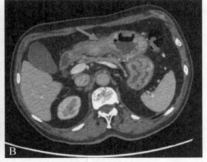

图 9‑3 胃窦部中‑低分化腺癌

男,82 岁。上腹部增强 CT 扫描:A. 增强动脉期轴位像;B. 增强静脉期轴位像。CT 扫描显示胃窦部胃壁不规则强化,浆膜面毛糙(蓝箭)。

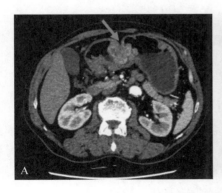
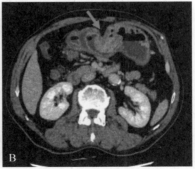

图 9‑4 胃体部隆起型浸润性黏液腺癌

男,61 岁。上腹部增强 CT 扫描:A. 增强动脉期轴位像;B. 增强静脉期轴位像。CT 扫描显示胃体大弯侧胃壁不均匀增厚,黏膜面凹凸不平,有肿块突起,强化明显,浆膜面不规则(蓝箭)。

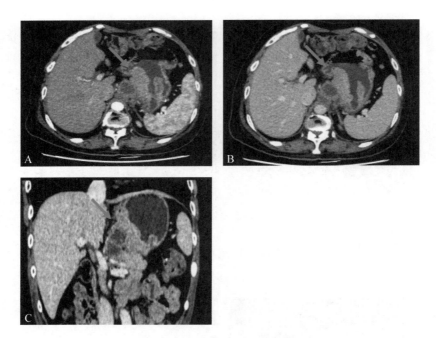

图 9-5　残胃中-低分化腺癌

女,60 岁。上腹部 CT 增强扫描:A. 增强动脉期轴位像;B. 增强静脉期轴位像;
C. 增强静脉期冠状位。CT 扫描显示胃术后,贲门、残胃体胃壁增厚,内缘凹凸不平,增
强轻度不均强化(蓝箭)。

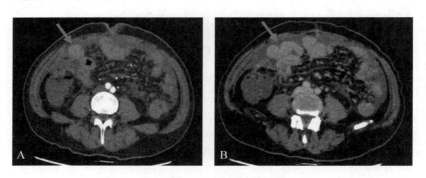

图 9-6　胃癌腹膜种植转移

男,52 岁。下腹部 CT 增强扫描:A. 增强动脉期轴位像;B. 增强静脉期轴位像。CT
扫描显示腹膜、大网膜和肠系膜增厚伴多发结节,增强后有强化(蓝箭),患者为Ⅳ期胃癌。

但未侵及邻近结构。T4:肿瘤侵犯周围脏器或组织。

　　T1 期多类似于正常胃壁,增强后病变区黏膜强化明显,周围脂肪间隙清晰(图 9-7)。
T2 期表现为胃壁增厚,浆膜面光整,周围脂肪间隙清晰(图 9-8)。T3 期表现为胃壁增厚,
浆膜面毛糙、不规则,周围脂肪间隙可模糊(图 9-9)。T4 期表现为胃壁增厚,肿瘤侵及肌
层、浆膜层及浆膜层外,与邻近器官间脂肪间隙消失(图 9-10)。

　　2. N 分期

　　正常淋巴结在 CT 扫描一般不显示,当胃癌出现淋巴结转移时,早期表现为胃周小结节
状影,随着病程进展,表现为明显结节状,部分可融合,推压、包绕血管组织(图 9-11)。

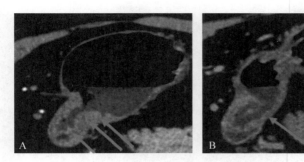

图 9-7　胃窦小弯侧低黏附性癌

　　临床分期归为 T1 期。男,60 岁。胃癌 CT 扫描:A. 增强动脉期轴位像;B. 增强静脉期
轴位像。CT 扫描显示胃窦壁不均匀增厚,正常胃黏膜中的稍低密度带隐约可见(蓝箭)。术后
病理为:胃窦小弯侧低黏附性癌,部分为印戒细胞癌。

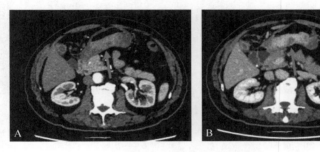

图 9-8　胃角低分化腺癌

　　临床分期归为 T2 期。男,69 岁。胃癌 CT 扫描:A. 增强动脉期轴位像;B. 增强静脉期
轴位像。CT 扫描显示胃窦部胃壁增厚,不均匀强化,累及胃壁全层,但浆膜面尚光整(蓝箭)。
术后病理为:胃角低分化腺癌,部分为印戒细胞癌。

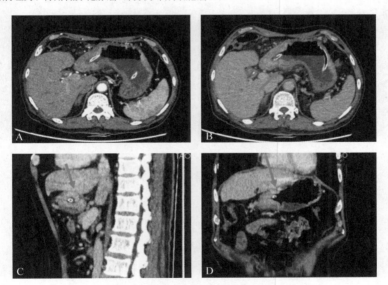

图 9-9　胃窦溃疡型中分化腺癌

　　临床分期归为 T3 期。女,60 岁。胃癌增强 CT 扫描:A. 增强动脉期轴位像;B. 增强静
脉期轴位像;C. 增强静脉期矢状位像;D. 增强静脉期冠状位像。CT 扫描显示胃窦部胃壁增
厚,轻度强化,浆膜面毛糙,周围脂肪间隙呈条索样密度增高,但与邻近脏器分界尚清楚。术后
病理为:胃窦溃疡型,中分化腺癌,浸润至浆膜下层。

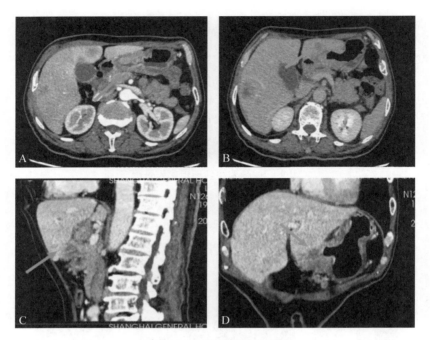

图 9 - 10 胃体及胃窦部腺癌

临床分期归为 T4 期。男,70 岁。胃癌增强 CT 扫描：A. 增强动脉期轴位像；B. 增强静脉期轴位像；C. 增强静脉期矢状位像；D. 增强静脉期冠状位像。CT 扫描显示胃体及胃窦部胃壁增厚,不均匀强化,与肝左叶界限不清并伴肝左叶转移灶(蓝箭)。术后病理：胃腺癌大网膜种植或转移、肝转移。

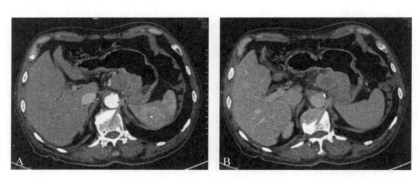

图 9 - 11 胃体小弯侧占位

女,60 岁。上腹部 CT 增强扫描：A. 增强动脉期轴位像；B. 增强静脉期轴位像。CT 扫描显示胃体小弯侧 MT 伴邻近淋巴结肿大(蓝箭)。

N0：无淋巴结转移。N1：1～2 枚淋巴结转移。N2：3～6 枚淋巴结转移。N3a：7～15 枚淋巴结转移。N3b：等于或多于 16 个淋巴结转移。

胃癌淋巴结分组：按胃的淋巴结引流途径,把胃淋巴结分为 16 组,① 贲门右淋巴结；② 贲门左淋巴结；③ 胃小弯淋巴结；④ 胃大弯侧淋巴结；⑤ 幽门上淋巴结；⑥ 幽门下淋巴结；⑦ 胃左动脉旁淋巴结；⑧ 肝总动脉旁淋巴结；⑨ 腹腔动脉旁淋巴结；⑩ 脾门旁淋巴结；⑪ 脾动脉旁淋巴结；⑫ 肝十二指肠韧带旁淋巴结；⑬ 胰头后淋巴结；⑭ 肠系膜根部淋巴结；⑮ 结肠中动脉旁淋巴结；⑯ 腹主动脉旁淋巴结。

3．M 分期

M0：无远处转移证据。

M1：有远处器官（如肝脏、肺、卵巢、腹膜、肠系膜）转移（图 9－6）。

三、胃癌 MRI 成像

正常胃壁组织可以在 MRI 清晰地表现为黏膜层、黏膜下层、肌层和浆膜层，且胃周脂肪与浆膜面之间存在明显的低信号带（图 9－12）。胃癌在 MRI 成像主要表现为三种形态：胃壁增厚、软组织肿块形成和胃壁破坏。

1．胃壁增厚

一般胃壁厚度大于 5 mm。增厚的胃壁厚薄不均匀，形态不规则，同时伴有信号异常。T1WI 呈等或稍低信号，T2WI 呈高或稍高信号，增强扫描呈明显强化（图 9－13 和图 9－14）。早期胃癌仅浸润胃壁浅表层，胃壁增厚不明显，T1WI 与正常胃黏膜信号相似，T2WI 略高于正常黏膜信号，增强后呈不均匀强化。

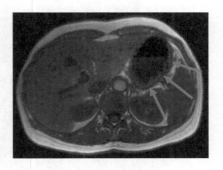

图 9－12　正常胃 MRI 扫描

男，50 岁。上腹部 MRI 扫描：T1WI 横断面。MR 成像显示显示胃周脂肪与浆膜面之间的低信号带。

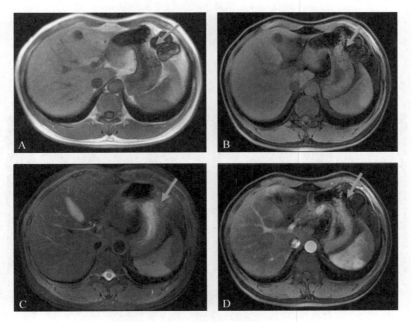

图 9－13　胃窦部溃疡性低分化腺癌

男，50 岁。上腹部 MRI 增强：A. 不压脂 T1WI 横断面；B. 压脂 T1WI 横断面；C. T2WI 横断面；D. 压脂 TIWI 增强横断面。MR 成像显示胃体后壁局部增厚伴溃疡，强化明显（蓝箭）。

2．软组织肿块形成

进展期胃癌胃壁增厚显著，形态不规则，可向腔内或腔外形成软组织肿块影，表面可有大小不等的溃疡形成，有时肿块可与周围肿大的淋巴结融合。肿块信号 T1WI 呈等或稍低

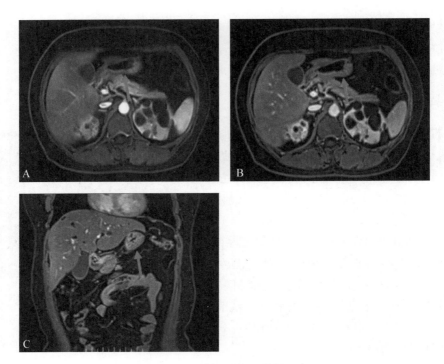

图 9 - 14 胃窦小弯侧印戒细胞癌

T2 期。女,55 岁。上腹部 MRI 增强:A. 压脂 T1WI 增强动脉期横断面;B. 压脂 T1WI
增强延迟期横断面;C. 压脂 T1WI 增强延迟期冠状面。MR 成像显示胃窦后壁局部稍厚伴明
显强化,并似见溃疡,浆膜面未见浸润(蓝箭)。MRI 分期为 T2 期。

信号,T2WI 呈高或稍高信号,增强扫描呈中等至明显强化(图 9 - 15)。

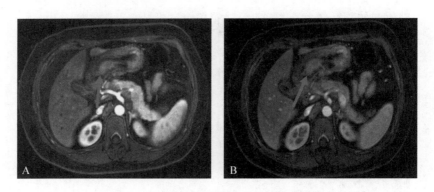

图 9 - 15 胃体大弯侧为中心软组织肿块

女,32 岁。上腹部 MRI 增强:A. 压脂 T1WI 增强动脉期横断面;B. 压脂 T1WI 增强静
脉期横断面 。MR 成像显示胃体大弯侧为中心胃壁不规则增厚,注射造影剂后延迟增强,浆
膜面毛糙(蓝箭)。

3. 胃壁破坏

进展期胃癌常突破浆膜层,表现为病变区胃轮廓不清,浆膜面毛糙,MRI 可显示胃周脂
肪与浆膜面之间的低信号带中断,明显强化的肿块侵及整个胃壁,严重者与受侵器官融合在
一起(图 9 - 16 和图 9 - 17)。

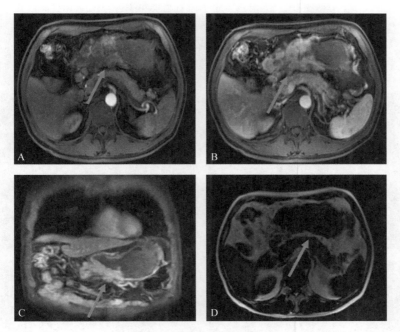

图 9-16　胃窦低分化腺癌

MRI 分期为 T4a 期。男,64 岁。上腹部 MRI 增强:A. 压脂 T1WI 增强动脉期横断面;B. 压脂 T1WI 增强延迟期横断面;C. 压脂 T1WI 增强延迟期冠状面;D. 脂肪序列横断面。MR 成像显示胃小弯胃壁增厚,浆膜面毛糙,但与胰腺分界尚清晰,脂肪序列可以看到胃壁与胰腺之间的脂肪带(蓝箭)。MRI 分期为 T4a 期。术后病理为:胃窦低分化腺癌,溃疡型肿块。

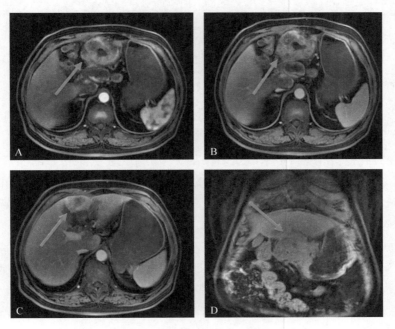

图 9-17　胃体大弯侧为中心占位

MRI 分期为 T4b 期。女,62 岁。上腹部 MRI 增强:A. 压脂 T1WI 增强动脉期横断面;B. 压脂 T1WI 增强延迟期横断面;C. 压脂 T1WI 增强延迟期横断面;D. 压脂 T1WI 增强延迟期冠状面。MR 成像示胃体大弯侧为中心胃壁不规则增厚,注射造影剂后延迟增强,浆膜面毛糙,与邻近肝脏界限不清(蓝箭)。MRI 分期为 T4b 期。术后病理为:胃窦部腺癌,突破浆膜层侵犯肝脏左叶内侧段,肝内多发转移瘤。

MRI 技术对于胃癌术前 T 分期具有较高的诊断价值,尤其对于判断肿瘤是否突破浆膜层具有较高的诊断价值。胃周脂肪与浆膜面之间为低信号带,此低信号带用于判断肿瘤是否突破浆膜层。此外,MRI 技术对于胃癌肝转移的诊断也具有重要作用(图 9 - 18)。

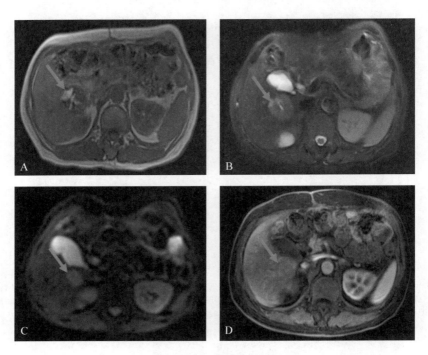

图 9 - 18　胃癌肝转移

男,52 岁。上腹部 MRI 增强:A. 不压脂 T1WI 横断面;B. 压脂 T1WI 横断面;C. T2WI 横断面;D. 压脂 T1WI 增强横断面。MR 成像显示肝右叶前下段类圆形异常信号影,T1WI 呈低信号为主混杂信号,T2WI 呈中高信号,增强扫描呈不均匀强化(蓝箭)。

四、CTA 成像在胃癌中的应用

随着胃癌腹腔镜精准外科手术以及多脏器联合切除的扩大根治术的展开,术前了解胃周血管,尤其是影响手术方式和手术进程的重要血管及其解剖变异具有重要意义(图 9 - 19～图 9 - 21)。多层螺旋 CT 血管造影(CTA)能准确评价腹主动脉及其分支血管解剖、变异,以及与病灶关系密切的血管。

1. 腹腔血管解剖

(1)腹腔动脉:腹腔动脉又称腹腔干,多于第 12 胸椎至第 1 腰椎水平从腹主动脉左前壁发出,其三大分支为胃左动脉、肝总动脉和脾动脉。

(2)肝总动脉:多数起自腹腔干,少数起自肠系膜上动脉,起自腹主动脉罕见。肝总动脉分为肝固有动脉和胃十二指肠动脉。肝固有动脉分为肝右动脉和肝左动脉。

(3)胆囊动脉:多数于胆囊三角内起自肝右动脉,胆囊动脉常常存在变异,可起自肝固有动脉、肝固有动脉左支、胃十二指肠动脉或具有双胆囊动脉等。

(4)肠系膜上动脉:于第 1 腰椎中 1/3 平面起自腹主动脉前壁,供应所有小肠、右半结

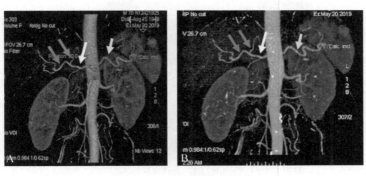

图 9-19 腹腔干 CTA

男,32 岁。上腹部 CTA:A. 多平面重组(MIP);B. 容积再现技术(VRT)。CTA 成像清晰显示腹腔干各个主要分支,肝固有动脉(蓝箭),胃十二指肠动脉(红箭),肝总动脉(白箭)及脾动脉(黄箭)。

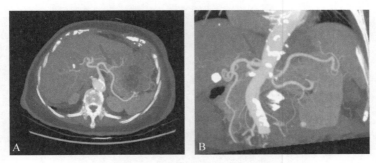

图 9-20 胃窦部溃疡型中-低分化腺癌

男,51 岁。上腹部 CTA:A、B. 多平面重组(MIP)。CTA 成像显示胃壁不规则增厚,浆膜面模糊,供血动脉主要来自胃左动脉(蓝箭)。

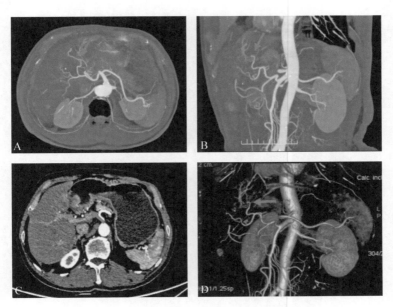

图 9-21 胃窦小弯侧中-低分化溃疡型腺癌

男,72 岁。上腹部 CT 增强及 CTA 成像:A、B. 多平面重组(MIP);C. 增强 CT 横断面;D. 容积再现技术(VRT)。CTA 成像显示胃体下近胃窦部壁增厚,其内可见胃网膜右动脉分支参与供血(红箭)。

肠和大部分横结肠。

（5）肠系膜下动脉：起自腹主动脉前壁，平第 3 腰椎及椎间盘高度，分支有左结肠动脉、乙状结肠动脉和直肠上动脉，供应降结肠、乙状结肠和直肠上段。

2. 腹腔干解剖变异

一般根据腹腔干三大分支的解剖共干情况，将其分为四型：Ⅰ型：三支型，为胃肝脾干型（胃左动脉、脾动脉和肝总动脉）；Ⅱ型：两支型，为肝脾干、胃肝干和胃脾干；Ⅲ型：无干型，为两条脏支单独起自腹主动脉或肠系膜上动脉；Ⅳ型：上述三型有附加动脉参与，为各型的亚型。由于腹腔干存在的变异率较高，在术前知晓其变异情况，对精准外科手术具有重要意义。

第十章

^{18}F – FDG PET/CT 显像在胃癌诊治中的应用

第一节　^{18}F – FDG PET/CT 显像原理及在胃癌中的应用概述

^{18}F – FDG 是天然葡萄糖的类似物,是目前临床上最常用的肿瘤代谢显像剂。^{18}F – FDG 进入细胞后,在己糖激酶的作用下生成 6 -磷酸脱氧葡萄糖,不会继续分解参与三羧酸循环,从而滞留于细胞内,经 PET 探测成像。绝大多数肿瘤细胞代谢活跃,糖酵解速度明显高于正常组织,致使^{18}F – FDG 在肿瘤细胞内大量积聚,可作为肿瘤的示踪剂。^{18}F – FDG PET/CT 集 PET 与 CT 于一体,可同时显示病灶的解剖学形态及糖代谢情况,对肿瘤患者的全身评估具有独特价值。

^{18}F – FDG PET/CT 作为肿瘤诊疗中的重要一环,为肿瘤的精准诊疗提供科学依据,可早期诊断及鉴别诊断、精准分期、指导靶区勾画、监测疗效及判断复发转移等。其在胃癌中的具体临床应用如下。

1. 肿瘤的诊断及鉴别诊断

^{18}F – FDG PET/CT 可提供胃癌原发灶的解剖形态及葡萄糖代谢水平等信息,根据这些信息作出胃癌的诊断,并与胃部其他良恶性病变进行鉴别诊断,如淋巴瘤、间质瘤等,诊断存在困难时可加做同机增强 CT 加以鉴别。

2. 肿瘤的临床分期及治疗后再分期

^{18}F – FDG PET/CT 一次显像能获得全身图像,尤其对于远处淋巴结、脏器、骨骼、腹膜等转移灶的探测效率高,能较准确地对胃癌进行 TNM 分期及治疗后再分期,帮助临床制定个体化治疗方案,做到肿瘤的精准治疗,有着其他影像学技术无法媲美的优势。

3. 肿瘤治疗过程中的疗效监测和治疗后的疗效评价

肿瘤接受治疗后其分子水平的代谢改变早于形态学改变,FDG 摄取减少或消失是临床上治疗有效的早期标志,同时可鉴别残存病灶与治疗后的坏死或纤维化。所以,^{18}F – FDG PET/CT 在胃癌的疗效监测和疗效评价中有着重要意义。

4. 肿瘤患者术后监测复发及转移

^{18}F – FDG PET/CT 一次显像可完成全身检查,监测肿瘤局部复发及远处转移情况,尤

其有利于隐匿性病灶的检出。

5. 恶性肿瘤的预后评估

^{18}F‐FDG PET/CT 可提供多个显像参数，如 FDG 最大摄取值(SUVmax)、肿瘤代谢体积(MTV)、总糖酵解量(TLG)及治疗前后 SUV 值变化等，可全面反映肿瘤负荷量及肿瘤的生物学行为，从而准确评估患者预后。

6. 已发现肿瘤转移而临床需要寻找原发灶

对于存在肝、肺、骨、腹膜、卵巢等部位转移的患者，行^{18}F‐FDG PET/CT 可以明确原发灶部位。

7. 消化道肿瘤标志物异常升高患者的肿瘤检测

对于肿瘤标志物 CEA、CA19‐9、CA72‐4、CA12‐5、CA50 异常升高，特别是 CA72‐4、CEA、CA19‐9 升高的患者，可行^{18}F‐FDG PET/CT 明确是否存在胃癌或其他的胃肠道肿瘤。

第二节　^{18}F‐FDG PET/CT 显像在胃癌诊断及鉴别诊断的应用

早发现与早诊断是胃癌诊疗过程中的重要环节，^{18}F‐FDG PET/CT 在肿瘤的诊疗中得到广泛应用，^{18}F‐FDG PET/CT 提供病灶的糖代谢情况，并辅以解剖学形态的观察，可提高诊断的准确性，但在胃癌术前诊断中的应用价值一直存在争议，^{18}F‐FDG PET/CT 对早期胃癌、黏液腺癌、印戒细胞癌的诊断价值较有限。早期胃癌呈中高分化，分化程度越高对^{18}F‐FDG 的摄取越少，故早期胃癌显影效果欠佳。印戒细胞癌和黏液腺癌的细胞膜表面表达的葡萄糖转运体 1(Glucose transporter 1，GLUT1)水平较低，致使显像结果假阴性。但以上两种类型的肿瘤对一些新型显像剂较敏感，可以帮助做出更明确的诊断(详见第八节)。胃部炎症或充盈欠佳所致生理性摄取常常导致假阳性的结果，此时再次充盈胃部后立刻加做延迟显像可帮助与之鉴别。在肿瘤的鉴别诊断方面，CT 无法将胃腺癌与原发性胃淋巴瘤有效鉴别，^{18}F‐FDG PET/CT 结合解剖及代谢可以很好地鉴别这 2 种肿瘤，在病种方面可更加全面的鉴别胃部的良恶性病变(图 10‐1～图 10‐5)，故而在鉴别诊断方面，^{18}F‐FDG PET/CT 具备了更高的临床应用价值。

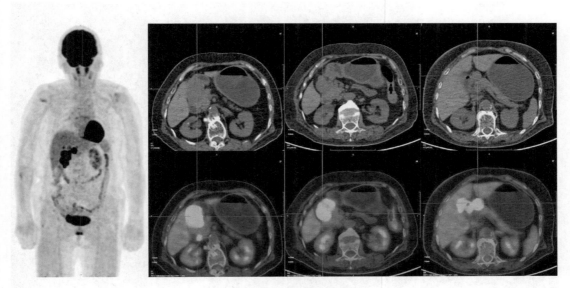

图 10 - 1　胃窦前壁腺癌

　　患者,女,76 岁。因腹胀就诊,胃镜示:胃窦前壁溃疡灶,MT 可能大。^{18}F - FDG PET/CT 示:胃窦肿块(4. 5 cm×3. 6 cm,SUVmax 18. 1),胃窦旁、肝门区、下腔静脉旁多发淋巴结肿大(较大者直径约 3. 2 cm,SUVmax 15. 1)。病理:(胃窦)腺癌。

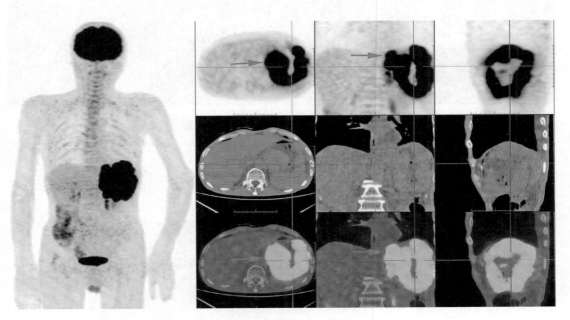

图 10 - 2　胃弥漫性大 B 细胞淋巴瘤

　　患者,男,64 岁。因腹痛伴腹胀就诊,胃镜诊断为胃癌。^{18}F - FDG PET/CT 示:胃底及胃体壁弥漫性明显增厚(SUVmax 24. 4),肝胃韧带多发淋巴结肿大(最大 2. 9 cm×1. 7 cm,SUVmax 14. 0),考虑淋巴瘤可能大。病理:弥漫性大B 细胞淋巴瘤。

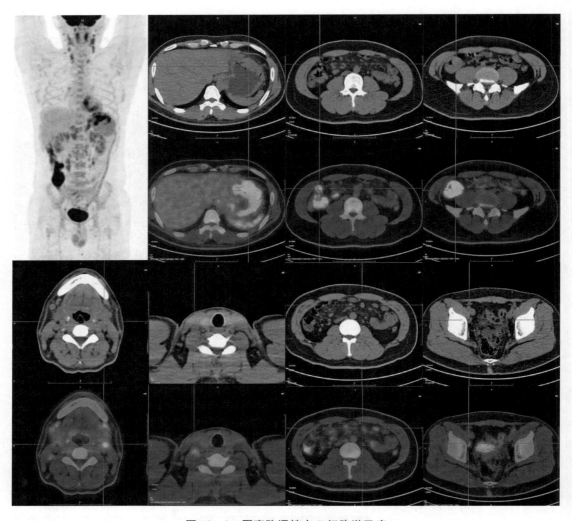

图 10 - 3　胃窦弥漫性大 B 细胞淋巴瘤

　　患者,男,39 岁。因间歇性腹痛伴呕吐就诊。^{18}F - FDG PET/CT 示:胃壁多发增厚(SUVmax 17.2),右中腹区小肠病灶(SUVmax 11.8),升结肠、直肠壁多发增厚(SUVmax 14.7),颈、胸、腹多发淋巴结、双腮腺多发小结节(较大约 2.3 cm×1.7 cm,SUVmax 6.7),考虑淋巴瘤多发浸润灶。肠镜病理示 DLBCL。病理:(胃窦)考虑弥漫性大 B 细胞淋巴瘤(非生发中心来源)。

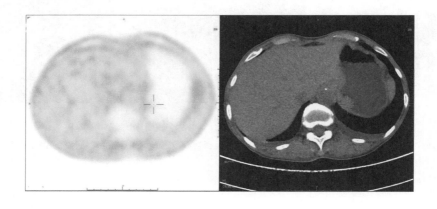

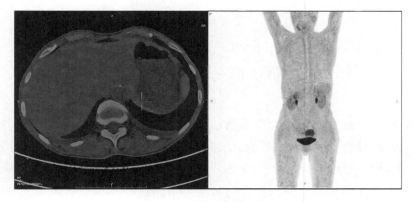

图 10 - 4　胃底间质瘤

　　患者,女,75 岁。纳差、消瘦 1 个月。^{18}F - FDG PET/CT 示:胃底壁黏膜下结节,葡萄糖代谢轻度增高,考虑良性可能大。病理:胃底间质瘤。

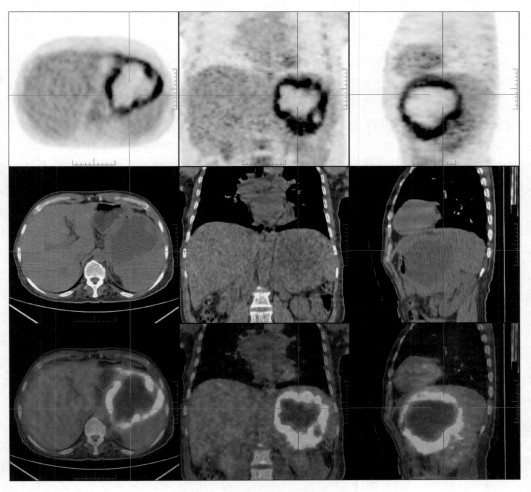

图 10 - 5　胃间质瘤伴腹膜转移

　　患者,男,62 岁。发热 1 月余。^{18}F - FDG PET/CT 示:胃脾间隙巨大肿块(11.4 cm×10.5 cm×13.5 cm,SUVmax 11.8),考虑恶性间质瘤可能。病理:间质瘤,腹膜转移。

第三节 ^{18}F – FDG PET/CT 显像在胃癌
分期及再分期中的应用

胃癌的分期包含局部浸润深度（T 分期）、淋巴结（N 分期）及远处转移（M 分期），再分期指肿瘤治疗后原发肿瘤缩小，转移性淋巴结消失或减少，远处转移被控制等，需要再次评估 TNM 分期。肿瘤精准分期与再分期对胃癌患者治疗方案的选择意义重大。

胃癌 T 分期常采用增强 CT，超声胃镜区分 T1/2 与 T3/4 优于增强 CT，对早期胃癌的浸润深度诊断效能较好，但对于进展期胃癌，尤其是大于 T4 期的胃癌诊断效能较低。超声胃镜属于侵入性检查，结果准确性依赖于操作者的技术，且需要患者长时间的配合，对于管腔狭窄的病灶应用有限，甚至有可能造成胃穿孔。^{18}F – FDG PET/CT 由于技术手段的限制并不能清晰区分病灶的浸润深度，对于部分不能明确 T 分期的患者，可加做上腹部同机增强 CT，以便更好地帮助明确 T 分期。研究表明^{18}F – FDG PET/CT 对胃癌原发灶的诊断效能高于 CT，尤其适用于晚期胃癌。

淋巴结转移是胃癌的主要转移方式，精准的 N 分期是胃癌患者淋巴结清扫的必要性和可行性基础。淋巴结转移也与胃癌患者预后相关。临床上一般通过增强 CT 或 MRI 来观察淋巴结，通过形态、大小、强化方式、信号改变来判断淋巴结受累情况，易漏诊转移的小淋巴结。因反应性或炎性改变而引起的淋巴结良性肿大在胃癌患者中也比较常见，CT 及 MRI 无法将其与转移性淋巴结相鉴别。^{18}F – FDG PET/CT 显像结合淋巴结的糖代谢及解剖形态学变化，对 N 分期有着更高的诊断效能，降低了检查的假阳性与假阴性。研究显示^{18}F – FDG PET/CT 对 N2 及 N3 期的诊断特异度明显优于 CT 及 MRI，相较于淋巴结的直径，^{18}F – FDG 是个更有意义的参数。但^{18}F – FDG PET/CT 对于直径小于 3 mm 的转移淋巴结易漏诊；部分转移性小淋巴结位于原发灶旁，其糖代谢易受到原发灶的干扰而漏诊。胃肠道肿瘤除了发生周围淋巴结转移外，易转移至远处淋巴结如锁骨上淋巴结等，这也是常规影像学检查的劣势所在，而 PET/CT 为全身显像，对远处转移性淋巴结的检出有很大优势，全面提高了 N 分期的准确性。

胃癌最常见的转移部位为肝、肺、骨骼、腹膜等，研究表明^{18}F – FDG PET/CT 在实体脏器（肝、肺、骨等）远处转移检测的灵敏度和特异度分别为 95.2% 和 100%，诊断腹膜转移的准确度为 92.31%，对于一些微小的腹膜转移灶，CT 上的表现可能不明显，但是糖代谢可明显增高，大大提高了腹膜转移灶的检出率。PET/CT 一次检查，全身显像，有助于发现其他远隔部位的转移灶，提高了 M 分期的准确性，可帮助临床优化胃癌患者的治疗方案，指导外科手术。

综上，^{18}F – FDG PET/CT 一次显像能获得全身图像，可全面获取原发灶及转移灶的代谢及解剖学信息，对于较早期胃癌，加做同机增强 CT 可对原发病灶进行更为准确的判断，在最大程度上保证了肿瘤分期的准确性，帮助临床制定个体化治疗方案，做到肿瘤的精准治疗，有着其他影像技术无法媲美的优势（图 10 – 6）。

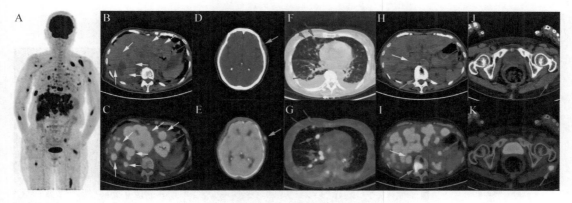

图 10－6　胃癌伴全身多发转移($T_3N_xM_1$)

　　患者,女,84岁。纳差、右上腹不适3周。^{18}F－FDG PET/CT 示:贲门区胃壁肿块(大小4.3 cm×4.1 cm,SUVmax 10.7),肝脏多发肿块及结节(最大5.2 cm,SUVmax 10.6),胰尾多发结节(最大1.5 cm,SUVmax 4.5),右肾上腺结节(大小1.8 cm×1.0 cm,SUVmax 7.2),双肺多发结节(最大1.6 cm×1.1 cm,SUVmax 4.8),左顶部、背部皮下多发小结节(最大0.3 cm,SUVmax 2.5),全身肌肉多发结节(最大2.4 cm,SUVmax 8.5),全身多发骨病灶(SUVmax 8.4),考虑胃癌伴全身多发转移,分期 T3NxM1。

第四节　^{18}F－FDG PET/CT 显像在胃癌疗效监测及治疗后疗效评价中的应用

　　手术切除是早期胃癌治疗的主要方法。术前新辅助化疗是局部进展期胃癌的标准治疗模式,可使原发灶范围缩小,增加局部手术切除率并降低复发的可能,从而改善临床预后。对于无法手术切除的患者往往采用放化疗、腹腔灌注等综合治疗。传统的影像学检查通过病灶大小、形态学改变来判断疗效,但早期治疗有效时,由治疗引起的肿瘤结构变化滞后于肿瘤细胞的死亡,肿块可持续存在;部分肿块治疗后发生坏死、纤维化,在大小上无明显改变。因此早期及时准确对疗效进行评价可早期识别出治疗无效者,从而及时调整治疗方案。

　　^{18}F－FDG PET/CT 结合了 CT 的解剖成像及 PET 的功能显像,灵敏度高,可早期反映肿瘤糖代谢改变,通过 FDG 的摄取变化可观察肿瘤对治疗的反应,同时可与治疗后坏死或纤维化相鉴别。因此,PET/CT 在肿瘤的疗效监测和治疗后疗效评价中有着重要意义:① 协助临床及时调整治疗方案;② 及时发现并终止无效治疗以避免相关的药物毒性;③ 指导临床正确处理治疗过程中或治疗后的残余肿块;④ 一次显像即可全面评估患者病情(图10－7～图10－8)。

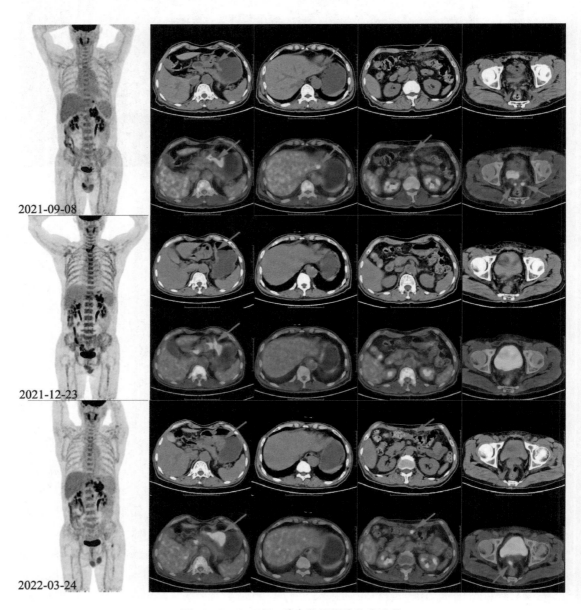

图 10-7　PET/CT 动态监测胃癌化疗疗效

2021-09-08 因中上腹隐痛不适 2 个月余行第一次 PET/CT：胃体及胃窦壁增厚(SUVmax 7.7)，大网膜、横结肠系膜及盆底腹膜多发增厚(SUVmax 3.5)，肝左外叶结节(大小 1.1 cm×0.8 cm，SUVmax 5.0)，考虑胃癌伴多发转移。后化疗 4 程至 2021-11-30，2021-12-23 复查 PET/CT：胃体及胃窦壁增厚(SUVmax 10.0)，大网膜、横结肠系膜多发增厚区(SUVmax 2.6)，与 2021-09-08 PET/CT 相比：胃部病灶葡萄糖代谢较前增高，肝左叶病灶及盆底腹膜病灶消失，其余病灶范围较前缩小，葡萄糖代谢较前减低。后再化疗多程至 2022-03-01。2022-03-24 复查 PET/CT：胃体及胃窦壁不均匀增厚(SUVmax 14.4)，肝胃韧带、大网膜、横结肠系膜多发增厚(SUVmax 2.6)，直肠旁肿大淋巴结(直径 1.2 cm，SUVmax 4.7)，与 2021-12-23 PET/CT 相比：胃体及胃窦壁肿块较前明显增大，葡萄糖代谢较前增高，新增直肠旁肿大淋巴结；其余病灶范围较前缩小，葡萄糖代谢较前减低。

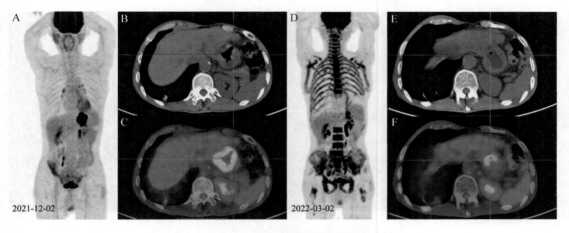

图 10‐8　PET/CT 动态监测胃癌放疗疗效

2021‐12‐02 因 1993 年胃贲门癌手术史,现吐血 1 月行第一次 PET/CT:残胃壁局部增厚伴葡萄糖代谢增高(大小 4.9 cm×4.8 cm×7.0 cm,SUVmax 13.3),考虑胃癌;2021‐12‐07 开始行局部肿瘤放疗,2022‐03‐02 复查 PET/CT:残胃壁增厚伴局部葡萄糖代谢增高(大小 2.4 cm×2.0 cm,SUVmax 5.1),考虑胃癌仍有活性可能;与 2021‐12‐02 PET/CT 比较,病灶体积较前缩小并葡萄糖代谢较前减低,考虑治疗有效。

第五节　¹⁸F‐FDG PET/CT 显像在胃癌复发转移监测中的应用

胃癌术后易出现复发及转移,复发转移往往预示着预后不良,因此术后复发转移的监测是患者疾病管理的重要部分。目前,临床上采用增强 CT、MRI、胃镜、血清肿瘤标志物等检查来进行术后定期随访,但是各有优缺点,诊断灵敏度及特异度相对较低。常规的 CT 以及 MRI 无法鉴别复发与术后纤维化,且易漏诊部分转移灶。胃镜属于侵入性操作,部分患者不能耐受,而且胃镜只能观察到术区的情况,不能明确是否存在远处转移情况。血清肿瘤标志物灵敏度高,特异性低,对疾病的动态变化有一定的监测意义,但是不能准确提供肿瘤的复发及转移情况。¹⁸F‐FDG PET/CT 一次显像可采集全身信息,除了判断术区是否复发外还可检出远隔部位的转移,对全身情况进行评估,并判断局部复发、远处转移的可切除性,提高患者手术成功率,也可以避免无意义的手术(图 10‐9)。¹⁸F‐FDG PET/CT 在胃癌术后复发及转移监测中具有重要价值,灵敏度为 85.71%,特异度为 97.1%,准确度为 95.18%,诊断效能高,尤其适用于晚期胃癌的复发转移的监测,因为早期胃癌术后复发率较低,但早期胃癌在术后较长的时间段后仍可选择用¹⁸F‐FDG PET/CT 进行全身情况的评估。

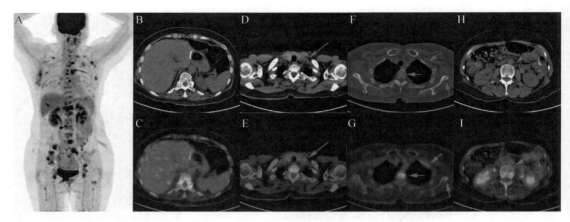

图 10‑9　胃癌伴全身多发骨转移

患者,女,58 岁,2012 年行胃癌手术,术后化疗至 2013 年结束。腰背疼痛 6 个月,加重伴肢体疼痛 1 周。行[18]F‑FDG PET/CT 示:全身多发骨病灶(SUVmax 12.8),考虑肿瘤骨转移。腹膜后及左颈深下小淋巴结(SUVmax 2.5),考虑肿瘤转移可能性大。残胃及吻合口壁葡萄糖代谢轻度增高(SUVmax 3.5),考虑炎症可能。考虑到患者已经全身多发骨转移,无论淋巴结是否为转移灶,对治疗方案的选择影响都不大,该患者随后进行了化疗。

第六节　[18]F‑FDG PET/CT 显像在胃癌预后判断中的应用

虽然胃癌的治疗手段不断更新,术前分期不断提高精确度,但胃癌患者的生存预后仍不尽如人意。胃癌原发灶大小、分期、淋巴结及远处转移都是重要的预后因素。研究报道原发灶的[18]F‑FDG 高摄取也是预后不良的标志,SUVmax 越高,代表了肿瘤的糖代谢越活跃,增殖侵袭能力强,发生淋巴结、远处转移的可能性更大,预后不良。肿瘤代谢体积(MTV)、总糖酵解量(TLG)等三维测量指标反映患者全身肿瘤负荷情况,与 SUVmax 相比可更好地预测预后,研究发现当 TLG>600 cm^3,MTV>100 cm^3 时,患者的无进展生存时间和总生存时间明显缩短。但 TLG、MTV 测量较为繁琐。也有研究发现转移性淋巴结的 SUVmax 也是胃癌患者的独立预后因素。

第七节　[18]F‑FDG PET/CT 显像在寻找原发灶中的应用

对一些不明原因发热、腹痛、体重下降、消化道肿瘤标志物升高、消化道出血或转移性肿瘤就诊患者(图 10‑10),行[18]F‑FDG PET/CT 显像可了解全身情况,如果显像结果高度怀疑胃癌,可以建议胃镜检查并活检,协助临床医生制订最佳的治疗方案。

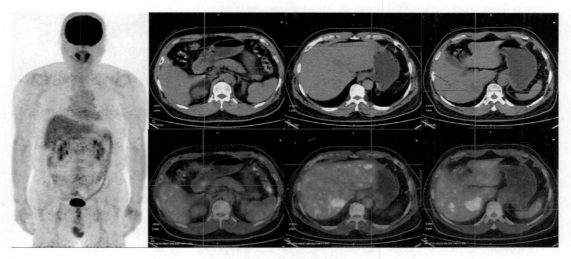

图 10-10 胃癌伴肝脏多发转移

患者,男,64 岁,体检发现 CEA:160.33 ng/mL,超声示肝脏多发占位。行^{18}F-FDG PET/CT 示:胃窦壁占位(2.5 cm×1.7 cm,SUVmax 2.5),肝脏多发占位(5.1 cm×3.6 cm,SUVmax 4.9),考虑胃癌伴肝脏多发转移。病理:腺癌。

第八节 FAPI PET/CT 显像在胃癌中的应用

^{18}F-FDG PET/CT 在胃黏液腺癌及印戒细胞癌中的应用价值有限,迫切需要新的显像剂来提高诊断的准确性,弥补 FDG PET/CT 诊断的不足。

肿瘤微环境在促进肿瘤发生发展中起着不可或缺的作用。肿瘤微环境在肿瘤发生发展中起着关键作用,肿瘤相关成纤维细胞是肿瘤微环境的主要组成部分,成纤维细胞活化蛋白(FAP)在高达 90%的上皮性癌肿瘤相关成纤维细胞表面高表达,FAP 抑制剂(FAPI)可与 FAP 特异性的结合,标记放射性核素后,可实现肿瘤的可视化评估。^{68}Ga-FAPI 作为一种新型显像剂已经成为国内外研究的热点。

FAPI PET/CT 能够识别 10 多种恶性肿瘤,具有良好的靶本比,在肿瘤原发灶及转移灶的检出率方面比 FDG PET/CT 更高,诊断效能优于 FDG PET/CT,尤其在肝脏、腹部及脑内占位。令人惊喜的是,FAPI PET/CT 可清晰显示胃肠道黏液腺癌、印戒细胞癌,对原发灶及转移灶的探测效率明显提高,改变了肿瘤患者 TNM 分期(图 10-11)。

虽然,^{18}F-FDG PET/CT 显像的费用较高,但能规避许多不必要的手术,有助于减轻患者的痛苦和经济负担,避免过度手术和医疗资源浪费,提高成本效益比;也可提高术前 TNM 分期的准确性,协助医生临床决策,推进精准化和个体化治疗,延长患者生存期,且其无任何创伤、痛苦和风险。^{18}F-FDG PET/CT 显像可作为胃癌诊断、鉴别诊断、分期与再分期、疗效评价、复发转移监测及评估预后的重要工具,如果遇到黏液腺癌或印戒细胞癌的患者,可行 FAPI PET/CT 显像来帮助患者明确全身情况。

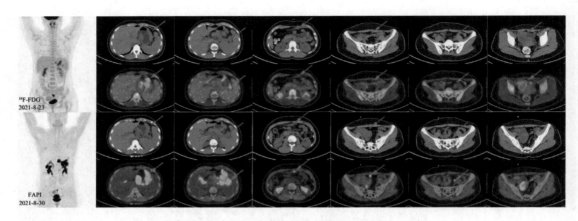

图 10 - 11　胃癌伴多发淋巴结转移

　　患者,女,32 岁。发现黑便 10 天。胃镜病理示:(胃体)低分化腺癌,部分呈印戒细胞癌。2021 - 08 - 18 CEA: 14.99 ng/mL,CA199: 838.5 U/mL。2021 - 08 - 23 ^{18}F - FDG PET/CT 示:胃体肿块(大小 7.1 cm×5.9 cm×4.8 cm, SUVmax 7.5),肝胃韧带、脾胃间隙及胃窦旁多发淋巴结(大小 2.0 cm,SUVmax 4.7),考虑胃癌伴多发淋巴结转移。右附件区肿块(大小 5.9 cm×5.6 cm,SUVmax 3.4),考虑转移可能。考虑到该患者病理组织中部分为印戒细胞癌,担心遗漏部分转移灶,故 2021 - 08 - 30 行 FAPI PET/CT,显像示:胃体肿块(SUVmax 22.0),肝胃韧带、脾胃间隙及胃窦旁多发淋巴结(SUVmax 22.8),大网膜、腹膜多发增厚(SUVmax 11.4),右附件区肿块(SUVmax 6.6),考虑胃癌伴多发转移;与^{18}F - FDG PET/CT 相比:发现了大网膜及腹膜病灶,全面对病情进行评估的同时提高了诊断的准确性。

| 第十一章 |

胃癌内镜的诊断和治疗

第一节　胃癌内镜一般介绍

　　胃镜是临床发现和治疗早期胃癌的"利器",消化内镜医生是胃癌早诊早治的主力军。近年来,随着科学技术的进步,内镜诊断技术获突破性进展,多种内镜新技术如窄带成像技术(Narrow bind image,NBI)、蓝激光成像(Blue laser imaging,BLI)、共聚焦激光内镜(Confocal laser endomicroscopy,CLE)等相继应用于临床,极大地提高了早期胃癌及癌前病变诊断的能力。

　　内镜下的微创治疗的发展和成熟,特别是内镜黏膜下剥离术(Endoscopic submucosal dissection,ESD)的开展,使早期胃癌的内镜下微创治疗成为可能,即使是病变直径大于2 cm 的病灶也可以一次性完整切除,并对切除标本的切缘进行准确的判断,从而达到与外科手术治疗相同的效果,并具有创伤小、风险低、患者术后生活质量高等优点,成为治疗早期胃癌的公认的有效并且安全的方法。目前,我国 ESD 治疗得到了极大的发展,在各大医院相继开展并呈不断推广趋势。

第二节　早期胃癌及癌前病变

　　早期胃癌(Early colorectal cancer)的定义:癌组织仅局限于胃的黏膜层或黏膜下层,不论大小及有无淋巴结转移。其中病灶最大径 5～10 mm 的早期胃癌叫小胃癌病灶,最大径≤5 mm 的早期胃癌叫微小胃癌。

　　胃癌前状态:包括胃癌前疾病和癌前病变。

　　胃癌前疾病:指与胃癌相关的胃良性疾病,有发生胃癌的危险性,为临床概念,如慢性萎缩性胃炎(图 11 - 1)、胃溃疡(图 11 - 2)、胃息肉(图 11 - 3)、手术后胃、Menetrier 病、恶性贫血等。

　　胃癌前病变:指已证实与胃癌发生密切相关的病理

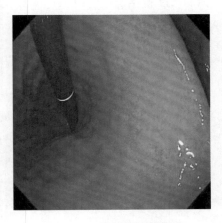

图 11 - 1　慢性萎缩性胃炎

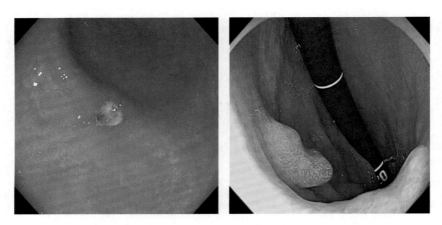

图 11 - 2 胃溃疡   图 11 - 3 胃息肉

变化,即异型增生(上皮内瘤变),为病理学概念。

第三节 胃癌的内镜诊断

近年来,随着科技的发展,内镜诊断技术获突破性进展,窄带成像技术(Narrow bind image,NBI)、自体荧光成像(Auto fluorescence imaging,AFI)、蓝激光成像(Blue laser imaging,BLI)、放大内镜、色素染色内镜、超声内镜、共聚焦激光内镜(Confocal laser endomicroscopy,CLE)等多项内镜技术相继应用于临床,早期胃癌的诊断能力获得了极大提高。

一、白光内镜(White light endoscopy,WLE)

白光内镜就是在正常白光光源照射下,在内镜上所形成的图像,显示的是黏膜自然的色泽。目前,普通白光内镜通常用来进行胃镜检查时明确是否存在胃部病变的筛查。白光内镜的诊断包括部位、大小、色泽、病变形态等(图 11 - 4、图 11 - 5)。

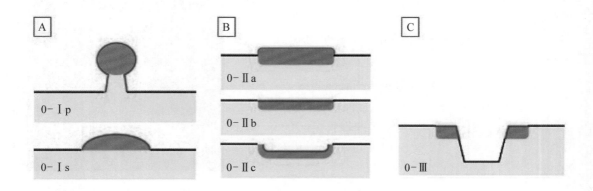

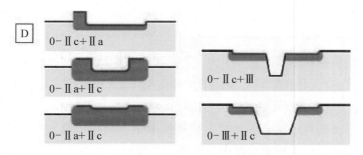

图 11 - 4　病变的大体形态分型

A. 隆起型：带蒂型 0 - Ⅰp,扁平型 0 - Ⅰs;B. 浅表性病变：浅表隆起型 0 - Ⅱa,浅表平坦型 0 - Ⅱb,浅表凹陷型 0 - Ⅱc;C. 凹陷型;D. 混合型：浅表凹陷＋隆起型 0 - Ⅱc＋Ⅱa,浅表隆起＋凹陷型 0 - Ⅱa＋Ⅱc;溃疡＋浅表凹陷：0 - Ⅱc＋ Ⅲ,Ⅲ＋0 - Ⅱc

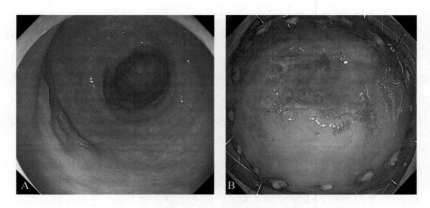

图 11 - 5　早期胃癌

A. 胃窦前壁见一直径 2.0 cm 病灶,白光内镜下见明显的表浅型隆起,中央呈表浅凹陷,附着少量薄白苔,根据白光表现考虑早期胃癌(0 - Ⅱa＋Ⅱc 型);B. 行 ESD 切除后证实为黏膜内癌(T1a)。

二、内镜精查技术

内镜精查技术就是综合应用色素内镜、影像增强内镜技术和放大内镜等辅助手段对可疑病灶进行更加精细的观察和分析。对于常规筛查胃镜所发现的一些可疑病灶,单纯应用白光内镜进行观察往往无法提供足够的诊断信息。在胃癌的内镜诊疗过程中,筛查的首要目的是明确是否存在病变(即存在诊断),而精查内镜则要对筛查所发现病变做出定性诊断(即病变的鉴别诊断：癌和非癌)和定量诊断(浸润深度和病变范围)。

1. 放大内镜(Magnifying endoscopy，ME)

是在普通白光内镜基础上增加变焦镜头,可对黏膜组织进行光学放大观察的内镜检查方法。应用 ME 可以观察消化道黏膜表面腺管开口、微血管等微细结构的改变,有利于对黏膜病变的性质和病变浸润范围进行判断。还可提高活检的准确性,达到靶向活检的效果,在消化道疾病尤其是早期肿瘤诊断方面有独特优势(图 11 - 6)。

2. 色素内镜(Chromoendoscopy，CE)

内镜检查时，向黏膜表面喷洒色素，以增强病变部位与正常黏膜的对比度，从而促进病变的检出。根据作用机制的不同分为对比法、染色法和反应法等。对比法不是对组织本身进行染色，而是通过色素沉积在黏膜上皮的凹陷和沟槽中，或利用色素无法附着在隆起表面的特性，通过颜色深浅的不同显示表面结构的凹凸状态，在胃癌诊断中常用的染色剂靛胭脂就属于对比法。染色法则是色素直接通过上皮被吸收进入组织内部而染色的方法，常用染色剂有结晶紫、亚甲蓝等，在胃癌的诊断中并不常用。反应法典型的代表是食管的卢戈氏液碘染色法，在食管内喷洒碘溶液后，食管鳞状上皮内含有的糖原会与碘发生反应，变成红褐色，但在糖原颗粒较少的鳞癌区域则不会发生反应而呈现不染或淡染区域，从而使病变更容易发现。但该方法不用于胃癌的染色(图 11 - 6)。

3. 电子染色内镜

电子染色内镜又称电子图像增强内镜，即应用计算机图像后处理技术及通过滤光器等改变内镜光源的光学特性，或使用激光或红外光等与白色光特性不同的光源，达成图像的色彩转换及结构强调等效果，使血管、黏膜结构等对比更加强烈，使其更加容易辨认。

(1) 窄带成像技术(Narrow Band Imaging，NBI)：其在传统的红(R)/绿(G)/蓝(B)成像基础上，使用 3 个特殊的窄谱滤光器，通过窄谱滤光器将红、绿、蓝 3 色光谱中的宽带光波

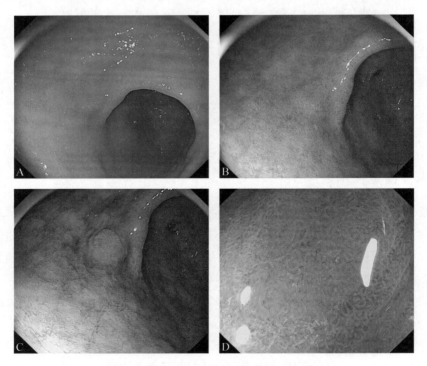

图 11 - 6　胃镜精查技术发现微小早期胃癌

A. 胃窦小弯偏前壁微小病变，白光内镜下与周边对比不明显，非常容易漏诊；B. NBI模式下，病变呈典型的茶褐色区域，与周边对比明显，境界清晰，更容易发现；C. 靛胭脂喷洒染色后，病变表面不易着色，较背景黏膜稍微隆起；D. 放大内镜观察，见病变表面微结构与周围背景黏膜相比明显紊乱，并形成明显边界。

进行过滤,仅留下波长为 415 nm(蓝光)和 540 nm(绿光)的窄带光波,其能被血红蛋白更好地吸收,可以清楚地观察到浅表毛细血管的形态结构。而且其在黏膜表面几乎完全被反射而不发生散射,使得黏膜表面和表浅细微结构得到清晰的勾勒。上述特性使 NBI 能够增强黏膜或黏膜下血管的影像,以及黏膜的细微结构,能够将普通白光下难以观察到的微细结构呈现出来,从而增强对目标病变癌与非癌以及对病变范围判断的诊断能力。目前,奥林巴斯公司的 NBI 系统由 LUCERA 系统升级为 ELITE 系统后,视野更加明亮,远距离观察更加容易(图 11-6)。

(2)自发荧光成像(Autofluorescence imaging,AFI):是指波长为 390~470 nm 的蓝光照射到生物组织后,将组织产生的自体荧光视觉化的技术。在奥林巴斯公司的 AFI 系统中,除蓝光外,还使用了容易被血红蛋白吸收的 540~560 nm 波长(绿色)的光,将反射光中得到的图像和荧光图像合成并显示出来。自体荧光的主要发生源是黏膜下层的胶原蛋白,在 AFI 系统中,通过色彩转换,正常黏膜呈现绿色。肿瘤部位等由于胶原蛋白减少、黏膜增厚、血红蛋白量增加,因此自体荧光表现减弱,并表现色彩呈洋红色。

(3)蓝激光成像(Blue laser imaging,BLI):由富士胶片公司推出,使用了 2 种不同波长的激光,一种是白光用激光,波长 450 nm,通过荧光体激发成全光谱、明亮度较高的白光,照射在黏膜上,呈现自然黏膜色泽明亮、清晰的图像;另一种是 BLI 用激光,采用窄带光观察,波长 410 nm,能够突出黏膜表面的微血管和微结构的对比,达到与 NBI 类似的效果。它同时还具有另一个特点,即可以选择 BLI bright 模式,目的是提高筛查效果,可将普通光的发光强度增强,获得更为明亮的图像。

三、共聚焦激光内镜(Confocal laser endomicroscopy,CLE)

共聚焦激光显微内镜源自实验室常用的共聚焦显微镜,是将传统实验室使用的共聚焦显微镜原理运用到内镜技术当中。具体方法是在内镜头端整合一个共聚焦激光探头,通过特殊的荧光剂,使用激光激发产生人体局部组织学图像的装置,可进行全分辨率的激光断层扫描,内镜放大倍数可达 1 000 倍,分辨率为 0.7 μm,对表面和表面下的观察可达 250 μm 的深度,可进行细胞水平的组织学成像,现已运用到胃镜和结肠镜检查当中。共聚焦激光显微内镜的准备和操作与一般内镜检查大致相同,唯一不同的是在检查过程中需要使用特殊的荧光剂,如静脉注射荧光素钠,和局部喷洒吖啶黄溶液。当前的临床实践证明,荧光素钠仅在少部分人中发生皮疹、瘙痒类的不良反应,大多较轻,经抗过敏治疗后均可好转。无其他不良反应报道。除了专用的共聚焦激光内镜,还开发出了微探头型共聚焦激光内镜,可在普通白光内镜检查的同时,通过内镜活检孔道插入,进行激光共聚焦显微观察。

四、活组织病理学检查

简称"活检",是通过采取活体组织进行形态学检查,作出疾病诊断的重要方法。活检主要用于对病变性质的判断,特别是肿瘤和非肿瘤性疾病、良性和恶性肿瘤的鉴别。具体为经内镜活检钳钳取少许病变组织,然后制成石蜡切片,在显微镜下作组织学检查,必要时可借助免疫组织化学法检查。

第四节　早期胃癌的内镜下治疗

在日本,从 1980 年以来,已经将内镜下切除作为治疗早期胃癌的一种方法,其中便包括内镜黏膜切除术及内镜黏膜剥离术。与外科手术的治疗手段相比,内镜下治疗不仅可以取得和外科治疗相同的治疗效果,还具有创伤小、操作时间短、恢复快、住院时间短、医疗费用低、术后生活质量高、患者可接受多个部位多次治疗等优点。但由于内镜切除属于局部治疗,因此不宜应用于已有淋巴结转移的病灶,故应严格把握治疗指征。早期胃癌进行内镜切除的原则是患者没有发生淋巴结转移,病灶大小及部位能够进行一次性整块切除的病例。

1. 内镜圈套灼除术(snare resection,SR)

为应用高频电圈套器将病变直接套扎切除的方法,常用于胃息肉等隆起性病变的切除治疗,较少应用于早期胃癌的内镜治疗。

2. 内镜黏膜切除术(EMR)

这是一种结合内镜圈套灼除术和内镜黏膜下注射术发展而来的治疗方法,首先进行黏膜下注射将黏膜层和固有肌层分离开后,再用高频电圈套器将病变直接套扎切除的方法,其切除深度可达黏膜下组织,因而可起到治疗黏膜病变的作用(图 11 - 7)。

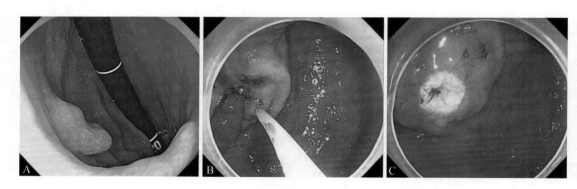

图 11 - 7　胃病变的 EMR 切除

A. 胃体病变;B. 行黏膜下注射后,以高频电圈套器套扎切除;C. 切除后的创面。

3. 内镜黏膜下剥离术(ESD)

这是近年来在 EMR 基础上出现的一种新的内镜下治疗手段,为在黏膜下注射后,应用特制的内镜下切开刀先进行沿病灶周边正常黏膜的环周型切开,再沿黏膜下层剥离,直至将病变完整切除的内镜下治疗过程。与传统的 EMR 相比,其优点包括不受切除病变大小的限制。即使是病变直径大于 2 cm 以上的病灶也可以一次性完整切除,对于合并溃疡、瘢痕或黏膜下粘连明显无法进行 EMR 切除的肿瘤也可以进行完整的切除,复发率低,因病灶完整切除从而可以对切除标本的切缘进行准确判断,达到与外科手术治疗相同的效果。ESD 的标准过程包括标记、黏膜下注射、环周切开,黏膜下层剥离、切除后创面的处理等(图 11 - 8)。

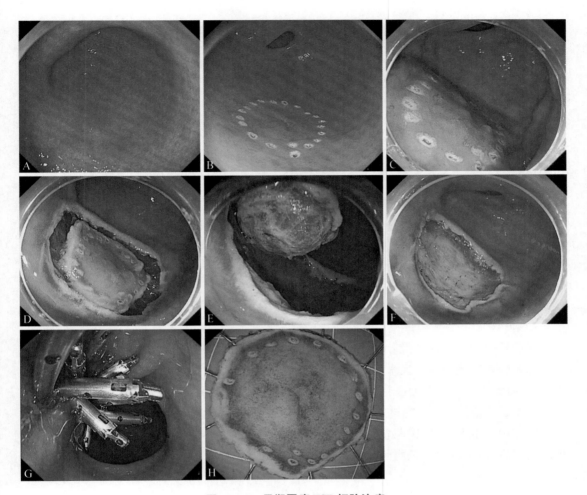

图 11‑8　早期胃癌 ESD 切除治疗

　　A. 胃窦大弯早期胃癌；B. 行环周标记确定切除范围；C. 行黏膜下注射抬起病灶；D. 沿标记点外缘行环周切开；E. 沿黏膜下层剥离；F. 病灶切除后的创面；G. 创面的处理（以尼龙绳和金属夹荷包缝合闭合创面）；H. 切除后以细钉固定的病变。

第五节　内镜下治疗的并发症

　　随着近年内镜操作技术和相关器械的快速发展，早期胃癌的内镜下治疗总体安全，并发症发生率低且大多可控，常见的并发症有出血、穿孔、感染等。

　　1. 出血

　　出血是内镜下治疗主要的并发症之一，可分为术中急性出血和迟发性出血，其整体发生率为 0.5%～13.8%。术中出血包括：① 急性少量出血：指术中创面渗血或喷射性出血持续 1 min 以上，但能经内镜成功止血；② 急性大量出血：术中的活动性渗血或喷射性出血内镜下止血困难，需中断手术和（或）输血治疗。迟发性出血指术后 4 周内出现的呕血、黑便或便血,Hb 下降超过 20 g/L 或伴血流动力学不稳定,需再次进行内镜下止血、输血治疗的情况。迟发性出血可进一步分为术后 48 小时内出血和 48 小时后出血,其中 48 小时内出血占迟发性出血的 50%～70%。

2. 穿孔

穿孔是内镜下治疗最严重的并发症,发生率为 0.5%～4.1%,若处理不及时,可出现严重的气腹、纵隔气肿、腹膜后气肿及腹膜炎等,分为术中穿孔和术后迟发性穿孔。术中穿孔包括术中内镜下发现穿孔,腹部 X 线平片发现膈下游离气体、CT 提示腹腔游离气体或临床出现腹膜刺激征。术中穿孔一般均能及时发现并经内镜下封闭技术包括金属夹夹闭、尼龙绳荷包缝合、OTSC(Over-the-scope clip)等有效闭合,成功率可达 90% 以上。对于内镜下无法关闭的较大的穿孔或者穿孔引起严重并发症者,需急诊外科手术治疗。术后迟发性穿孔是比较罕见的并发症,发生率为 0.1%～0.45%,常发生在术后 2 天或更久,可能与术中缺血性钝性损伤、过度电凝、金属夹脱离等有关。迟发性穿孔一旦发生常会引起严重的并发症,如急性弥漫性腹膜炎、气腹、纵隔气肿等,且因创面较大、水肿等原因,内镜下封闭困难,多需急诊外科手术治疗。

3. 感染

早期胃癌内镜治疗,特别是 ESD 治疗后感染常见的原因为吸入性肺炎,文献报道 ESD 术后患者吸入性肺炎的发生率为 2.2%～6.6%,发生的危险因素包括操作时间过长(大于 2 小时)、高龄(大于 75 岁)及男性。一旦发生,应及时进行胸部 CT 检查,尽早应用抗生素治疗。对于手术范围过大、操作时间较长、反复进行黏膜下注射导致周围炎性水肿者,可考虑预防性应用抗生素,术后用药总时间不宜超过 72 小时。对于有穿孔、大量出血、高龄患者及免疫缺陷患者,可酌情延长用药时间。

第六节　内镜治疗后的随访

2014 年的"中国早期胃癌筛查及内镜诊治共识意见"及 2018 年的"早期胃癌内镜下规范化切除的专家共识意见"均建议对于早期胃癌内镜下切除后,病理判断为治愈性切除的患者,治疗后第 3、6、12 个月各复查 1 次胃镜。此后,每年复查 1 次胃镜,并行肿瘤标记物和相关影像学检查。

第七节　黏膜内科治疗碰撞浆膜外科治疗

随着内镜技术的快速发展,早期胃癌的检出率得到了极大的提高,且部分早期胃癌患者可以经过内镜微创治疗获得治愈,由此便产生了黏膜内科治疗和传统浆膜外科治疗的碰撞。此时,如何选择合适的患者进行内镜下的微创治疗极为关键。如果对病变已累及黏膜下层或深层的病变盲目进行内镜治疗不但起不到治疗效果,还可能导致病变的扩散,并且一些严重的并发症发生率也明显增高。而对于一些癌前病变及病变位于黏膜层的早期胃癌,仍一味地进行传统手术切除则可能存在过度的治疗,加重患者负担并降低其术后生活质量。故在术前应严格掌握治疗的适应证,对病变的性质、范围和浸润深度进行精确的术前评估,才能使患者在黏膜内科治疗和浆膜外科治疗间做出恰当的选择。早期胃癌内镜下切除的绝对适应证为:(1) 无合并溃疡的分化型黏膜内癌(cT1a);(2) 病灶大小≤3 cm、有溃疡的分化型黏膜内癌(cT1a);(3) 胃黏膜高级别上皮内瘤变(High-grade gastric intraepithelial neoplasia, HGIN)。扩大适应证为病灶大小≤2 cm、无溃疡的未分化型黏膜内癌(cT1a)。对于适应证以外的早期胃癌患者,应建议性外科根治切除,但如患者一般情况差、手术禁忌或拒绝外科手术,在充分同患者交代内镜切除风险和获益的基础上,也可以尝试内镜下切除。

第八节　典 型 病 例

1. 胃贲门肿瘤(图 11 - 9)

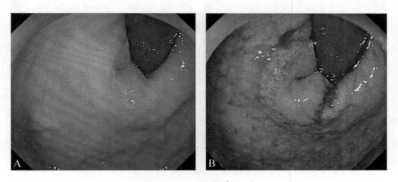

图 11 - 9　早期贲门癌

A. 贲门大弯侧黏膜片状发红;B. 靛胭脂色素染色观察呈境界清晰的Ⅱc型病变,ESD 治疗证实为黏膜内癌。

2. 胃底肿瘤(图 11 - 10)

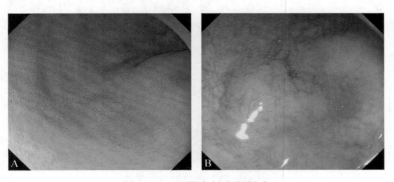

图 11 - 10　胃底部早期胃癌

A. 胃底穹隆部隆起病变,表面见局部毛细血管扩张明显;B. 靛胭脂染色呈境界清晰的Ⅱa型病变,ESD 治疗证实为胃底腺型胃癌。

3. 胃体肿瘤(图 11 - 11)

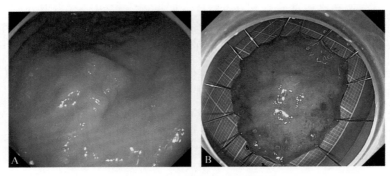

图 11 - 11　胃体大弯早期胃癌

　　A. 胃体大弯见一隆起凹陷病变,伴自发性出血,周边皱襞纠集中断;B. 行 ESD 切除,病理提示为中分化腺癌。

4. 胃窦肿瘤(图 11 - 12)

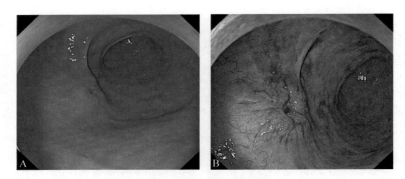

图 11 - 12　胃窦早期胃癌

　　A. 胃窦部病灶,中央见溃疡,覆白苔;B. 靛胭脂染色呈典型的火山口样,周边皱襞呈车辐状集中、中断,术后病理证实为中低分化腺癌,部分印戒细胞癌,累及黏膜下层。

5. 幽门肿瘤(图 11 - 13)

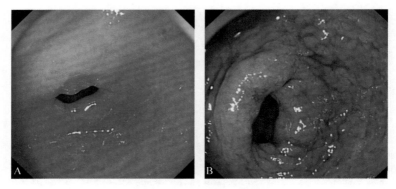

图 11 - 13　幽门部早期胃癌

　　A. 白光胃镜于幽门管小弯见一浅表凹陷病变,表面发红;B. 靛胭脂染色呈Ⅱc型病变,境界清晰,ESD 切除病理证实为高分化管状腺癌。

第十二章

新技术在胃癌中的应用

第一节　AI 在胃癌影像组学中的应用

21 世纪以来，随着计算机算力的高速发展与生物医学数据的广泛应用，人工智能（Artificial Intelligence，AI）迎来了更广阔的"舞台"。过去一些繁重、重复的科学工程只能一味靠单纯人力完成，耗时费力，随着当前 AI 技术的蓬勃发展，人们可以凭借 AI 技术更加方便且高效地完成这些任务。同时在精准医疗时代，人工智能的发展可以更快更便捷地将医疗大数据转换为临床可参考建议，减少临床医师不可避免的错误从而提高医师诊断的准确性，并且可以实时监测、预测患者的病情，甚至在患者出院时也予以指导。毫不夸张地说，AI 正在改变与重塑胃癌的诊治与管理模式。

一、人工智能的发展史

1946 年，一台名叫埃尼阿克（ENIAC）的计算机在美国问世，标志着计算机由理论走向现实。随后人类开始思考，怎样开发一种真正可以模拟人类思维的机器，从而最大限度地解放人类生产力。1955 年，约翰·麦卡锡（John McCarthy）创造了"人工智能"（Artificial Intelligence，AI）一词，将其定义为"制造智能机器的科学和工程"。自此，人工智能作为计算机科学的一个分支学科，不断发展壮大。2016 年，基于人工智能技术，来自 Google 公司开发的名叫"AlphaGo"的人工智能机器人击败了世界著名围棋冠军李世石，更是使人们第一次直观地感受到人工智能的强劲威力和广阔的应用前景。

什么是人工智能？它不仅仅是一个单义词，它还包括了机器人、语音识别、图像识别、自然语言处理等交叉综合领域。近年来，机器学习（Machine Learning，ML），即数据驱动的自动学习算法；人工神经网络（Artificial Neural Network，ANN），即类似脑神经元的算法模型；深度学习（Deep Learning，DL），即包含多重神经网络的机器学习技术等都属于 AI 范畴。人工智能通过多学科、多领域的交叉整合与应用推动了其高速发展。

二、医学 AI 的简介

医学 AI 的概念在 1956 年被提出，作为一门整合了数学、统计学、计算机学、医学等学科的综合性技术学科，其主要用于研究模拟并扩展人类智能。AI 的发展主要经历了 3 个阶段，分别为推理期、知识期以及学习期。在人工智能中，最重要的一个组成部分便是机器学习。基于训练数据，操作者通过机器学习算法构建模型，通过该模型可以实现无须编程便可立即做出决策，或者得出预测结果。在过去几年，机器学习算法主要包括随机森林和支持向量机算法，并广泛地应用于各个领域。近几年来，深度学习逐步替代其他算法成为机器学习算法中最主要的方法，它的优势在于可以从原始数据中提取更高级别的特征，更能实现机器学习这个愿景。得益于当前计算机算力的指数性增长与高效硬件的高速发展，为深度学习算法扎根发芽提供了肥沃的土壤。随着深度学习算法的蓬勃发展，通过有目的地收集、标记图像，组成庞大数据库，且计算机具有条件反射等类脑能力而发展出复杂的人工智能，促进当代 AI 技术迎来爆炸式的发展与运用。人工智能技术依靠大量数据练习为基础，在长时间和大量训练后，使其具备了图片识别、深度学习、辅助诊断等能力，提高了临床对肿瘤疾病诊断的效率和准确性。与传统的影像学评价相比，基于深度学习的人工智能读片具备许多优势：人工智能模型是对图像全信息的识别和利用，通过对影像组学的深度学习，可获得更高的诊断准确性；人工智能模型建立后，可根据后期病例数的增加不断优化，从而降低误诊率与漏诊率；人工智能模型建立后，阅片重复性高，能有效避免人类阅片因疲劳或情绪影响的弊端。

上述介绍的机器学习主要属于医学 AI 的虚拟分支，除此之外，医学 AI 还有另外一个重要组成部分，即物理分支。医学人工智能物理分支主要集中在对医学设备的完善与发展，如手术达芬奇系统、智能陪护机器人、智能腹腔镜恒压手术系统等。研发达芬奇手术机器人系统的初衷是让机器手臂代替人类手臂，突破手只能活动 $180°$ 的限制，且手术过程中更加清晰的术野，更加舒适的远程操作控制台等优势让其成为外科医生新的宠儿。与此同时，达芬奇手术系统还能实现复杂手术的微创化、精准化。目前第 4 代达芬奇手术系统已广泛应用于胃肠外科、泌尿外科、妇科手术，以及心胸外科等领域。而智能护理机器人的研发帮助了认知能力下降或自身行动受限的人群重新获得社会功能，但在机器人辅助实践过程中，需要牢记把伦理道德放在首位。此外，智能腹腔镜恒压手术系统在腹腔镜工作过程中，可以自动调整气腹二氧化碳的浓度，吸收超声刀气化病理组织产生的液体和废气，从而减少患者的痛苦和术后并发症，并减轻医生的操作负担。

胃癌的高发病率与死亡率对我国公共卫生事业提出了不小的挑战，早诊断、早治疗是降低胃癌患者死亡率一个至关重要的举措，将医学 AI 在胃癌诊断、治疗领域不断深化应用，能有效提高患者的生存期，使患者受益达到最大化。

三、AI 结合影像组学诊断胃癌

1. AI 辅助下对胃肿瘤的自动识别分割

依赖影像学的图像分割是实现在影像学下自动化识别患者术前状态，给予医师手术建议的重要步骤。然而，由于影像图片数量巨大，由放射科医生人工标记目标区域耗时且重复性差。与此同时，患者间的个体差异、需标记肿瘤的大小形状不同和相对位置不固定性大大复杂了对肿瘤的分割。且早期肿瘤与邻近正常组织差异不显著性和肿瘤复杂的空间三维结构，不同成像设备及成像参数对成像质量的影响，使得临床上利用影像学来自动识别分割肿瘤成为一个颇具挑战的难题。在早期临床实践过程中，有学者采用非人工智能方法对胃癌进行分割。虽然有研究报道在 DECT 上对晚期胃癌肿瘤体积进行分割,分割效能差不多能达到将近人类的分割准确性,但是具体实施过程中需要标注肿瘤区域内的信号强度,且容易引起过度分割,操作过程需要人机交互,无法实现完全自动化。近年来有学者提出了一种用于胃癌图像自动分割的神经网络架构和一种称为重叠区域预测的新算法,该方法通过一种无须反复训练即可获得优异性能的迭代学习框架,获得了较为精准的分割效果。但是其也有相当大的局限性,如很大程度上依赖于全面注释,费时且无法兼顾及整合图像的局部与全局信息。随着训练集数据库的丰富以及对算法不断开发优化,AI 在影像学领域识别肿瘤能力愈发精准,为 AI 在影像学进一步应用奠定坚实基础。

2. AI 识别术前患者 TNM 分期

当前诊断胃癌及其分期的方法有影像学检查,胃镜检查,腹部超声等。其中,CT、MRI 检查具有无创、操作简单、检查图像分辨率高等优点,在临床诊断胃癌过程中逐渐发挥着越来越重要的作用。胃癌发病于黏膜层,导致胃壁增厚,随着疾病进展,侵犯浆膜层、肌层,乃至波及整个胃腔,在 CT 或 MRI 增强扫描中,可以清晰地观察在动脉期浆膜层是否有侵犯、突破现象。同时,由于胃壁内存有丰富的淋巴管网,超过一半以上的胃癌患者在初诊或手术中即已发现淋巴结转移,因此早期识别胃癌及淋巴结转移与否至关重要。由中国科学院分子影像重点实验室牵头,北京大学肿瘤医院、广东省人民医院等多家医院共同合作,入组了 730 例胃癌患者,通过分割标记术前 CT 图像,结合深度学习方法构建了胃癌的淋巴结预测智能模型,该训练模型在国内和国外的外部验证集上都取得了较为满意的成绩。AI 在胃癌术前 CT 图像的应用不仅仅局限于识别淋巴结的浸润,在诊断患者的 TNM 分期与隐匿性腹膜转移中也发挥了重要的作用,在未来 AI 很有可能成为胃癌术前分期的重要辅助工具之一。

3. AI 结合 CT 预测患者基因突变

癌基因、抑癌基因、DNA 修复基因等基因在不同部位表达的差异为临床基因治疗创造了条件。近端胃癌中常有癌基因如 $Her-2/neu(c-erbB_2)$、$Her-3$ 的高表达,抑癌基因如 $Smad4$、$P16$ 等表达缺失,其他癌基因如 $MDM2$,抑癌基因如 $KAI1$,DNA 修复基因如 $MGMT$,细胞黏附基因如 $CDH1$ 等在胃癌中表达均有特异性。目前病理学活检是术前检测基因突变类型较准确的手段,但不恰当的操作可能引起肿瘤破溃、出血,增加肿瘤播散的危险,且取材组织较少或部位不理想时,诊断难度较大。通过借助 CT 图像的纹理分析,定量分析肿瘤区域内像素信息,可提供大量肉眼无法识别的内部特征,从而更加全面、客观地反映肿瘤潜在的生物学特性及微观异质性程度。因此有研究将胃癌患者随机划分为训练集与检验集,验证了胃癌患者 HER-2 状态,通过最小绝对收缩和选择算子回归分析构建了智能预测模型,并发现该模型对 HER2 状态预测具有良好的判别性能。目前对患者基因检测不是常规项目,对于术前行 CT 检查的患者,CT 提供的预测基因突变信息可有效指导患者治疗方案的开展。

4. AI 识别术前患者血管情况

胃癌的治疗手段首选手术治疗,胃癌根治术的内容包括:结扎胃周血管、切除原发肿瘤和清扫淋巴结。胃癌根治术要结扎胃的 8 条血管,即胃左动脉、静脉,胃右动脉、静脉,胃网膜左动脉、静脉和胃网膜右动脉、静脉;同时要清扫可能转移的淋巴结。胃癌根治术的难度在于结扎的血管与清扫的淋巴结组数多,对术者技术要求高,以及血管解剖变异导致术中容易出现血管误扎、误伤引起副损伤和大出血。人体血管解剖变异非常常见,譬如胃左静脉的汇入点可以在脾静脉到门静脉的任何位置。胃癌患者行术前上腹部 CTA 检查,不仅能发现和显示肿瘤的部位、大小和形态,还能确定肿瘤的浸润范围、淋巴结转移和远处转移等情况。目前通过对 CT 血管三维重建技术,如有容积重现、最大密度投影法、曲面重建法等可清楚显示胃周血管及肿瘤供血血管,为临床提供可靠的术区血管解剖信息。虽然现在通过 CT 识别患者的血管分型仍处于半人工智能状态,但随着图像分割技术的改进与深度学习算法的迭代,术前一定能实现对胃血管的精准定位从而降低手术出血风险,辅助医生定位切除部位,降低患者术后不良反应。

四、AI 结合胃镜诊断胃癌

在胃镜辅助下切除胃部肿瘤是降低胃癌患者发病率与死亡率的有效措施,胃癌患者的预后取决于肿瘤确诊时其具体的分期,分期晚则预后差。由于许多早期胃癌如黏膜内癌可以通过微创内镜方法进行切除,目前早期胃癌的 5 年生存率已经超过 90%。虽然早期发现和治疗胃癌对预后尤为重要,但是目前胃镜对胃癌的假阴性检测率为 4.6%~25.8%,对于经验不足的内镜医师其假阴性检出率更高。且内镜医师在区分胃癌与胃炎,预测胃癌的浸润深度方面的诊断能力存在很大差异。此外,胃镜检查的另一个问题是需要病理检查的取样部位由肉眼确定,这就导致判读结果会存在一定误差。越来越多的人认识到,相当大一部分病变在胃镜检查下是不易察觉的,依赖传统的形态学改变不仅难以检测出病变部位,还有可能混淆已经晚期的病变。随着算法的进步、计算机图形处理单元能力增强以及对大型数据集的构建,AI 结合胃镜检查受到越来越多的重视。通过 AI 辅助能帮助内镜检查人员提高胃癌诊出率,通过预测肿瘤的浸润深度,避免过度手术的开展。

1. AI 辅助下诊断胃癌或者胃炎

胃良性病变例如胃炎、胃溃疡等与早期胃癌有时很难区别,使用常规的白光内镜对早期胃癌的检出率在 5% 左右。有研究特地将胃溃疡胃镜图片纳入胃癌的训练模型中,以期达到对两种疾病很好的鉴别效果,结果表明,人工智能模型对胃癌与胃溃疡分类的总体准确率分别在 45.9% 和 95.9%。目前,随着放大窄带成像技术内镜的发展,为识别早期胃癌提供了强有力的保障。然而,内镜医师在使用放大内镜和电子染色内镜进行诊断之前有一个学习曲线,并且短时间学习很难做出准确的诊断。此时,AI 在窄带光放大成像法应用中取得了重大进展。日本有学者开发了一个出色的 AI 辅助系统,通过对胃镜视频研究,实现了对早期胃癌的实时诊断。应用人工智能来区分癌症与非癌性变化可能会减少不必要的活检。

2. AI 辅助下判断胃癌的浸润深度

随着内镜技术的发展,内镜下黏膜剥离术(Endoscopic submucosal dissection,ESD)因其微创和住院时间短而成为临床治疗早期胃癌(ECG)的首选术式。然而指南指出,ESD 仅适用于浸润深度在胃黏膜内或黏膜下层浅表部分的胃癌患者。因此,根据内镜图像准确预测浸润深度对于患者进行内镜切除至关重要,而目前常规内镜检查总体准确率只有 69%~

79％，很大程度上取决于医生的临床经验。复旦大学附属中山医院的研究者利用先进的CNN 架构 ResNet50，构建了基于内镜图像的卷积神经网络计算机辅助检测（Convolutional neural network computer-aided detection，CNN－CAD）系统，以确定浸润深度并筛选需内镜切除的患者。CNN－CAD 系统可以很好地判断胃癌的浸润深度，具有高准确性和特异性。该系统区分了早期胃癌与更深层的黏膜下浸润，并尽可能降低对浸润深度的过高估计，从而避免不必要的胃切除术。

五、展望与未来

临床上，胃癌医师需要整合患者的基本信息、影像学资料、病理学资料及其他辅助检查信息判断患者疾病性质与疾病的严重程度，提出个性化治疗方案，最终提高患者的生存预后。目前，随着诊断技术的迅猛发展，检查工具所能提供给临床医师的信息资料也越来越繁琐与复杂，如何合理整合这些信息将是临床医师面临的新的难题。在治疗方面，旧药适应证的改变、新药的不断研发、治疗方案的不断调整对临床医师选择治疗方案提出不小挑战。目前，随着 AI 技术的发展，尤其是图像处理识别能力的提高、算法的优化、深度学习概念的提出，AI 技术在胃癌诊疗过程中发挥着越来越重要的地位。相信在未来通过充分挖掘 AI 技术，将最终实现胃癌患者生存率质的飞跃！

第二节　AI 在胃癌手术与病理组学中的应用

一、人工智能在胃癌手术中的作用

机器人辅助外科系统是临床实践过程中人工智能与医学结合的典范。它由 3 个组件组成，包括外科医生控制台、床旁机械臂系统、成像系统，其不仅为外科医生提供了手术的 3D 及 10 倍放大视野，并且其外科医生控制台非常符合人体工程学设计，为手术过程提供了高度的自由性，同时可以消除外科医生的生理性震颤，最大限度地减少对人体组织结构的伤害，以达到良好的治疗效果。在胃肠外科的手术中，行腹腔镜下全胃切除，其脾动脉和脾门区周围的重建和淋巴结清扫一直是一个难点，而研究表明，采用机器人进行手术可以显著地提高清扫的淋巴结数量，降低重建的复杂性。尽管缺乏一些高水平的大规模临床分析，但是有越来越多的证据显示，相比传统腔镜手术，使用机器人辅助手术可以降低微创胃癌根治术后胰腺相关并发症的发生率。

不仅在术中，在术前准备上，人工智能也有着广阔的应用前景。传统的手术方案极度依赖医生个人的临床经验与技能，考虑到术中难以预料的解剖结构改变及术中人手难以完成的一些精细动作等因素，手术效果具有较大的随机性和不确定性。因此，结合 AI 技术的计算机辅助外科手术（Computer aided surgery，CAS）应运而生，由某研究团队研发的医学影像与计算机手术辅助系统（CAS），在医学图像上输入 CT 参数及一定的人工干预，系统就可以自动、精确地重现立体三维模型，展示其肿瘤的形状和位置；肿瘤与肝动脉、肝静脉和门静脉之间的 3D 解剖关系；重要血管的发出和分支。方便术者术前和术中决策，最大限度地保留正常组织,减少手术出血量,降低患者术后风险。

在胃肠外科,由于脾血管解剖复杂多样,因此腹腔镜下近端胃癌的脾门淋巴结清扫对于技术熟练的外科医生也十分具有挑战性。大约 10 年前就有研究报道了胃癌手术中使用多探测器行计算机断层扫描(MDCT)进行 3D 图像模拟的有效性。这种成像技术对安全、精确的手术做出了决定性的贡献。然而,早期的软件花了很长时间来处理海量的成像数据,最终图像的质量难以令人满意。现在,由于计算机图像处理技术的进步,最新的软件可以实现更快得到结果和更高质量的图像。来自日本的研究团队阐述了最新的集成三维 CT 软件可能有助于清楚地展示脾动脉和脾门周围完整的解剖结构,辅助进行腹腔镜下沿脾动脉远端和脾门周围淋巴结剥离手术,提出了初步的临床短期结果并展示了其安全性和可行性。

二、人工智能在胃癌病理组学中的作用

在数字病理方面,基于计算机的胃癌组织图像分析即数字化组织病理学也取得了巨大的进展。通常,病理学家使用显微镜目测载玻片以识别和分析异常病理切片,这是一项费时费力的检查。此外,人眼难以识别组织中的细微变化,这可能导致临床医生对其进行不同的解读。早在 2006 年,研究者描述了一种基于细胞参数分析胃黏膜组织学的新方法。基于数字化组织切片的细胞参数,可用于区分 HE 染色的组织学切片中正常黏膜、胃炎和胃腺癌的图像区域,并具有一定的准确性。而 NEC Corporation 开发的电子病理图像分析软件更为先进,它可将胃活检标本的数字化组织学图像两级分类(阴性和阳性),或者分为 3 类(癌或可疑癌、腺瘤或可疑肿瘤性病变、肿瘤病变阴性)。对于其准确性,研究者通过收集超过 3 000 例胃活检标本,比较了人类病理学家和软件的两级分类结果,显示其灵敏度、特异性、阳性预测值和阴性预测值分别为 89.5%(95%CI,87.5%~91.4%)、50.7%(95%CI,48.5%~52.9%)、47.7%(95%CI,45.4%~49.9%)和 90.6%(95%CI,88.8%~92.2%)。而三级分类下的总体一致率为 55.6%,软件和人类病理学家在识别阴性标本上一致性为 90.6%。电子病理图像分析软件的不断进步,将有望提高常规病理诊断的质量,减轻病理医生的负担,从而加快医疗诊治的效率。

TSR 指肿瘤组织内肿瘤细胞与间质细胞面积的比值,能够反映肿瘤细胞周围间质成分的数量,有独立预测肿瘤预后的作用。Peng 等对 449 例胃癌患者的病理切片进行 TSR 的评估,发现间质丰富组患者的总生存率(OS)、无病生存期(DFS)和无转移生存期(MFS)明显更短。此外,Huang 等对 708 例胃癌淋巴结患者的 TSR 进行评估,同样发现间质丰富组相比于间质缺乏组、OS 和 DFS 显著缩短。既往 TSR 数值主要由医师利用显微镜通过肉眼进行判断,且大多以 50% 作为间质丰富或缺乏的界定值。超过 50% 定义为间质丰富型,肿瘤侵袭能力更强;而低于 50% 定义为间质缺乏型,肿瘤侵袭能力较弱。然而,目前这种评判标准存在许多问题,一是病理学家经验和主观意识决定了 TSR 的人为误差较大,二是 50% 的界定值还有待明确。基于 AI 技术对胃癌病理组织切片进行深度学习识别 TSR,达到快速识别病理组织切片并得出相关数据参数,可准确量化 TSR,最大程度避免人为误差,优化对胃癌诊治的预后判断。

TILs 是指从肿瘤组织中分离出来的浸润淋巴细胞,富含肿瘤特异性细胞毒性 T 细胞和

自然杀伤(Natural Kill, NK)细胞。TILs 在调节对化学治疗的反应和改善恶性肿瘤的临床结局中起着重要作用。目前认为胃癌不同的浸润深度有着明显不同的预后。此外,不同的免疫细胞浸润、癌变信号通路可能导致不同的治疗反应。所有这些差异因素可能导致胃癌不同的免疫治疗反应和不同的预后。多数研究表明,$CD3^+$、$CD8^+$、PTPRC＋或 FOXP3＋T 细胞密度越高,临床疗效越好(能表现出较强的免疫应答)。

因此,鉴定和评价肿瘤内部的 TILs 对于判断预后和指导治疗具有重要价值。其中,最核心的步骤是对 TILs 的定量和免疫评分(Immuno Score, IS)的测定,IS 测定利用指标 CD3 和 CD8 对肿瘤中心(Cancer Center, CC)和浸润边缘(Invasive Margin, IM)分别进行高、低浸润判定并求和,可分为 0~4 分(高浸润＝1,低浸润＝0)。通过得分的差异,继而可以从肿瘤浸润淋巴细胞的角度探索,并判断胃癌患者的预后。

囿于人力,传统病理学检查并未对每一个肿瘤患者的细胞核异型性进行精准的分类。病理定量组织形态计量学(Quantitative Histopathometry, QH)是指利用计算机辅助图像分析来解密数字病理图像中肿瘤形态的视觉差异。不同类型的肿瘤临床病理学数据均表明,细胞核型异型性是肿瘤预后和辅助治疗选择的有效标志。最近研究结果显示,肿瘤细胞核结构、形状、纹理、方向等方面差异,在包括胃癌的多种肿瘤分级和预测复发预后方面具有高度价值。

胃癌中 80％是胃腺癌,经手术切除后,淋巴结是否转移是胃癌根治性治疗的一个重要预后因素。由于淋巴结阴性的胃腺癌(Node-negative Gastric Adenocarcinoma, NGA)患者预后良好,术后是否需要辅助化疗目前仍存在争议。相关研究已经表明,细胞核形状和结构的多样化在肿瘤增殖和转移中发挥重要作用,从而潜在导致癌症复发。但病理学家在观察病理切片时可能会关注不同的细胞核形态学特征,如细胞核形状(细胞核增大或深染)、核面积、核极性紊乱、细胞质黏蛋白减少或其他主观特征,对病理切片的感知可能有不同的评价和个体差异。因此,鉴别淋巴结阴性的胃腺癌患者是否具有高复发风险,已经成了胃肠外科临床工作的现实需要。而现在,结合人工智能技术,可以对核异型性进行分级评定(核异型性即 Nuclear atypia,是指核的形状、结构、方向等结构发生改变,往往被计算机定量提取特征并用于癌症分级)。由于核异型性所表现的形态学特征可以通过计算机快速有效地识别,相比较人类病理学家而言,其局部核特征,包括局部核定向、核形状和核排列,是可以客观测量和提取的,不受第三方干扰因素的影响。因此,研究者基于核异型性,借助计算机提取了苏木素和伊红(HE)染色的组织数字图像上核形状、质地、取向和肿瘤构象,应用 4 种不同的机器学习方案和 3 种特征选择方法,生成 12 种不同的机器学习组合模式来构建 NGA 的候选组织病理学图像分类模型,并从中挑选出支持向量机(SVM, machine of support vector)与 Wilcoxon 秩和检验(WRST, Wilcoxon rank sum test)相结合的最佳组织图像分类模型 NGAHIC,与识别为淋巴结阴性的胃癌患者进行对比。研究发现,HER2 过表达、Ki67 表达和 NGAHIC 测定为阳性之间存在一定的关联性,证明基于肿瘤簇区域内细胞核形状、排列和取向紊乱相关联的局部细胞核特征组成的组织病理学图像分类,可以成功地预测 NGA 患者的复发和生存结果。这种能力优于目前病理学家主观上对核异型性分级的评估,从而有助于个体化、精准化的癌症管理。

一般认为,肿瘤间质比例越大,间质越丰富,患者预后越差。但是,有关间质分型的研究却少有报道。一般认为,肿瘤细胞诱导产生豁免区域,肿瘤细胞可以分泌多种分子,如胶原蛋白,在肿瘤周围形成物理屏障,阻止淋巴细胞、APC 抗原呈递细胞(Antigen-presenting cells)进入肿瘤区。Chen 等人研究结果表明,用 200 倍的原始放大镜进行多光子成像的图像采集,然后对 HE 染色进行组织学评价。使用 MATLAB 工作台进行胶原特征的提取,共提取 146 个特征,包括 12 个形态特征和 134 个纹理特征,结果表明,肿瘤微环境中的胶原信号是早期胃癌淋巴结转移的独立预后因素(图 12－1)。

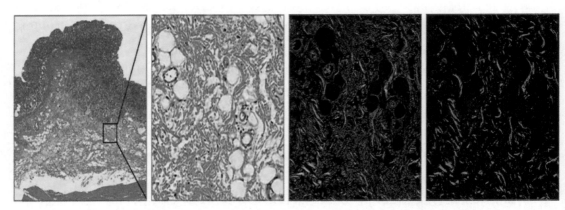

图 12－1 在 HE 染色中选择视场为 **200 μm×200 μm** 的有代表性的感兴趣区域。获得了相应的多光子成像,包括双光子激发荧光(**TPEF**)和二次谐波成像(**SHG**),并选择二次谐波成像进行胶原特征提取

[图片选自 JAMA Surg,2019,154(3):e185249]

研究充分说明,AI 结合大数据,不仅可以挖掘出胃肿瘤深层次发生发展的线索,更可以快速地投入临床工作,提高胃癌的诊治效率和辅助治疗的诊治水平,这为胃癌的患者带来了福音。

第三节　单细胞组学及空间转录组学在胃癌中的应用

一、单细胞组学和空间转录组学概述

随着人类科技水平的发展和对疾病认识的不断深入,传统的细胞学研究已不能满足个性化、精准化医疗的需要,研究人员迫切需要找到更加精准的工具对疾病进行更进一步的探究。同时,由于个体、疾病中基因表达水平随时间、空间而异,从时间和空间层面研究疾病的发生、发展、转归,也成为当前疾病研究领域的热门话题,并催生了"时空医学"的概念。观念和概念的细化与深入,也迫使研究技术产生新的突破,由此,单细胞测序技术应运而生。

单细胞测序技术自出现便受到热议与追捧,医学研究者运用该方法对多种疾病及肿瘤进行研究,并获得了许多新的进展。单细胞测序技术主要包括单细胞转录组测序、单细胞蛋白检测、单细胞免疫组库测序,单细胞 ATAC－seq、空间转录组测序等,其中单细胞转录组

测序和空间转录组测序是应用最广泛，研究最火热的技术。继 2013 年单细胞测序被 Nature Methods 评为年度技术后，空间转录组学在 2020 年也荣膺年度技术之称。

单细胞转录组测序（Single cell RNA－seq，scRNA－seq）是通过分析单个细胞的转录组反映样本中的单个细胞的异质性的方法，它解决了传统 bulk RNA－seq 在组织水平检测整个样本中 RNA 表达情况，无法精准描绘单细胞转录组情况的缺陷，从单细胞层面开展研究工作。scRNA－seq 的常见流程是：先组织解离获得单细胞悬液，再分离获取单个细胞，后根据 RNA 的 UMI 序列识别单个细胞，扩增单个细胞 RNA，最后构建出测序文库并进行测序和后续分析工作。

而空间转录组测序是一种从空间上解析 RNA－seq 数据的方法，它将传统的组织学技术与高通量 RNA 测序技术相融合，能够对不同基因在空间表达上的差异进行表征，呈现基因表达空间分辨率水平的可视化信息，直观观察到不同部位基因表达情况。其主要流程为：将切片放置于含 RNA 探针的载玻片上，进行固定、染色与透化，并将捕获到的 mRNA 序列进行逆转录构建文库并测序，继而进行后续的分析工作。但目前空间转录组测序的探针所能捕获的 mRNA 并非来自单个细胞，而是邻近的若干细胞，故其精度还尚未达到单细胞水平。

二、单细胞测序技术的总体应用

有关单细胞测序技术在疾病研究中的应用，已经形成了较为成熟和体系化的研究思路。如在大规模细胞图谱构建、免疫学研究、细胞亚群测定及稀有细胞鉴定、肿瘤学及发育学研究、干细胞分化研究等多个领域，单细胞转录组测序技术均已获得应用并取得突破性成果，而在研究肿瘤异质性、探究同种疾病在空间上的差异，以及组织发育机制、治疗干预反应等研究中，空间转录组学技术也在发挥着越来越重要的作用，且具有广阔的应用前景。

1. 描绘细胞图谱

使用单细胞转录组测序技术进行细胞图谱的绘制，包括定义细胞亚群、发现稀有细胞亚群、探究新的细胞标志物等，是该技术的基本和主要应用领域，在构建个体、器官或组织的细胞图谱方面发挥着重要的作用。在人、小鼠、果蝇等其他动、植物的研究中，研究人员通过主成分分析、t－SNE 降维聚类等方法，对心脏、肾脏、肝脏、肺脏、眼、脑、结直肠等多种器官进行了单细胞转录组测序，基本构建出人类所有器官、组织的细胞图谱，为精准医学研究提供了重要依据和参考。

如心脏的细胞图谱研究将心脏划分为成纤维细胞、心肌细胞、内皮细胞、周细胞、巨噬细胞五大细胞群，并根据标记基因的不同细分为 2 组不同的驻留巨噬细胞、4 种内皮细胞亚型和 2 种成纤维细胞亚群。另一项涉及 15 种人体组织及器官的单细胞研究发现，膀胱中主要含有成纤维细胞、T 细胞、FibSmo 细胞、单核细胞、NK 细胞、内皮细胞、平滑肌细胞、巨噬细胞等 19 种细胞亚群，血液中主要包含 T 细胞、B 细胞、浆细胞等 9 种细胞亚群，胆管中包含胆管细胞、平滑肌细胞、单核细胞等 15 种细胞亚群，食管中包含鳞状上皮细胞、成纤维细胞、平滑肌细胞等 20 种亚群，肝脏中包含单核细胞、淋巴内皮细胞、肝卵原细胞等 16 种亚群，直肠中包含单核巨噬细胞、FibSmo 细胞、单层上皮细胞等 21 种亚群，肌肉中包含卫星细胞、内皮细胞、平滑肌细胞等 11 种亚群,淋巴结中包含 14 种免疫细胞亚群等,丰富和拓展了人们对器官和组织的原有认识。

在疾病状态,包括炎症、肿瘤时,绘制器官、组织的细胞图谱,对认识疾病的发生、发展具有重要意义。如在糖尿病、肾病中,远曲小管和主细胞中钠钾泵、盐皮质激素受体相关基因的表达改变,促进了钾离子分泌和钙镁离子重吸收,肾小球细胞、近曲小管、远曲小管、主细胞中血管生成相关基因的表达促进了糖尿病肾病早期肾脏反应的出现。通过鉴别疾病状态时新出现的细胞亚群,探究健康和疾病两种状态下差异分布的细胞亚群和标志基因,能够帮助我们进一步了解疾病的发生、发展过程,从而为疾病的精准治疗、早期防控提供支撑。

2. 免疫细胞及肿瘤免疫研究

利用单细胞测序技术进行免疫学研究及肿瘤免疫相关研究,也是单细胞研究中的一大热门领域。运用单细胞研究方法,可以鉴定肿瘤分子标志物,探究肿瘤异质性及微环境特征,甚至进一步研究肿瘤起源及耐药机制。在此类研究中,多选用 3′ 转录组测序的方法,选择的样本可包含癌和癌旁、癌的不同亚型和治疗前后的对比。

一项关于 PD-1 免疫治疗肿瘤特异性 T 细胞的研究发现,经过 PD-1 阻断治疗后的患者外周血中产生了新的肿瘤浸润 T 细胞,虽然来源尚未明确,但这种新型的 T 细胞在耗竭性 CD8+ T 细胞中大量富集,并表达特异性标志物 CD39 和 CD103,证实了 PD-1 治疗对特定 T 细胞亚群的影响。通过对黑色素瘤的研究,发现微环境中不同的 CD8+ T 细胞亚群对黑色素瘤的预后和疗效有不同的影响。研究人员将 CD8+ T 细胞分为 7 个亚群,其中耗竭型 CD8+ T 细胞亚群 Ⅱ 的浸润导致预后不良,PD-1 和 CTLA-4 信号通路上调,且在晚期黑色素瘤患者中比例增加,而幼稚/记忆 T 细胞和细胞毒性 CD8+ T 细胞亚群 Ⅲ 的浸润则提示预后良好,在晚期患者中比例降低。一系列研究提示,免疫细胞存在明显的异质性,不同的免疫细胞亚群在肿瘤中可能发挥相反的功能。通过这类研究,临床工作者能够进一步深入探究免疫细胞在疾病和肿瘤中发挥的作用,为疾病的免疫干预和免疫治疗提供帮助。

3. 细胞分化、发育研究

单细胞测序技术的另一个重要的应用领域,即是在细胞的分化、发育研究过程中。通过拟时序分析,进行肿瘤起源及发育过程、免疫细胞分化的研究,能够帮助研究者从时间维度纵向观察疾病的发生、发展,深入探索疾病起源,为时空医学的发展提供良好的助力。

在小鼠中,研究人员观察到部分分泌胰高血糖素的胰岛 α 细胞和产生生长抑素的 δ 细胞能够在 β 细胞消融后发挥胰岛素分泌功能,促进糖尿病的恢复,在人类中也观察到胰岛非 β 细胞重编程的现象。使用拟时序分析探究胰岛细胞的发育轨迹,发现胰岛 α 细胞的连续性发育轨迹,并根据发育阶段分为早、中、晚三期。进一步分析发现,在晚期阶段中 β 细胞相关基因如 INS、UCHL1 和 PCSK1 上调,而 α 细胞相关基因如 GCG 和 TM4SF4 显著下调,提示胰岛 β 细胞可由 α 细胞重编程形成,为今后糖尿病的临床治疗提供了新方向。

空间转录组研究在探索细胞发育过程中也发挥了重要的作用。一项关于心脏发育的研究对 4.5～5 孕周、6.5 孕周、9 孕周 3 个不同发育阶段的胚胎心脏进行了单细胞转录组测序结合空间转录组的探索,将心脏细胞细分为九大细胞簇,通过空间映射的方法寻找各自所处的空间位置,发现如肌钙蛋白 T(TNNT2)主要表达于左右心室和心房,主动脉平滑肌肌动蛋白（ACTA2）主要在流出道表达，在 6.5 和 9 孕周期间也在心外膜下间充质内冠状动脉表达，仅在晚期会在含肺静脉的纵隔组织中表达，体现出基因表达的时空特异性。心脏上下部的细胞群体也存在一定的差异，如心室肌细胞在心脏下部明显更多，而成纤维细胞、心房肌细胞、心脏神经嵴和施万细胞则在下部表达缺失。其中，心脏神经嵴和施万细胞的特征性基因 $ALDH1A1$、$ISL1$ 等主要在流出道表达，且随着发育过程，$ISL1$ 表达减少，$ALDH1A1$ 表达上调。基于上述发现，研究人员构建了心脏的 3D 基因表达图谱，为后续细胞分化、发育研究提供了指导。

4. 其他应用

除上述主要应用领域外，单细胞测序技术在传染病学、神经科学、细胞生物学、功能基因组、生殖医学等领域均有应用。如在鳞状细胞癌肿瘤侵袭边缘的研究中，研究者通过单细胞转录组测序结合空间转录组的方法，鉴定出肿瘤特异性的角质细胞亚群（TSK 亚群），具有分化异常、基底细胞迅速增殖、EMT 相关基因高表达的特点，并发现富集于肿瘤侵袭边缘的两种细胞亚群：TSK 高评分亚群和基底肿瘤基因高表达亚群，其具有 PD‐L1、IDO1、LILRB2 等免疫抑制相关髓样特异性因子的富集，揭示肿瘤侵袭转移的新特征。在新冠病毒感染出现以来，使用单细胞测序技术对新冠病毒感染的免疫特征、基因表达、治疗反应等的研究也不断涌现。随着技术的不断进步，单细胞测序技术也将获得更为长足的进步、发展和应用扩展，为人类认识疾病、战胜疾病提供更为精细化的工具。

三、单细胞组学在胃癌中的应用

和其他肿瘤类似，单细胞组学在胃癌中除了能够发挥描绘细胞图谱、揭示肿瘤免疫特征、探索肿瘤发生轨迹等诸多功能外，也具有一些独特的应用领域，如探究胃癌微环境特征、揭示胃癌转移机制，展现胃癌空间位置的异质性，提供胃癌治疗新途径等等，为胃癌的研究开辟了一条崭新的道路。

1. 分析胃癌发生发展过程

胃癌的发生经历了从微小黏膜改变、胃炎、萎缩性胃炎，到肠上皮化生、不典型增生直至胃癌的 Correa 级联过程，在这个过程中，幽门螺杆菌的感染是一种常见的始动因素。但在这一过程中究竟发生了怎样的变化，如何发生的，一直是困扰研究人员的一大难题，尚缺乏较为深入的研究。拟时序分析的出现揭开了这一过程的神秘面纱，为胃癌的早期诊断、早期干预提供了重要依据。

细胞的增殖是早期胃癌病变中胃黏膜上皮细胞的共同特征。在幽门螺杆菌感染后，抗菌蛋白 LTF 和 BPIFB1 在胃癌细胞中明显表达增加，感染后的细胞中巨噬细胞、肠细胞的比例明显增加，而肠内分泌细胞明显减少，增殖细胞的比例同样增加，提示幽门螺杆菌感染可能导致胃黏膜损伤后上皮细胞增殖恢复和胃上皮细胞的凋亡。随着级联反应的进展，胃高分化细胞类型（包括小凹黏液细胞）的比例逐渐降低，而骨髓间充质干细胞在肠上皮化生时出现，在化生过程中显著增加，并在早期胃癌中达到最高。

胃黏液分泌细胞是胃癌中一种保守的细胞类群，表达 MUC6 的胃窦基底腺黏液细胞（Antral Basal Gland Mucous Cell，GMC）和表达 MUC5AC 的小凹黏液细胞（Pit Mucous

Cell，PMC)是其中两大细胞亚群。研究发现，在 PMC 中主要表达参与矿物质吸收、肌动蛋白细胞骨架及细菌侵袭有关的基因，而在 GMC 中主要表达转化生长因子 β 信号通路基因及 TNF 信号通路基因如 CXCL2、CXCL3 等。GMC 细胞又可分为两个细胞簇，其中簇 1 中免疫和抗菌相关基因表达丰富，与正常胃窦腺细胞的分子特征一致，而簇 2 的表达特征主要由肠道干细胞或发育相关基因组成，包括 OLFM4、PHLDA1 和 LEFTY1 等。进一步研究发现，在慢性萎缩性胃炎中，OLFM4 阳性的这一类 GMC 很少表达，但随着胃黏膜肠化程度增加，OLFM4+ GMC 的比例逐渐增加，在重度肠上皮化生中达到顶峰(26%)，提示获得肠样干细胞表型的 GMC 可能是胃肠上皮化生及肿瘤发生的关键细胞特征。

肠内分泌细胞标志物在胃炎中很少表达，但在肠上皮化生中表达显著。其可分为 8 个细胞亚群，其中簇 8 主要在早期胃癌中表达，OR51E1 基因表达显著上调，因而 OR51E1 被认为是早期胃癌肠内分泌细胞谱系中一种新的标志物。肠样上皮中另一类重要的细胞为杯状细胞，早先研究以 MUC2 及 ITLN1 作为它们的分子标志。对杯状细胞重新聚类后发现，其可分为 5 个亚群，其中 HES6+ 杯状细胞位于隐窝下部，提示早期分化的分泌细胞，被认为是杯状细胞分化的新型早期标志。

此外，对早期胃癌的研究还鉴定出 6 个早期胃癌相关标记基因，包括 KLK10、SLC11A2、SULT2B1、KLK7、ECM1、LMTK3，其中 SLC11A2 和 KLK7 可作为新型的胃癌特异性分子标志物，用于胃癌的早期诊断。

痉挛多肽表达性化生(Spasmolytic Polypeptide-Expressing Metaplasia，SPEM)是一种新的化生模式，被认为是肠化生、不典型增生和腺癌的潜在细胞来源，而获得越来越多的关注。关于炎症诱导化生机制的研究发现，胃蛋白酶 3(GKN3)在正常胃窦中表达，在健康胃体中并不表达，从而被认为是胃体 SPEM 的特异性标志物。健康小鼠的黏液颈细胞和主细胞中并不能检测到 GKN3 的表达，但在自身免疫性胃炎或慢性幽门螺杆菌感染所致胃体萎缩时，可以发现 GKN3 的表达，提示这 2 种细胞对炎症存在特异性反应。但这种反应并未表达其他 SPEM 特异性标志物，是一种特殊类型的表型，被定义为"前 SPEM"表型。进一步采用拟时序分析的方法，研究证实了黏液颈细胞及主细胞能够汇聚成前 SPEM 表型，进而导致 SPEM 的出现。这一研究揭示了炎症诱导化生的机制，并进一步支持了主细胞去分化形成 SPEM 的假设。另一项研究也证实，不管是药物介导的壁细胞消融，还是慢性炎症诱导产生的 SPEM，均具有相同的化生表型和转录特征。

2. 探究肿瘤微环境

在肿瘤微环境和肿瘤免疫研究中，单细胞技术发挥着重要作用，在胃癌中也不例外。通过单细胞测序技术探究胃癌微环境中免疫细胞的改变，从更微观的角度揭示肿瘤免疫特征，能够为胃癌的免疫治疗提供重要的参考。

在胃癌发生过程中，微环境发生了涉及多种细胞因子的广泛重编程。基质细胞、巨噬细胞、树突状细胞和调节性 T 细胞(Tregs)在胃癌微环境中显著富集，证实胃癌微环境的免疫抑制作用显著。而自然杀伤细胞、CD8+ T 细胞含量少，并显示出肿瘤特异性的表型。在胃癌中，IRF8 在肿瘤浸润 CD8+ 耗竭型 T 细胞中表达下调，而外周血中 CD8+ T 细胞中 IRF8 低表达的患者往往肿瘤分期较晚，提示了该细胞亚群对肿瘤分期的预测作用。肿瘤相关巨噬细胞形成独特的亚群,表现为 NFKB1、ETS2、CREM、REL、STAT1、FOXO3 等基因的特异性表达,而并非处于 M1 或 M2 状态。而在胃癌恶性腹水中,胃癌相关巨噬细胞具有很强的 M2 样特征,且与胃癌预后不良相关,提示在恶性腹水中,出现巨噬细胞的募集及向具有抗炎特征的表型转变。RhoA 能够调节 M2 样巨噬细胞诱导癌细胞迁移侵袭的作用,而 CITED2 作为促炎巨噬细胞的负调节因子,能促进抗炎表型发生,髓系细胞中 CITED2 的缺失能够抑制 PPARγ 激活,导致促炎反应。因此,使用 RhoA 抑制剂和特异性去除 CITED2,调节 M2 样表型,是一种潜在的新型免疫治疗策略。

另外,与正常组织相比,肿瘤相关成纤维细胞 ACTA2 显著过表达具有更高活性的 EGR2 基因,影响纤维化进程;肿瘤特异性内皮细胞具有更高的 SOX18 和 SCX7 活性,对多种内皮细胞过程具有调节作用;肿瘤特异性周细胞富含 FOXF2 活性,有助于调节细胞分化。这一系列特异性改变,都为肿瘤发展、侵袭和转移创造了良好的条件。

3. 证实胃癌发生位置特异性

根据胃癌发生部位不同,可分为近端胃癌和远端胃癌,目前的研究已发现了这 2 种胃癌在流行病学、发病机制、细胞起源、病理特征、治疗方式等多方面都具有显著差异,而单细胞测序技术的出现,也为证实胃癌的位置特异性提供了新的方案。

一项尚未发表的研究将近远端胃癌细胞分为 15 个亚群,在近远端胃癌中,T 细胞、B 细胞、单核巨噬细胞具有相似的分布,但存在亚群的特异性。在近端胃癌中,特异性表达簇 5、簇 10,显著高表达簇 2、簇 13,显示出独特的上皮细胞表型,而远端胃癌中显著高表达簇 4、9,显示出独特的 T 细胞和髓系前体细胞表型。进一步研究还发现,原癌基因 SMAD4、MDM2 在远端胃癌表达相对更高,抑癌基因 PTEN 也在远端胃癌中表达显著提高。核转录因子 NFKB1、NFKB1A 也在远端胃癌中显著高表达。但近端胃癌中,肿瘤相关巨噬细胞的分子标志 CD14、CD68 表达更高,胃黏蛋白 MUC1、凋亡抑制基因 BCL2、基质金属蛋白酶 MMP 等的表达也明显高于远端胃癌,进一步揭示了近远端胃癌不同的基因表达特征,为胃癌的精准治疗提供了支持。

4. 揭示肿瘤内异质性

除了肿瘤间存在异质性,肿瘤内也存在着显著的异质性。单细胞测序技术对于探索肿瘤内异质性(Intratumoral Heterogeneity,ITH)具有不可替代的作用。一项关于腹膜转移瘤与胃癌原发灶的研究发现,腹膜转移灶中含有 5 种主要的非恶性细胞类型:B 细胞、CD4$^+$ T 细胞、CD8$^+$ T 细胞、髓样细胞和成纤维细胞,均具有高度的患者间异质性。分析腹膜转移灶的表达谱可以发现,近 70% 的转移瘤细胞为胃源性,包括陷凹细胞、黏膜细胞及主细胞,其余约占 26% 的亚群在转录上与其他胃肠道器官相似,特别是肠道细胞。这种带有胃肠道混合特征的转移瘤在免疫学上更为活跃,涉及细胞周期、DNA 修复、防御素、白细胞介素信号、补体级联反应等多种途径。临床特征研究则发现,胃源性的腹膜转移灶较混合特征的转移灶生存期明显缩短。

四、空间转录组学在胃癌中的应用

现阶段空间转录组学单独的研究应用十分匮乏,其多与单细胞转录组测序结合,协同用于疾病时空异质性、免疫学、发育学等研究。在胃癌中,更缺乏空间转录组学的应用。目前仅在对肿瘤内异质性的研究中,通过空间转录组学技术,发现胃癌区域淋巴结转移可能源于原发灶深层的区域,这一观点也在另一项关于黑色素瘤淋巴结转移的研究中得以证实。

随着技术的不断发展以及时空医学研究观念的不断深入,将会有更多空间转录组学研究成果涌现,为胃癌的精准治疗提供依据和指导。

第四节 基因组学在胃癌中的应用

一、基因组学的概念

基因组(genome)是德国遗传学家 Hans Winkler 在 1920 年将 gene(基因)和 chromosome(染色体)两个词缩合而创造的一个新词,意思是指染色体上的全部基因。几十年来,随着分子生物学的发展,其含义扩展为生物体内全部的遗传物质。1986 年,美国遗传学家 Thomas H. Roderick 提出了基因组学(genomics)的概念,即对所有基因进行基因组作图、核苷酸序列分析、基因定位和基因功能分析。基因组学是以生物信息学分析为手段研究基因组的组成、结构、表达调控机制和进化规律的一门学科,根据其研究内容可分为结构基因组学、功能基因组学和比较基因组学 3 个亚领域(表 12-1)。结构基因组学是通过构建生物体基因组高分辨率图谱(遗传图、物理图谱和转录本图)及核苷酸序列分析达到研究基因组结构、基因组成及基因定位的目的。功能基因组学又称为后基因组学,它在结构基因组学的基础上,研究基因组中基因的功能、表达及调控模式以及突变检测。比较基因组学以已知的不同物种的基因和基因组结构为对象,研究基因的功能、表达机制及物种的进化关系。近年来随着基因组学研究的深入和精细化,陆续出现表观基因组学、宏基因组学和药物基因组学等新的研究领域。

表 12-1 基因组学的分类

亚 领 域	内 容
结构基因组学	整个基因组的遗传图谱、物理图谱、转录图谱和序列图谱
功能基因组学	分析、鉴定整个基因组中基因的功能、表达及调控
比较基因组学	比较不同物种的基因组,揭示基因潜在的功能以及物种进化关系

二、基因组学的研究方法

基因组学技术是对基因多样性、基因组表达及功能进行研究的技术,包括对碱基序列的组成及改变、DNA 甲基化以及染色质修饰等的研究;基因组学的发展离不开 DNA 测序技术的进步。基因组测序技术始于 1975 年,并在过去的 40 多年中从第一代 Sanger 测序(双脱氧末端终止法)逐渐发展到如今主流的第二代测序。此外,人类正逐步步入第三代测序技术时代。

三、基因组学在胃癌中的应用

目前基因组学在胃癌中的应用主要包括以下几个方面：① 识别基因驱动突变；② 识别拷贝数变异（Copy number variations，CNVs）和杂合性缺失（Loss of heterozygosity，LOH）相关的拷贝数；③ 染色体结构变异，变异类型包括缺失、倒位、易位和重复等；④ 甲基化等表观遗传修饰改变；⑤ 循环肿瘤 DNA（Circulating tumor DNA，ctDNA）的变化。

1. 驱动突变

与大多数实体肿瘤一样，胃癌细胞基因组中的一些变异是可靶向的驱动突变，它会推动胃癌的发生、发展。胃癌中的基因突变按照其是否导致癌症进展可大致分为驱动突变（driver mutation）和过客突变（passenger mutation）；前者是在胃癌细胞中具有选择性生长优势的突变，而后者是对胃癌细胞的发生发展无直接或间接影响的突变。$TP53$ 作为抑癌基因，在 DNA 修复、细胞凋亡中发挥重要作用；$TP53$ 在约 50% 的胃癌患者中发生突变，使得其抑癌功能丧失，导致胃癌细胞恶性增生，是胃癌所有驱动突变中最常发生突变的基因。$ARID1A$ 基因编码蛋白 BAF250a 是 SWI/SNF 染色质重塑复合物的重要组成亚基，Wang 等对胃癌样本的全外显子测序发现 $ARID1A$ 在 70%～80% 的 EBV 或 MSI 型胃癌中发生突变而失活，且显著高于微卫星稳定（MSS）非 EBV 型（11%）胃癌，说明 $ARID1A$ 突变与 EBV 或 MSI 型胃癌高度相关。$RHOA$ 作为 RAS 家族成员，参与调节细胞形态、生长、运动以及细胞周期等；$RHOA$ 基因突变是弥漫型胃癌发生的主要驱动因素，如 $RHOA$ 突变体 $Y42C$ 和 $L57L$，不仅失去 GTP 结合能力同时也获得了致癌活性，与胃癌预后不良显著相关。$MUC6$ 编码一种胃特异性黏蛋白并具有黏膜保护功能。$MUC6$ 在 9.6% 的微卫星稳定（MSS）型胃癌和 18.2% 的 MSI 型胃癌中发生突变，导致 $MUC6$ 失活，从而引起慢性黏膜损伤并促进癌变。胃癌还表现出其他典型癌基因（如 $KRAS$、$CTNNB1$ 和 $PIK3CA$ 等）和肿瘤抑制基因（$SMAD4$ 和 APC 等）的突变。最近也发现 $ERBB3/ERBB4$ 等 RTK 配体基因在胃癌中发生高频突变，这也反映了 RTK/RAS/MAPK 信号通路在胃癌发生发展中的重要作用。

驱动突变也可作为胃癌分子分型的主要特征。2014 年 TCGA 通过基因组学等多组学测序分析，提出新的胃癌分子分型，将其分为 4 种亚型（图 12-2）。

（1）爱泼斯坦-巴尔病毒（Epstein-Barr Virus，EBV）感染型，约占 9%，好发于胃底和胃体，且男性多见，其特征包括 $PIK3CA$、$ARID1A$ 和 $BCOR$ 高频突变，但 $TP53$ 突变罕见。另外 $CDKN2A$（$P16INK4A$）启动子超甲基化以及 $JAK2$、$CD274$ 和 $PDCDILG2$ 扩增也是该亚型的分子特征，但该亚型仅检测到极少量 H. pylori 感染。

（2）微卫星不稳定（Microsatellite Instability，MSI）型，约占 22%，好发于胃窦或幽门，且高龄女性多见，其特征是 $MLH1$ 启动子的超甲基化，存在 $PIK3CA$、$ERBB3$、$ERBB2$ 和 $EGFR$ 等高频突变，同时此类患者常伴有 I 类组织相容性复合物基因 $B2M$ 和 $HLA-B$ 突变，但未见 $BRAF\ V600E$ 突变。

（3）基因组稳定型（Genomic Stability，GS），约占 20%，组织学上多属于 Lauren 弥漫型胃癌，发生高频的 $RHOA$、$CDH1$ 突变，可出现 RHO 家族 GTP 酶活化蛋白基因融合（CLDN18-

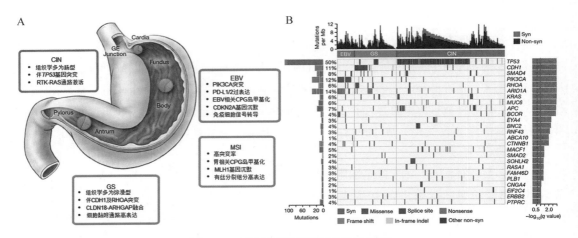

图 12-2　胃癌分子分型及其驱动突变

[图片摘自 Cancer Genome Atlas Research Network. Nature，2014，513(7517)：202-209]

ARHGAP 融合)现象,但 *RHOA* 突变与 *CLDN*18-*ARHGAP* 融合通常不同时存在。

（4）染色体不稳定(Chromosome Instability，CIN)型,约占 50%,好发于胃食管交界处和贲门,组织学上属于 Lauren 肠型胃癌。其特征包括 *TP*53 突变常见,染色体异倍体以及几乎所有受体酪氨酸激酶 RTKs 都有基因扩增(最常见 *EGFR* 扩增),同时伴有细胞周期调控基因(如 *CCNE*1、*CCND*1 和 *CDK*6)频发扩增。

2. 拷贝数变异

拷贝数变异是指基因组上涉及范围从 1 kb 到数 Mb 不等的基因片段的缺失、插入以及重排等。拷贝数变异不仅是个体遗传差异的基础,也在体细胞恶性转化、肿瘤发生、进展及转移定植中发挥着重要作用。胃癌中最频繁扩增的一类基因主要与 RTK、RAS、MAPK 信号通路相关,包括 *HER*2、*EGFR*、*MET*、*FGFR* 和 *RAS* 基因等,30%～40% 胃癌存在 RTK、RAS、MAPK 相关基因的扩增。基因组学分析发现免疫检查点抑制剂 PD-L1 和 PD-L2 在 EBV 型胃癌中存在频繁扩增。另一类在胃癌细胞中扩增的基因与细胞周期调控相关,包括 *CCND*1、*CCNE*1 和 *CDK*6。这些细胞周期调节因子与其他治疗靶点,尤其是 RTK、RAS、MAPK 通路中的靶点的共扩增,可能会调节针对后者治疗的反应,如 *CCNE*1 基因扩增经常与 *HER*2 扩增同时发生,*HER*2、*CCNE*1 共扩增最近被证实是 *HER*2 扩增胃癌患者对拉帕替尼(一种双重 *EGFR*、*HER*2 抑制剂)的主要耐药机制。第三类在胃癌中扩增的基因与转录调控相关,包括 GATA 因子(*GATA*4 和 *GATA*6)、*KLF*5、*OCT*1 和 *MYC* 等,这些转录因子在正常及发育的胃中表达,并可能作为"谱系存活"因子发挥作用,重新唤醒早期发育程序来驱动胃癌的发生。

除了基因扩增外,胃癌中也经常发生基因缺失,涉及肿瘤抑制基因如 *WWOX*、*RB*1、*PARK*2、*FHIT* 和 *CDKN*2A 和 *CDKN*2B 等,导致其抑癌功能丧失。*CDH*1 基因编码蛋白 E-变黏蛋白(E-cadherin),参与调节细胞黏附、侵袭转移,CDH1 的体细胞缺失与胃癌患者的预后不良显著相关。基因重排一方面可以通过与其他基因相互融合产生新的嵌合蛋白产物;另一方面可通过与其他基因的启动子融合来促进基因的高表达。胃癌中 CD44-

*SLC*1A2 融合基因是将 SLC1A2 谷氨酸转运体与 CD44 启动子相互融合来介导 *SLC*1A2 的高表达，从而有助于癌细胞获得谷氨酸以促进胃癌细胞的代谢。在基因组稳定、扩散型胃癌中观察到 CLDN18 - ARHGAP26 融合，有趣的是，ARHGAP26 是 Rho 效应器通路的成员，CLN18 - ARHGAP26 融合与 RhoA 突变和 CDH1 突变相互排斥，所有这些都表明弥漫型胃癌对细胞黏附相关 Rho 信号的依赖性。上皮细胞中 CLDN18 - ARHGAP26 的表达可以减少细胞间和细胞外基质的黏附，促进胃癌细胞上皮-间质转化。

3. 染色体结构变异

染色体结构变异是染色体畸变的一种类型，是指由于某种原因导致染色体内部结构发生突变，可分为缺失、重复、倒位、易位 4 种情况。利用全基因组测序技术能够准确地检测到样本中染色体变异的类型；在染色体不稳定性的肠型胃癌中，染色体区域存在广泛的畸变，如染色体 1q、5p、7、8q、13 和 20 频繁增加；染色体 1p、3p、4、5q、9p、17p、18q、19p、21 和 22 经常丢失。在染色体稳定型胃癌中最常见的变化涉及 7 号、8 号、13 号和 20 号染色体的扩增。有趣的是，18 号染色体的缺失在 EBV 型胃癌中尤其常见，而且在 EBV 型胃癌中也发现染色体 9P24.1 片段的扩增，9P24.1 的扩增与 *JAK*2、*CD*274 和 *PDCD*1*LG*2 的高表达呈显著正相关，从而由 *CD*274 和 *PDCD*1*LG*2 基因编码的 PD - L1 和 PD - L2 的高表达介导肿瘤逃避宿主免疫反应。而 MSI 型胃癌显示 8 号染色体扩增的频率最高。

4. 表观遗传修饰改变

表观遗传是指 DNA 序列不发生变化，但基因表达却发生了可遗传的改变。包括 DNA 甲基化、组蛋白修饰（甲基化、乙酰化和磷酸化）等。表观遗传改变在胃癌发病机制中扮演重要角色。在真核生物中，DNA 的甲基化是在 DNA 甲基转移酶的作用下使 DNA 序列中 CpG 二核苷酸 5′端的胞嘧啶转变为 5′-甲基胞嘧啶，DNA 甲基化并没有改变基因序列，但能关闭某些基因的活性。在胃癌细胞中抑癌基因如 *CDH*1、*RUNX*3 以及 *P*16 等启动子区域的高甲基化导致这些基因的转录抑制，从而促进胃癌的发生、发展。错配修复基因 *hMLH*1 编码一种错配修复酶，对 DNA 复制、基因重组以及外源性损伤等过程中所产生 DNA 碱基错配进行修复，并可诱导肿瘤细胞凋亡。研究显示，*hMLH*1 基因启动子高甲基化与 *hMLH*1 转录失活以及大部分 MSI 阳性胃癌中错配修复缺陷呈显著正相关。在 TCGA 迄今为止研究的所有肿瘤类型中，EBV 阳性胃癌似乎表现出最高的 DNA 甲基化水平，这种高甲基化可能代表了细胞对 EBV 病毒感染的反应。

组蛋白是真核生物染色质的主要成分之一，组蛋白的翻译后修饰如甲基化、乙酰化和磷酸化等通过影响染色质结构或改变 DNA 的凝聚来调控基因的表达，从而参与胃癌的发生、发展。在胃癌细胞中，组蛋白以 H3K9 高甲基化、H3K9 低乙酰化和 H3K4 低甲基化为特征，在基因转录调控中发挥重要作用。Mitani 等人对 29 例胃癌组织样本分析发现，胃癌细胞中组蛋白 H3 乙酰化水平的上调可介导抑癌基因 *p*21(*WAF*1/*CIP*1)的转录。

5. 循环肿瘤 DNA 的变化

循环肿瘤 DNA（ctDNA）是肿瘤细胞坏死、凋亡或者分泌的外泌体释放到血液循环中的一种以单链或双链形式存在的游离 DNA，包含肿瘤基因的不同片段，这些片段可能携带肿瘤细胞的基本遗传信息，也可能携带基因的突变、甲基化、扩增甚至拷贝数变异等信息。

ctDNA 通常长度在 140～180 bp,在血液中含量极低,其含量与肿瘤类型、负荷以及肿瘤进展阶段相关。由于 ctDNA 来源于肿瘤细胞且半衰期短,可以实时动态监控肿瘤的复发、治疗效果以及预测肿瘤患者的生存期等。目前第二代测序(NGS)为 ctDNA 的定性分析以及肿瘤基因甲基化、突变、重排、融合以及拷贝数变异分析提供了可靠的手段。Park 等人对 54 例胃癌患者和 59 例健康人的血浆进行检测发现胃癌组的 ctDNA 浓度是同龄正常组的 2.4 倍,提示血浆 ctDNA 可作为胃癌早期诊断的指标。Pimson 等人对 202 例胃癌患者血浆 ctDNA 中 PCDH10 和 RASSF1A 基因的甲基化检测发现,与正常组相比,胃癌组患者血浆中这 2 个基因的甲基化突变频率增高,且这 2 个基因甲基化突变的患者预后较差和复发转移率较高,因此可用于胃癌复发转移的肿瘤标志物。

第五节　转录组学在胃癌中的应用

一、转录组学的概念

转录组是指特定组织或细胞在特定发育阶段或功能状态下转录出来的所有 RNA 的集合,包括编码 RNA(mRNA)和非编码 RNA(rRNA、tRNA 以及 microRNA、lncRNA 和 circRNA 等)。转录组学(transcriptomics)属于功能基因组学研究的重要组成部分,是一门在整体水平系统地研究特定生理或病理状态下特定时空细胞中所有基因转录本种类、结构、功能以及转录调控规律的学科,简而言之,转录组学是从 RNA 水平研究基因转录表达的情况。通过转录组学的研究可以了解基因在特定状态下细胞、组织中的活跃状态及其作用机制,为揭示各种生理状态下生命活动的规律提供分子基础,为理解包括癌症在内的各种疾病的发病机制及药物治疗提供重要参考。

二、转录组学研究技术

转录组测序(Transcriptome sequencing)是对特定生物体、组织和细胞内的 mRNA 和非编码 RNA 进行高通量测序,从而研究特定条件以及特定时间内基因表达情况。目前转录组研究技术主要包括 2 种:基于杂交技术的微阵列技术(Microarray)和基于高通量测序技术的转录组测序技术。

1. 微阵列技术

微阵列技术是在基因探针的基础上研制出来的,所谓基因探针是一段人工合成的碱基序列,是将已知序列的寡核苷酸探针固定在玻璃、尼龙膜或硅片等固相支持载体的表面,组成密集的二维分子阵列,然后与寡核苷酸片段、cDNA 等荧光或同位素标记的待测样品进行分子杂交,根据碱基互补配对的原理,当与探针序列互补配对形成核酸互补链时,可根据杂交荧光信号的分布及强弱测定待测样本中靶分子的表达丰度。微阵列按照载体上固定的探针分子构成不同可分为 cDNA 微阵列和寡核苷酸微阵列两种;按照微阵列的制备方法可分为原位合成型和点样型;根据微阵列的支持载体材质可分为薄膜型(如尼龙膜、硝酸纤维素膜以及聚丙烯膜等)和玻片型;根据微阵列检测时标记核酸分子的化学物质种类可分为同位素标记型和荧光素标记型。

（1）cDNA 微阵列：cDNA 微阵列是指对代表生物体内不同基因的许多个 cDNA 进行体外扩增，得到大小和序列不同的片段，分别经过纯化后，利用机械手高速地将它们有序地点样固定在玻片硅晶片或尼龙膜上，从而制备成 cDNA 微阵列，以此对各基因的表达情况进行同步分析。它的特点是造价低、适用面广、研制周期短、灵活性高，而缺点是点阵密度相对较低。为了比较对照组和实验组细胞中基因表达的差异，首先分别从两组细胞样本中提取各自的 mRNA 样本，然后利用逆转录酶将所提取的 mRNA 反转录成 cDNA，然后使用红色荧光素（Cy5）和绿色荧光素（Cy3）对实验组和对照组的 cDNA 分别进行荧光标记，并将荧光标记的两组 cDNA 样本按 1∶1 的比例混匀后与微阵列探针充分进行杂交。清洗微阵列中多余未杂交信号后用激光扫描仪中不同波长的激光扫描杂交后的微阵列，分别获取荧光强度形成荧光图像，同时将其按规定的算法转换成相应的数值。图中每个光点就是一个探针点的颜色强度，反映了两组样本中基因的相对表达水平；如果两组样本中的基因表达水平相同，则此处探针显示为黄色；如果对照组某基因表达水平较高，该处探针位置显示红色，反之显示绿色（图 12 - 3）。

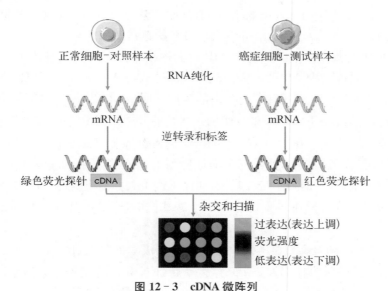

图 12 - 3　cDNA 微阵列

［图片摘自 Int J Mol Sci, 2001, 22(3)：1422］

（2）原位合成微阵列：根据预先设计的点阵序列，在玻璃片以及半导体硅片等硬质表面通过有机合成的方式直接将核苷酸聚合，得到所要求的探针分子，从而完成微阵列芯片的制备。该方法又分为原位光蚀刻合成法和压电打印原位聚合技术。原位合成法由于受到 Affymetrix 公司的专利保护，大规模采用原位合成法技术制造基因芯片的公司目前仅有 Affymetrix 和安捷伦等少数的基因芯片生产商，所以该技术并没有得到大规模普及和应用。

2. 基于高通量测序的转录组测序技术

随着测序技术的发展和测序成本的降低，使得转录组的检测和定量变得更加快捷和精准，基于高通量测序的转录组测序技术应用越来越普遍，将有取代微阵列技术的趋势。基于高通量测序的转录组测序技术根据其发展的阶段可分为表达序列标签技术(Expression Sequence Tags Technilogy，EST)、基因表达序列分析技术(Serial analysis of gene expression，SAGE)、大规模平行测序技术(Massively parallel signature sequencing，MPSS)和基于新一代高通量 RNA 测序技术(RNA sequencing，RNA‐Seq)。下面将主要介绍其中的几种。

(1) 基因表达序列分析技术(SAGE)：基因表达系列分析技术(serial analysis of gene expression，SAGE)是一种广泛使用的、快速高效的分析细胞中基因表达谱信息的方法,利用其对细胞内基因表达状态进行定性与定量分析。SAGE 技术首先从待测样本中抽提总RNA,并利用荧光标记的核苷酸将其反转录成双链 cDNA,再用锚定酶切割双链 cDNA 后分成两份,并分别与不同的接头连接(接头中包含了标定酶序列),然后用标定酶酶切成平末端后得到 SAGE 标签,再连接 SAGE 标签形成标签二聚体并利用接头序列为引物进行 PCR扩增,然后用锚定酶酶切接头序列,并对其串联、克隆及测序,最后利用 SAGE 软件包分析,即可得知基因表达状态。经典的 SAGE 技术是用 9～14 个核苷酸长度的序列标签代表特定的 mRNA 转录产物。研究证明,随着序列标签长度的延长,其特异性增高,当长度增加到21 nt 时,SAGE 标签的特异性高达 99.83%。SAGE 技术通过分析成千上万个表达序列标签来寻找出表达丰度不同的 SAGE 标签序列,从而在较短的时间里全面快速地检测,定量细胞内几乎所有的差异表达基因变化,并可发现潜在的新基因。

(2) 大规模平行测序技术(MPSS)：MPSS 测序技术是对 SAGE 技术的改进,其基本原理都是基于短序列标签测序方法。MPSS 技术首先从待测样本中提取 RNA 并反转录成cDNA,然后将 cDNA 克隆到具有不同接头的载体文库中, 随后利用 PCR 扩增带有不同接头的 cDNA 片段,然后在 T4 DNA 聚合酶和 dGTP 的共同作用下将 PCR 产物转换为单链文库,最后通过杂交将其结合在带有 Anti‐adaptor 的微载体上并进行测序。MPSS 技术是功能基因组研究的有效工具之一,能快速全面地检测生物体、组织或细胞内基因的表达特征。SAGE 技术和 MPSS 技术的技术流程复杂、测序工作量大并需要的样本量多,而且其中的酶切、PCR 扩增以及克隆等操作步骤可能会产生碱基偏向性问题,从而影响转录组测序的精准性。

(3) RNA‐seq：随着高通量测序技术的进步和成本的降低,RNA‐seq 逐渐取代传统转录组测序技术,给转录组检测方法带来重大革新,RNA‐seq 是通过高通量测序技术全方位分析整个转录组的高效方法。该技术首先提取细胞中的总 RNA 并反转录构建 cDNA 文库(或将 RNA 片段化后再逆转录),然后将 cDNA 文库中的 DNA 随机打断成小片段(片段大小根据采取的测序方法的读长而定),并在文库各片段两端加上测序接头,利用新一代高通量测序仪测序直至获得足够的序列,最后对所得序列进行参考基因的比对(有参序列)或从头组装(无参序列),最终完成转录组的分析。与传统微阵列芯片相比,RNA‐seq 无须预先设计探针,即可快速、全面而准确地在单核酸水平检测任意物种在特定状态下的几乎所有转录本的序列信息和表达信息,包括 mRNA 和各种非编码 RNA、未知转录本、稀有转录本以及基因选择性剪接产生的不同转录本的表达丰度等,且以其高通量、低背景、灵敏度高、可定量、快速、准确以及低成本等优势逐渐成为转录组学研究的常用技术,广泛应用于差异基因的检测、发现新转录本和基因重组、选择性剪切检测以及基因功能分析等方面(图 12‐4)。

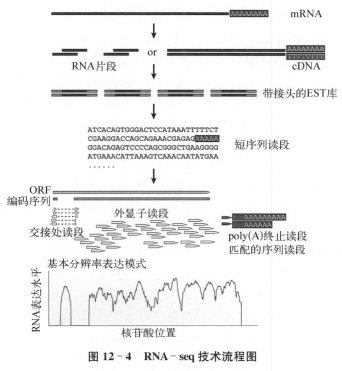

图 12 - 4　RNA - seq 技术流程图

[图片摘自 Nat Rev Gent，2009，10(1)：57 - 63]

三、转录组学在胃癌中的应用

目前转录组学在胃癌中的应用主要包括以下几个方面：① 胃癌中基因表达谱分析；② 胃癌时空异质性分析；③ 胃癌中细胞亚群分类；④ 胃癌循环肿瘤细胞中基因表达差异。

1. 胃癌中基因表达谱分析

胃癌的发生和发展是多基因突变积累、表达改变及其相互调控的结果。癌/抑癌基因是与胃癌发生密切相关的重要功能基因，其基因表达在胃癌中常发生显著性改变，并作用于胃癌发病阶段的不同环节。与分析 DNA 结构的基因组学相比，转录组学可以在 RNA 水平上分析这些基因表达谱及其功能特征，将基因结构特征与其功能相联系；明确胃癌细胞在发生、发展过程中基因表达谱改变及其调控过程，将有助于理解胃癌的发病、进展机制以及寻找潜在的分子治疗靶点。Zhang 等人利用 cDNA 微阵列对来自 47 对内镜活检的癌前病变组织样本、早期胃癌组织样本以及慢性胃炎组织样本分析发现 299 个驱动基因表达在早期胃癌组织中发生显著改变，尤其与慢性胃炎组织相比，*BCL2L*11、*RET* 和 *ALB* 基因表达在癌前病变组织和早期胃癌组织中下调最显著，而 *GRIN2D* 和 *BRCA*1 则显著上调，提示这 5 个驱动基因在胃癌发生发展中发挥重要作用。Liu 等人对 51 对原发性胃癌组织及癌旁组织进行 RNA - seq 测序，发现与癌旁组织相比，胃癌组织中有 165 个基因表达显著上调，其中很大一部分基因与细胞周期相关；而 256 个基因表达显著下调，其中包括血清标志物如 MUC5AC、Reprimo 和 Pepsinogen C 等，并且发现 EIF2C2 - TRAPPC9 以及 LRP6 - DUSP16 在内的 22 个融合基因的表达。

2. 胃癌时空异质性分析

胃癌的异质性是指来自不同个体的胃癌组织甚至同一胃癌组织内的胃癌细胞间在复制、转录和翻译等不同层面发生变化,使其基因型和表现型存在较大差异,从而导致不同胃癌细胞在增殖、侵袭能力以及对药物的反应性等不同。胃癌细胞的基因表达具有时空特异性,不同时间、不同空间位置以及不同细胞类型中的基因表达谱均存在显著差异。目前,由于对胃癌细胞间的时空异质性及其形成的分子机制认识不足,导致胃癌患者的临床诊治面临较多挑战。

传统的转录组测序技术只能对大量的混合细胞进行测序,只能达到混合细胞的平均基因表达信息,因而掩盖了胃癌细胞之间的异质性以及细胞亚群之间的表达差异;而单细胞转录组测序(Single cell RNA sequencing, scRNA - seq)能够在单细胞层面对胃癌细胞的基因表达进行高分辨率的分析,从而获得胃癌细胞间的异质性差异。Wang 等人利用 scRNA - seq 对来自 3 个胃癌患者成对的原发性胃癌及淋巴结转移胃癌组织样本分析发现原发灶和淋巴结转移灶等不同位置胃癌在干细胞、免疫、基质等方面存在较大的差异,而且 NOTCH2、NOTCH2NL、KIF5B 以及 ERBB4 基因表达在原发性胃癌中显著上调,CDK12、ERBB2 和 CLDN11 基因在转移性胃癌中显著高表达。Zhang 等人对 9 例非萎缩性胃炎、萎缩性胃炎、肠化生以及早期胃癌患者胃窦黏膜活检组织中的 56 440 个细胞进行了 scRNA - seq 分析,并构建了单细胞转录组图谱,发现胃癌前病变和早期恶性病变等不同发展时期的细胞存在显著的异质性差异,而且腺体黏液细胞在化生过程中倾向于获得肠样干细胞表型,并发现 OR51E1 是早期胃癌中独特的内分泌细胞的标志物。

scRNA - seq 可提供每个细胞的 RNA 表达谱,为理解胃癌的异质性提供新的研究途径,但该技术在操作过程中需要解离组织,导致细胞原有的空间位置分布信息丢失,而细胞的空间位置信息预示着细胞之间可能存在相互作用,与生理和病理功能密切相关,因此可将基因表达与空间位置信息相联系,这对于理解组织细胞功能以及病理变化至关重要。随着结合高通量单细胞测序的空间转录组学(Spatial transcriptomics)的逐渐发展,可以从完整的组织切片中产生转录组数据,并在 scRNA - seq 的基础上结合显微切割、荧光原位杂交以及探针标记等来定位和区分功能基因在特定空间位置的表达,并使单细胞转录组数据在高分辨率的组织病理图像上进行空间映射;空间转录组学为揭示空间背景下胃癌异质性和肿瘤微环境提供重要的研究手段。Jeong 等人对 5 例新鲜弥漫型胃癌组织标本在显微镜下切割成距离肿瘤表面 5 mm 深度的浅层以及包括肿瘤浸润前沿在内的深层,并与配对的正常胃组织一起分离单细胞,利用空间转录组学技术进行检测,发现上皮细胞和 B 细胞在表层富集,而成纤维细胞、内皮细胞和髓样细胞倾向于在深层聚集;而且胃癌深层的基质细胞中 CCL2 的表达显著升高,并与胃癌患者的低生存率显著相关;这些也表明肿瘤浸润前沿的炎症和免疫抑制微环境是弥漫型胃癌细胞侵袭表型的重要因素。

3. 胃癌中细胞亚群分类

肿瘤微环境由不同来源的复杂且异质的多种细胞类型组成,主要包括基质细胞和免疫细胞等,同时肿瘤细胞间也具有较大的异质性,根据不同的基因表达类型可将它们分成多个亚群,而且这些细胞类型的不同也是导致肿瘤恶性程度、药物敏感性以及转移等差异的主要原因。随着单细胞 RNA - seq 技术的普及,在单细胞水平上分析胃癌组织中不同细胞的基因表达情况,区分不同细胞亚群,发现新的细胞种类,这将对理解胃癌组织中细胞起源、分化演变以及组织细胞功能提供重要参考,同时为临床胃癌治疗提供思路和指导。Zhang 等人对来自 9 例原发性胃腺癌以及 3 例正常癌旁组织样本的 27 677 个细胞进行单细胞转录组测序,通过聚类分析将这些细胞分为 14 个类别,并结合常见的细胞类型标记基因,将其注释为上皮细胞、内分泌细胞、T 细胞、B 细胞、内皮细胞和成纤维细胞等。Li 等人对 8 对胃癌及其邻近的正常胃黏膜组织来源的 36 897 个细胞通过 scRNA - seq 测序以及聚类分析注释成 7 种细胞类型,包括上皮细胞、内皮细胞、成纤维细胞、T 细胞、B 细胞、巨噬细胞和肥大细胞。上皮细胞表现出显著的瘤内和瘤间变异性,而成纤维细胞主要表现为瘤内变异性;而且炎症性成纤维细胞(inflammatory CAFs,iCAF)和细胞外基质成纤维细胞(extracellular matrix CAFs,eCAF)与胃癌微环境中相邻的免疫细胞亚群相互作用。

4. 胃癌中循环肿瘤细胞中 mRNA 表达差异

目前评估胃癌的发生、恶性程度以及放、化疗疗效等大多依靠影像学、病理学检查以及癌胚抗原等血清肿瘤标记物,灵敏度、便捷性以及时效性都相对较差,而且由于不同胃癌患者以及患者体内各肿瘤病灶间的异质性,因此需要探索更加准确、实时、高效的肿瘤评估方法。循环肿瘤细胞(Circulating tumor cells,CTCs)是指由于肿瘤组织受外界刺激或者自身不稳定等原因导致肿瘤细胞脱离原发灶或转移灶而进入外周血液循环的肿瘤细胞,可随血液循环扩散至远处器官并定植生长形成继发性肿瘤。与传统的肿瘤检测手段相比,基于循环肿瘤细胞的液体活检技术具有无创、便捷和易于重复等优点,可发现早期难以发现的微转移。CTCs 在胃癌的早期诊断、预后判断、疗效评价、微小残余/复发病灶的检测、辅助分期以及指导治疗等方面展现出巨大的应用潜力。

循环肿瘤细胞并不是单一的细胞群,而是由干细胞、休眠细胞以及发生上皮-间质转化的细胞等不同基因组、表型和特性的细胞所组成的细胞类群。胃癌组织细胞由于本身基因变异以及表达差异所具有的异质性,导致脱落产生的循环肿瘤细胞异质性差异显著,因此对循环肿瘤细胞进行转录组学检测能够反映胃癌细胞本身的异质性。Negishi 等人利用 scRNA - seq 对 29 例转移性胃癌患者血液样本中提取的循环肿瘤细胞测序,发现循环肿瘤细胞间的表达谱都存在显著差异;但几乎所有的 CTCs 都显示出 *KRT* 家族基因和 *EpCAM* 等上皮标记基因的低表达,以及间充质表型基因如 *ZEB2* 和 *SERPINE*1 的高表达,提示这些 CTCs 都经历了 EMT 表型的转换;此外,干细胞标志物如 CD44 在 16% 的 CTCs 中表达,ITGA2 在 45% 的 CTCs 中表达。

第六节　微生物组学和代谢组学在胃癌中的应用

一、微生物组学与胃癌

微生物组学就是对某一特定环境中全部微生物的总和进行系统性研究并探索其相互作用。虽然胃曾经被认为是一个无菌的环境,但现在人们知道胃里有许多细菌,如幽门螺杆菌和胃微生物群的其他居住者之间存在复杂的相互作用关系。除了幽门螺杆菌致病因子、宿主遗传多态性和饮食的作用外，现在越来越清楚的是，胃肠道微生物群的组成部分也可能影响幽门螺杆菌诱导的发病机制。在本节中，我们讨论了人类胃微生物群的最新研究进展，以及在幽门螺杆菌感染存在时，胃微生物群的组成发生的改变，这些改变可能增加胃癌的发生风险。

1. 幽门螺杆菌

幽门螺杆菌是一种革兰阴性菌，选择性地定植于胃上皮。1994 年，幽门螺杆菌被 WHO 认定为 Ⅰ型致癌物，而幽门螺杆菌的慢性感染是已知胃远端腺癌最强的危险因素。幽门螺杆菌通常在儿童时期获得，即使在恶劣的胃环境中，在没有联合抗生素治疗的情况下，幽门螺杆菌也可以持续存在于宿主体内。有趣的是，基因研究表明，幽门螺杆菌已经在人类体内定居了至少 58 000 年，并且世界上大约一半的人口感染了幽门螺杆菌，这导致一些人猜测幽门螺杆菌是胃微生物群的内源性成员。然而，研究发现，仅 1%～3% 幽门螺杆菌感染者会最终发展为胃癌，同时幽门螺杆菌感染导致的病理结果是多因素共同参与的，包括菌株特异性细菌成分、宿主遗传因素、茎生态位和宿主微生物群的改变以及包括饮食在内的环境影响。

最近的研究一致表明，幽门螺旋杆菌在发达国家的流行率正在下降，尤其是在儿童中，这表明这种感染将在适当的时候消失。这是提出没有必要对幽门螺杆菌感染人口进行筛查和治疗的原因之一。然而，这一论点没有考虑到族裔群体、移民的影响以及那些感染率往往高得多的经济弱势地区，因此应该考虑到流行率在地方上的差异，采用选择性的方法进行筛查和治疗。

2. 影响胃癌发病的幽门螺杆菌毒力因素

细菌毒性因素在决定幽门螺杆菌定植后发生胃腺癌的风险中起关键作用，如在第五章中所述，幽门螺杆菌的毒力因子基因有 *vacA*、*cagA*、*cagE*、*oipA*、*babA*2 等。cag 致病性岛（cag-PAI）是一个明显影响癌症风险的毒力因子，这是一个 40kb 的 DNA 插入元件，包含编码形成 Ⅳ型细菌分泌系统（T4SS）蛋白的基因。而 cag T4SS 能使同样来自 cag-PAI 中一个基因编码的 cagA 蛋白穿过细菌和上皮膜，转运进入宿主细胞。

与未感染的人相比，含有 cagA 的幽门螺杆菌菌株发生肠型和弥漫性胃腺癌的风险增加 5.8 倍。与未感染的人相比，缺乏 cagA 的幽门螺杆菌菌株只增加了发生远端胃腺癌的风险 2.2 倍。一项调查癌症风险的 Meta 分析表明，携带 cagA 的幽门螺杆菌菌株发生远端胃腺癌的风险比 cagA 阴性的幽门螺杆菌菌株增加 2 倍。

在转位后，cagA 可以在 n 端酪氨酸磷酸化谷氨酸-脯氨酸-异亮氨酸-酪氨酸-丙氨酸（EPIYA）基序。在 cagA 中发现了 4 种不同的 EPIYA 基序（EPIYA-A，-B，-C，或-D），可以作为病理结果的指标。胃癌发生风险的升高与 cagA 的 EPIYA-C 位点的负担增加有关，与 c 型 cagA 菌株相比，含有 EPIYA-D 基序的菌株与发病机制增加有关。非磷酸化的 cagA 也在宿主细胞内发挥作用，有助于疾病的发生，并对顶端-连接复合体有多种作用。具体来说，未经修饰的 cagA 靶向 β-catenin、E-cadherin、肝细胞生长因子受体 c-Met、磷脂酶 PLC-γ、连接蛋白 Grb2 和激酶 PAR1b/MARK2，导致促炎症反应和有丝分裂反应，破坏细胞-细胞连接，并丧失细胞极性。此外，非磷酸化的 cagA 还与上皮细胞紧密连接支架蛋白

ZO-1和跨膜蛋白连接黏附分子(JAM)-A结合,导致紧密连接在幽门螺杆菌附着的区域组装无效。幽门螺杆菌也能以一种独立于 cagA 的方式调节紧密连接蛋白 occludin 和 claudin-7,并可能改变屏障功能。

另一种与胃癌发展密切相关的幽门螺杆菌成分是 vacA。vacA 是一种分泌毒素,可引起宿主胃上皮细胞的多种改变,包括空泡化、改变血浆和线粒体膜通透性、自噬和凋亡。幽门螺杆菌所有菌株均含有 vacA,但菌株间 vacA 序列存在较大差异。多样化最大的区域位于基因的 5′区域,编码信号序列和分泌毒素的氨基末端(等位基因类型 s1a、s1b、s1c 或 s2)、一个中间区域(等位基因类型 i1 或 i2),和一个中央区(等位基因类型 m1 或 m2)。含有 s1、i1 或 m1 等位基因的菌株与胃癌密切相关。新的研究表明,i1 型等位基因与胃癌的相关性甚至可能强于 vacA s 型或 m 型,甚至与 cag 与胃癌相关性相当。

新的发现表明,vacA 和 cagA 可能相互抵消调节操纵宿主细胞的反应。具体来说,cagA 可拮抗 vacA 诱导的凋亡,并激活 MAPK 和抗凋亡蛋白 MCL1 介导的细胞存活通路。最近有报道称 vacA 和 cagA 的拮抗作用可能是细胞系特异性的。对胃上皮细胞的体内谱系追踪表明,Lgr5(富含亮氨酸的重复含 G 蛋白偶联受体 5)阳性细胞是自我更新的多功能干细胞,负责胃上皮细胞的长期更新。在幽门螺杆菌感染的胃癌患者中,Lgr5+上皮细胞的数量比未感染的胃癌患者增加。此外,这些 Lgr5+上皮细胞比 Lgr5-细胞更容易受到氧化 DNA 损伤,这表明幽门螺杆菌特异性靶向 Lgr5+上皮细胞。

分化的胃上皮细胞通过诱导自噬来降解细胞内的 cagA,同时 vacA 与上皮细胞受体 LRP1 结合导致细胞内谷胱甘肽减少,并允许活性氧的积累,进而诱导自噬。有趣的是,cagA 被发现在表达干细胞标记 CD44 的胃上皮细胞中积累。这些癌症干细胞样细胞对活性氧有抗性,因此 cagA 不会被自噬降解。这些数据表明,细菌癌蛋白 cagA 能够在具有祖细胞特征的宿主细胞亚群中持续存在,这可能会对宿主产生长期的有害影响,从而降低致癌的临界值。

然而仅仅研究毒力因素有时可能是不够的。Dabiri 等人在来自伊朗德黑兰的 160 例幽门螺杆菌阳性患者中检测到 cagA、cagE、oipA、iceA1、babA2 和 babB 的阳性率分别为 69%、51%、55%、26%、78%和 28%,患者的 cagA、vacA、cagE 或 iceA 状态与临床结果之间没有相关性,只有 babB 和 iceA1 与胃癌高风险显著相关。然而一项来自仅距德黑兰 630 km 的伊朗大不里士的报道则称在大不里士患者中,发现 cagA 和胃癌之间存在显著相关性。这一差异说明幽门螺杆菌感染导致胃癌等严重疾病是多种因素相互作用的结果,比如宿主因素和环境因素等。

3. 影响胃癌发病的宿主和环境因素

宿主的多态性也影响胃癌的发展倾向。IL-1β 是一种促进炎症分子,它能抑制胃酸的分泌并在 Hp 感染患者的胃黏膜中增加。在 Hp 感染的情况下,IL-1β 高表达的患者与 IL-1β 低表达的患者相比,显著增加胃酸减少、胃萎缩、胃远端腺癌的风险。在一个基因易感的患者身上,毒性更强的幽门螺杆菌菌株的结合进一步增加发生胃癌的风险。隐藏有高表达 IL-1β 多态性的感染幽门螺杆菌 cagA+或 vacA s1 型菌株的患者,相比于未感染的患者,分别有着 25 倍或 87 倍发生胃癌的风险。与 IL-1β 相似,TNF-α 也是一种抑制胃酸分泌的促炎症细胞因子,增加 TNF - α 表达也与在幽门螺杆菌存在时发生胃癌及其癌前病变的风险增加有关。

环境因素如饮食也会增加患胃癌的风险,高盐、腌制、烟熏、高肉含量且保存不良食品和低水果蔬菜含量的饮食最容易增加胃癌的发生风险。在幽门螺杆菌感染的背景下,高盐饮食摄入和低铁水平与胃癌发生风险的增加密切相关。

到目前为止,Hp 感染是胃癌发生的最强的危险因素之一,然而人体试验表明,胃微生物群的其他成分可能影响胃癌的进展。在一项对 3 365 名受试者进行的 15 年随访研究中,有报道称针对幽门螺杆菌的抗生素治疗可显著降低胃癌的发病率。有趣的是,这项研究中少于一半的受试者在接受针对 Hp 抗生素治疗后 15 年的随访中始终未感染 Hp,这表明抗生素治疗可以改变非幽门螺杆菌群,从而降低胃癌的发生率。

4. 人胃微生物群在胃癌发病中的作用

胃固有的酸性环境,加上该部位难以培养细菌,使人认为胃是一个某种程度上无菌的环境。然而,现有的数据显示,胃中存在一个庞大而多样的细菌群落,定植密度为 $10^1 \sim 10^3$ 个菌落形成单位/g。此外,分子技术和计算分析的最新进展提供了证据,表明定植于胃上皮的复杂微生物群可能与幽门螺杆菌联合影响胃稳态和疾病进展。

对于幽门螺杆菌阴性个体,其胃中具有高度多样性的微生物群。对 23 份胃活检样本的 1 833 个细菌克隆测序,发现了 8 个细菌门内的 128 个种型;丰度最高的 5 个门是变形菌门、厚壁菌门、拟杆菌门、梭杆菌门和放线菌门。另一项独立研究测序分析了 3 个幽门螺杆菌阴性胃活检样本,鉴定出 13 个门的 262 个种型。在 Hp 感染的个体中,幽门螺杆菌被发现是胃中最丰富的种型。检测到的 3 例幽门螺杆菌定植者中,幽门螺杆菌占全部序列读取的 93%～97%,仅检测到 33 个种型,种数比阴性人群少了 229 种。这些数据表明,幽门螺杆菌的定植大大降低了胃微生物群的总体多样性。在最近的一项研究中,Maldonado-Contreras 等人利用 DNA 微阵列技术对 12 个活检标本(其中 8 个是幽门螺杆菌阳性)的胃微生物群进行了研究,他们检测到了 44 个门,其中有 4 个占优势的门:变形菌门、厚壁菌门、放线菌门和拟杆菌门。与未感染的胃相比,幽门螺杆菌感染增加了非幽门螺杆菌——变形菌门、螺旋体门和酸杆菌门的相对丰度,而减少了放线菌门、拟杆菌门和厚壁菌门的相对丰度。在这项研究中,幽门螺杆菌感染被发现占微生物群变异的 28%。然而,幽门螺杆菌阴性和阳性个体的细菌群落仍然高度复杂。

目前,很少有研究考察微生物组成和胃癌预后的差异。在组织学进展到肠型胃癌的关键步骤之一是萎缩性胃炎的发展,这种情况下,由于壁细胞的丧失和非幽门螺杆菌菌群的过度生长,胃的 pH 值易于升高。胃中的次氯酸环境有利于其他细菌的定植,并可能促进胃癌的发展。在最近的一项研究中,用焦磷酸测序法比较了慢性胃炎、肠化生和胃癌患者胃黏膜中的微生物群,发现了 10 种细菌不同,这表明胃微生物群比之前认为的更复杂。此外,在胃癌发生的不同组织学步骤中,胃微生物群的组成和多样性均存在显著差异。胃癌标本中芽孢杆菌纲和链球菌科成员明显高于慢性胃炎和肠化生标本,而变形菌纲和幽门螺杆菌科成员明显低于慢性胃炎和肠化生标本。为了确定胃微生物群的改变在胃癌的发展中发挥的作用,关于胃癌和非胃癌患者详细的胃微生物群相关的分子学研究需要进一步完善。

5. 研究胃微生物在胃癌发病机制中的模型及其局限性和替代方法

　　蒙古沙鼠经常被用来研究幽门螺杆菌引起的疾病,在该模型中不伴有致癌物情况下,幽门螺杆菌感染可导致胃腺癌。基因型明确的近交系小鼠是另一种常用的胃癌发生模型。与蒙古沙鼠相比,转基因小鼠可以允许深入分析宿主的反应。然而,与蒙古沙鼠模型类似,标准自交系小鼠经常受到微生物多样性的限制。此外,啮齿动物模型也有一些局限性,包括发现幽门螺杆菌感染的人类胃中存在的门与幽门螺杆菌感染的啮齿动物胃中存在的门并不相同。啮齿动物并非自然感染幽门螺杆菌,需要用啮齿动物适应的菌株实验感染。此外,啮齿动物胃中幽门螺杆菌的密度和分布并不能准确反映人类的情况。啮齿类动物有一个非腺状的前胃,它被乳酸菌密集地占领,可以改变啮齿动物胃微生物的组成,使之与人类胃中的情况相反。还有,在小鼠胃中鉴定出的一些细菌可能是暂时性的,这进一步混淆了结果。

　　恒河猴(猕猴)是研究幽门螺杆菌和胃微生物组成之间相互作用的一个令人兴奋的新模型。与人类相似,恒河猴在生命早期自然地感染幽门螺杆菌菌株。此外,恒河猴胃的解剖结构与人类相似,随着时间的推移,可以通过内镜获得多个样本。一项最近的研究基于 16S rRNA 基因可变区 454 焦磷酸测序序列分析结合高通量的胃体和胃窦活检分析,研究了无特定病原体恒河猴模型,报道称胃微生物群落以幽门螺杆菌种为主,但值得注意的是,还检测到另外 220 个菌种。胃体中幽门螺杆菌的控制程度大于胃窦,这可能是由于胃体中 pH 值较低的缘故。然而,未发现感染幽门螺旋杆菌对其他类群的相对丰度有显著影响。

二、代谢组学与胃癌

　　目前内镜和活检仍是筛查和诊断胃癌的金标准检查方法,然而因为是侵入性的操作,经常会给患者带来疼痛和不适。同样,胃肠道的钡餐检查也一样会给患者带来不愉快的体验。此外,临床常用的还有癌胚抗原(CEA)、糖类抗原 72 - 4 (CA72 - 4)等血清学肿瘤标志物试验和粪便隐血试验。然而,由于这些检测的特异性和敏感性较低,不能作为筛查或监测试验。因此,我们迫切需要一种非侵入性、更高效的诊断工具,在早期阶段对胃癌进行早期发现。

　　代谢组学是一项新兴而有前途的组学研究,它可以用于确定低分子量代谢产物的变化。越来越多的证据表明,代谢重编程是癌细胞在不利条件下生长和增殖的基本特征。代谢组学作为信号级联的终点,代表了生命系统对环境、遗传和疾病因素的最终反应。代谢组学和表型之间的相关性使代谢物很容易模拟癌症分子水平的病理生理变化,它也增强了研究人员分析代谢组学数据到特定生物标记物的能力,以确定特定的一组通路。代谢组学作为组学家族中一个相对较新的领域,已被用于在不同的癌症中表征紊乱的代谢通路和识别潜力生物标志物。本文从代谢组学分类、技术和胃癌对不同代谢途径的重编程等角度阐述了代谢组学在胃癌中的应用。

1. 代谢组学分类和技术

　　代谢组学可分为靶向代谢组学和非靶向代谢组学。非靶向代谢组学是对有机体内源性代谢物全面、系统的分析,具有广泛的物质覆盖率,用于发现新的生物标志物,但缺乏对物质绝对定性定量数据。靶向代谢组学则是对特定的一类代谢物的研究分析,使用标准品进行待测物质的绝对定性定量分析,同时使用同位素内标来提高检测的灵敏度和增强物质定性定量的准确性,减少假阳性的发生。其不足在于物质的覆盖率有限。代谢组学相关研究常常需要两者的结合来探索目标代谢产物(图 12 - 5)。

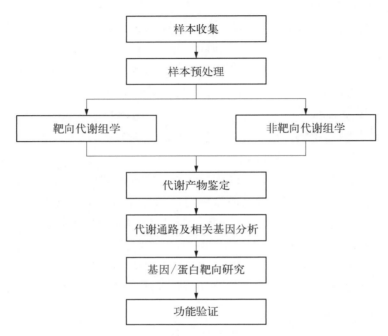

图 12 - 5 非靶向和靶向代谢组学联合使用

核磁共振波谱(NMR)和质谱(MS)是代谢组学研究中的 2 种主要分析技术,2 种分别有各自的优劣。NMR 有较高的重现性,且能不破坏样本,但是其灵敏度较低,难以量化共振的代谢物,并需要大量的样本。MS 则具有较高的灵敏度、高重现性和广泛的动态变化范围,常用于代谢组学中的靶向和非靶向分析。MS 联用色谱法[气相色谱法(GC)和液相色谱法(LC)]是测定生物样品代谢产物的最有效的技术,具有灵敏度高、动态范围宽、选择性好、信息丰富等优势,但是 LC - MS 分析氨基酸时需要衍生,衍生过程繁琐时间长、操作复杂,GC - MS 则主要用于挥发性和微挥发性代谢物的分析,对于非挥发性代谢物的分析效果较差。毛细管电泳质谱联用(CE - MS)则能克服上述两者的困难,其操作简单、所需样品量少、灵敏度高、分辨率高、应用范围广,包括血清、血浆、尿样、组织以及实验动物活体实验等。

传统的代谢组学分析技术旨在阐析有机体内代谢物整体含量以及变化的规律,其分析过程中所需要的组织匀浆、代谢物提取、纯化和富集等步骤丢失了代谢物在组织中的空间分布信息。随着研究的进展,代谢组学对空间分辨信息的需要越发迫切。空间分辨代谢组学作为一个新兴的前沿分析技术,即整合质谱成像(MSI)和代谢组学手段,利用前者准确识别并定位多种代谢物在组织甚至细胞间的差异性分布,利用后者对目标微区域组织进行深度代谢组学分析,获得代谢物种类及含量。按离子源的不同,将 MSI 分为 MALDI - MSI、SIMS 成像、解吸电喷雾电离质谱成像(DESI - MSI)、激光溅射-电喷雾电离质谱成像(LA - ESI - MSI)等。其中,MALDI - MSI 已成为当前最主流的一类空间分辨代谢组学技术。

Jiuming He 等自主研发了一种灵敏的空气流辅助解吸电喷雾电离质谱成像方法,简称为 AFAI-MSI,它具有广谱、灵敏度高、动态范围广、分析过程快速、组织代谢物成像特异性高等特点。超过 1500 种代谢物,包括胆碱、多胺、氨基酸、肉碱、核苷、核苷酸、氮碱、有机酸、碳水化合物、硫酸胆固醇、胆酸、脂类等,可以在非靶向分析中可视化。AFAI-MSI 已在脑、肾、肝、脾等多种组织以及不同类型肿瘤组织的空间代谢成像上积累了较为丰富的经验,有望为胃癌的空间代谢组学研究开辟新的天地。

2. 糖代谢和 TCA 循环紊乱

Gu J 等人通过代谢组学分析技术揭示了大鼠胃癌发生模型中的代谢通路改变,发现在轻度胃发育不良(LGD)、高度胃发育不良(HGD)和胃癌(GC)大鼠模型中乳酸含量增加;在大鼠病理模型中血糖水平出现波动:胃炎(GS)组升高,HGD 和胃癌组下降;TCA 循环的 3 种主要代谢物(琥珀酸、柠檬酸和延胡索酸)在大鼠病理模型中没有明显的改变。这些结果表明,糖酵解在胃癌中被激活。Hu 等人将人胃癌细胞移植到 24 只免疫缺陷的小鼠体内,直接构建了小鼠胃癌模型,他们同样发现胃癌小鼠乳酸水平升高,但是胃癌小鼠的 TCA 中间体(丁二酸、苹果酸和柠檬酸)水平也升高,这与 Gu J 等的研究结果不同。血糖水平的降低和乳酸的增加可以被"Warbug"效应所解释,然而氧化磷酸化通路是否受到胃癌的抑制则不太一致,有待进一步的研究来证实。

Cai 等人则通过蛋白组学和代谢组学的结合,发现在体外下调 LDHA 或过表达 PDHB 均可使丙酮酸进入胃癌细胞的克雷布斯循环,而不是糖酵解过程,从而抑制细胞生长和细胞迁移,为胃贲门癌提供了潜在的治疗靶点。

3. 氨基酸及其相关代谢紊乱

一般来说,氨基酸的浓度受多种因素的影响,如禁食状态、癌变、病理和生理条件。为了满足癌细胞的快速增殖,恶性细胞需要从氨基酸库中提取大量氨基酸来合成蛋白质和核酸。因此,氨基酸谱的变化可能反映了肿瘤组织、骨骼肌和肝脏中癌症诱导的蛋白质代谢。在 Gu 等人的大鼠病理模型中精氨酸和谷氨酰胺含量均显著降低;LGD、HGD 和 GS 组中色氨酸、酪氨酸和苯丙氨酸显著增加;甘氨酸和赖氨酸在 HGD 和胃癌大鼠中含量较高;GS 大鼠苏氨酸含量降低,胃癌大鼠苏氨酸含量显著升高;GS 和 HGD 大鼠丙氨酸含量降低;HGD 大鼠组氨酸含量升高;天冬酰胺在胃癌大鼠体内显著增加。Deng 等人也报道了胃恶性肿瘤患者胃液的酪氨酸、苯丙氨酸、色氨酸和总蛋白含量均显著高于对照组($P < 0.01$),生物标志物工作特征曲线下的面积分别为酪氨酸,0.838;苯丙氨酸,0.856;色氨酸,0.816。这些发生显著变化的氨基酸可能成为潜在的诊断胃癌的生物标志物。

另外,一些氨基酸可能作为补充三羧酸循环代谢中间体库的替代来源,满足细胞增殖的代谢需求。Gu 等人的研究中甘氨酸、丝氨酸和苏氨酸代谢被激活,糖原性氨基酸水平显著增加,而 Jain 等人研究也表明甘氨酸与糖酵解紊乱密切相关,甘氨酸是肿瘤细胞快速增殖的关键代谢物。此外,丝氨酸是糖酵解的一个分支,可以转化为甘氨酸。丝氨酸和甘氨酸的生物合成可能抑制细胞抗氧化能力,从而支持肿瘤稳态。鉴于氨基酸代谢与癌症发生中复杂的相互作用网络关系,建立氨基酸代谢和癌症进展之间的精确联系仍然是未来的挑战。

4. 脂质代谢及其相关途径紊乱

脂类代谢与癌细胞的快速增殖和细胞膜的合成有关。在 Gu 等人的大鼠病理模型中 LDL/VLDL 和多不饱和脂肪酸(PUFA)均显著降低;胃癌大鼠的 3-羟基丁酸显著升高;甘油水平在 LGD 和胃癌大鼠中升高,且在胃癌组中表达最高水平。Hu 等人的小鼠胃癌模型发现与正常组织相比,癌组织中的十六烷酸和甘油水平升高。他们认为可能是由脂肪细胞脂解上调和脂肪细胞激素敏感脂肪酶循环水平升高所导致。Song 等人发现角鲨烯(一种胆固醇合成的中间体)是胃癌标本中最广泛消耗的代谢物。不同研究中脂质代谢改变的差异较大,需要进一步的探索。

5. 核酸代谢及其相关途径紊乱

癌细胞处于快速生长和增殖的状态,尿嘧啶作为核糖核酸的前体被报道在胃癌中上调,其他嘌呤如次黄嘌呤和鸟嘌呤也普遍升高。然而 Aa 等人则报道了作为 RNA 组成部分的尿嘧啶的下调。胃癌细胞的核酸代谢或其他代谢途径,可能都受到了胃癌微环境与宏观环境之间作用的影响。

6. 其他改变的代谢产物

除了前面提到的代谢变化外,其他代谢物浓度在胃癌的发展中也表现出增加或减少的趋势。然而,相关的机制和意义仍不清楚。Gu 等人的大鼠病理模型中,LGD、HGD 和胃癌组的 α-酸糖蛋白增加,且胃癌组中表达水平最高;胃癌大鼠牛磺酸水平下降;甘油磷酸胆碱(GPC)在胃癌大鼠中表达水平最高,LGD、HGD 和胃癌组之间无统计学差异;GS 大鼠胆碱水平略下降,LGD、HGD 和胃癌组的胆碱水平较稳定。

α-酸糖蛋白作为一种免疫调节分子,通常参与免疫调节过程。Tilg 等已经证明 α-酸糖蛋白促进小鼠巨噬细胞分泌 IL-1 抑制剂,有可能发挥 IL-1 受体拮抗剂的作用。Nakamura 等研究表明单核细胞在炎症因子的刺激下可以产生 α-酸糖蛋白,从而促进脂肪酸代谢,进而促进细胞增殖。因此,在胃癌发生过程中,α-酸糖蛋白水平的升高不仅能增强代谢改变,还能刺激免疫应答。

另外,GPC、PC 和胆碱总水平的升高提示了胆碱磷酸化在胃癌发生过程中受到干扰,脂肪酸降解途径在胃癌发生过程中保持激活。激活的脂肪酸降解是所有癌症的共同特征,因为细胞增殖需要脂肪酸来合成膜和标记分子。

三、微生物组学-代谢组学与胃癌

胃癌微生物群的变化会诱导相应的代谢改变,利用先进的代谢组学分析技术和生物信息学技术,研究改变的代谢物和微生物的联系,可以为探索胃癌的发病机制和寻找诊断性生物标志物提供新的方向。有研究表明胃癌微生物群的多样性减少,螺杆菌丰度降低,其他菌属富集,主要以肠道共生菌为代表。Erawijantari 等人对 50 名有胃癌切除史的参与者(n=50)的粪便样本进行了宏基因组测序和基于毛细管电泳质谱的代谢组学分析,并与 56 名对照组参与者进行了比较,发现胃切除组肠道菌群物种多样性和丰富度较高($P < 0.05$),同时好氧菌、兼性厌氧菌和口腔微生物的丰度增加。此外,两组胆汁酸如基因毒性去氧胆酸和支链氨基酸含量差异较大($P < 0.05$)。他们通过 Procrustes 分析显示代谢物与微生物物种之

间存在显著的组学间关系,在胃切除组富集的代谢物和属种中,以及在对照组富集的代谢物和属种中均观察到正相关簇。对照组富集的簇包括初级和共轭胆汁酸(如胆酸盐、牛磺酸、甘胆酸盐)与 Coprobacillus、Blautia、Eggerthella 和双歧杆菌呈正相关。脱氧胆酸与胃切除术患者中富集的 Alistipes、Odoribacter、Lactobacillus 和 Coprococcus 呈显著正相关。脱氧胆酸是肝癌和结直肠癌中微生物群产生的致癌物质,据报道胃癌术后患者发生结直肠癌的风险也会增加,提示胃癌切除术后的并发症可能与胃切除术后肠道微生物群的改变相关。

目前就胃癌微生物组学和代谢组学之间的关联研究较少,两者关联的背后可能隐藏胃癌的发生机制、转移机制、不良预后的原因等,若能阐明两者间的关联,则很有可能为胃癌的诊治带来巨大的进展。

第七节　液体活检在胃癌中的应用

液体活检具有广阔的前景,因为它们可以通过微创方法提供有关原发性和转移性肿瘤的信息。在胃癌患者中,已报道了大量基于血液的生物标记物,因为它们在临床实践中可能具有筛查、早期诊断、预后评估、复发监测和治疗效果随访等潜在作用。由于液体活检技术具备高度敏感性,该技术的普及可以显著改善胃癌患者的长期治疗效果,但它需要进一步研究并完善,寻找通用标记和方法。

目前的胃癌血液生物标志物的敏感性和特异性不足以确定诊断和预后。一般来说,胃癌的诊断依赖于上消化道内镜,这是一种有创伤性的检查,费用相对较高,虽不良事件少见但严重。因此,需要进一步探索和验证新的有前景的液体活检指标,更好地服务于胃癌患者临床应用。目前液体活组织检查已成为一种新的策略,用于不同癌症类型的临床治疗,提供早期疾病检测,确定肿瘤基因组图谱,监测治疗反应,评估治疗耐药性的出现,量化最小残留疾病,并进行实时的癌症管理。最初,液体活检一词仅用于调查癌症患者血液中的循环肿瘤细胞(CTCs),但现在已主要扩展到包括循环肿瘤 DNA(ctDNA)和循环非编码 RNA(ncRNAs)的分析。本节着重于血液液体活检在胃癌患者中的作用及其临床意义,介绍液体活检的最新进展,并研究如何利用不同形式的液体活检来改善胃癌患者的护理。我们还简要介绍了液体活检的潜力和局限性,以及它们在胃癌常规临床治疗中的未来用途。我们认为,CTC、ctDNA 和循环 ncRNA 最终应该被整合到胃癌管理的临床实践中,更好地服务于临床实践。

一、循环肿瘤细胞(CTC)

CTC 已被证实可作为胃癌的预测和预后生物标志物。它们可以确定转移的风险,并可以实时监测癌症患者的治疗反应。CTC 作为潜在的预后生物标记物,在胃癌治疗效果评估中发挥重大作用。一般来说,CTC 在外周血循环中很少见,每 7.5 mL 血液中的 CTC 浓度低于 5 个。此外,这些 CTC 来源于原发性或转移性肿瘤,呈现异质性,并表达特定肿瘤类型的抗原或遗传特征。CTC 的早期研究将其定性为有核细胞,表达上皮细胞 EpCAM 和细胞角蛋白8、18和19(CK8、CK18、CK19)标记物,但对CD45(CD45−)呈阴性。最近的研究已经描述了经历EMT的CTC亚群,其可能显示EpCAM和细胞角蛋白的表达降低,同时间充质标记物(包括波形蛋白和Twist)可能过度表达。此外,这些CTC也可能经历EMT转化的反向过程,从而产生呈现间充质和上皮标记物的CTC亚群。具有间充质表型的CTC由于具有更大的可塑性,可能具有更大的肿瘤逃逸倾向,从而促进侵袭和迁移过程。同时,具有间充质标记物的CTC似乎对化疗药物更具耐药性。关于胃癌循环肿瘤细胞,Li等人指出了5种类型的细胞,包括完全上皮(E)CTCs、完全间充质(M)CTCs和中间CTCs(E>M;E=M;M>E),使用基于过滤的方法,并以EpCAM、CK8、CK18、CK19、波形蛋白和Twist作为标记,通过分析胃癌CTC数据发现,大约11%(4/35)的患者形成了一个完全由M CTC组成的亚组,29%(10/35)的患者具有M和M>E亚组,只有一名患者具有CTC亚组E>M,没有一名患者具有完全由E组成的CTC亚组。因此,这些发现证明了CTC的异质性及其主要的间充质表型,表明仅用上皮标记物来列举胃癌中CTC的方法存在局限性。

此外,CTC可以反映每种癌症细胞随时间、疾病阶段和治疗后发生的特定形态、表型和分子特征改变。例如,Iwatsuki等人评估了胃肠道肿瘤患者的CTC及其HER2状态。HER2的过度表达是单克隆抗体曲妥珠单抗治疗转移性胃癌的选择性生物标志物。在该研究中,对于胃癌患者检测到至少一个CTC(CTC≥1)的73.5%(25/34)样本中,28%(7/25)HER2阳性。然而,在CTC阳性病例和相应的原发性肿瘤(HER2阳性CTC/HER2阴性原发性肿瘤组织)之间发现了不一致的HER2状态,这表明原发性HER2阴性肿瘤在癌症进展过程中在其CTC中获得了HER2基因扩增。所以,可以通过液体活检检查CTC的HER2状态,以提供胃癌的个性化治疗策略。

一些研究已经观察到胃癌患者CTC中8号染色体的非整倍体,这是胃癌肿瘤和细胞系中常见的遗传异常。有趣的是,Li等人建立了一个综合减影富集(SET)和免疫染色荧光原位杂交(iFISH)平台,以检测表征与晚期胃癌患者8号染色体不同的CTC,并提出认为SET−iFISH比CellSearch在检测CTC中更敏感。最近,2项研究在进展期胃癌患者治疗前后,对8号染色体非整倍体的CTC进行了SET−iFISH计数。Ma等人观察到,与单独使用DOF治疗的患者相比,使用多西紫杉醇/奥沙利铂/5−FU(DOF)加贝伐单抗进行新辅助治疗的患者的CTC数量显著减少,这表明通过观测CTC数量改变可反映添加贝伐单抗的疗效。此外,Li等人对一线(紫杉醇或顺铂)或靶向治疗(抗HER2和顺铂)前后患者的CTC进行了量化,并分析了其8号染色体的多倍性,并将这些发现与患者的临床预后相关联。CTC值阳性的晚期胃癌患者(≥4个CTC)与治疗后的无进展生存率(PFS)和总生存率(OS)显著相关。此外,与多倍体CTC数量减少的患者相比,在前2个治疗周期后多倍体CTC增加≥10%的患者具有更大的进展和死亡风险。这些研究表明,使用SET−iFISH计算具有8号染色体非整倍体的CTC是监测胃癌患者治疗反应的有效方法。此外,许多研究报道称,与单个CTC相比,循环肿瘤微栓子(CTM)更能描述肿瘤在循环系统中的转移情况。在胃癌中,Zheng等人在临床Ⅰ至Ⅳ期的59%(51/86)胃癌患者中观察到CTC,但仅在24%(10/41)的Ⅳ期胃癌患者中发现CTM。他们得出结论,CTM阳性组的PFS和OS比CTM阴性组更差($P<0.001$)。因此,CTM的监测有助于预测胃癌的预后。

二、循环肿瘤 DNA（ctDNA）

来自原发肿瘤细胞、CTC 和/或远处转移的血液中的 DNA 片段称为 ctDNA，它可反映特定的癌症遗传性改变，包括突变、扩增、拷贝数变异（CNV）、重排和甲基化等。越来越多的证据表明，ctDNA 检测是一种微创方法，在癌症中具有潜在的临床应用价值，包括：① 癌症的早期检测；② 监测肿瘤内异质性和转移；③ 治疗靶点识别；④ 实时评估治疗反应和肿瘤复发；⑤ 实时评估耐药性。到目前为止，对胃癌患者 ctDNA 水平的鉴定和监测进行了有限的研究。有学者报道，30％（3/10）的晚期胃癌患者的原发肿瘤和术前 ctDNA 中存在 TP53 突变，这表明 TP53 突变的鉴定是临床随访期间监测肿瘤进展和残留的有效工具。2016 年，Fang 等人分析了 277 例原发性胃肿瘤患者的 8 个基因（ARID1A、TP53、PIK3CA、PTEN、AKT3、BRAF、AKT2 和 AKT1）的突变谱和 ctDNA 水平的改变，并发现 TP53、ARID1A 和 PI3KCA 是晚期胃癌患者中最常见的突变基因。此外，与未检测到 ctDNA 的患者相比，ctDNA 水平较高的患者更有可能表现出血管浸润和较差的 5 年总生存率。因此，在胃癌患者中，高 ctDNA 检测水平与腹膜复发和不良预后相关。

此外，Shoda 等人报道了通过实时定量 PCR（qRT－PCR）检测胃癌患者术前和术后治疗期间 ctDNA 中 HER2 扩增能力，强调了肿瘤的空间和（或）时间异质性。但是使用 qRT－PCR 的定量信息是从循环阈值获得的，这些值可能会受到扩增缺陷的影响，导致最终检测结果准确性不足，但目前通过数字微滴 PCR（ddPCR）方法可改进 qRT－PCR 缺陷。在 2017 年，该团队展示了 HER2 比率在胃癌患者治疗进展期间的临床效用，并证明了在 EpCAM、CK8、CK18、CK19 和 CD45 细胞在胃癌患者治疗后的 CTC 水平改变有助于评估治疗反应和判断预后。EpCAM、CK8、CK18、CK19、CD45－和 c－MET 细胞和免疫磁性 7－GEA－USAc－MET－CTCs 可作为 c－MET 导向治疗的预测性生物标志物。波形蛋白、CK8、CK18、CK19、CD45－和 CA12－5－ISET86 胃癌可分为上皮性 CTC、上皮/间质 CTC 和间质 CTC，而 CTM 可分为 2 个亚群，包括间质 CTM 和部分间质（上皮/间质）CTM。此外，CTM 是Ⅳ期患者 PFS 和 OS 恶化的独立预测因子。术后随访显示 53.84％（7/13）的患者在复发时血浆 HER2 表达较高，即使在手术时被诊断为 HER2 阴性的患者中也是如此。总的来说，通过 ddPCR 检测 HER2 表达可以为基于临床环境中不同时期 HER2 状态的新决策治疗策略提供一个机会窗口。

在胃癌 ctDNA 荟萃分析中，Gao 等人证明了基于基因甲基化的 ctDNA 水平与胃癌患者的 TNM 分期、肿瘤深度、淋巴结转移和远处转移之间存在显著相关性。最近，通过二代测序（NGS）对Ⅳ期胃癌患者的 ctDNA 进行周期性突变分析，揭示了治疗 2 个月后克唑替尼产生耐药的分子机制，包括多次发生 MET 扩增、多个次级 MET 突变（D1228、Y1230、V1092、G1163 和 L1195），FGFR2 基因的相对拷贝数以及其他下游和相关元件的突变显著增加。克唑替尼是一种有效的 MET 抑制剂，在治疗 MET 扩增的食管癌和胃癌方面具有良好的疗效。此外，据报道，约 5％的胃癌患者中发生了 MET 扩增，并可被克唑替尼靶向调控。目前正在进行晚期 MET 阳性胃癌的临床试验，在克唑替尼治疗后不久，肿瘤停止进展。因此，临床实践中用于治疗决策和预后的 ctDNA 分析在阐明耐药机制方面显示出巨大潜力。总的来说,对于 ctDNA 定量方法,NGS 的常规分析比 ddPCR 更昂贵,且 NGS 分析会对临床客观决策时带来干扰因素。因此,ddPCR 可以很好地应用于临床实践中,以识别 ctDNA 中的相关基因畸变,从而促进胃癌管理。

三、循环非编码 RNA(ncRNAs)

在本书前几个章节中已介绍了在胃癌中存在 ncRNAs 异常表达。由于 ncRNAs 是具有组织特异性特征,血液中 ncRNAs 表达的定量可以指示疾病状态、疾病进展和对特定治疗的反应,有利于指导初始临床实践。大量研究探究了循环 ncRNAs 作为癌症诊断、预后和预测性生物标记物的潜能,ncRNAs 主要是微 RNA(miRNAs),长链非编码 RNA(lncRNAs)。这些分子非常稳定,因为它们通常与外显体或微囊泡结合,从而耐受核糖核酸酶消化、极端 pH 值和多次冻融影响。

1. 微小 RNA(miRNAs)

miRNAs 是一类长度为 19~25 个核苷酸(nt)的单链小 ncRNAs,在至少 50% 的蛋白质编码基因的转录后基因调控中发挥重要作用。最近,Tsai 等人证明,胃癌患者血清中的 miR196a、miR - 196b 表达可能比 CA 19 - 9 或 CEA 更敏感和特异,可用于胃癌诊断。此外,循环 miR - 196a、miR - 196b 也与胃癌患者 TNM 分期、不良生存率和差预后相关,这表明 miR - 196a、miR - 196b 是胃癌中潜在的诊断和预后生物标志物。一些研究也描述了 miRNA 表达与幽门螺杆菌和 EB 病毒感染相关,这是众所周知的胃癌病因之一。此外,Jiang 等人利用 MiSeq 测序对 10 例有淋巴结转移(LNM)、10 例无淋巴结转移(LNM -)的胃癌患者和 10 例健康对照者的血清 miRNA 进行了初步筛选。然后,通过 qRT - PCR 在 73 名对照组、103 名 LNM 和 103 名 LNM -患者的血清样本中验证候选 miRNA(miR - 501 - 3p、miR - 143 - 3p、miR - 451 和 miR - 146a)。进一步分析发现在手术前用循环 miRNA 预测胃癌淋巴结是否转移有助于确定手术淋巴结切除的必要性,且有利于内镜黏膜切除术开展。另一方面,当 miRNA 显示 LNM 时,应避免内镜下肿瘤切除。在这种情况下,建议对胃癌患者进行手术切除并广泛清扫淋巴结,以获得更好的结果。尽管当前已经报道了大量 miRNA 与胃癌进展相关,但尚未发现可以纳入胃癌临床实践的 miRNA 生物标记物。为此,我们需要统一诸多标准,例如处理、储存、RNA 提取和 qRT - PCR 定量内参基因等标准。

2. 长链非编码 RNA(lncRNAs)

lncRNAs 包含长度大于 200 nt 的多种 RNA 转录本。它们通过多种转录和转录后机制调节基因表达,包括:① 染色质修饰和重塑;② 直接转录调控;③ 调节 RNA 修饰加工,如剪接、编辑、定位、翻译和转换/降解;④ 诱导 DNA 甲基转移酶;⑤ 蛋白质支架;⑥ miRNA 调节的调节;⑦ miRNA 前体加工;⑧ 翻译管理;⑨ RBP 蛋白结合。与 miRNAs 类似,许多循环中的 lncRNAs 也已成为胃癌中的诊断和判断预后生物标记物。例如,胃癌患者血清中的 HULC(在肝癌中高度上调)显著高于健康对照组。同时,治疗后患者的血清 HULC 水平显著降低,与健康人的水平相似。此外,血清 HULC 水平的表达与肿瘤大小、淋巴结转移、远处转移和 Hp 感染密切相关,而这些均是胃癌进展的重要危险因素。此外,评估 HULC

诊断效能的 ROC 曲线显示,血清 HULC 水平比 CEA 和 CA72 - 4 具有更强大的鉴别能力,随访检测和 Kaplan - Meier 曲线分析表明,HULC 是胃癌预后的良好预测因子。综上所述,这些发现表明 HULC 可能是胃癌早期诊断、进展监测和胃癌预后的潜在肿瘤生物标志物。根据 Shao 等人的研究,在胃癌患者中,AA174084 循环水平升高与胃癌侵袭和淋巴结转移有关。与术前水平相比,术后第 15 天其水平显著下降。因此,笔者认为 AA174084 可能具有作为胃癌预后生物标志物的潜力。

四、未来方向

液体活检方法对癌症有着巨大的影响,从早期诊断到治疗反应的监测,并改变对肿瘤患者的手术后期管理。目前,液体活组织检查并不能取代传统的活组织检查,但是,它已被应用于肿瘤生长监测和治疗方案选择,以提高不同癌症类型患者的总体生存率。在胃癌中,我们认为液体活检在临床实践中的应用应集中于靶向检测治疗。临床实践中,CTC 或 ctDNA 中的 HER2 状态已成为胃癌患者有效分子靶向治疗和治疗反应监测的治疗标志。在将液体活组织检查作为精确的医学工具纳入临床实践以推动胃癌管理之前,必须对预分析步骤进行标准化定义,以确保可重复的处理技术。此外,必须规范分析步骤,例如 CTC 和 ctDNA 的计数、循环 ncRNAs 的量化、随后的 CTC 表征以及 ctDNA 分析中的遗传或表观遗传改变。最后,应用于循环 ncRNAs 或 ctDNA 测量的 CTCs 标志物必须具有强大且可重复的灵敏度和特异性,而不仅仅是适当的内部和外部质量控制。

第八节　非血液来源的液体活检在胃癌中的应用

液体活组织检查,即液体活检,已成为一种新的胃癌诊疗策略,其特点是通过高通量测序技术从外周血或其他体液中分离出癌症衍生成分,如循环肿瘤细胞(Circulating tumor cells,CTC)、循环肿瘤 DNA(Circulating cell-free tumor DNA,ctDNA)、微小 RNA(MicroRNA,miRNA)、长链非编码 RNA(Long non-coding RNA,lncRNA)和外泌体(Exosome)等,并对其基因组或蛋白质组学进行评估。在胃癌中,目前研究最广泛的体液是血液(包括血浆和血清),而一些来自其他体液(包括唾液、胃液、尿液和粪便等)活检的研究同样可能为胃癌的诊断和治疗提供强有力的信息。因此,本节重点探讨了非血液来源的液体活检在胃癌中的应用,收集了现有的证据,并总结归纳了其相应的优势与挑战。

一、文献检索

我们通过采用 8 个关键词:"液体活检""循环肿瘤细胞""循环肿瘤 DNA""mRNA/microRNA/lncRNA/ circRNA""外泌体""胃癌、胃肿瘤""血液、血浆、血清""唾液、胃液、尿液、粪便",检索了中国知网(CNKI)和 PubMed 数据库中过去 10 年(自 2011 年 1 月 1 日至 2020 年 12 月 31 日)胃癌液体活检研究的文献,检索结果见表 12 - 2。此外,我们还对过去 10 年中文和英文核心期刊上发表的文献进行了整理分析(图 12 - 6 和图 12 - 7),发现总共

1 463篇关于液体活检的研究性论文中,以血液作为样本的研究占比约94.94%,非血液来源样本(唾液、胃液、尿液和粪便)中胃液占比最高,约2.73%。总共157篇关于液体活检的综述中,有23篇提及血液以外的体液,其中仅有3篇对其他体液专门进行了综述,但均仅局限于某种基因产物或某一治疗阶段。因此,我们认为虽然非血液来源液体活检在胃癌研究中受到认可,但是该方面的科研投入仍远少于血液,且缺少专门系统的综述来进行归纳和总结。

表 12 - 2 过去 10 年液体活检在胃癌中的应用文献检索结果

Index (Title & Keywords & Abstract)	Database	Result
("liquid biopsy") AND ("Gastric cancer" OR "Stomach Neoplasms") AND ("Blood" OR "plasma" OR "serum")	CNKI	35
	PubMed	64
("Circulating tumor cells") AND ("Gastric cancer" OR "Stomach Neoplasms") AND ("Blood" OR "plasma" OR "serum")	CNKI	78
	PubMed	221
("Circulating cell-free tumor DNA") AND ("Gastric cancer" OR "Stomach Neoplasms") AND ("Blood" OR "plasma" OR "serum")	CNKI	20
	PubMed	104
("mRNA" OR "microRNA" OR "lncRNA" OR "circRNA") AND ("Gastric cancer" OR "Stomach Neoplasms") AND ("Blood" OR "plasma" OR "serum")	CNKI	654
	PubMed	996
("Exosome") AND ("Gastric cancer" OR "Stomach Neoplasms") AND ("Blood" OR "plasma" OR "serum")	CNKI	101
	PubMed	107
("liquid biopsy") AND ("Gastric cancer" OR "Stomach Neoplasms") AND ("Saliva" OR "gastric juice" OR "urine" OR "feces")	CNKI	0
	PubMed	5
("Circulating tumor cells") AND ("Gastric cancer" OR "Stomach Neoplasms") AND ("Saliva" OR "gastric juice" OR "urine" OR "feces")	CNKI	0
	PubMed	5
("Circulating cell-free tumor DNA") AND ("Gastric cancer" OR "Stomach Neoplasms") AND ("Saliva" OR "gastric juice" OR "urine" OR "feces")	CNKI	0
	PubMed	4
("mRNA" OR "microRNA" OR "lncRNA" OR "circRNA") AND ("Gastric cancer" OR "Stomach Neoplasms") AND ("Saliva" OR "gastric juice" OR "urine" OR "feces")	CNKI	30
	PubMed	58
("Exosome") AND ("Gastric cancer" OR "Stomach Neoplasms") AND ("Saliva" OR "gastric juice" OR "urine" OR "feces")	CNKI	8
	PubMed	10

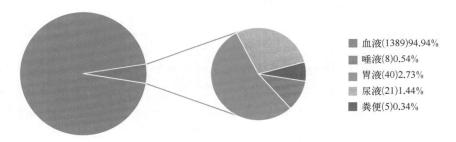

图 12 - 6 近 10 年胃癌液体活检的研究性论文

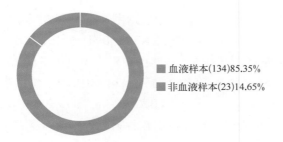

血液样本(134)85.35%
非血液样本(23)14.65%

图 12 - 7　近 10 年胃癌液体活检的综述

二、非血液来源的液体活检的优势与挑战

内镜下组织活检是传统诊断胃癌的金标准,但是作为一种侵入性操作,不可避免地会给患者带来损伤和痛苦。血清学肿瘤标志物检查虽然无创,但受限于其较低的敏感性和特异性,不足以用于确定诊断和预后。而液体活检相比两者则具有副作用小、操作简便、重复性好、有效应对肿瘤异质性、发现早于影像学检查等优势,但其潜在的挑战可能包括样本中癌症衍生成分含量低,缺乏分析前和分析中共识、临床验证、监管认可和成本效益。

除去这些共同的优势与挑战,与血液来源的液体活检相比,胃癌中其他体液活检各自的优势与挑战见表 12 - 3。

表 12 - 3　不同样本类型液体活检的优势与挑战

样本类型	优　势	挑　战
血液	重复性好;大量研究基础; 可随时抽取,动态监测	样本被稀释,癌症成分含量低; 易出现假阴性;成本效益较差
唾液	采集更加简单、安全、无创; 具有成本效益	组成非常复杂;易受环境影响; 缺少研究基础
胃液	直接来源于细胞,癌症成分含量高; 结果准确性高	需行内镜或洗胃采集样本, 采集过程不适
尿液	样本体积大;收集无痛、简单	血液经肾脏滤过,癌症成分含量低
粪便	采集更加简单、安全、无创;直接来源于 细胞	细胞回收率低;灵敏度较低;易受下消化道环 境影响;缺少研究基础

1. 唾液中的胃癌液体活检

唾液细胞外 RNA (Extracellular RNA,exRNA)已被开发用于检测各种局部和全身疾病,如口腔癌、Sjogren 综合征、胰腺癌、乳腺癌、肺癌等。在胃癌领域,一项样本来自韩国的研究前瞻性地收集了 294 名患者(163 名胃癌患者和 131 名非胃癌患者)的未刺激完整唾液样本,对 63 例胃癌患者和 31 例非胃癌患者的唾液转录组进行了分析,并使用逆转录实时定量 PCR(RT - qPCR)对候选 mRNA 生物标志物进行了验证。与此同时,对 10 名胃癌患者和 10 名非胃癌患者的唾液样本进行了 miRNA 生物标志物的分析和验证,总共鉴定了差异表达 30 个 mRNA 和 15 个 miRNA,它们的表达模式与胃癌的存在相关($P<0.05$)。其中,12 个候选 mRNA 和 6 个候选 miRNA 通过 RT - qPCR 在 100/100 个来自胃癌和非胃癌患者的唾液样本的独立队列中进行验证。最终由在胃癌中显著下调的 3 个 mRNA (SPINK7、PPL 和 SEMA4B)和 2 个 miRNA (MIR140 - 5p 和 MIR301a)组成了一个生物标志物组合,其 ROC 曲线下面积(AUC)为 0.81(95% CI,0.72~0.89),灵敏度为 75%,特异度为 83%,这表明这些唾液 exRNA 生物标志物在胃癌筛查和风险评估中具有潜在的效用。

另外,在唾液 exRNA 作为生物标志物的基础上联合肿瘤标志物如 CEA、CA19 - 9、CA72 - 4 等,可以有效地提高胃癌检测的敏感性和特异性。Xu 等人探讨了癌胚抗原(CEA)和唾液 mRNA 联合检测胃癌的可能性,他们在发现阶段(140 名胃癌患者和 140 名健康对照者)所建立的 CEA 和唾液 mRNA(SPINK7、PPL、SEMA4B、SMAD4)生物标志物组合具有高敏感性(94%)和高特异性(91%),在独立验证阶段新招募的患者队列(60 名胃癌患者和 60 名健康对照者)中也得到了类似的结果(灵敏度为 92%,特异度为 87%),提示结合血液 CEA 和唾液 mRNA 检测胃癌是一种很有前途的方法。

2. 胃液中的胃癌液体活检

胃液是胃癌生物标志物优秀的来源,因为它直接由细胞分泌,不会被肝脏清除。血液 miRNA 已被应用于多种恶性肿瘤,帮助指导诊断及治疗,胃液 miRNA 则具有相同,甚至更高的应用价值。Cui 等人收集了 2010 年 9 月至 2011 年 12 月间接受上消化道内镜检查的 141 例患者的胃液样本,发现与良性胃病患者相比,胃癌患者的胃液 miR - 21 和 miR - 106a 水平显著不同($P<0.001$),miR - 21 和 miR - 106a 的 ROC 曲线下面积分别为 0.969 和 0.871。此外,与胃液 CEA 阳性检出率(69.04%)相比,miR - 21(85.71%)和 miR - 106a (73.80%)更敏感,这表明这些胃液 miRNA 比常用的胃液生物标志物和血清生物标志物更适合胃癌的筛查。其他胃癌相关胃液 miRNA 还有 miR - 421,miR - 129 和 miR - 133a。

lncRNA 在许多情况下被证明是基因表达的主调控因子,在各种生物学功能和疾病过程中,包括癌症中发挥着关键作用,因此胃液中的 lncRNA 是诊断和监测胃癌的重要标志物。胃癌患者胃液 AA174084 水平显著高于非胃癌患者,胃液 AA174084 水平用于鉴别胃癌和非胃癌组时,AUC=0.848,灵敏度为 46%,特异度为 93%,胃液 AUC 值比组织(AUC=0.676)更高。另外,胃液 AA174084 水平与肿瘤大小($P=0.026$)、肿瘤分期($P=0.034$)、Lauren 型($P=0.021$)、胃液 CEA 水平($P=0.039$)呈正相关,提示胃液 AA174084 水平越高,胃癌患者的病理结果越差,可用于预测胃癌患者的临床预后;LINC00152 在胃癌组织中的表达水平显著升高,胃液 LINC00152 鉴别胃癌和非胃癌组的 AUC=0.645,灵敏度 90%,特异度 90%;PVT1 在胃癌组织和细胞系中表达明显高于正常对照,胃液 PVT1 水平在胃癌组和非胃癌组间有显著差异($P=0.03$);胃液 ABHD11 - AS 水平在胃癌患者中更高,与临床病理特征相关,诊断早期胃癌的阳性检出率为 71.4%。

环状 RNA(Circular RNA,circRNA)是一种具有共价闭合环状结构的内源性 RNA,最近研究表明它是人类癌症发生和进展的关键调控因子。有多种 circRNA 被报道在胃癌组织与正常组织间存在显著的差异,我们之前的研究也报道了 circCCDC9 和 circNHSL1 在胃癌中的差异表达,并深入探索了它们各自的抑癌或促癌机制。在胃液活检中,Shao 等人通过

RT‐qPCR 对 38 例健康者、30 例胃溃疡患者、15 例慢性萎缩性胃炎患者和 39 例胃癌患者的胃液进行检测发现胃液中 hsa_circ_0014717 的存在,并且 RNA 酶消化实验结果证实了 hsa_circ_0014717 在胃液中的稳定性,但是进一步分析发现胃液 hsa_circ_0014717 水平在健康组与胃溃疡组、胃癌组间无显著差异。他们最近又报道了 hsa_circ_0065149 在胃癌中的显著下调,且通过 DNA 序列确认胃液中存在 hsa_circ_0065149,但检测结果表明其在健康志愿者、胃溃疡患者、慢性萎缩性胃炎患者与胃癌患者之间的差异无统计学意义($P=$ 0.448)。以上的结果可能是因为研究样本不充足所导致,但是 Shao 等人的研究证实 circRNA 能稳定存在于胃液中,具有作为生物标志物的潜力。

胞外囊泡(Extracellular vesicles,EVs)是分泌膜囊泡,含有脂质、蛋白质和核酸,它们在细胞间运输中发挥作用,将它们的成分运送到受体细胞。癌细胞分泌的 EVs 在其环境的形成中发挥重要作用,包括纤维化、血管生成、逃避免疫监视,甚至转移。Kagota 等人通过纳米粒子跟踪系统和电子显微镜验证了胃癌患者的胃液中存在 EVs,另外通过 Western blotting、生物分析仪和 RT‐qPCR 对 EVs 的蛋白和 miRNA 进行检测,证明了胃液 EVs 具有促进正常成纤维细胞增殖的功能。他们还发现胃液 EVs 中的 miR16‐5p 和 miR191‐5p 表达良好,可能是 EVs 的内参基因,提示这些 miRNA 具有作为胃癌生物标志物的潜力。

3. 尿液中的胃癌液体活检

尿路肿瘤的液体活检常以尿液作为样本,因为其与尿路直接接触。对于胃癌而言,癌细胞可以通过分泌外泌体颗粒将癌症衍生成分释放到体液中,从而保护其在循环中不被降解,经过肾脏的滤过作用进入尿液。尿液收集过程是真正的无创的,与采血相比更加安全和方便,且样本体积更大。

Kao 等人从胃癌患者尿液样本中提取总 RNA,验证了之前其他研究报道的胃癌血清生物标志物 miR‐21‐5p 在尿液中的稳定性,发现胃癌患者手术前后尿液中 miR‐21‐5p 的表达存在差异。术前和术后胃癌尿液标本中 miRNA 表达水平相比,去除癌组织后 miR‐21‐5p 表达水平有显著下降趋势($P=0.00022$)。因此,尿液 miR‐21‐5p 可作为一种潜在的监测胃癌疾病状态的非侵袭性生物标志物。

最近,Wu 等人建立了一个磁性多孔碳依赖性平台,解决了质谱技术电离效率低、聚糖丰度低以及复杂干扰的问题,并通过该技术从健康人群和胃癌患者的尿液外泌体中分离和测定 N‐聚糖。他们得到了 30 个 2 组共享的与 15 个仅存在于胃癌组的 N‐聚糖,11 个共享 N‐聚糖表达水平发生变化,其中 6 个下调,5 个上调。在下调的 N‐聚糖中,有 5 个属于 N‐乙酰氨基葡萄糖(GlcNAc)型,特别是其中 4 个为核心岩藻糖型。与此同时,在上调的 N‐聚糖中只发现了 2 种 GlcNAc 型 N‐聚糖,包括一种有核心岩藻糖。此外,唾液酸化修饰是 N‐聚糖的一种代表性修饰,其异常表达已被报道与多种癌症相关。在这项研究中,2 种含唾液酸的 N‐聚糖在胃癌组中出现上调。因此,尿液外泌体中 N‐聚糖的变化可能与胃癌有关,虽然具体机制尚未阐明,Wu 等人建立的磁性多孔碳依赖性平台有望通过尿液外泌体分析揭示健康人与胃癌患者的 N‐聚糖差异。

4. 粪便中的胃癌液体活检

粪便 miRNA 最近被证实与胃组织 miRNA 有着较强的相关性。Cui 等人通过分析 40

种组织 miRNA 与粪便 miRNA 的关系,发现来自结肠、回肠、空肠、小肠、胃、近端结肠、十二指肠和远端结肠的 miRNA 与粪便 miRNA 有着相应顺序的高相关性,并且 miRNA set 富集分析显示高表达的粪便 miRNA 多与胃癌、结肠癌等相关。之前,大多数研究都认为结肠黏膜是粪便 miRNA 的来源,因而粪便 miRNA 常与结直肠癌相互挂钩。然而考虑到微囊泡和 miRNA 蛋白复合体的稳定性,粪便 miRNA 很可能来自整个胃肠道,包括胃、十二指肠、胆囊等。Cui 等人的研究对粪便 miRNA 分布和来源进行了系统评价,验证了粪便中寻找胃癌相关 miRNA 的可能性,具有深远意义。

随着液体活检技术的发展,从粪便中提取肿瘤细胞的特异性 DNA 或 RNA 片段已成为可能。Nagasaka 等人分析了来自 788 个胃和结直肠组织标本的 *RASSF2* 和 *SFRP2* 基因启动子的甲基化,以确定甲基化模式是否可以作为胃肠道肿瘤发生的分期依赖的生物标志物,并开发了一种新的策略,使用亚硫酸氢钠单步修饰 DNA 和荧光聚合酶链反应来测量粪便 DNA 的甲基化异常。他们发现在胃癌患者粪便样本中,*RASSF2* 甲基化频率为 19.0%(均为部分甲基化),而 *SFRP2* 的甲基化频率是 47.6%(部分甲基化 38.1%,广泛甲基化 9.5%)。结果表明胃癌会脱落上皮细胞进入胃肠道,但是回收率较低,因而 *RASSF2* 和 *SFRP2* 基因启动子甲基化共同诊断胃癌的灵敏度不高(57.1%)。Liu 等人通过焦磷酸测序检测了 69 名胃肠道癌症患者(34 名结直肠癌和 35 名胃癌)与 62 名健康成人的端粒酶反转录酶基因(Telomerase reverse transcriptase,TERT)启动子甲基化密度。在胃癌中,TERT 启动子的两个特异性甲基化位点 CpG1、CpG2 与两者甲基化平均值(Metl)的 AUC 分别为 0.766、0.785 与 0.801,明显优于粪便隐血试验(AUC=0.537)。当特异性取 90% 时,敏感性为 54.3%。另外,分析显示高甲基化的 CpG2(但不是位点 1)与胃癌低分化、转移和疾病晚期显著相关。当使用 Metl 进行相关性分析时,晚期和转移仍然存在统计学意义。结果表明粪便 *TERT* 启动子甲基化分析作为无创胃癌筛查工具是可行的,并可能具有预测患者预后的潜力。

三、总结与展望

综上所述,非血液来源胃癌液体活检有着相关性高和更加安全、简单、无创的优势,作为胃癌液体活检中被忽视的一部分确实能在诊筛胃癌方面发挥出重要的作用。未来对于非血液来源液体活检的研究可能集中在:① 进一步验证非血液样本中癌症衍生成分的稳定性;② 研发从成分复杂的非血液样本中进行提纯的标准方法;③ 研究非血液样本中癌症成分与肿瘤发生和进展的相关机制;④ 探索非血液来源液体活检与血清学肿瘤标志物检测的联合方案,用于诊断或监测胃癌;⑤ 探索更多可能应用于胃癌液体活检的体液类型等。伴随着相关研究的推进,相信非血液来源液体活检将成为胃癌,甚至其他肿瘤常规诊筛和临床管理的一个重要组成部分。

| 第十三章 |

胃癌内科治疗

第一节 胃 癌 化 疗

化疗是胃癌综合治疗手段之一,根据每个患者的病情不同,化疗方案也不相同。化疗应当充分考虑患者的疾病分期、年龄、体力状况、治疗风险、生活质量及患者意愿等,避免治疗过度或治疗不足,化疗过程中应及时评估化疗疗效,密切监测及防治不良反应。

一、胃癌常用化疗药物

20 世纪 50 年代以来,氟尿嘧啶(fluorouracil, 5 - FU)作为化疗的基本药物应用于临床,并衍生出卡培他滨、替吉奥胶囊等化学类似物。20 世纪 90 年代中后期,以奥沙利铂、伊立替康、多西他赛等代表的联合治疗方案在临床的逐步应用,使得胃癌在化学药物治疗方面取得了一定发展(表 13 - 1)。

表 13 - 1　目前 FDA 批准用于治疗胃癌的药物及其方案

FDA 批准用于治疗胃癌药物	FDA 批准用于胃癌治疗方案
表阿霉素	ECF:表阿霉素+顺铂+氟尿嘧啶
多西他赛	EOX:表阿霉素+奥沙利铂+卡培他滨
奥利沙铂	DCF:多西他赛+顺铂/卡铂+氟尿嘧啶
5-氟尿嘧啶	DOS:多西他赛+顺铂+替吉奥
曲氟尿苷	FLOT:多西他赛+奥沙利铂+氟尿嘧啶+四氢叶酸
伊立替康	PF:顺铂+氟尿嘧啶
甲酰四氢叶酸	XP:卡培他滨+顺铂
顺铂	SP:替吉奥+顺铂
卡铂	XELOX:卡培他滨+奥利沙铂
紫杉醇	SOX:替吉奥+奥沙利铂
卡培他滨	FOLFIRI:四氢叶酸+氟尿嘧啶+伊立替康
替吉奥	FOLFOX:四氢叶酸+氟尿嘧啶+奥利沙铂
	PC:紫杉醇+卡铂/顺铂

FDA 批准用于治疗胃癌药物	FDA 批准用于胃癌治疗方案
	伊立替康＋顺铂
	多西他赛＋伊立替康

1. 5 氟尿嘧啶(5 - FU)

5 - FU 属抗代谢类药物,是尿嘧啶 5 位上的氢被氟取代的衍生物,5 - FU 在细胞内转变为 5 -氟尿嘧啶脱氧核苷酸(5F - dUMP),抑制脱氧胸苷酸合成酶,阻止脱氧尿苷酸(dUMP)甲基化转变为脱氧胸苷酸(dTMP),从而影响 DNA 的合成,起到抑制肿瘤生长的作用。5 - FU 用于恶性肿瘤的治疗已经超过 40 余年,以 5 - FU 为基础的单药或者联合化疗广泛应用于消化道恶性肿瘤的治疗,在胃癌治疗中的单药有效率为 20%～30%。由于 5 - FU 的半衰期短(15～20 min),加上对 5 - FU 生物化学调节作用认识的加深,在使用 5 - FU 时认为采用 24 h 连续静脉滴注的给药方法,可显著提高疗效。

2. 卡培他滨

卡培他滨是口服的氟尿嘧啶类药物,经肠黏膜迅速吸收后在肝脏被羧基酯酶转化为无活性的中间体 5′-脱氧- 5′氟胞苷,经肝脏和肿瘤组织的胞苷脱氨酶的作用转化为 5′-脱氧- 5′氟尿苷,最后被肿瘤组织中表达的胸苷磷酸化酶(TP)转变为 5 - FU。由于肿瘤组织中 TP 酶浓度高于正常组织,因此达到选择性杀伤细胞的目的,基于卡培他滨口服用药的方便性,许多研究试图用它代替静脉用的 5 - FU,每日 2 次的给药模式类似持续灌注的 5 - FU,以在药物作用部位提供稳态的血药浓度。REAL2 研究发现在胃癌中卡培他滨组和氟尿嘧啶组的有效率无显著差异,卡培他滨组的合并总生存非劣效于氟尿嘧啶组合并的总生存;ML17032 研究比较胃癌中顺铂联合卡培他滨方案和顺铂联合氟尿嘧啶持续静滴方案非劣效性,结果显示卡培他滨组有改善 FPS 和 OS 的趋势,且有效率高于后者,毒副反应类似。以上两项结果表明,卡培他滨对胃癌的疗效不劣于持续静脉用氟尿嘧啶,且其耐受性好,口服用药方便,可缩短住院时间,在临床上可代替氟尿嘧啶用于胃癌的化疗,主要的不良反应主要为手足综合征等。

3. 替吉奥

S - 1(替吉奥)是一种口服的氟尿嘧啶衍生物,由替加氟、吉美嘧啶以及奥替拉西钾以 1∶0.4∶1 的摩尔比例组成,口服吸收后通过在体内转化成 5 - FU 而发挥抗肿瘤作用,组成中的替加氟是 5 - FU 的前体药物,具有较好的生物利用度,能在体内逐步转化为 5 - FU,吉美嘧啶可强效抑制 5 - FU 分解代谢酶-二氢嘧啶脱氢酶(DPD),从而长时间维持血液和肿瘤组织中 5 - FU 的有效浓度,从而达到与 5 - FU 持续静脉滴注相同的疗效,奥替拉西钾主要分布在消化道组织中,加入后可抑制乳清酸磷酸核糖转移酶(OPRT),阻断 5 - FU 的磷酸化,有效降低其胃肠毒性。2007 年,ASCO 报道的 JCOG9912 试验结果显示,S - 1 单药组和CP(伊立替康＋顺铂)组有效率明显高于氟尿嘧啶单药组,中位无进展生存时间和中位生存时间 S - 1 组最长;SPIRITS 研究发现 S - 1 联合顺铂组中位生存时间优于 S - 1 单药组,两组有效率分别是 54.0% 和 31%,耐受性较好;一项比较 S-1 联合顺铂方案和 CF 方案的大型多中心的期临床试验(FLAGS 试验)也显示 S-1 联合顺铂具有较高的有效率和较低的毒副反应。

4. 顺铂

顺铂(Cisplatin)是一种含铂的抗癌药物,通过与肿瘤细胞内的 DNA 链结合,引起交叉联结,阻止 DNA 合成及细胞分裂,从而破坏 DNA 的功能,并抑制细胞有丝分裂,一般单剂给药的有效率为 17.2%,但由于毒副反应较大,现已很少单药用于治疗胃癌,多在联合用药时使用,而加入顺铂的联合化疗方案,可使治疗胃癌的有效率提高。

5. 伊立替康

伊立替康(Irinotecan)为喜树碱类衍生物,其代谢产物 SN38 为 DNA 拓扑异构酶 I 抑制剂,与拓扑异构酶 I 及 DNA 形成的复合物能引起 DNA 单链断裂,阻止 DNA 复制及抑制 RNA 合成。V-306 研究报道了伊立替康在晚期胃癌一线中的应用,研究分为 II 期临床试验和 III 期临床试验两部分,在 II 期临床试验中比较了 IC 方案(伊立替康和顺铂)和 ILF 方案(伊立替康、醛氢叶酸和氟尿嘧啶),两组 OR 率、TTP 和 OS 分别是 26% VS. 34%、4.5 个月 VS. 6.5 个月和 6.9 个月 VS. 10.7 个月;因此选择 ILF 方案进入 III 期试验,III 期临床试验总共入组 337 例患者,随机分为 ILF 和 CF(四氢叶酸+氟尿嘧啶)2 组,结果显示 ILF 组有增加 TTP 的趋势(5 个月 VS. 4.2 个月,$P=0.08$),OR 率高于 CF 组,2 组 OS 相似,含 CPT-11 的方案可以作为 CF 的替代方案。Bouche 等人报道了 FOLFIRI(伊立替康、醛氢叶酸和氟尿嘧啶)与 LF(醛氢叶酸和氟尿嘧啶)或 CLF(顺铂、醛氢叶酸和氟尿嘧啶)比较的 II 期临床试验,结果显示 OR 率、TTP 和 OS 均优于后者。

6. 紫杉醇

紫杉类药物促进微管的聚合和稳定,阻断有丝分裂,抑制肿瘤生长,具有广谱的抗肿瘤效果,紫杉类药包括 TAX 与 TXT。V325 研究肯定了 DCF 方案(TXT+顺铂+5-Fu)在胃癌化疗中的临床地位,CF 方案(顺铂+5-Fu)的基础上加入 TXT 使疾病进展风险降低 32.1%,死亡风险下降 22.7%;DCF 组 1 年生存率及 2 年生存率高于 CF 组,DCF 组与 CF 组的 RR 分别为 36.7% 和 25.4%($P=0.010\ 6$),美国 FDA 已于 2006 年 3 月批准 TXT 联合顺铂或 5-Fu 用于晚期胃及胃食管交界处腺癌的一线化疗。

7. 多西他赛

多西他赛是紫杉类化合物抗肿瘤药,主要是加强微管蛋白聚合作用和抑制微管解聚作用,导致形成稳定的非功能性微管束,从而破坏肿瘤细胞的有丝分裂。多西他赛联合方案在晚期胃癌治疗中一直在进行探索,V-325 研究设计包括两部分,在 II 期临床研究中共 155 例患者入组,结果显示 DC(多西他赛+顺铂)组 ORR、TTP 和总生存率均低于 DCF(多西他赛+顺铂+氟尿嘧啶),所以选择 DCF 方案进入 III 期临床研究,III 期临床试验中共有 457 例患者入组,随机分为 DCF 组和 CF 组,结果显示:在 TTP、OS 方面 DCF 组优于 CF 组,但毒性反应方面,DCF 组中 3~4 级粒细胞减少的发生率高达 82.3%,粒细胞减少继发的感染性发热的发生率亦高达 30%,明显高于 CF 组,基于上述结果,对于体能状态好的患者可考虑使用 DCF 方案。

8. 奥沙利铂

奥沙利铂为第 3 代铂类抗癌药,为二氨环己烷的铂类化合物,与其他铂类药作用相似,以 DNA 为靶作用部位,铂原子与 DNA 形成交叉联结,抑制其复制和转录,与氟尿嘧啶(5-FU)联合应用具有协同作用。REAL-2 研究以 ECF 为对照组,分别以奥沙利铂代替顺铂、卡培他滨代替氟尿嘧啶,研究终点是总生存期非劣效性,结果显示,含奥沙利铂方案与含顺铂的方案相比,含卡培他滨方案与含氟尿啶方案比较,均显示出延长总生存期的趋势。EOX 与 ECF 相比,在总生存期方面有优势,具有统计学意义,3~4 级的中性粒细胞减少在含奥沙利铂组更少见,在胃癌的治疗过程中,奥沙利铂可以取代顺铂。

二、胃癌常用的化疗方案

目前针对胃瘤的药物治疗主要包括化疗药物、分子靶向药物和免疫检查点抑制剂,化疗药物已经有比较充分的循证医学证据及丰富的临床实践经验、治疗方案的选择主要取决于患者体力状态、基因表达情况、肿瘤负荷、脏器功能状态、年龄、既往治疗的方式、时限以及治疗方案中各种药物的副反应等,根据疾病状况和治疗目的,主要分为围手术期化疗、术后辅助化疗和姑息化疗。

1. 围手术期化疗

胃癌围手术期治疗(新辅助放化疗+手术+辅助放、化疗或化疗)已进行了许多研究,与单纯手术相比,这种治疗模式可使肿瘤降期、提高 R0 切除率和改善整体生存,不会增加术后并发症及病死率。此外,有多项来自亚洲基于 D2 手术的研究显示,术前化疗显著提高肿瘤缓解率及 R0 切除率,安全性良好。然而,D2 基础上的围手术期放化疗对于进展期胃癌整体生存的影响,尤其是对比术后辅助化疗模式的优势,还需要等待正在开展的大样本 III 期临床研究的结果。在 III 期的 MAGIC 研究中,与单纯手术相比,围手术期化疗 ECF(表柔比星、顺铂和氟尿嘧啶)可以提高 II 期以上胃腺癌或者 EGJ(胃食管结合部腺癌)患者的 PFS 和 OS。在另外一项 II/III 期的 FLOT4 研究中,比较了可切除非转移性胃腺癌或 EGJ 患者围手术期 FLOT(氟尿嘧啶、亚叶酸、奥沙利铂和多西紫杉醇)化疗与标准 ECF 方案的疗效,在 II 期研究中,137 名例患者随机接受了 3 周期围手术期的 ECF 方案治疗,128 例患者接受了 4 周期围手术期的 FLOT 方案治疗,结果显示,FLOT 方案治疗 pCR 的患者比例显著高于 ECF (16% VS. 6%;$P=0.02$),在不良反应方面,FLOT 方案 3~4 级不良事件发生率也低于 ECF 方案。在 III 期的研究中,356 例患者接受了 FLOT 方案化疗,360 例患者接受了 ECF 方案化疗,结果显示,FLOT 方案治疗组 OS 显著增加(50 个月 VS. 35 个月;HR,0.77),3~4 级不良反应发生率相似。

大型前瞻 III 期研究 FLOT4-AIO 研究结果显示,对比 ECF/ECX 方案,FLOT 方案(多西他赛联合奥沙利铂以及 5-FU/LV)可进一步改善 3 年的 OS 和 DFS,有更好的病理缓解率和 R0 切除率,因此,FLOT 方案也可以作为胃癌术前化疗推荐方案。因此,在围手术期,一般倾向于选择 FLOT 方案。另外,考虑到 FLOT 相关的不良反应,在临床上更倾向于选择耐受性比较好的 FOLFOX 方案。

RESOLVE 研究是我国学者牵头开展的一项大样本随机对照 III 期临床研究,旨在比较

D2 根治术后使用 XELOX(卡培他滨、奥沙利铂)或 SOX(奥沙利铂、S-1)与围手术期使用 SOX 的效果和安全性。2019 年,ESMO 公布的研究结果显示,对 cT4a/N+M0 或 cT4b/NxM0 局部进展期胃癌患者,术前给予 3 个周期 SOX 新辅助化疗,以及术后 5 个周期 SOX 方案联合 3 个周期 S-1 单药,较术后 XELOX 辅助化疗组可显著提高 3 年 DFS,并提高 R0 切除率,因此将 3 个周期 SOX 新辅助化疗、术后 5 个周期 SOX 联合 3 个周期 S-1 单药方案推荐为胃癌的围手术期治疗方案。另外,同期报道的 PRODIGY 研究显示,对于 cT2/3N+M0 或 cT4/NxM0 的局部进展期胃癌,术前 3 个周期 DOS 新辅助化疗加上术后 8 个周期 S-1 单药,较手术及术后 8 个周期 S-1 单药辅助化疗组,可达到降期效果,显著改善患者的 3 年 DFS 率,因此,DOS 方案也可以作为胃癌术前化疗的推荐方案。

2. 术后辅助化疗

术后病理分期 Ⅰ 期的患者是否可以从术后辅助化疗中获益尚不明确,建议对于期合并高危因素,如低龄(<40 岁)、组织学分级高级别或低分化、神经束侵犯,或血管、淋巴管浸润等人群行研究性治疗。

对于 D2 根治性手术基础的可切除胃癌,临床研究证实术后辅助化疗具有临床价值,可切除胃癌术后辅助化疗适应证为:D2 根治术且未接受术前治疗的术后病理分期 Ⅱ 期及 Ⅲ 期进展期胃痛患者;对于 Ⅱ 期患者,推荐方案为 S-1 单药(口服至术后 1 年),或卡培他滨联合奥沙利铂或顺铂。2018 年 ASCO 公布的 JACCORGC-07 研究显示,术后 6 周期多西他赛联合 S-1 后继续口服 S-1 单药方案(DS 序贯 S-1)较 S-1 单药进一步改善 Ⅲ 期进展期胃癌生存。

围绕亚洲人群的 CLASSIC Ⅲ 期临床研究(在韩国、中国大陆和中国台湾进行)评估了 1 035 例 Ⅱ 期或 ⅢB 期胃癌患者在进行 D2 淋巴结清扫的根治性胃切除术后使用 XELOX(卡培他滨、奥沙利铂)化疗的疗效,分为单独手术组(515 例)和术后化疗组(520 例),中位随访 34.2 个月后,在总人群中,XELOX 方案术后化疗与单纯手术相比,显著改善了 3 年 DFS (74% VS. 59%,$P<0.000\ 1$)和 5 年 DFS 率(68% VS. 53%,$P<0.001$),5 年 OS 率也有明显的改善(78% VS. 69%)。因此,对于可切除胃癌患者 D2 淋巴结清扫术后,建议使用 XELOX 方案术后化疗,也可以考虑 FOLFOX 方案进行化疗。然而,对于 D1 或 D0 淋巴结清扫术后化疗的益处还没有在随机临床试验中得到证实。

2019 年 ESMO 公布的 RESOLVE 研究显示对于 cT4a/N+M0 或 cT4b/NxM0 局部晚期胃癌患者,D2 根治术后 8 个周期的 SOX 辅助化疗方案非劣于 XELOX 方案。2019 年 ASCO-GI 公布的 ARTIST-Ⅱ 研究入组 900 例 D2 根治术后淋巴结阳性的 Ⅱ~Ⅲ 期胃痛患者,比较 S1 单药 1 年辅助化疗,SOX 辅助化疗 6 个月和 SOX 方案辅助化疗基础上加放疗的疗效,结果显示:与 S-1 单药相比,辅助 SOX 或 SOX-RT 可以显著延长 DFS,但相对 SOX 方案,SOX-RT 没有获得额外生存获益。近年尝试基于肿瘤和患者特征等建立列线图和生存预测模型,用于评估 Ⅱ/期胃癌术后个体化辅助化疗的生存获益。

对于可切除胃癌,根治术后放化疗 Ⅲ 期临床研究在东西方得了不同的结论,美国 ITN0116 研究证实术后 5-FU 同步放化疗对比单纯手术可以改善整体生存,但该研究的手术基础以 D0/D1 为主。韩国 ARTIST 研究是比较 D2 手术基础的术后放化疗对比术后辅助化疗,总体人群未能获得生存优势,但放疗使局部复发率从13%降低至7%,淋巴结阳性和Lauren分型为肠型的患者有生存获益趋势,随后开展ARTIST-Ⅱ研究入组D2术后淋巴结阳性胃癌患者,2019年ASCO公布的结果显示SOX方案联合放疗未能进一步改善生存。对于手术未能达到R0切除者(非远处转移因素),推荐术后放化疗或MDT讨论决定治疗方案。

3. 姑息化疗

对于无手术根治机会或转移性胃癌患者,应采取以全身药物治疗为主的综合治疗,治疗目的是延长疾病复发时间和总生存时间,提高生活质量,胃癌的姑息化疗主要分为一线化疗、二线化疗及后线治疗。

(1) 一线化疗:一线化疗可以缓解局部晚期或转移性胃癌患者的病情,提高生存率,提高生活质量,考虑到毒副反应,对于晚期胃癌患者一线化疗方案主要以两药治疗为主,对于ECOG评分较好的患者,可考虑三药联合治疗方案。

通常一线化疗方案以氟尿嘧啶类药物为基础,联合铂类和/或紫杉类药物组成两药或三药化疗方案。在我国,更多推荐氟尿嘧啶类和铂类药物的两药联合方案,因患者更好的耐受性和我国的实际状况,铂类药物更多推荐奥沙利铂。Ⅲ期临床研究SOX-GC比较了SOX和SP一线治疗弥漫型或混合性晚期胃、食管胃交界处腺癌的化疗疗效,结果显示,相对于SP方案,SOX方案在一定程度上可提高有效率和改善患者生存,具有较好的耐受性,3级或以上不良事件,如中性粒细胞减少、贫血、恶心、呕吐、厌食等发生率均明显低于SP组,推荐非肠型胃癌首选SOX;紫杉类药物联合氟尿嘧啶类药物在临床研究和临床实践中显示充分的疗效和安全性;三药方案DCF虽然在Ⅲ期研究中达到了研究终点,但较高的毒性限制了临床运用。mDCF或POF方案在随机研究中证实疗效优于两药方案,且耐受性尚可,但一项Ⅲ期研究显示替吉奥+顺铂基础上加用多西紫杉醇并未见生存获益。

一项Ⅱ期研究结果显示多西紫杉醇+奥沙利铂+5-FU的有效和生存时间优于多西紫杉醇+奥沙利铂或多西紫杉醇+奥沙利铂+卡培他滨。化疗方案的选择应依据患者年龄、体能状况、伴随疾病、既往治疗情况、患者意愿、经济状况、临床实践偏向、药物可及性等综合考虑。

一项Ⅲ期随机试验(ML 17032)评估了卡培他滨和顺铂联合治疗(XP)与氟尿嘧啶和顺铂(FP)的疗效,发现卡培他滨作为晚期胃癌患者的一线治疗并不劣于氟尿嘧啶。一项二期试验得出结论,卡培他滨联合奥沙利铂作为晚期胃癌的一线治疗是有效的,且耐受性良好。此外,荟萃分析结果表明接受卡培他滨联合治疗的晚期胃食管癌患者的OS优于接受氟尿嘧啶联合治疗的患者,尽管治疗组之间的PFS无显著差异。因此,对于患有晚期或转移性疾病的老年和(或)体弱患者,建议将此低剂量方案作为标准剂量卡培他滨和奥沙利铂的替代方案。

伊立替康为基础的一线治疗方案已在晚期或转移性胃癌的临床试验中得到广泛探索。一项对进展期胃腺癌或胃食管结合部腺癌患者(n=337)进行FOLFIRI与顺铂和氟尿嘧啶(CF)比较的随机Ⅲ期研究结果表明,FOLFIRI在PFS方面非劣效于CF方案。另外一项Ⅲ期试验比较了FOLFIRI和ECF作为一线治疗晚期或转移性胃腺癌或EGJ腺癌患者(416

例)的疗效,在中位随访 31 个月后,FOLFIRI 治疗 TTF 时间明显优于 ECF(5.1 个月 VS. 4.2 个月;$P=0.008$),在中位 PFS(5.3 个月 VS. 5.8 个月;$P=0.96$)、中位 OS(9.5 个月 VS. 9.7 个月;$P=0.95$)或缓解率(39.2% VS. 37.8%)方面没有显著差异,但是,FOLFIRI 比 ECF 毒性更小,耐受性更好,因此,FOLFIRI 可作为晚期或转移性胃癌患者的一线治疗选择。

DCF 方案在局部晚期或转移性胃癌患者中也表现出一定疗效。一项国际Ⅲ期研究(V325)将 445 名未经治疗的晚期胃癌或 EGJ 癌患者随机分为 DCF 组或 CF 组,结果发现,DCF 组可显著改善 TTP、OS 和 ORR。但是,DCF 方案不良反应发生率较高,包括骨髓抑制和感染并发症等,与 V325 研究中评估的 DCF 方案相比,DCF 方案改良被证明在晚期胃癌中具有更好的安全性。因此,出于对毒性的考量,一线治疗应使用改良的 DCF 方案作为标准 DCF 方案的替代方案。其他推荐的一线治疗方案包括紫杉醇加顺铂或卡铂、多西他赛加顺铂、或单剂量氟尿嘧啶(氟尿嘧啶或卡培他滨)、多西他赛、紫杉醇、卡铂和氟尿嘧啶等。

(2) 二线及后续治疗:二线或后续治疗方案的选择取决于先前的治疗和患者体能状态,目前关于胃癌二线化疗Ⅲ期研究主要采取单药治疗,但有小样本Ⅱ期研究结果显示,对于 PS 评分 0~1 分患者,双药化疗安全性可且带来更好的肿瘤控制。因此,对于体力状况较好的患者,经充分衡量治疗利弊后,可考虑联合化疗。日本 ABSOLUTE Ⅲ期研究显示,每周白蛋白紫杉醇方案在 OS 时间方面不劣于每周溶剂型紫杉醇,白蛋白紫杉醇组中性粒细胞减少和食欲下降更常见,但过敏反应发生率较低。

单剂多西他赛、紫杉醇和伊立替康也是二线或后续治疗的选择方案。在一项随机Ⅲ期试验(COUGAR-02)中,单药多西紫杉醇与单纯的照组相比,可显著提高 12 个月的 OS(5.2 个月 VS. 3.6 个月;$P=0.01$)。一项比较紫杉醇和伊立替康二线治疗晚期胃癌患者的随机Ⅲ期试验发现,两组患者的 OS 相似(9.5 个月 VS. 8.4 个月;HR 为 1.13;$P=0.38$)。

如果在一线治疗没有使用 FOLFIRI,二线可考虑作为优先选择使用。一项Ⅱ期临床研究显示,在胃癌二线治疗中,FOLFIRI 方案治疗 ORR 为 29%,中位 OS 为 6.4 个月,另一项Ⅱ期临床研究也报道了在二线治疗中使用 FOLFIRI 治疗的晚期胃癌患者(n=59)的 ORR 为 20%,OS 为 6.7 个月的类似结果。此外,在多西他赛化疗无效的转移性胃癌或胃食管结合部腺癌患者队列中,FOLFIRI 被证明是一种有效和安全的治疗选择。在本研究中,ORR 为 22.8%,PFS 和 OS 中位数分别为 3.8 和 6.2 个月,最常见的 3~4 级毒性为中性粒细胞减少(28.5%)和腹泻(14.5%)。

一线化疗进展后的 HER2 阳性晚期胃癌患者,如既往未接受曲妥珠单抗,Ⅱ期临床研究显示了紫杉醇联合曲妥珠单抗的疗效和安全性;若既往接受曲妥珠单抗治疗失败,近年国内外的Ⅱ期研究和回顾性研究结果显示曲妥珠单抗跨线治疗价值存在争议,缺乏高级别循证医学依据。

2019 年,FDA 批准了曲氟尿苷替匹嘧啶(TAS-102)用于先前治疗的复发或转移性胃腺癌和 EGJ 腺癌。基于全球Ⅲ期 TAGS 试验的结果,其中 507 名接受过严重预处理的转移性胃癌或 EGJ 癌患者被随机分为 2 组,分别以 TAS-102 联合最佳支持治疗(n=337)或安慰剂联合最佳支持治疗(n=170)。结果显示,与安慰剂相比,TAS-102 方案的中位 OS 改善了 2.1 个月(5.7 VS. 3.6 个月，$P=0.000\ 3$)，PFS 显著延长(2.0 个月 VS. 1.7 个月，$P<0.000\ 1$)，无论患者是否进行过胃切除术，均观察到 TAS - 102 的疗效益处；最常见的 3~4 级毒性为血液学毒性，如中性粒细胞减少、白细胞减少、贫血和淋巴细胞减少；对于年龄大于或等于 65 岁的老年患者，有些会出现肾功能损伤。基于以上研究，目前 TAS - 102 被推荐为三线或后续治疗中复发或转移性胃癌患者的治疗方案。

另外，二线或后续治疗的其他推荐方案还包括伊立替康和顺铂、雷莫卢单抗联合伊立替康或 FOLFIRI、伊立替康和多西紫杉醇。

如本节所述，目前的化学疗法虽然对晚期胃癌有一定疗效，但实际上胃癌患者的 5 年生存率还是不容乐观。为了提高胃癌的治疗效果，除根治性手术措施外，应注意术前化疗与术后辅助化疗的综合运用，尤其是术前的新辅助化疗，对于控制早期的"微小转移病灶"，降低术后复发率更显重要；而对不能手术切除或术后复发患者，化疗效果相对较差，寻找有效的化疗药物及方便的给药途径则是延长生存期的关键。近年来，晚期胃癌的治疗进展主要集中在内科化疗及分子靶向和免疫治疗领域，新药物的出现和新的方案组合为治疗提供了更好的选择。在研究药物疗效的同时，针对药物毒副反应、耐受性和耐药性的研究也需要进一步拓展，希望随着对肿瘤生物学认识的深入，未来的胃癌治疗能真正进入循证医学指导下的个体化治疗时代，使胃癌的治疗更加有效。

第二节　胃癌免疫治疗

目前，国内针对胃癌的药物治疗主要包括化疗和分子靶向治疗，随着化疗药物及化疗方案的不断优化，晚期胃癌患者的生存期有明显延长，但患者的中位生存期难以超过 1 年。近年来，以 PD - 1 为代表的免疫检查点抑制剂在多瘤种中先后获得适应证。ATTRACTION - 2、KEYNOTE - 059 研究(队列 1)开辟了晚期胃癌三线免疫治疗的先河，而后 KEYNOTE - 061、CHECKMATE - 032 等研究也使得免疫治疗在胃癌二线治疗中有了地位，KEYNOTE - 059 研究(队列 3)、KEYNOTE - 062、JAVELIN Gastric 100、KEYNOTE - 659 等研究在晚期胃癌一线中有了不错的表现。最近的 CHECKMATE - 649 研究已成为晚期胃癌一线治疗的里程碑。

一、胃癌一线免疫治疗

对于 HER2 阴性的胃癌患者，目前的一线治疗只有化疗，可用药物的疗效极为有限，患者亟须更加安全有效的治疗手段。当前，多项一线免疫联合化疗的研究将为一线胃癌免疫治疗提供众多临床证据。

1. KEYNOTE - 059 研究

KEYNOTE - 059 研究的队列 2 和队列 3 纳入的是初治的复发或转移性胃和胃食管交界处腺癌患者，分别接受帕博利珠单抗联合传统化疗(顺铂联合氟尿嘧啶类药物)和帕博利珠单抗单药治疗，队列 2 的患者不限制肿瘤中 PD - L1 的表达，而队列 3 仅纳入 PD - L1 阳性的患者。最终队列 2 招募了 25 例患者，总体 ORR 为 60%，其中 PD－L1 阳性者为 69%，而 PD－L1 阴性者也达到 38%。中位 PFS 为 6.6 个月，中位 OS 为 13.8 个月。队列 3 最终招募了 31 例患者，PD－L1 阳性患者客观缓解率达 26%，疾病控制率达 36%，77% 的患者肿瘤靶病灶有缩小，中位 PFS 为 3.3 个月，中位 OS 为 20.7 个月。队列 2 中高达 60% 的有效率提示着帕博利珠单抗在晚期胃癌中的应用还可以更加提前，而免疫治疗联合化疗也是未来一线和二线治疗的趋势所在。此外，对于 PD－L1 阴性或未检测的患者也可考虑采用免疫联合化疗来增加有效率。

2. KEYNOTE－062 研究

KEYNOTE－062 研究是一项Ⅲ期、随机对照研究，共纳入 763 名晚期胃、胃食管结合部腺癌（G/GEJ）一线治疗患者，随机 1∶1∶1 分组至帕博利珠单抗（以下简称 K 药）单药组或 K 药联合化疗组或化疗组。研究主要观察终点为 PD－L1CPS≥1、≥10 的患者的总生存期（OS）和无进展生存期（PFS）。OS 数据表明：K 药单药 VS. 化疗：对于 PD－L1CPS≥1 的患者，K 药非劣效于化疗，两组 OS 分别为 10.6 和 11.1 个月，HR 为 0.91（99.2% CI 为 0.69~1.18）；对于 PD－L1CPS≥10 的患者，K 药相比化疗能够带来有临床意义的 OS 改善，2 组中位 OS 分别为 17.4 和 10.8 个月，HR 为 0.69（95% CI 为 0.49~0.97）。K 药＋化疗 VS. 化疗：K＋化疗组相比化疗组对 OS 的改善没有明显优势。在 CPS≥1 患者中，两组的中位 OS 分别为 12.5 和 11.1 个月，HR 为 0.85（95% CI 为 0.70~1.03）；在 CPS≥10 患者中，2 组中位 OS 分别为 12.3 和 10.8 个月，HR 为 0.85（95% CI 为 0.62~1.17）。从安全性来看，在 CPS≥1 的所有患者人群中，K 药组的安全性显著优于化疗组，3~4 级 AE 发生率分别为 16.9% 和 69.3%。K 药单药相比化疗能够明显降低毒性反应，提高治疗安全性；K 药＋化疗组和化疗组的 3~4 级 AE 发生率分别为 71% 和 68%，2 组毒性反应相当。

因此，在 PD－L1 阳性联合分数（CPS）≥1 的意向性治疗（ITT）人群中，帕博利珠单抗单药治疗的总生存期（OS）不劣于化疗，达到主要终点。然而，K 药联合化疗组的 OS（CPS≥1 或 CPS≥10）和 PFS（CPS≥1）不优于化疗组。虽然 KEYNOTE062 研究结果令人失望，但相信研究者们会从中探寻失败的原因，不断向成功靠近。

3. ATTRACTION－4 研究

ATTRACTION－4 是一项随机、多中心、Ⅱ/Ⅲ期研究，主要在日本、韩国和中国台湾开展，针对 HER2 阴性、晚期或复发性 G/GEJ 癌患者，评估纳武利尤单抗联合化疗对比化疗作为一线治疗的疗效和安全性。

患者以 1∶1 的比例随机接受纳武利尤单抗联合化疗（替吉奥联合奥沙利铂或卡培他滨联合奥沙利铂）或安慰剂＋化疗。每 3 周一次静脉给予纳武利尤单抗或安慰剂，直至疾病进展或产生不可接受的毒性。每 6 周进行一次肿瘤评估，直至第 54 周，之后每 12 周重复一次。主要共同终点为中心评估的无进展生存（PFS）和总生存（OS），并预先规定如果存在主要终点的至少一项无效假设被拒绝，则认为达到了主要终点。

在 2017 年 3 月 23 日至 2018 年 5 月 10 日期间，共纳入 724 例患者接受随机分配治疗，纳武利尤单抗联合化疗组 362 例患者，安慰剂联合化疗组 362 例患者。截至 2018 年 10 月 31 日，预先设定中期分析的数据显示，中位随访时间为 11.6 个月，纳武利尤单抗联合化疗组的中位 PFS 期为 10.45 个月(95% CI 为 8.44~14.75 个月),安慰剂联合化疗组为 8.34 个月(95%CI 为 6.97~9.40 个月),HR 为 0.68(98.51% CI 为 0.51~0.90,$P=0.000\ 7$)。截至 2020 年 1 月 31 日,最终的分析数据显示,中位随访时间为 26.6 个月,纳武利尤单抗联合化疗组的中位 OS 期为 17.45 个月(95% CI 为 15.67~20.83 个月),安慰剂联合化疗组为 17.15 个月(95%CI 为 15.18~19.65 个月),HR 0.90(95% CI 为 0.75~1.08,$P=0.26$)。

对于 HER2 阴性未经治疗不可切除的晚期或复发性胃或胃食管结合部癌的亚洲患者,纳武利尤单抗联合以奥沙利铂为基础的化疗的治疗方案可显著延长 PFS 期,但尚未延长 OS 期,可能为此类患者的一线治疗提供更多选择。

4. CheckMate-649 研究

CheckMate-649 是一项Ⅲ期随机、多中心、开放标签的临床研究,旨在评估与单独化疗相比,纳武利尤单抗联合化疗或纳武利尤单抗联合伊匹木单抗用于治疗既往未接受过治疗的 HER2 阴性、晚期或转移性胃癌、胃食管连接部癌或食管腺癌患者的疗效。该研究纳入全球多个国家及地区共 176 个研究中心的共 2 032 例患者(其中中国人群占 13.4%,最终入组 208 例),是迄今为止规模最大的随机、全球性Ⅲ期研究。CheckMate-649 也是中国参与人数最多的全球多中心胃癌、胃食管连接部癌及食管腺癌研究,是首个且目前唯一取得阳性结果的一线治疗Ⅲ期研究,这是一项具有改变临床实践意义的临床研究,建立了用于 PD-L1 CPS≥5 HER2 阴性胃癌患者新的一线治疗标准。

患者随机分配至纳武利尤单抗联合化疗组或单独化疗组,无论 PD-L1 表达情况如何,均可入组。纳武利尤单抗联合化疗组的患者接受纳武利尤单抗 360 mg 联合卡培他滨和奥沙利铂(CapeOX)治疗,每 3 周 1 次,或接受纳武利尤单抗 240 mg 联合 5-氟尿嘧啶、亚叶酸和奥沙利铂(FOLFOX)治疗,每 2 周 1 次。纳武利尤单抗联合伊匹木单抗组患者接受纳武利尤单抗 1 mg/kg 联合伊匹木单抗 3 mg/kg 治疗,每 3 周 1 次,连续用药 4 个周期后,序贯纳武利尤单抗 240 mg,每 2 周一次。化疗组患者分别接受 FOLFOX 治疗,每 2 周 1 次,或 CapeOX 治疗,每 3 周 1 次。所有患者持续治疗至 2 年,或直至疾病进展、不可耐受毒性或撤回知情同意。

研究主要终点为与单独化疗相比,纳武尤利单抗联合化疗用于 PD-L1 表达阳性即联合阳性评分(CPS≥5)患者的总生存期(OS),以及基于盲态独立中心审查委员会(BICR)评估的无进展生存期(PFS)。关键次要终点包括接受纳武利尤单抗联合化疗治疗的 CPS≥1 患者以及所有随机患者的 OS,以及接受纳武利尤单抗联合伊匹木单抗对比单独化疗治疗患者的 OS 及至症状恶化时间(TTSD)。研究结果如下:

(1) CheckMate-649 研究主要终点为双终点——CPS≥5 人群的 PFS 与 OS,其中 α 分割值分别为 0.02 和 0.03,即在主要终点 PFS 和 OS 均需满足更高要求的统计学假设时,才能认为达到本研究的阳性临床终点。研究结果也不负众望,是迄今唯一证实免疫联合治疗对比化疗实现 PFS 与 OS 双重获益的研究。

(2) 在中国人群中,与单独化疗相比,纳武利尤单抗联合化疗一线治疗不可切除的晚期或转移性胃癌、胃食管连接部癌,取得了具有临床意义的总生存期(OS)及无进展生存期(PFS)获益。无论 PD-L1 表达阳性且联合阳性评分(CPS≥5、CPS≥1)的患者,还是所有随机人群,均观察到 OS 及 PFS 获益。以上亚组分析结果与 CheckMate‐649 研究中的晚期胃癌、胃食管连接部癌及食管腺癌全球整体人群的结果一致。

（3）在 PD‐L1 阳性且 CPS≥5 的患者中,主要研究终点方面,纳武利尤单抗联合化疗组的中位 OS 为 15.5 个月（95% CI：11.9～25.5）,对照的单独化疗组为 9.6 个月（95% CI：8.0～12.1）（HR：0.54,95%CI：0.36～0.79）。纳武利尤单抗联合化疗组的中位 PFS 为 8.5 个月（95% CI：5.9～12.4）,单独化疗组 4.3 个月（95% CI：4.1～6.5）（HR：0.52;95% CI：0.34～0.77）。此外,次要研究终点方面,纳武利尤单抗联合化疗组的客观缓解率（ORR）为 68%（95% CI：56%～79%）,单独化疗组为 48%（95% CI：36%～60%）（表 13‐2、13‐3）。

表 13‐2　Checkmate‐649 胃癌一线研究总体人群研究结果

总 体 人 群	纳武利尤单抗＋化疗	化　疗	HR
患者数	789	792	—
中位 OS	13.8	11.6	0.80
中位 PFS	7.7	6.9	0.77

表 13‐3　Checkmate‐649 胃癌一线研究 PD‐L1 CPS≥5 人群研究结果

CPS≥5 人群	纳武利尤单抗＋化疗	化　疗	HR
患者数	473	482	—
中位 OS	14.4	11.1	0.71
中位 PFS	7.7	6.0	0.68

在此项研究中,纳武利尤单抗联合化疗的安全性特征与已知纳武利尤单抗及化疗的安全性特征一致,未观察到新的安全性信号,且中国亚组患者的安全性总体与全球人群一致。

5. KEYNOTE‐811 研究

KEYNOTE‐811 研究是一项随机、双盲、安慰剂对照的Ⅲ期研究,旨在评估帕博利珠单抗联合曲妥珠单抗和化疗一线治疗 HER‐2 阳性不可切除或转移性胃癌/胃食管交界处腺癌的疗效和安全性。研究纳入 692 例患者,1∶1 随机分配到帕博利珠单抗＋曲妥珠单抗＋化疗组和安慰剂＋曲妥珠单抗＋化疗组。研究设置双主要终点,包括盲法独立中心审查委员会（BICR）根据 RECIST v1.1 评估的 OS 和无进展生存期（PFS）,次要终点包括 BICR 根据 RECIST v1.1 评估的 ORR 和缓解持续时间（DOR）以及安全性。

结果显示：帕博利珠单抗联合曲妥珠单抗和化疗治疗 HER‐2 阳性晚期胃癌患者 ORR 为 74.4%。基于该研究结果,2021 年 5 月,美国食品药品监督管理局（FDA）加速批准帕博利珠单抗联合曲妥珠单抗和化疗用于 HER‐2 阳性晚期胃癌的一线治疗,帕博利珠单抗成为全球首个也是目前唯一一个用于一线治疗该类胃癌患者的 PD‐(L)1 抑制剂。

6. ORIENT-16 研究

2021 年 11 月 4 日,国家药品监督管理局(NMPA)已经正式受理 PD-1 抑制剂信迪利单抗联合化疗(奥沙利铂＋卡培他滨)一线治疗不可切除的局部晚期、复发性或转移性胃或胃食管交界处腺癌(G/GEJ)的新适应证上市申请(sNDA)。此次新适应证申请是基于 ORIENT-16 临床研究,这是一项随机双盲、多中心的 III 期临床试验,旨在评估信迪利单抗联合化疗(奥沙利铂＋卡培他滨)一线治疗不可切除的局部晚期、复发性或转移性胃及胃食管交界处腺癌的有效性和安全性。主要研究终点是总体人群和程序性死亡受体-配体 1(PD-L1)阳性人群的总生存期。结果显示,信迪利单抗联合化疗显著降低综合阳性评分(CPS)≥5 人群(HR:0.660,95% CI:0.505～0.864,$P=0.0023$)和总体人群(HR:0.766,95% CI:0.626～0.936,$P=0.0090$)的死亡风险,达到预设的优效性标准;中位总生存期(mOS)在 CPS≥5 人群延长 5.5 个月(18.4 个月 VS. 12.9 个月),总体人群延长 2.9 个月(15.2 个月 VS. 12.3 个月)。OS 在预设的所有亚组分析中获益趋势一致。安全性特征与既往报道的信迪利单抗相关临床研究结果一致,无新的安全性信号。总体人群延长 2.9 个月(15.2 个月 VS. 12.3 个月)。OS 在预设的所有亚组分析中获益趋势一致,且安全性特征与既往报道的信迪利单抗相关临床研究结果一致(表 13-4 和表 13-5)。

表 13-4　Orient-16 信迪利单抗胃癌一线研究总体人群研究结果

总 体 人 数	信迪利单抗＋化疗	化　疗	HR
患者数	327	323	—
中位 OS	15.2	12.3	0.766
中位 PFS	7.1	5.7	0.636

表 13-5　Orient-16 信迪利单抗胃癌一线研究 PD-L1 CPS≥5 人群研究结果

CPS≥5 人群	信迪利单抗＋化疗	化　疗	HR
患者数	197	200	—
中位 OS	18.4	12.9	0.660
中位 PFS	7.7	5.8	0.628

7. RATIONALE 205 研究

RATIONALE 205 研究是一项非随机、开放标签、II 期临床研究,旨在评估替雷利珠单抗联合化疗一线治疗局部晚期/转移性食管鳞癌(ESCC)和胃癌、胃食管结合部腺癌的安全性、耐受性和抗肿瘤活性。2017 年 7 月 18 日至 2018 年 3 月 22 日,研究共纳入 30 名患者,其中食管鳞癌患者 15 例。截至 2019 年 3 月 31 日,仍有 8 名患者接受治疗,其中食管鳞癌患者 4 例。食管鳞癌患者接受替雷利珠单抗(200 mg iv,q3W)、顺铂(80 mg/m² iv,q3W,≤6 个周期)和氟尿嘧啶(800 mg/m²/d,第 1～5 天,q3W,≤6 个周期),直至疾病进展或出

现不可耐受的毒性。研究主要终点为联合治疗的安全性和耐受性。次要终点包括 RECIST
v1.1 标准评估的 ORR、DoR、DCR、PFS。探索性终点包括总生存期(OS)和潜在的预测生物
标志物。研究结果显示,食管鳞癌队列中,替雷利珠单抗和(或)化疗相关的最常见不良事件
(AE)包括贫血(n＝12)、食欲下降(n＝11)、恶心(n＝9)、体重减轻(n＝7)以及乏力、呕吐等。
食管鳞癌组中一名患者发生了可能与研究者治疗相关的致命性 AE(肝功能异常),该 AE 被
进行性疾病和潜在的 HBV 感染所混淆。食管鳞癌队列中位随访时间 13.0 个月,ORR 和
DCR 分别为 46.7％和 80％,中位 DoR 为 12.8 个月(95％ CI：3.5~12.8),中位 PFS 为
10.4 个月(95％ CI：5.55~15.11)。中位 OS 未达到,6 个月时 OS 率为 71％,12 个月时 OS
率为 50％。该研究中,PD-1 抑制剂百泽安联合化疗显示了持久的临床获益和可控的耐受
性。对于晚期食管鳞癌,一般采用联合化疗作为一线治疗。各种方案中,一线化疗的 ORR
一般为 37％~58％,但中位 DoR 仅为 4~7 个月,中位 PFS 和 OS 分别为 4.8~7.9 个月和
10.4~13.5 个月。

8. JAVELIN Gastric 100 研究

JAVELIN Gastric 100 研究是一项全球化、开放标签的Ⅲ期临床研究,该研究旨在评估
局部晚期/转移性 HER2 阴性晚期胃癌或胃食管交界处癌(GC/GEJC)患者一线化疗后使用
PD-L1 抗体 Avelumab 维持治疗对比继续化疗的疗效。该研究共 805 例患者接受了诱导
治疗,其中 499 例患者被随机接受 Avelumab 或化疗,Avelumab 组和化疗组分别有 249 例
和 250 例。2019 年 9 月 13 日数据截止时,最短随访时间为 18 个月,诱导治疗后 Avelumab
组和化疗组的中位 OS 分别为 10.4 个月和 10.9 个月(HR：0.91,$P＝0.1779$)。2 年生存
率分别为 22.1％和 15.5％。PD-L1 阳性患者 OS 的 HR 为 1.13(95％CI：0.57~2.23)。
在无转移患者亚组中,Avelumab 治疗显示出潜在获益(n＝114,HR＝0.55),但是,在亚洲患
者(n＝114,HR：0.90)和其他亚组中未观察到 OS 获益趋势。2 治疗组的 PFS 率类似(HR：
1.04),客观缓解率分别 13.3％和 14.4％,12 个月持续缓解率为 62.3％和 28.4％。Avelumab
组的治疗相关不良事件发生率(所有级别/≥3 级)为 61.3％/12.8％,化疗组为 77.3％/
32.8％。与维持化疗相比,Avelumab 维持治疗在局部晚期/转移性 HER2 阴性晚期胃癌或胃
食管交界处癌(GC/GEJC)患者中表现出更好的临床活性和安全性。然而,JAVELIN Gastric
100 研究未能达到主要终点,在总人群或 PD-L1 阳性人群中并没有显示更优的 OS 结果。

9. PLATFORM 研究

该研究旨在探索 Durvalumab 用于晚期胃食管腺癌一线含铂化疗后的维持治疗。
PLATFORM 是一项前瞻性、开放标签、多中心研究,评估一线化疗后维持治疗用于食管、胃
食管交界部(GEJ)和胃腺癌的疗效。PLATFORM 研究发现,对于完成≥18 周含铂诱导化
疗的晚期 G/GEJ 癌患者,德瓦鲁单抗维持治疗并不能显著延长 PFS 和 OS CPS≥1、≥5
和≥10 时,PD-L1 表达的探索性分析表明,德瓦鲁单抗有改善 PFS 的趋势,但受限于样本
量小,仅部分接受德瓦鲁单抗维持治疗的患者的放射学缓解增加(ORR：6％)。

二、胃癌二线免疫治疗

继 ATTRACTION-2 研究明确了纳武利尤单抗单药可为晚期胃癌和胃食管交界处癌

三线治疗的患者带来获益后,CheckMate-032 研究进一步在欧美人群中探索了纳武利尤单抗联合伊匹木单抗用于二线及后线治疗胃癌和胃食管交界癌的疗效。结果证明,"免疫＋免疫"联合方案对于晚期胃癌显示出良好的治疗反应率、持久的治疗反应时间和总生存期。同时,亚组分析说明,MSI-H 人群的免疫联合治疗有效率可高达 50％,且安全性良好。

1. KEYNOTE-061 研究

KEYNOTE-061 是一项随机、开放标签、Ⅲ期临床试验,旨在探索帕博利珠单抗用于晚期胃或胃食管结合部腺癌二线治疗的疗效与安全性。经一线含铂及氟尿嘧啶方案治疗失败的患者随机接受帕博利珠单抗或紫杉醇治疗,主要终点为 PD-L1 阳性(CPS≥1 分)患者的 PFS 和 OS。帕博利珠单抗组和紫杉醇组分别有 196 例和 199 例患者为 PD-L1 CPS≥1,中位随访时间为 7.9 个月。在这些患者中,帕博利珠单抗组和紫杉醇组的中位 OS 分别为 9.1 个月和 8.3 个月(HR 0.82,95％CI：0.66～1.03；$P=0.042\ 05$)。两组患者的 PFS 分别为 1.5 和 4.1 个月,HR 1.27(95％CI：1.03～1.57)。

在总体人群中,帕博利珠单抗对比紫杉醇,PFS 和 OS 未达到统计学差异,但亚组分析显示,对于 ECOG 评分为 0 的患者、PD-L1 CPS≥10 或者 MSI-H 的肿瘤,帕博利珠单抗在改善 OS 方面有更好的治疗效果。此外,帕博利珠单抗治疗相关的不良事件更少。因此,此研究的阴性结果未能阻止研究者继续探索 PD-1 单抗在晚期胃癌治疗中的应用,而是为精确识别可能从 PD-1 单抗治疗中获益的人群提供了数据支持。

2. CheckMate-032 研究

CheckMate-032 研究是一项基于欧美人群的Ⅰ期和Ⅱ期临床研究,59 例进展期转移性胃癌或胃食管交界部癌患者纳入纳武利尤单抗单药治疗组。其中 83％的患者既往接受过 2 种或 2 种以上治疗方案。具体分组:纳武利尤单抗 3 mg/kg(N3);纳武利尤单抗 1 mg/kg＋伊匹木单抗 3 mg/kg(N1＋I3);纳武利尤单抗 3 mg/kg＋伊匹木单抗 1 mg/kg(N3＋I1)。研究结果表明,疗效最优组合 N1＋I3 组的客观缓解率(ORR)为 24％,中位 OS、12 个月和 18 个月的 OS 率相比传统化疗均存在潜在优势。进一步通过亚组分析,该组合 PD-L1 阳性(≥1％)亚组人群的 ORR 可达 40％。目前,纳武利尤单抗和伊匹木单抗联合治疗主要用于微卫星高度不稳定(MSI-H)或错配修复基因缺陷(dMMR)型实体瘤患者,无进展生存率超过 50％,且安全性良好。这种双免联合可能是将来胃癌治疗发展的趋势。

三、晚期胃癌三线免疫治疗

晚期胃癌的三线治疗,总体有效率较低,由于患者体能状况差等原因,较难耐受目前标准剂量的三线标准剂量的靶向药物阿帕替尼,除此之外,缺乏有效的标准治疗方案。

1. ATTRACTION-2 研究

ATTRACTION-2 研究是全球首项多中心、双盲、随机对照Ⅲ期晚期胃癌免疫治疗临床研究,研究的目标人群为亚洲胃癌患者,共纳入 493 位日本、韩国与中国台湾患者,入组人群均为既往至少接受二线及以上化疗失败或不耐受的晚期胃或胃食管结合部癌患者(其中 80％以上的患者为三线或三线以上治疗),评估纳武利尤单抗治疗不可切除、经治晚期或复发性胃及胃食管连接部腺癌的有效性及安全性。研究结果表明:① 与安慰剂组相比,纳武利尤单抗组死亡风险下降 38%；② 纳武利尤单抗组 1 年总生存率达到 27.3%，是安慰剂组（11.6%）的 2 倍；纳武利尤单抗组 2 年总生存率达到 10.6%，是安慰剂组（3.2%）的 3 倍；③ 纳武利尤单抗客观缓解率为 11.9%，疾病控制率高达 40.3%，中位持续缓解时间长达 9.8 个月；④ 在获得肿瘤缓解患者中已观察到最大生存获益，中位生存期达 26.68 个月（3 年 OS 数据）。

该结果首次确立了胃癌免疫治疗在亚洲人群中的有效性，基于此项Ⅲ期临床研究结果，纳武利尤单抗获批用于晚期胃癌三线治疗。2020 年 3 月 11 日，纳武利尤单抗在中国获批晚期胃癌三线治疗适应证，也是第一个在中国获批用于胃癌的免疫治疗药物，具有里程碑式的意义。

2. KEYNOTE - 059 研究

KEYNOTE - 059 是既往治疗失败的晚期胃癌患者给予帕博利珠单抗（200 mg）的全球多中心、多队列、非随机的Ⅱ期研究。该研究共分为 3 个队列：队列 1 中，此前接受过二线以上化疗的转移性胃癌患者（PD - L1 阳性或阴性）接受帕博利珠单抗单药治疗；队列 2 和队列 3 分别是对新确诊的转移性胃癌患者一线接受帕博利珠单抗与化疗的联合治疗和帕博利珠单抗单药治疗。主要终点为安全性（队列 1、2、3）及客观缓解率（队列 1、3）。2017 年 ASCO 首次报道了 KEYNOTE - 059 队列 1 的初期结果。本队列总共招募了 259 例年龄≥18 岁、复发性可测量或者转移性 G/GEJ 癌患者，这些患者之前接受过至少 2 种化疗方案但疾病进展了，ECOG PS 为 0 - 1。患者接受帕博利珠单抗 200 mg Q3W 长达 2 年或者直到疾病进展，研究者/患者决定退出试验，或者出现不可耐受毒性。应用 IHC（22C3 抗体）确定在≥1%肿瘤或间质细胞中表达的 PD - L1＋患者，主要终点是客观缓解率（ORR，RECIST 1.1）、安全性和耐受性。研究结果显示（数据截止至 2016 年 10 月 19 日），57.1%的患者 PD - L1 表达阳性，ORR 为 11.2%，完全缓解（CR）率为 1.9%，9.3%的患者部分缓解（PR）。中位缓解持续时间为 8.1 个月。1 年后，2018 年 3 月 JAMA 正式发表了队列 1 的结果：ORR 率为 11.6%，2.3%的患者达到 CR，中位 PFS 为 2.0 个月，6 个月 PFS 率为 14.1%。中位 OS 为 5.6 个月，6 个月 OS 率为 46.5%。其中能观察到 PD - L1 阳性的患者的 ORR 高于 PD - L1 阴性的患者（15.5% VS. 6.4%）。

四、胃癌免疫辅助治疗

1. CheckMate - 577 研究

2020 年 ESMO 大会公布的 CheckMate - 577 研究首轮结果显示，至少随访 6.2 个月时，纳武利尤单抗辅助治疗使患者的中位 DFS 翻倍，达 22.4 个月，可降低 31%疾病复发或死亡风险（对照组 11.0 个月，HR＝0.69，P＝0.000 3），这是免疫治疗首次在 GC/GEJC 患者的辅助治疗中被证实可带来显著临床获益。2021 年 ESMO 大会公布的 CheckMate - 577 研究更新结果显示，至少随访 14 个月时，纳武利尤单抗组中位 DFS 保持 22.4 个月，降低 33%的疾病复发或死亡风险（对照组 10.4 个月，HR＝0.67）。不仅如此，亚组分析显示，GEJC 患者 HR 由 0.87 降到了 0.80，随着随访时间的延长，GEJC 患者获益趋势逐步加大。这些结果进一步支持纳武利尤单抗是既往接受过新辅助 CRT 和手术治疗并且有病理残留的 EC/

GEJC 患者的辅助治疗标准方案。

但是 CheckMate-577 研究中亚洲人群仅占 13%,并且在中国的临床实践中新辅助 CRT 普及率较低,所以临床推广尚需更多临床研究予以验证。

2. EORTC 1707 VESTIGE 研究

该研究旨在评估纳武利尤单抗(1 mg/kg,Q3W,3 个月)联合伊匹木单抗(3 mg/kg, Q3W,3 个月),然后纳武利尤单抗(240 mg,Q2W,9 个月)对比辅助化疗治疗术后 ypN+ 和(或)R1 切除的 GC/GEJC 患者的疗效和安全性。主要终点为 DFS;次要终点为 OS、HQoL 以及安全性。

3. ATTRACTION-05 研究

该研究评估了纳武利尤单抗(360 mg,Q3W)联合 S-1/CAPOX 方案对比安慰剂联合 S-1/CAPOX 方案用于 GC/GEJC 亚洲患者辅助治疗的疗效和安全性。本研究共纳入 700 例Ⅲ期胃癌或胃食管结合部癌,1∶1 入组,研究主要终点为中心评估 5 年 RFS;次要终点为研究者评估 5 年 RFS、中心评估 5 年 OS、3 年和 5 年的 RFS 率、3 年和 5 年 OS 率以及安全性。

五、胃癌免疫新辅助治疗

近年来,新辅助治疗在胃癌综合性治疗中的作用愈发重要,新辅助治疗可使肿瘤降期,提高外科手术切除率及根治性切除率,降低肿瘤复发转移风险,从而为局部进展期胃癌患者带来生存获益。新辅助免疫治疗是免疫药物获批晚期胃癌一线治疗适应证后一个非常重要的探索方向。

1. 卡瑞利珠单抗联合 mFOLFOX6

2021 年 ASCO 会议上了报道国内开展的一项关于卡瑞利珠单抗联合 mFOLFOX6 新辅助治疗可切除局晚期 GC/GEJC 的Ⅱ期研究。该研究纳入经超声内镜检查(EUS)和影像学检查证实临床分期≥T2 和(或)淋巴结阳性的局部晚期 GC/GEJC 患者,接受 4 个周期的卡瑞利珠单抗联合 mFOLFOX6 方案进行新辅助治疗。

2019 年 7 月 24 日至 2021 年 2 月 7 日,该研究共招募 60 名患者。患者中位年龄为 58 岁(29~72 岁)。所有患者均完成 4 个周期的新辅助治疗。其中 1 例患者经成像确认为 PD。此外,3 例患者拒绝胃切除术并退出研究。最终,有 56 例患者接受手术治疗,其中 4 例在手术过程中发生腹腔转移,其余 52 例患者接受了 D2 根治手术,其中 1 例为 R1 切除,其余 51 例均达到 R0 切除,R0 切除率高达 98%(51/52)。pCR 为 10%(5/52),31%(16/52)患者达到 MpCR(TRG0 和 TRG1)。研究揭示,卡瑞利珠单抗联合 mFOLFOX6 方案新辅助治疗可切除局晚期 GC/GEJC 患者取得了令人满意的疗效。

2. DANTE 研究

DANTE 研究评估了 PD-L1 单抗阿替利珠单抗联合 FLOT 方案用于潜在可切除局部进展期 GC/GEJC 的可行性。本研究的主要终点是患者的 PFS/DFS,次要终点是 pCR 率、R0 切除率以及 OS。从当前公布的安全性分析结果来看,这一联合方案用于胃癌的新辅助治疗可行且安全。

3. Neo - PLANET 研究

该研究分析了卡瑞利珠单抗联合放化疗在局部晚期近端胃腺癌新辅助治疗中的安全性和有效性。中期分析结果显示,R0 切除率为 91.7%,12 例患者达到 pCR(33.3%),主要病理学缓解率(MPR)为 41.7%。

4. SHARED 研究

该研究评估了信迪利单抗联合新辅助同步放化疗治疗局部晚期胃癌/胃食管结合部腺癌的疗效。研究共计纳入 28 例患者,在完成手术切除的 19 例患者中 8 例达到 pCR(42.1%),14 例达到 MPR(73.7%),R0 切除率达到 94.7%,整体治疗显著且安全性可耐受。

5. 信迪利单抗联合 FLOT 方案

该新辅助方案治疗 GC/GEJC 的 Ⅱ 期临床研究 pCR 率达到了 17.6%;特瑞普利单抗联合 FLOT 方案围手术期治疗可切除局部进展期 GC/GEJC 患者 pCR 率达到了 25%,特别是在 MSI - H 患者中,pCR 率可以达 100%。

6. KEYNOTE - 585 研究

这是一项双盲、随机对照Ⅲ期临床研究,患者按照 1∶1 随机分配接受帕博利珠单抗联合化疗(顺铂/卡培他滨或 5 - FU)对比帕博利珠单抗联合安慰剂,评估帕博利珠单抗联合化疗在进展期 GC/GEJA 围手术期治疗中的作用。主要终点为 OS、EFS、pCR、AEs,次要终点为 DFS,其研究结果有望为转化治疗提供经验。

六、免疫检查点抑制剂的耐药机制和应对策略

免疫治疗的耐药机制通常分为 3 种,即原发性耐药、适应性耐药和获得性耐药。原发性耐药是指肿瘤对免疫治疗初始即无反应;适应性耐药意为肿瘤虽被免疫系统识别,但它通过适应免疫攻击来保护自身不致死亡;而获得性耐药则是指在免疫治疗初期肿瘤有应答,但经过一段时间后又出现复发或进展。

1. 原发性或适应性耐药的原因

缺乏抗原突变、肿瘤抗原表达缺失、HLA 表达缺失、抗原呈递机制改变以及多个信号通路(MAPK、PI3K、WNT、IFN)的改变等。

2. 获得性耐药相关的原因

靶抗原的丧失、T 细胞功能丧失等。导致耐药的外在因素包括宿主免疫微环境中 T 细胞耗竭和表型改变、免疫抑制细胞的参与等。

3. 耐药后治疗策略

将 PD - 1/PD - L1 单抗与其他抗肿瘤药物联合应用是目前克服免疫治疗耐药最重要也是最有效的策略。

(1) 免疫治疗与化疗联用是最常见的联合治疗方式,KEYNOTE - 059 研究中的队列 2 便是采用这种治疗策略,总体有效率高达 60%。此外,KEYNOTE - 859 和 KEYNOTE - 062 研究分别探索了帕博利珠单抗联合 FP 方案或 CAPOX 方案,一线治疗 HER2 阴性的晚期胃癌是否优于单纯化疗或是单纯使用免疫抑制剂,两项研究均在入组中。

（2）免疫检查点抑制剂的联合应用。Checkmate032 研究是一项开放性的 Ⅰ/Ⅱ 期临床研究，旨在评估纳武利尤单抗和 CTLA-4 单克隆抗体伊匹木单抗联合治疗晚期实体瘤的疗效，晚期胃或胃食管结合部癌属于其中一部分。研究发现联合纳武利尤单抗和伊匹木单抗是治疗晚期 MSI-H 胃癌的最优组合。

（3）分子靶向药物联合免疫治疗也是当前研究的新方向。KEYNOTE-098 是一项非随机、多队列评估帕博利珠单抗联合抗 VEGFR2 单克隆抗体雷莫卢单抗，治疗晚期实体瘤安全性和有效性的 Ⅰa/b 期临床研究，2017 年的 ASCO-GI 公布了其一线治疗 24 例和二线或三线治疗 17 例晚期胃、胃食管结合部癌患者的数据，总体 ORR 为 10%，疾病控制率为 46%，56% 的患者靶病灶获得了一次缩小。可以看到，这种联合治疗方案在晚期胃癌患者中显示了一定的疗效，但生存数据尚未得到。针对 HER2 阳性的胃癌人群，KEYNOTE-811 研究探索了在化疗＋曲妥珠单抗靶向治疗的基础上，加用帕博利珠单抗是否能进一步改善生存，该 Ⅲ 期研究目前仍在入组中。

胃食管结合部癌患者分为 3 组，分别接受纳武利尤单抗 3 mg/kg 单药治疗、纳武利尤单抗 1 mg/kg＋伊匹木单抗 3 mg/kg 联合治疗或纳武利尤单抗 3 mg/kg＋伊匹木单抗 1 mg/kg 联合治疗。最终结果显示，无论在单药组还是在联合治疗组，PD-L1 阳性（≥1%）的人群都展现出较高的有效率，其中纳武利尤单抗 1 mg/kg＋伊匹木单抗 3 mg/kg 联合治疗组的 ORR 达 40%，OS 达 6.9 个月，均位于 3 组之首，因此对胃食管结合部癌患者需联合治疗。

第三节　胃癌靶向治疗

尽管胃癌的发病机制尚未完全清楚，但其发生发展涉及一系列分子信号通路和细胞因子的改变，其中比较重要的包括 PI3K/AKT、MAPK 信号通路，HER、VEGF、MET 等生长因子及受体家族，COX-2、NF-κB、STAT、白介素家族等炎症相关因子，参与胃癌细胞增殖、侵袭转移、抗凋亡以及血管生成等过程，这是胃癌靶向治疗的基础。随着胃癌相关分子机制研究的深入，相应的靶向药物也陆陆续续进入了临床试验阶段或已经获批上市应用于临床。

一、针对 HER-2 通路的靶向药物

HER-2 也称 ErbB2，属于表皮生长因子受体（epidermal growth factor receptor，EGFR）家族。HER-2 目前尚未发现天然的配体，在正常生理条件下处于非激活状态，当受到体内外某些因素刺激时，能够通过胞外段进行自身或与其他 EGFR 家族成员异二聚体化，激活酪氨酸激酶区介导下游信号传导，如 PI3K/AKT、Ras/MAPK 通路，参与肿瘤细胞增殖、分化、迁移等过程。研究发现，胃癌（gastric cancer，GC）组织中 HER-2 阳性表达率为 17%～20%。其中，近端胃癌，尤其是胃食管结合部（gastroesophageal junction，GEJ）腺癌 HER-2 阳性的表达率更高，从病理分型来看，肠型的 HER-2 阳性表达率高于弥漫型和混合型。欧洲与亚洲 GC 患者 HER-2 阳性表达率类似。针对 HER-2 的靶向治疗主要分为 2 类：一类是 HER-2 胞外区竞争性抑制剂，主要是抗 HER-2 单克隆抗体，通过靶向

HER-2,介导抗体依赖性细胞毒性（antibody-dependent cell-mediated cytotoxicity，ADCC）和补体依赖性细胞毒性（complement-dependent cytotoxicity，CDC）作用引起肿瘤细胞死亡；一类是小分子的激酶活性抑制剂,主要针对 HER-2 胞内段的酪氨酸激酶活性区,抑制 HER-2 的活化。近年来,针对抗 HER-2 治疗的原发或继发耐药问题,研发了一系列抗体偶联药物（antibody drug conjugates，ADCs）。ADCs 是一类新型的肿瘤靶向治疗药物,由单克隆抗体和细胞毒类药物通过连接子偶联而成,兼具有抗体药物高选择性和化疗药物强大的杀伤作用,具有疗效好、毒副作用小的优势。针对 HER-2 的 ADCs 逐渐成为研究热点。

1. 曲妥珠单抗（trastuzumab）

曲妥珠单抗是重组 DNA 衍生的人源化 IgG1 单克隆抗体,能够选择性作用于 HER-2 的细胞膜外Ⅳ区,阻断下游信号通路传导。ToGA 研究（NCT01041404）是第一项评价曲妥珠单抗治疗 HER-2 阳性晚期胃食管连接部和胃（GEJ/G）腺癌疗效的全球多中心的Ⅲ期、随机对照临床研究。入组的患者必须 HER-2 的 IHC（3+）或 IHC（2+）同时 FISH 阳性。总共 584 名 HER-2 阳性晚期胃食管连接部和胃腺癌患者入组,随机接受 FP/XP 方案（顺铂及 5-Fu/卡培他滨）联合或不联合曲妥珠单抗 6 周期,并用曲妥珠单抗维持至疾病进展或出现不可耐受的不良反应。中位随访时间联合治疗组为 18.6 个月,不联合组为 17.1 个月。结果显示,联合治疗组的有效率（response rate，RR）达到 47%,较不联合组显著提高（OR=1.7，95%CI：1.22~2.38，$P=0.0017$）。HER-2 扩增水平越高的患者在一线接受曲妥珠单抗治疗后的 PFS 越长,相反的,如果患者同时存在 RTK-RAS-PI3K 信号通路的基因突变,则 PFS 越短。由于 ToGA 研究中中国入组例数较少,为了评估曲妥珠单抗在 HER-2 阳性转移性胃癌中国患者中的真实有效性,开展了一项全国前瞻性、多中心、非干预性真实世界登记研究（EVIDENCE，NCT01839500）,结果证实,曲妥珠单抗改善中国胃癌患者的生存获益,且安全性、耐受性良好,补充了 ToGA 研究数据,更好指导临床实践。

为了探索曲妥珠单抗跨线使用的可行性开展了Ⅱ期 WJOG7112G（T-ACT）研究（UMIN000009297）,探究曲妥珠单抗（trastuzumab beyond progression，TBP）联合紫杉醇在 HER-2 阳性一线治疗进展后晚期 G/GEJ 腺癌中的有效性,相较于单纯紫杉醇化疗组,联合治疗组并未改善晚期患者的中位 PFS（3.2 个月 VS. 3.7 个月,HR=0.91,$P=0.33$）和 OS（10 个月 VS. 10.2 个月,HR=1.2,$P=0.20$）。研究进一步分析评估一线治疗进展患者的 HER-2 状态,结果发现,69% 的患者肿瘤组织中未检测到 HER-2 扩增,推测 HER-2 缺失可能是曲妥珠单抗发生耐药的机制。可见,曲妥珠单抗跨线使用并不能改善患者 PFS 和 OS。

多项研究显示曲妥珠单抗联合化疗也是高度有效的新辅助治疗方案。Ⅱ期 NEOHX 研究（NCT01130337）探讨卡培他滨、奥沙利铂联合曲妥珠单抗（XELOX-T）方案围手术期治疗 HER-2 阳性局部进展期 G/GEJ 腺癌患者的疗效。结果显示,术前接受 XELOX-T 方案的 ORR 达到 39%,78% 的患者实现 R0 切除,58% 的患者得到了病理降期,其中病理学缓解（pathological complete response，pCR）率为 8.3%,而类似的 HER-FLOT 和"双靶"联合化疗的 PETRARCA 研究所得到的 pCR 率更高,分别为 21.4% 和 35%。但是由于

JACOB 实验未达到主要研究终点,PETRARCA 研究也提前终止,"双靶"抗 HER-2 虽能获得更高的 pCR 率,但未能转化为患者的生存获益。虽然,JACOB 研究获得了阴性结果,但是目前仍旧不能完全否认帕妥珠单抗在 HER-2 阳性胃癌中的作用,正在进行的 II 期 INNOVATION 研究(EORTC-1203-GITCG,NCT02205047)旨在评估曲妥珠单抗联合化疗或"双靶"联合化疗或可成为 HER-2 阳性 G/GEJ 腺癌围手术期治疗的标准治疗方案,期待后续试验结果的披露。

2. 帕妥珠单抗(pertuzumab)

帕妥珠单抗是 HER-2 分子的第 2 代重组人源化单克隆抗体,结合于 HER-2 受体细胞膜外 II 区,抑制 HER-2 同源或异源二聚体形成,由于帕妥珠单抗结合位点与曲妥珠单抗不同,故两者联合使用能够协同抑制 HER-2 的活性。2014 年,JOSHUA 研究(NCT01461057)证实曲妥珠单抗联合帕妥珠单抗联合化疗在晚期胃癌患者中具有良好的耐受性和安全性。然而,2018 年 III 期 JACOB 研究(NCT01774786)以"双靶"治疗联合标准化疗作为一线治疗方案在 HER-2 阳性 G/GEJ 腺癌患者的有效性和安全性进行了进一步的探讨,结果显示加用帕妥珠单抗虽然能够改善 PFS(8.5 个月 VS. 7 个月,HR=0.73,P=0.000 1)和 ORR(56.7% VS. 48.3%),但并没有显著改善 OS(17.5 个月 VS. 14.2 个月,HR=0.84,P=0.057)。表明"双靶"联合化疗并不能改善 HER-2 阳性转移性胃癌患者的生存。

3. Zanidatamab

Zanidatamab(ZW25)是一种靶向 HER-2 的双特异性抗体,能够同时结合 HER-2 的 2 个非重叠表位,又称为双互补位结合。两个靶点分别为曲妥珠单抗和帕妥珠单抗结合位点,因而,zanidatamab 具有更强的抗 HER-2 驱动肿瘤生长的作用。2021 年 ASCO-GI 公布了一项 I 期 zanidatamab 对标准治疗进展的 HER-2 阳性胃食管腺癌(gastroesophageal adenocarcinoma, GEA)患者有效性的临床研究结果(NCT02892123),zanidatamab 单药组 ORR 为 38%,DCR 为 62%,中位 DOR 为 6 个月,zanidatamab 联合化疗治疗组 ORR 为 60%,DCR 为 85%,中位 DOR 为 8.9 个月。目前,zanidatamab 联合化疗治疗 HER-2 阳性 GEA 的 II 期研究正在进行中。

4. 马格妥昔单抗(margetuximab)

Margetuximab 又名 MGAH22,是一种新型 Fc 结构域优化的抗 HER-2 抗体,结合位点与曲妥珠单抗相同,但具有比曲妥珠单抗更强的抗肿瘤增殖作用。CP-MGAH22-05 研究是一项单臂、非盲的 I b/II 期研究(NCT02689284),旨在评估 margetuximab 联合帕博利珠单抗治疗既往至少经过一线治疗的 HER-2 阳性 GEA 患者的安全性、耐受性和有效性。ORR 为 18%,DCR 为 53%,中位 PFS 为 2.73 个月,中位 OS 为 12.48 个月,其中意向治疗(intention to treat, ITT)人群中位 PFS 为 3 个月,中位 OS 为 13 个月,证实 margetuximab 与抗 PD-1 免疫检查点抑制剂联合使用具有协同抗肿瘤效应。目前,margetuximab 正在开展 II/III 期 MAHOGANY 研究(NCT04082364),旨在探索 margetuximab 联合化疗、或再联合 PD-1 单抗 retifanlimab、或再联合 PD-1-LAG3 双抗 tebotelimab 一线治疗 HER-2 阳性不可切除或转移性 G/GEJ 腺癌的疗效与安全性,选出最佳组合与曲妥珠单抗联合化疗进行对照。

5. **酪氨酸激酶抑制剂**(tyrosine kinase inhibitors，TKIs)

拉帕替尼(lapatinib)是一种能够同时抑制 HER-2 和 EGFR 的小分子酪氨酸激酶抑制剂。2011 年，一项 Ⅱ 期临床研究显示，拉帕替尼单药一线治疗转移性胃癌能达到 9% 的 RR。基于此，后续开展了 Ⅲ 期 TRIO-013/LOGiC 研究(NCT00680901)，旨在评估拉帕替尼联合 CapeOx 方案对 HER-2 阳性晚期 G/GEJ 腺癌患者的一线治疗有效性，与单纯 CapeOx 方案治疗组相比，中位 PFS(6.0 个月 VS. 5.4 个月，HR=0.82，95%CI：0.68~1.00，P=0.038 1)和 ORR(53% VS. 39%，P=0.003 1)有所提高，但是中位 OS 未得到改善(12.2 个月 VS. 10.5 个月，HR=0.91，95%CI：0.73~1.12，P=0.32)。亚组分析结果提示亚洲患者及年龄小于 60 岁的患者 OS 改善更为显著，但对于 ICH 状态不同的亚组的 OS 无明显差异。拉帕替尼联合治疗组不良反应发生率更高，主要是腹泻。另一项来自亚洲的 Ⅲ 期 TyTAN 研究(NCT00486954)评估拉帕替尼联合紫杉醇与紫杉醇单药二线治疗晚期 HER-2 阳性晚期胃癌的疗效，结果显示两组的中位 PFS 和 OS 无明显差异，但亚组分析证实试验方案对 HER-2 高表达(IHC 3+)的患者有一定效果。该研究因主要终点未达到，方案未被推荐用于临床实践。

6. **HER-2 靶向 ADCs 类**

Trastuzumab deruxtecan(T-DXd，DS-8201)由人源化抗 HER-2 单克隆抗体、酶切肽连接子和 DNA 拓扑异构酶 Ⅰ 抑制剂 deruxtecan 组成。DS-8201 具有较高的药物抗体比(drug-to-antibody ratio，DAR)，连接子将两者偶联在一起，在血循环中保持稳定，当被肿瘤细胞内吞后，能够被溶酶体酶切割，从而发挥杀伤肿瘤的作用。DESTINY-gastric01(NCT03329690)是一项多中心 Ⅱ 期随机对照临床研究，旨在评估 DS-8201 对比化疗三线治疗 HER-2 阳性 G/GEJ 腺癌患者的安全性及有效性。结果显示，DS-8201 治疗组和化疗组其 ORR 分别为 51% 和 14%，中位 PFS 分别为 5.6 个月和 3.5 个月，中位 DOR 分别为 11.3 个月和 3.9 个月，中位 OS 分别为 12.5 个月和 8.4 个月。与化疗组相比，DS-8201 能够降低 41% 死亡风险(HR=0.59，95%CI：0.39~0.88，P=0.01)。使用 DS-8201 的不良反应主要是骨髓抑制和间质性肺炎。

维迪西妥单抗(RC-48)是我国自主研发的 ADC 类药物，由人源化抗 HER-2 单抗、可裂解连接子和微管蛋白抑制剂细胞毒素单甲基澳瑞他汀 E(monomethyl auristatin E，MMAE)组成。RC48-C008 研究是一项开放、多中心的 Ⅱ 期临床研究(NCT04714190)，旨在评估维迪西妥单抗在既往至少接受两线化疗的 HER-2 阳性局部晚期或转移性 G/GEJ 腺癌患者中的有效性。结果显示 ORR 为 24.8%，DCR 为 42.4%，mPFS 为 4.1 个月，mOS 为 7.9 个月。维迪西妥单抗常见的不良反应为粒细胞减少、脱发、乏力、贫血、转氨酶升高和感觉减退，以轻中度为主，临床上基本可控。2021 年 6 月，维迪西妥单抗被 NMPA 批准上市用于 HER-2 中高表达晚期胃癌(IHC 2+或 3+)的三线及后线治疗。

二、针对 EGFR 通路的靶向药物

EGFR 又称 HER-1，与 HER-2 同属于 EGFR 家族，包括胞外结构域、跨膜结构域和

胞内酪氨酸激酶结构域。EGFR 与配体结合形成二聚体,酪氨酸激酶区激活,结合 ATP 分子使受体酪氨酸残基磷酸化,识别 SH2 蛋白的底物酶,激活下游的 MAPK、PI3K/AKT、PLC-γ、JAK/STAT 信号通路等,在肿瘤的发生发展中发挥重要作用。研究表明,大约 5% 的胃癌组织存在 EGFR 过表达,过表达 EGFR 的胃癌患者往往预后不良。

1. 西妥昔单抗(cetuximab)

西妥昔单抗是一种特异性靶向 EGFR 的 IgG1 单抗。西妥昔单抗能够与 EGFR 的胞外区结合,阻断配体与 EGFR 结合,同时也可以促进 EGFR 内化和降解,从而抑制下游信号激活。一项 Ⅱ 期临床研究评估西妥昔单抗联合 FUFOX 方案一线治疗转移性胃癌的有效性。总共纳入 52 例患者,ORR 为 65%,其中 4 例达到 CR,26 例为 PR,中位 OS 达到 9.5 个月。一项 Ⅱ 期西妥昔单抗联合 FOLFIRI 一线治疗晚期 G/GEJ 腺癌也获得了类似的研究结论。EXPAND 研究是一项全球性、开放标签、随机对照 Ⅲ 期临床研究(EudraCT 2007-004219-75),旨在评估西妥昔单抗联合 XP 方案(卡培他滨+顺铂)一线治疗晚期 G/GEJ 腺癌患者的有效性,其主要终点为 PFS。研究结果显示,西妥昔单抗联合治疗组对比单纯化疗组,中位 PFS 分别为 4.4 个月和 5.6 个月($P=0.32$),OS 分别为 9.4 个月和 10.7 个月($P=0.95$),RR 分别为 30% 和 29%。2 组均出现已知的抗肿瘤药物所出现的不良反应,但是西妥昔单抗联合治疗组出现了一些严重的不良反应。由此可见,一线采用西妥昔单抗联合治疗方案并没有让晚期胃癌患者获益。

2. 帕尼单抗(panitumumab)

帕尼单抗是一种靶向 EGFR 的人源重组 IgG2 单抗。Ⅲ 期 REAL3 研究(NCT00824785)探索帕尼单抗联合 EOC 化疗在晚期 GEA 中一线治疗地位,结果显示相较于单纯 EOC 治疗组,中位 OS 分别为 8.8 个月和 11.3 个月,帕尼单抗联合治疗方案并未转化为患者的生存获益。来自 GGIO 的 Ⅱ 期临床研究、ATTAX3 研究等均得到类似的研究结论。

3. 尼妥珠单抗(nimotuzumab)

尼妥珠单抗是一个以 EGFR 为靶点的人源化 IgG1 单克隆抗体。一项随机、多中心 Ⅱ 期临床试验比较尼妥珠联合伊立替康(N-IRI)与单纯伊立替康(IRI)二线治疗晚期胃癌的疗效。虽然,结果并未达到主要研究终点,两组 PFS 无统计学差异,但亚组分析,N-IRI 具有改善 EGFR2+/3+ 患者的 RR、PFS 和 OS 的趋势。基于此研究,目前正针对 EGFR 过表达晚期胃癌患者开展 Ⅲ 期 ENRICH 研究,主要终点为 OS,目前还在进行中。EGFR 高表达的胃癌患者能否在尼妥珠单抗治疗中获益仍需大量临床研究验证。目前暂无指南推荐其用于治疗晚期胃癌。

三、针对 VEGF/VEGFR 通路的靶向药物

恶性肿瘤的发生和转移离不开肿瘤血管生成,血管内皮生长因子(vascular endothelial growth factor, VEGF)是目前发现最重要的诱导肿瘤血管形成的细胞因子,在多种肿瘤中高表达,其与血管内皮因子受体(vascular endothelial growth factor receptor, VEGFR)结合后,能促进肿瘤血管生成,同时也可以通过激活下游 Raf/MEK/ERK1/2、p38MAPK、PI3K/AKT/mTOR 等信号通路,促进肿瘤增殖、分化、转移等。因此,抗血管生成治疗成为抗肿瘤

治疗的重要手段。胃癌患者有 40％～60％存在 VEGF 表达。目前,抗血管生成治疗是晚期胃癌二线治疗的基础治疗之一。

1. 贝伐珠单抗(bevacizumab,Avastin)

贝伐珠单抗是一种重组人源化单克隆抗体,可以选择性与 VEGF 结合,抑制酪氨酸激酶信号通路,从而抑制内皮细胞增生和新生血管形成。2010 年 ASCO 报道的 AVAGAST 研究(NCT00548548),旨在评价贝伐珠单抗联合化疗一线治疗晚期胃癌患者的有效性和安全性,该研究没有达到主要研究终点,联合治疗组中位 OS 为 12.1 个月,单纯化疗组为 10.1 个月(HR=0.87,P=0.100 2),但加用贝伐珠单抗能够延长患者 PFS、提高 ORR。由于 AVAGAST 研究仅仅纳入 12 例中国患者,后续开展了针对中国人的Ⅲ期 AVATAR 研究(NCT00887822),结果显示两组的 OS 和 PFS 均未见明显差异。而在另外两项Ⅱ期临床研究中,贝伐珠单抗联合 mFOLFOX6 在初治转移性 GEA 患者中显示出中位 PFS(7.8 个月)和 OS(14.7 个月)的改善,当贝伐珠单抗联合 XELOX 方案时,中位 PFS 和 PS 分别为 7.2 个月和 10.8 个月。虽然,现有研究暂不支持在晚期胃癌患者中常规使用贝伐珠单抗,但考虑到贝伐珠单抗能延长 PFS,期待后续进一步研究。

2. 雷莫西尤单抗(ramucirumab)

雷莫西尤单抗是一种 VEGFR2 的拮抗剂,通过特异性与 VEGFR2 结合,阻断 VEGF-A、VEGF-C 和 VEGF-D 的配位,进而抑制血管生成。REGARD 研究(NCT00917384)是一项全球、多中心、随机、双盲、安慰剂对照的Ⅲ期研究,纳入 335 例一线化疗后进展的晚期胃癌或胃食管结合部腺癌的患者,随机给予雷莫西尤单抗单药治疗和安慰剂治疗。结果显示,雷莫西尤单抗组患者中位 PFS 为 2.1 个月,中位 OS 为 5.2 个月,明显优于安慰剂组的 1.3 个月和 3.8 个月。RAINBOW 研究(NCT01170663)是一项全球多中心、随机双盲Ⅲ期临床研究,证实雷莫西尤单抗联合紫杉醇治疗二线晚期胃癌的 PFS 和 OS 双重获益。为了探究雷莫西尤单抗在亚洲人群中是否获得 RAINBOW 类似的结果,进行了 RAINBOW-Asia 研究(NCT02898077),取得了与 RAINBOW 研究比较一致的结果,也是第一个在中国晚期胃癌二线治疗中取得阳性结果的Ⅲ期研究。RAINFALL 研究(NCT02314117)比较氟尿嘧啶+顺铂化疗方案联合和不联合雷莫西尤单抗对 HER-2 阴性晚期胃癌的一线治疗效果,研究达到了 PFS 主要研究终点,但并没有带来 OS 获益。因此,不建议在氟尿嘧啶和顺铂中加入雷莫西尤单抗作为转移性胃癌患者的一线治疗。基于上述研究结果,2022 年 CSCO 胃癌诊疗指南更新,雷莫西尤单抗联合紫杉醇获得晚期转移性胃癌二线治疗Ⅰ级推荐(1A 类证据),标志着雷莫西尤单抗证实成为晚期转移性胃癌二线标准治疗。

3. TKIs

目前也有许多针对 VEGF/VEGFR 通路的小分子抑制剂,如阿帕替尼、瑞戈非尼、舒尼替尼等。阿帕替尼(apatinib)是我国自主研发的一种小分子口服靶向药物,通过抑制 VEGF 与 VEGFR-2 的结合和 VEGFR-2 自磷酸化,阻断下游信号通路转导,从而发挥抗肿瘤作用。一项双盲、随机对照的Ⅲ期临床试验,纳入 273 例既往接受过二线及以上化疗的晚期胃癌患者,与安慰剂组相比,单用阿帕替尼能够显著改善中位 PFS(2.6 个月 VS. 1.8 个月,P<0.001)和 OS(6.5 个月 VS. 4.7 个月,P=0.0149)。阿帕替尼常见的不良反应有手足

综合征、贫血、腹泻、蛋白尿和高血压等。到目前为止,阿帕替尼治疗晚期胃癌仍缺少特异性生物标记物。阿帕替尼是中国第二种获批治疗晚期或转移性胃癌的抗血管生成药物,被CSCO 指南推荐作为转移性胃癌患者的三线治疗。关于阿帕替尼联合化疗或者免疫治疗用于胃癌一线和二线的研究正在进行中。瑞戈非尼(regorafenib)是一种新型的口服多靶点酪氨酸激酶抑制剂,对 VEGFR - 2、PDGFR - β、FGFR - 1 和 c - Kit 有较强的抑制作用。INTEGRATE 是一项全球、多中心、安慰剂对照的 Ⅱ 临床研究(ANZCTR 12612000239864),旨在评估瑞戈非尼治疗晚期胃癌的有效性,结果显示瑞戈非尼可以有效延长难治性进展期胃腺癌的 PFS。Ⅰb 期 REGONIVO 研究(NCT03406871)纳入了一部分经治进展期胃癌患者,瑞戈非尼联合纳武利尤单抗治疗组的 ORR 为 44%,中位 PFS 为 5.6 个月,中位 OS 为12.3 个月。除此之外,舒尼替尼(sunitinib)、索拉非尼(sorafenib)、西地尼布(cediranib)等靶向 VEGF/VEGFR 通路的 TKIs 临床试验也正在进行中。

四、针对 HGF/MET 通路的靶向药物

原癌基因间质表皮转化因子(mesenchymal to epithelial transition factor,MET)编码酪氨酸激酶受体 c - MET 蛋白,这种蛋白主要表达于细胞表面,可以被肝细胞生长因子(hepatocyte growth factor,HGF)激活,参与调节多种生物学效应,包括促进肿瘤细胞生长、增殖、血管生成、侵袭和转移。研究表明,c - MET 在 22%～82% 的胃腺癌中存在过表达。MET 基因扩增和蛋白的高表达与胃癌的浸润深度、淋巴结转移以及 TNM 分期有关,因此c - MET 可能成为抗肿瘤的治疗靶点。阿那妥单抗(onartuzumab)是一种抗 c - MET 细胞外结构域的人源化 IgG1 抗体,MET Gastric 研究(NCT01662869)评估 onartuzumab 联合mFOLFOX6 对 MET 阳性、HER - 2 阴性 GEA 患者的疗效,在 ITT 和 MET IHC 2+/3+亚组分析中也没有发现具有统计学意义的结果(HR=0.64,P=0.06)。同时,onartuzumab联合 mFOLFOX6 的 Ⅱ 期的 YO28252 研究(NCT01590719)在 MET 阳性组中均得到阴性结果。类似的,利妥木单抗(rilotumumab,AMG102)是一种抗 HGF 配体的 IgG2 抗体,Ⅲ期RILOMET - 1 试验(NCT01697072)评估 rilotumumab 加入或不加入表柔比星、顺铂和卡培他滨对初治 MET 阳性晚期 G/GEJ 腺癌的疗效,最终与单用化疗相比,联合治疗方案并没有延长患者的 OS(8.8 个月 VS. 10.7 个月)。上述靶向 HGF/MET 通路的 Ⅲ 期临床试验接连折戟,可能与对于 MET 表达阳性的定义不明确有关。小分子抑制剂目前多处于 Ⅰ 期或 Ⅱ 期 临 床 试 验 中,包 括 foretinib(GSK1363089)、tivanitinib(ARQ197)、capmatinib(INC280)、AMG337、克唑替尼(crizotinib),可能成为胃癌治疗的潜在靶向药物,但是疗效尚需大规模的临床研究来验证。

五、针对 PI3K/AKT/mTOR 通路的靶向药物

磷脂酰肌醇- 3 -激酶(phosphatidylinositol - 3 - kinase,PI3K)/ AKT/(mammaliantarget of rapamycin,mTOR)信号通路是重要的胞内信号转导通路,参与肿瘤细胞增殖、分化、转移和抗凋亡等,是胃癌发病分子机制的重要通路。研究发现,30% 的胃癌组织存在该通路的激活。依维莫司(everolimus,RAD001)是雷帕霉素(rapamycin)的半合成衍生物。

2012年，ASCO会议上公布Ⅲ期GRANITE-1研究（NCT00879333）结果，该研究因未能达到主要研究终点而终止。相较于最佳支持治疗组，依维莫司治疗组中位OS为5.4个月 VS. 4.3个月（HR=0.9，P=0.124），但其PFS的改善（1.7个月 VS. 1.4个月）提示mTOR抑制剂在晚期胃癌靶向治疗中的潜在应用前景。Ⅲ期RADPAC研究（NCT01248403）旨在评估依维莫司联合紫杉醇方案在G/GEJ腺癌中的二线治疗效果，未能达到主要研究终点。哌辛福辛（perifosine）是一种新型的AKT抑制剂，能抑制MAPK通路，诱导细胞凋亡、自噬。研究表明，哌辛福辛能够抑制AKT/GSK3β/C-MYC信号通路，下调AEG-1及细胞周期蛋白D1，抑制胃癌细胞生长，perifosine未来可能成为治疗胃癌的潜在靶向药。MK-2206是一种口服AKT抑制剂，一项Ⅱ期临床试验（NCT01260701）用来评估AKT抑制剂MK-2206二线治疗晚期G/GEJ腺癌的安全性及有效性，虽然耐受性良好，其中，1例患者达到部分缓解（1%），14例患者处于病情稳定（20%），中位PFS为1.8个月，中位OS为5.1个月，但因未达到疗效终点（6.5个月）而终止。

六、Hedgehog(Hh)信号通路抑制剂

Hh信号通路控制着细胞的生长和增殖，其异常激活与肿瘤发生发展密切相关，跨膜蛋白SMO是Hh信号通路中的重要信号转导分子，研究表明，约1.44%的胃癌患者存在SMO表达异常。而维莫德吉（vismodegib，GDC-0449）是一种选择性Hh信号通路的小分子抑制剂，能够与SMO结合，阻止Hh信号通路的异常激活。一项Ⅱ期单臂临床研究（NCT03052478）显示，GDC-0449单药治疗难治性胃癌患者的DCR达到5.3%，中位OS为74天，显示出较好的抗肿瘤活性。Hh信号通路为胃癌的靶向治疗提供了新的研究靶点。

七、其他靶向药物

1. 靶向Claudin18.2蛋白

Claudin18.2（CLDN18.2）属于紧密连接蛋白家族，表达于胃癌肿瘤细胞表面，而在正常组织中表达较低。佐贝妥昔单抗zolbetuximab（IMAB362，claudixmab）是一种靶向Claudin18.2蛋白的嵌合单克隆免疫球蛋白G1抗体。Ⅱ期FAST研究显示，在Claudin18.2阳性胃癌患者中，zolbetuximab联合EOX（表柔比星＋奥沙利铂＋卡培他滨）比单纯EOX化疗能够带来PFS延长，2组中位PFS分别为7.5个月和5.3个月（HR=0.44），同时改善OS（13.2个月 VS. 8.4个月，HR=0.56），2组ORR分别为39%和25%。Ⅱ期ILUSTRO研究评估zolbetuximab联合mFOLFOX6治疗Claudin18.2阳性晚期G/GEJ腺癌的疗效，ORR为63.2%，中位PFS为13.7个月。已经证实Claudin18.2阳性的胃食管腺癌患者对zolbetuximab的耐受性良好，zolbetuximab单药或联合化疗均具备较好的抗肿瘤效果。

2. 成纤维生长因子受体2（fibroblast growth factor receptor 2，FGFR-2）

FGFR-2属于受体酪氨酸激酶（receptor tyrosine kinase，RTK）超家族成员，在约10%的胃癌肿瘤组织中过表达，FGFR-2基因扩增与胃癌淋巴结转移和不良预后不佳呈正相关。AZD4547是一种小分子FGFR-2抑制剂，在胃癌细胞株、移植瘤模型均显示出良好的抗肿瘤活性。然而，Ⅱ期SHINE研究（NCT01457846）比较了紫杉醇和AZD4547单药对

FGFR2 基因扩增、经治进展期胃癌患者的疗效,结果显示 AZD4547 并不能显著延长患者的 PFS,阴性结果可能与胃癌高异质性有关。Bemarituzumab 是一种针对 FGFR2b 的单克隆抗体。2021 年 ASCO 报道了一项 Ⅱ 期 FIGHT 研究,该项研究旨在评估 bemarituzumab 对 FGFR2b 阳性、HER - 2 阴性 G/GEJ 腺癌患者的一线治疗有效性,相较于 mFOLFOX6 化疗组,bemarituzumab 联合 mFOLFOX6 方案能够改善 PFS(9.5 个月 VS. 7.4 个月,HR = 0.68,P = 0.072 7)、OS(NR VS. 12.9 个月,HR = 0.58,P = 0.026 8)以及 ORR(53% VS. 40%),但 Bemarituzumab 存在角膜不良事件和口腔炎等不良反应。

3. 基质金属蛋白酶抑制剂(matrix metalloproteinase inhibitors,MMPIs)

基质金属蛋白酶属于锌离子依赖的蛋白水解酶家族,通过降解细胞外基质、促进肿瘤血管形成来影响肿瘤的侵袭及转移。Andecaliximab(ADX,GS - 5745)是一种单克隆抗体,通过抑制 MMP9 发挥抗肿瘤作用。一项 Ⅰ / Ⅰ b 期研究(NCT01803282)表明,ADX 联合 mFOLFOX6 对晚期 G/GEJ 腺癌具有较好的抗肿瘤活性。基于此,开展了 Ⅲ 期多中心、随机、双盲、安慰剂对照的 GAMMA - 1 临床研究(NCT02545504),旨在探索 ADX 联合 mFOLFOX6 用于 HER - 2 阴性 G/GEJ 腺癌患者的有效性和安全性。联合治疗组对比单纯化疗组,2 组的中位 OS 分别为 12.5 个月和 11.8 个月,中位 PFS 分别为 7.5 个月和 7.1 个月。ORR 分别为 51% 和 41%。表明在 mFOLFOX6 基础上联合 ADX 并不适用于未经治疗的 HER2 阴性 GC/GEJC 患者。

其他靶点包括癌胚抗原相关细胞黏附分子(CEACAM - 5)、黏着斑激酶(FAK)、人类滋养层细胞表面抗原 2(Trop2)、间皮素(mesothelin)、细胞周期蛋白依赖性激酶(CDK)、胰岛素样生长因子受体(IGF - IR)、富含亮氨酸重复序列的 G 蛋白偶联受体 5(LGR5)等大部分都处于临床早期研究。

八、讨论

化疗依旧是晚期胃癌治疗的基石,虽然近年来有关胃癌的靶向治疗,无论是治疗药物还是治疗模式都在积极探索,但是,除了曲妥珠单抗、雷莫西尤单抗获得阳性结果之外,多数的临床研究均失败,这提示胃癌是一类高度异质性的肿瘤,如何根据患者的病理特征和分子分型来筛选合适的患者群体是研究需关注的问题。同时,药物之间的相互作用也需要关注,在追求疗效的同时,也需要关注联合治疗带来的毒副反应。此外,靶向治疗后耐药的问题也值得思考。总之,多靶点药物的发展以及与手术、放化疗、免疫治疗等联合治疗方式可能在未来改善胃癌患者的生存。

| 第十四章 |

胃癌放射治疗

第一节　胃癌放射治疗概述

毋庸置疑,R0 切除是胃癌唯一的治愈手段。但是单纯 R0 切除后,局部复发率及远处转移率都较高,5 年生存率仅约为 27%。由于单一手术疗效不佳,多学科诊疗逐渐成为胃癌治疗的基础,而放疗是其中不可替代的组成部分,并发挥着重要作用,特别是对于局部晚期的胃癌,放疗有着非常重要的作用。

一、局部进展期胃癌的放疗

临床随访研究数据和尸检数据提示,胃癌术后局部区域复发和远处转移风险很高,放疗通过对原发肿瘤区域及淋巴结引流区域的照射可以降低局部区域性复发风险,进而降低远处转移和死亡风险。近年来,局部进展期胃癌的治疗模式已从单一手术转变为以手术为主的多学科综合治疗。在胃肠外科专家、放疗科专家、肿瘤内科专家、胃肠病学专家、放射科专家及病理科专家等多学科诊疗意见的指导下,通过手术与放疗、化疗、分子靶向治疗、免疫治疗等多种治疗手段结合,制定出合理的治疗方案,使局部晚期胃癌患者得到生存获益。

目前美国 NCCN(National Comprehensive Cancer Network)指南和欧洲 ESMO(European Society for Medical Oncology)指南均在特定情况下推荐对局部晚期胃癌实施围手术期放化疗的综合治疗模式。

胃癌围手术期治疗主要指术前新辅助治疗和术后辅助治疗,包括系统性化疗、放疗、分子靶向治疗和免疫治疗等。可以切除且能耐受手术的局部进展期胃癌的放疗,可以选择手术治疗＋辅助放化疗或辅助化疗,或新辅助化疗或新辅助放化疗＋手术治疗等不同模式。

1. 术后辅助放疗

美国 INT0116 研究是第一个验证胃癌术后放化疗可以带来生存获益的具有里程碑意义的Ⅲ期临床试验。在这项研究中,556 例 R0 切除的胃癌患者被随机分配到以 5-FU 为基础的术后放化疗组(放疗剂量 45 Gy/25 Fx,1.8 Gy/Fx)或单纯手术组。单纯手术组 3 年总生存率和无复发生存率分别为 41% 和 31%,术后放化疗组分别为 50% 和 48%,术后放化疗明显降低单纯手术的高复发风险。虽然该方案不良反应也很大,仅有 64% 的患者完成了治疗计划,但 INT0116 仍然奠定了术后同步放化疗在局部晚期胃癌根治术后的地位。

近年来,随着 D2 清扫术相继被亚洲、欧美国家推荐为可手术切除局部晚期胃癌的标准术式,D2 清扫术后同步放化疗的适应证以及放疗范围都成为学者探讨的热点。来自韩国的 ARTIST 研究是目前对比 D2 根治术后同步放化疗和单纯化疗疗效规模最大的Ⅲ期随机对照临床研究,其 7 年的随访结果表明术后同步放化疗和单纯化疗均可使患者获益,2 组 5 年的 DFS 和 OS 在整体人群中无明显差异($P>0.05$);亚组分析中,Lauren 分型为肠型($P=0.01$)、淋巴结阳性($P=0.04$)的患者可能从术后放疗中获益。值得注意的是,尽管 ARTIST 研究得到的是阴性结果,但这项研究中入组的病例约 60% 为ⅠB～Ⅱ期的早期患者,淋巴结阴性患者占 15%,弥漫性胃癌比例较 INT0116 研究中明显增多,这些可能是导致术后放疗作用减弱的原因。

因此,当胃癌根治性手术淋巴结清扫范围达到 D2 时,术后同步放化疗与术后单纯化疗相比,目前暂无有力的前瞻性随机临床研究结果支持其具有生存方面的优势,但如果术后病理提示伴有局部区域复发高危因素的患者,包括 T4b、安全切缘不足、淋巴结转移较多(N3 或淋巴结转移度即 LNR>25%),可能为术后放疗潜在获益人群。针对 D2/R0 术后 N3 期胃癌患者进行的一项回顾性研究显示,与术后化疗组相比,术后放化疗组的 DFS 和局部控制优势显著。进一步亚组分析显示,N3a 患者可从放化疗中获益。

对于淋巴结清扫小于 D2 范围的 R0 切除患者来说,如果术后病理为 T3～T4 和/或淋巴结转移者建议术后同步放化疗。

由于胃癌原发肿瘤解剖部位、分期不同,各站淋巴结转移概率并不一致,同时还受到不同手术类型、周围正常组织器官放疗剂量限制及不同放疗技术的影响,目前胃癌术后的靶区勾画并无统一标准。基于胃癌根治术后局部区域复发模式、部位及复发率的分析是优化靶区范围及放疗计划的重要依据。

2. 术前新辅助放疗

对于局部晚期胃癌术前放疗,理论优势显而易见:① 可尽早控制局部和(或)远处微转移病灶;② 降低局部晚期肿瘤特别是最初无法手术患者的肿瘤分期,提高 R0 切除率;③ 抑制肿瘤细胞活性,减少术中发生种植播散的可能;④ 患者未经手术处理,因而对治疗耐受性更好;⑤ 肿瘤对术前治疗的病理反应为后续治疗提供参考。

近年来胃癌的新辅助治疗,特别是针对胃食管结合部癌,多项研究显示,术前同步放化疗可以显著降低肿瘤负荷,为提高肿瘤治愈率提供帮助。比如大家熟悉的 CROSS 研究,是一项针对食管和胃食管交界部癌患者的Ⅲ期研究,术前同步放化疗(放疗方案 41.4 Gy/23 Fx,化疗方案为紫杉醇+顺铂)较单纯手术组,可显著改善患者总生存($P=0.008$),并显著提高了 R0 切除率($P<0.002$),与此同时,术前同步放化疗组的耐受性良好。近些年,国内多家大型肿瘤中心,比如中山大学附属肿瘤医院、复旦大学附属肿瘤医院、中国医学科学院肿瘤医院等相继开展了多项前瞻Ⅱ/Ⅲ期研究,旨在探索围手术期化疗联合术前放疗或全新辅助治疗的价值,我们也期待相关结果的出炉。

另外,对于拒绝手术治疗或因内科疾病原因不能耐受手术治疗的胃癌患者需要行同步放化疗。

二、转移性胃癌的姑息放疗

转移性胃癌包括初诊已存在远处转移或首程治疗后即出现远处转移的晚期胃癌,这部分患者目前主要治疗手段是化疗。对于这部分患者,可以根据病情照射原发灶和(或)转移灶,进行减症放疗,以达到缓解消化道梗阻、压迫、消化道出血或疼痛等目的,改善晚期胃癌患者的生存质量,进而延长生存时间。仅照射原发灶及引起症状的相关转移病灶,照射剂量根据病变大小、位置及耐受程度判定。来自新加坡的研究表明,放疗可以用于胃癌姑息止血,这项研究是该领域的第一项前瞻性研究,该研究采用总剂量 36 Gy,分割次数 12 次的放疗方案,其止血的成功率高达 80%,同时,患者对该放疗止血的方法有较好的耐受性并有效地改善了其生活质量。

此外,还有一种姑息放疗的情况,用于进展期胃癌术后局部淋巴结复发,回顾性研究表明,挽救性放疗联合全身化疗可能是一种有效的治疗方法,但需要前瞻性研究验证。

三、免疫治疗与放疗联合治疗前景广阔

当前免疫治疗已经成为继手术治疗、放疗和化疗之后的第四大肿瘤治疗的方法。由于放疗自身的特点,越来越多的研究证实放疗可以增强免疫治疗的作用。首先,放疗可以增强免疫细胞对癌细胞的识别。其次,一些先天免疫通路能够在放疗的过程中被激活,进而调节 T 细胞免疫活性。除此以外,放疗可以调节肿瘤微环境,促进杀伤 T 细胞往肿瘤迁移。在放疗的过程中,癌细胞表面的 PD－L1 表达水平会上升,进而增强 PD－L1 抗体的治疗效果。因此放免治疗结合,既是强强联合,又是优势互补。

免疫治疗也不断改变着胃癌治疗的格局。从后线治疗逐渐推进到一线,从晚期治疗到围手术期,免疫治疗在胃癌中的探索不断前移。信迪利单抗已获批晚期胃癌一线治疗适应证,而它同放疗联合使用的初步研究结果也同样令人鼓舞。SHARED 研究探索了信迪利单抗联合新辅助同步放化疗治疗局部晚期胃癌、胃食管结合部腺癌的疗效。本研究目前共纳入 28 例患者,初步研究显示,在完成手术切除的 19 例患者中 8 例达到病理学完全缓解(pCR,41.1%),14 例达到主要病理学缓解(MPR,73.7%),R0 切除率达到 94.7%,整体治疗效果显著且安全性可耐受。我们也期待该研究的进一步结果更新以及其他胃癌放免结合的研究结果。

总而言之,我国胃癌的流行病学特征、生物学行为和治疗模式,与日本等亚洲国家及西方国家存在较大的差异,放疗在我国及亚洲胃癌患者中的应用价值有待进一步探索。期待有更多的前瞻性随机对照研究能够开展,进一步探索放疗在胃癌中的作用及联合用药的选择,为我国胃癌患者的放疗提供更多的临床证据和循证医学依据。

第二节　胃癌传统放疗策略方案

一、放疗适应证

1. 术前放疗

① cT3－4N0/N＋期胃食管结合部癌;② 潜在可切除 cT4bN0/N＋胃癌;③ 临床评估可 R0 切除 cT3－4N0/N＋胃癌推荐参加术前同步放疗。需根据术前上消化道造影、CT 等

影像学资料以明确,包括胃、原发肿瘤、区域淋巴结。

2. 术后放疗

美国胃肠病协会表明胃癌根治术后需根据患者病情开展辅助治疗,凡是肿瘤浸透胃壁和或淋巴结阳性的患者,术后治疗应该包括同步放化疗。分期为ⅠB-Ⅳ期和M0的胃癌患者,术后推荐给予5-Fu持续静脉滴注为基础的同步放化疗。

① R1、R2术后;② 未行D2、R0术后的pT3-4N0、N+M0期;③ D2术后N3或N+>25%者;④ D2根治术后pN+期可考虑化疗结束后参与辅助放疗临床研究。主要根据术后局部区域失败的部位而定,胃癌术后复发的最常见部位为瘤床、吻合口和区域淋巴结。制定放疗方案需结合术前上消化道造影、CT等影像学资料或术中放置的银夹标记来确定术后放疗的照射范围。瘤床通常是指治疗前肿瘤所在的区域。而对于T晚期的标准治疗(T3～T4期),瘤床不仅包括原发肿瘤,还应包括局部外侵的周围组织和器官。

3. 术中放疗

主要用于肿瘤切除术后的瘤床及淋巴结引流区预防照射,适用于原发灶已切除、无腹膜及肝转移、淋巴结转移在两组以内、原发灶累及浆膜面或累及胰腺者或对残留以及未能切除的病灶给予治疗性照射。此处"淋巴引流区"是指腹腔动脉及肝、十二指肠韧带区淋巴结。主要根据术中所见,照射范围包括手术瘤床和周围淋巴结引流区。

4. 不可手术胃癌根治性放疗推荐

① cT4b期、区域淋巴结转移固定融合成团、存在非区域淋巴结转移者;② 因心脏、肺功能等原因等不能耐受手术治疗或拒绝接受手术治疗者。

5. 局部复发放疗推荐

① 临床评估无法再次手术且未曾接受过放疗,可同步放化疗后6～8周评估争取再手术;② 局部区域淋巴结复发可考虑全身治疗结合局部根治性放疗。

6. 晚期转移姑息性放疗推荐

原发灶或转移灶存在梗阻、压迫、出血或疼痛等情况,在权衡获益及风险前提下给予以缓解症状为目的的减症治疗。

二、定位技术选择或推荐

(1) 定位放疗:患者体位固定时采用真空垫,一般手臂放置在头顶上,膝盖下放置支撑物。定位前3～4h禁饮食以利胃排空,空腹可能有利于控制分次间的靶区和正常器官移动。

(2) 定位前2小时口服1 000 mL水+20%泛影葡胺20 mL(余200 mL定位扫描前用),有助于勾画胃黏膜不规则的范围。

(3) 定位前口服剩余的水及造影剂。

(4) 每次治疗前重复上述准备,保持胃排空状态、饮水与治疗间隔时间一致,注意的是治疗时仅口服清水即可。

(5) CT采用平扫加增强,扫描范围环甲膜～L5下缘,层间距3～5 mm。如果患者对造影剂过敏或高龄、有并发症时可以不作增强。有条件的单位还可考虑胃镜下银夹标记。4DCT技术可以合理评估肿瘤运动,有利于对靶区的确定。如果患者在治疗过程中,体重下降 10%，应考虑重新定位。

三、术前放疗

照射范围及靶区定义：大体肿瘤体积（gross tumor volume，GTV）和肿大淋巴结（GTVnd），以及 GTV 邻近的亚临床病灶区（CTVt）、肿大淋巴结外扩（CTVnd）和选择性预防照射的高危淋巴结区域（CTVnde）。

1. 靶区定义

① GTV 包括原发肿瘤 GTVp 和转移淋巴结 GTVnd。GTVp 勾画参考胃镜、超声内镜、钡餐、CT 及 MRI 等横断面成像检查。EUS 可以准确界定肿瘤的浸润深度和范围，还可以检测 CT 或 PET 鉴别不清的淋巴结。② CTVp 为在 GTVp 基础上沿食管长轴方向外放 3 cm，其他方向外放 ≥1 cm（根据肿瘤侵犯情况及周围危及器官决定具体外放范围）。CTVnd 包括 GTVnd 和外扩 0.5 cm。CTVnde 为选择性照射的高危淋巴结区，其设置应参照原发肿瘤的部位、期别和肿大淋巴结的组别。病变和肿大淋巴结较广泛的病例可选择包括更远处的淋巴结。淋巴结区靶区勾画可根据相应脂肪间隙和原发肿瘤部位，沿相应血管外扩 0.5 cm。如果不考虑靶区移动，对于 CTV 到内靶区（ITV），推荐各个方向外放至少 1.5 cm。然后 PTV 可以定义为 ITV 外放 5 mm。

2. 根据原发肿瘤的不同位置，所需照射的区域淋巴结范围亦不同

常规模拟定位下胃癌的照射野设计见表 14-1（参考第 4 版肿瘤放射治疗学）。所有 CTV 的勾画需要避开椎体骨质，在包括肝脏边缘的部位 ≤0.5 cm。总 CTV 包括 CTVp、CTVnd 和 CTVnde，并参照增强 CT 图像或采用 4D 技术加以调整。

表 14-1　胃癌放射治疗布野参考

不同位置的原发肿瘤，需要照射的淋巴结区域
中段胃癌（胃体癌）：
贲门旁淋巴结（第 1、2 组）、小弯和大弯侧淋巴结（第 3～6 组）、胃左动脉（第 7 组）、脾动脉/脾门区（第 10、11 组）、胰十二指肠后（第 13 组）、肝十二指肠韧带（第 12 组）
贲门癌或上 1/3 胃癌
食管旁淋巴结、贲门旁淋巴结（第 1、2 组）、小弯和大弯侧淋巴结（第 3、4 组）、胃左动脉（第 7 组）、脾动脉/脾门区（第 10、11 组）。可不必包括幽门上下组（第 5、6 组），除非胃周伴广泛淋巴结转移时
胃窦部/下 1/3 胃
小弯和大弯侧淋巴结（第 3～6 组）、胃左动脉（第 7 组）、肝总动脉（第 8 组）、腹腔动脉（第 9 组）、胰十二指肠后（第 13 组）和肝十二指肠韧带（第 12 组）。不必包括脾动脉/脾门区（第 10、11 组）和贲门左右（第 1、2 组）

具体定位标记
前后位的射野标记（AP/PA）
上界：T8 或 T9 锥体下缘，包括胃左动脉淋巴结、贲门区、胃底（如果是贲门癌，则上界则需包括食管下 5 cm）
下界：L3 锥体下缘，包括胃十二指肠淋巴结和胃窦（贲门癌可在 L2 锥体下缘）
左侧界：2/3 或 3/4 左侧膈肌，包括胃底、胃上淋巴结和脾门淋巴结区
右侧界：锥体右侧旁开 3～4 cm，包括肝固有动脉淋巴结区和胃十二指肠淋巴结

侧野的射野标记
上下界：同前后位射野的上下界
前界：腹壁内侧壁
后界：锥体一半或后 2/3

3. 放疗剂量及分割模式

目前一般采用 41.4～45.0 Gy 分 23～25 次，5 次/周常规分割照射，对局部分期较晚 T4b 期患者可考虑推量至 50 Gy。同期化疗方案及术前放疗与手术间隔间推荐同期化疗方案，可采用氟尿嘧啶类（静脉或口服制剂）、铂类（顺铂或奥沙利铂）或紫杉类（紫杉醇或多西他赛）药物单药，或者氟尿嘧啶类结合铂类或紫杉类药物的两药方案。手术距放疗结束的时间间隔一般为 6～10 周，延长间隔时间并不能带来整体生存获益。

四、术中放疗

1. 照射剂量

（1）放疗剂量肿瘤全切，仅照射亚临床病灶时用 6～9 MeV 电子线，DT10～15 Gy，深度 1.0～1.5 cm。

（2）肿瘤虽全切但术前已侵及浆膜，与周围组织似粘连或已经粘连时用 9～12 MeV 电子线，DT12～8 Gy，深度 1.0～2.5 cm。

（3）大块瘤体切除，肉眼可见残存淋巴结时用 9～16 MeV 电子线，DT20～25 Gy，深度 2.0～3.0 cm。

（4）瘤体基本未切时用 12～16 MeV 电子线，DT20～30 Gy。

（5）以上剂量均为单次给予。

2. 限光筒使用

（1）当肿块侵犯一侧时，可选择斜口限光筒。

（2）当肿块侵犯两侧较对称时，可选择椭圆形限光筒。

（3）当肿块侵犯较广，甚至侵及胰腺组织、肠系膜时，可选择特制的五边形限光筒，上端与机头相接，下端以向头侧倾斜 15°角插入腹腔。靶区中若存在不必要照射的正常组织（如胰腺、小肠），可用铅块遮挡。

五、术后放疗

1. 定位放疗技术选择或推荐

体位固定参考术前放疗。

2. 照射范围及靶区定义

（1）对于术后放疗，CTV 基于原发肿瘤的位置和浸润程度以及已知淋巴结受累的位置和程度。包括切缘不足的吻合口、切缘不足的十二指肠残端或残胃。瘤床原则上不常规包括，但具有以下高危因素时需酌情考虑术中存在高危因素、术中行银夹标记、T4b 期安全切缘不充分、需要预防照射的区域淋巴结引流区。需要预防照射的淋巴引流区为高复发风险区域,包括了未清扫的 D2 范围的淋巴引流区、胰腺周围淋巴结区和腹主动脉旁淋巴结区(主要为 16a2 和 16b1 区,后者为可选择包括的区域)。

(2) 不同部位肿瘤需要包括的淋巴引流区域:胃食管结合部和近端胃癌常规为 7、9、11p、16a;可选为 8、12、10、11D、19、20、110、111、16b1、胃周淋巴结(次全胃切除术后,或淋巴结转移比例>25%酌情包括);胃体/胃窦癌常规为 7、8、9、11p、12、13、16a、16b1,可选 16b2、14、17。所有 CTV 的勾画也需要避开椎体骨质,在包括肝脏边缘的部位不要超过 0.5 cm。

3. 放疗剂量及分割模式

放疗剂量推荐剂量 45.0～50.4 Gy 分 25～28 次,5 次/周。对于 R1/R2 切除患者,在正常器官可耐受的情况下可加量至 50～60 Gy。

4. 同期化疗方案术后放疗与化疗的顺序

同期化疗方案可采用氟尿嘧啶类(静脉或口服制剂)。氟尿嘧啶 225 mg/m^2,周一至周五,每周给予;替吉奥 30 mg/m^2,bid(单日剂量≤150 mg),周一至周五;卡培他滨 625 mg/m^2,bid,周一至周五。术后给予辅助化疗 1～2 个疗程后,然后行辅助放疗,放疗结束后再给予后续辅助化疗疗程。

六、不可手术胃癌患者根治目的放疗

不可手术胃癌是指外科医生评估原发灶或者转移淋巴结病灶无法手术切除;或外科医生评估为可手术,但因各种原因(患者意愿、内科合并症等)无法行根治性手术的局部晚期胃癌。受胃放射耐受剂量限制,这部分患者无法给予腺癌常规根治剂量,但是胃癌是放化疗敏感肿瘤,有些患者仍有希望达到根治。

1. 放疗定位技术及定位前准备工作及定位

参考术前放疗部分。

2. 照射范围及靶区定义

靶区定义参考术前放疗靶区范围。

3. 放疗剂量及分割模式

参考术前放疗剂量,根据患者体质状况、病灶范围、危及器官受量情况等酌情加量。

4. 同期化疗方案

根据患者的身体状况及耐受情况可参考胃癌术前放疗的同步放化疗方案。

七、复发转移放疗及晚期转移姑息放疗

局部区域复发胃癌的放疗

(1) 治疗原则:对于局部区域复发患者的治疗目前尚缺乏共识,指南通常建议由多学科讨论后制订最佳治疗方案。局部区域复发患者,再次手术切除通常存在困难。对于既往未接受过放疗的患者,可考虑给予根治性或姑息性同步放化疗;而对于残胃癌或吻合口复发的患者,如果经多学科讨论后认为有手术切除机会,则可考虑给予以手术为主的综合治疗方案,即采用围术期放、化疗+手术。而既往接受过放疗的患者,上腹部再程放疗的相关证据

尚非常缺乏,有待进一步研究。

(2)放疗定位技术:参考术前放疗部分。

(3)照射范围及靶区定义:GTV 为 CT、MRI 或者 PET－CT 显示的 GTV 和(或)GTVnd。CTV 包括 GTV 和高危淋巴结引流区。对于残胃癌或吻合口复发的患者,CTV 的勾画范围可参考初诊胃癌患者的 CTV 靶区,即包括 GTV、吻合口、残端、瘤床(肿瘤为 T4b 时)和高危淋巴引流区。高危淋巴结区也可参考初诊胃癌术前和术后的靶区范围。

(4)放疗剂量及分割模式:根治性放疗总剂量为 50～60 Gy。术前放疗剂量为 40～45 Gy。术后放疗剂量为 45.0～50.4 Gy。姑息性放疗剂量为 30～40 Gy。1.8～2 Gy/次,1 次/d,5 d/周。采用三维适形或调强放疗技术。

(5)同期化疗方案:目前对同期化疗方案尚缺乏共识。可考虑选择氟尿嘧啶为基础的化疗方案,并根据既往所使用过的化疗方案,以及患者的 PS 评分和各器官功能状况进行选择。

八、胃癌复发转移病灶的姑息放疗

1. 适应证人群

胃癌术后吻合口复发或者局限的淋巴结转移(可以包括在一个照射野内),胃原发灶合并出血、梗阻或压迫其他脏器,Ⅳ期胃癌脑转移、骨转移病灶放疗。

2. 靶区定义及剂量分割

GTV 包括复发转移的局限性病灶,引起症状的转移灶(或寡转移灶),应综合多种影像学方法确定,如 CT、MRI 及 PET－CT。推荐剂量:胃原发灶的姑息放疗剂量 45～54 Gy;胃出血放疗 30～36 Gy 分 10～12 次;脑转移或骨转移放疗 30 Gy 分 10 次、40 Gy 分 20 次或 20 Gy 分 5 次,提高剂量可能有利于局控率的提高。其中脑转移灶数目局限(1～5 个)一般情况良好者推荐行立体定向放射外科或体部立体定向放疗。

3. 同步化疗

转移胃癌患者的同步化疗虽可延长生存期,但症状缓解率提高不明显,并会增加 3 级及以上不良事件发生率。建议耐受性良好的患者尝试氟尿嘧啶类单药化疗,双药联合化疗不良反应大,应慎重选择。

九、放疗计划设计

三维适形放疗或调强放疗技术都可以满足胃癌放疗的临床、物理及剂量学需求,后者在靶区适形性和操作简便方面更有优势,有条件的单位可以采用容积调强户型治疗、自适应放疗新技术。治疗计划则应根据不同治疗技术来进行相应的优化设计。考虑到胃癌的靶区多位于中线及中线偏左,射野设置也建议偏左侧布置为主,能量一般采用 6～10 MV。基本原则为就近布野,射野入射位置与靶区距离最短;避开危及器官,尤其是三维适形技术;射野长边与靶区长轴平行。三维适形以 4～5 个野为宜,侧野一般应避开脊髓;固定野调强可设置 5～7 个野,不必刻意避开危及器官,优化时控制剂量限值即可;容积调强以往返双弧为主,为降低肝脏剂量,应避免从肝脏入射。由于胃属于空腔脏器,其充盈的状态和运动带来的不确定性也是计划过程中需要充分考虑的问题,因此在调强放疗计划中应控制小子野的数量。另外,计划依据不同层面中靶区与危及器官的相对位置及其重要程度布野。胃癌放疗计划主要涉及的危及器官为小肠、肾脏、心脏和脊髓,下文将参考处方剂量为 45 Gy 的情况对危及器官的限量进行建议。由于小肠的位置重复性差,计划评估中显示的剂量和真实治疗时的情况可能会有较大差异,其计划剂量的意义有限;在不妥协靶区剂量覆盖的情况下,应尽量降低小肠接受>45 Gy 剂量的体积。对于可能涉及的靶区加量的情况,需要保证任何情况下小肠接受的最大剂量≤50 Gy。脊髓的限量为最大剂量<45 Gy,但一般情况下可控制在40 Gy 以内。

第三节　胃癌放疗临床试验及放疗技术进展

一、胃癌放疗临床试验进展

1. 胃癌新辅助放疗

术前放疗可以提高手术切除率、降低局部复发率,这在很多恶性肿瘤治疗中得以证实。中国和欧美国家在胃癌新辅助治疗中进行了有益的尝试,目前胃癌术前新辅助放化疗的相关临床研究仍在进行中。基于目前已有的临床研究数据,术前新辅助放化疗更常用于食管胃结合部腺癌及胃贲门部腺癌,而不推荐用于潜在可切除的非贲门部胃腺癌。对于食管胃结合部腺癌,相关临床研究显示新辅助放、化疗可以达到肿瘤降期、提高 R0 切除率并改善整体生存,且不增加术后并发症及病死率,是标准治疗方式。但对于其他部位胃癌的疗效,特别是对比围术期化疗模式的优势,尚有待正在开展的Ⅲ期临床研究的结果。

2012 年发表的 CROSS 研究是针对食管和胃食管交界部癌患者的Ⅲ期研究,结果显示,术前同步放化疗可显著改善患者生存,单纯手术组和术前同步放化疗组的 3 年 OS 率分别为 48% VS. 59%($P=0.008$)。同步放化疗组患者病理完全缓解率(pCR)为 29%,鳞癌患者的 pCR 率高于腺癌患者(49% VS. 23%)。术前同步放化疗组的 R0 切除率显著高于单纯手术组(92.3% VS. 67.0%,$P<0.002$),而且术前同步放化疗组的耐受性良好,未明显增加不良作用。CROSS 研究的结果对于胃癌术前同步放化疗研究有重要的借鉴意义。

德国针对低位食管和贲门腺癌(Siewert Ⅰ～Ⅲ)术前放化疗的Ⅲ期临床研究(POET 研究)的长期随访结果表明术前放化疗相比术前化疗具有减少复发和延长生存趋势(HR 0.65, 95% CI 为 0.42～1.01,$P=0.055$,图 14-1),未显著增加治疗毒性和围手术期并发症。虽然放化疗与单纯化疗相比带来的生存益处可能有临床意义,但其只是接近有统计学意义(总生存率 $P=0.055$)。因此,尚不明确能否将这些结果推广至非贲门部胃癌患者,相关研究数据仍待进一步完善。

Jun Gong 等人在 2021 年评估了各种新辅助化疗、辅助化疗和放疗组合与 cT2-T4b、任意 N 期和 M0 胃癌治疗的结果的相关性。研究可切除胃癌的最佳治疗策略,通过逐个比较模式的方法,研究人员比较了每个治疗组合在 3 个终点,包括 pCR、手术边缘状态(SMS)和总生存期(OS)的临床和病理因素。研究分析发现,与无围手术期治疗相比,新辅助放化

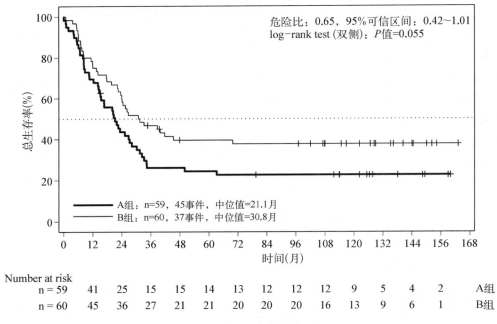

图 14 - 1　POET 研究不同治疗组的总生存率

A 组：化疗＋手术，B 组：放化疗＋手术。［本图引自 Eur J Cancer. 2017，81(8)：183 - 190］

疗(nCRT)的 pCR 率最高(比值比［OR］为 59.55；P＜0.001)(表 14 - 2)。进一步分析发现，与新辅助化疗(nCT)相比，nCRT 中 OS 的风险比也有所降低，这表明与 nCT 相比，nCRT 中 pCR 率的增加可能与总生存率的提高有关。

表 14 - 2　对 pCR 估计的单变量及多变量 Logistic 回归分析

变　量	患者数	单 因 素 分 析		多 因 素 分 析	
		OR(95% CI)	P value	OR (95% CI)	P value
治疗时间组			＜0.001[b]		0.002[b]
nCRT	83	0.78(0.39—1.55)	0.48	0.68(0.33—1.37)	0.28
aCT	345	1.74(1.25—2.43)	0.001	1.46(1.03—2.05)	0.03
aCRT	649	1.31(0.97—1.76)	0.08	1.15(0.85—1.57)	0.36
nCTaRT	111	2.54(1.61—4.01)	＜0.001	2.04(1.27—3.26)	0.003
CTTU	532	1.07(0.78—1.48)	0.66	1.15(0.83—1.59)	0.41
CRTTU	49	1.82(0.92—3.61)	0.09	1.44(0.71—2.92)	0.31
RTTU	23	0.64(0.16—2.47)	0.51	0.42(0.10—1.86)	0.26
nCT	631	0.91(0.67—1.25)	0.58	0.83(0.60—1.15)	0.26
NT	591	1[Reference]	NA	1[Reference]	NA

注：nCRT：新辅助放化疗；nCT：新辅助化疗；nCTaRT：新辅助化疗和辅助放疗；CTTU：化疗时间未知；CRTTU：放化疗时间未知；RTTU：放疗时间未知；NT：无围手术期治疗。［本表引自 JAMA Netw Open，2021，1；4(12)：e2138432］

但 2019 年的一项 Meta 分析显示,新辅助放化疗对比新辅助化疗在食管胃结合部腺癌中提高了 pCR 率,减少了局部复发,但并没有延长总生存期,与 POET 研究结论有区别(图 14-2)。

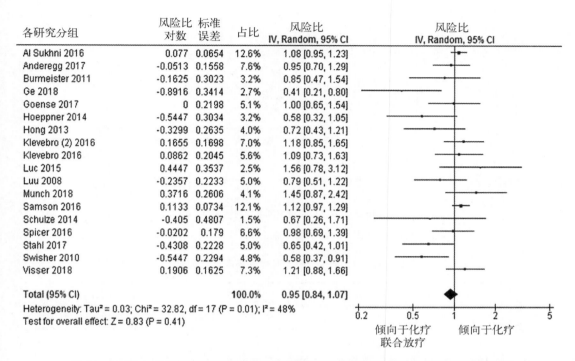

图 14-2　**Meta 分析显示新辅助放化疗与新辅助化疗在食管-胃结合部腺癌的风险比**

[本图引自 Gastric Cancer. 2019,22(2):245-254]

2. 胃癌术后辅助放疗

对于根治术后胃癌的辅助治疗,相比单纯化疗,术后放化疗是否更有益,目前仍具有争议,相关的Ⅲ期临床研究获得了不同的结论。

美国 INT 0116 临床研究对胃癌切除术后放化疗的应用产生了重要影响,556 例患者在胃癌或 EGJ 癌(T1-4N0-1)在胃癌术后随机分为 2 组,一组单纯观察,另一组接受辅助放化疗。研究发现,辅助放化疗组对比单纯观察组 3 年无进展生存期(DFS)(48% VS. 31%)和总生存率(50% VS. 41%)显著更高,中位生存期也显著更长(36 个月 VS. 27 个月)。更长期随访发现该获益持续存在,5 年总生存率 43% 对比 28%(HR 1.32,95%CI:1.10~1.60)。

韩国 ARTIST 研究是比较 D2 手术基础的术后放化疗对比术后辅助化疗,458 例接受胃癌完全切除及 D2 淋巴结清扫的患者随机分入术后化疗组和术后联合放化疗组。该研究的最近一次更新显示,中位随访 84 个月时,联合放化疗组的 3 年主要终点 DFS 未能获得生存优势(HR 0.74,95%CI:0.52~1.05)(图 14-3),但放疗使局部复发率从 13% 降低至 7%,亚组分析表明淋巴结阳性和 Lauren 分型为肠型的患者接受放化疗后的生存获益更显著(表 14-3)。在我们和某些研究者看来,不应认为这项研究明确否定了术后放化疗相对术后单纯化疗的获益。

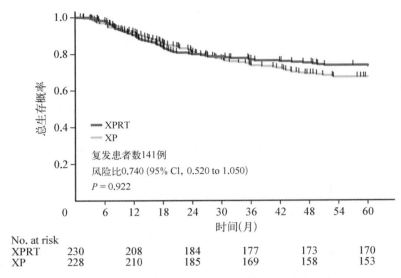

图 14 - 3　ARTIST 研究不同治疗组的 DFS

XP,化疗组;XPRT,放化疗组(本图引自 J Clin Oncol,2015;33:3130)

表 14 - 3　淋巴结阳性和 Lauren 分型为肠型的患者接受放化疗后的生存分析

变　量	无 病 生 存 期			总 生 存 期		
	风险比	95% CI	P	风险比	95% CI	P
分期	2.83	1.87 to 4.27	<.01	2.82	1.83 to 4.35	<.01
Lauren 分型-肠型	2.80	1.03 to 7.63	.04	3.10	1.14 to 8.40	.03
淋巴结阳性组	2.03	1.44 to 2.87	<.01	1.98	1.38 to 2.83	<.01

(本表引自 J Clin Oncol,2015;33:3130)

目前只有一项 2012 年的临床研究显示术后加用放疗可显著改善胃癌患者的生存。68 例胃癌初治患者在完全切除术联合 D1 或 D2 淋巴结清扫后,随机分入放、化疗组或单纯化疗组。放化疗组方案参照了 INT 0116 试验方案,但采用了调强放疗。所有患者都接受了至少 3 年的随访,放化疗组的 3 年 DFS 显著更高(56% VS. 29%),总体生存率也显著更高(68% VS. 44%)。

因此,对于已行 D2 手术的进展期胃癌,术后加入放疗未能获得生存优势,但淋巴结阳性和 Lauren 分型为肠型的亚组患者仍有生存获益趋势。同时,对于各种原因导致手术未能达到 D2 标准的进展期胃癌术后患者,术后同步放、化疗仍可作为推荐治疗。由于胃癌的生物学异质性和不同种族间药物耐受性的差异,对最佳治疗方案的选择未来仍期待进一步的前瞻性临床研究来指导,期待放疗在胃癌个体化治疗时代能充分发挥其局部治疗的作用。

3. 胃癌姑息性放化疗

对于局部肿瘤不可切除且一般情况较差的患者,首选单纯化疗±放疗。这部分患者主要治疗目的是缓解临床症状,提高生存质量。与最佳支持治疗相比,化疗可延长晚期或转移性胃癌患者生存;放疗可显著缓解晚期胃癌患者的一些临床症状,如出血、疼痛、吞咽困难等,起到提高生活质量的作用。肿瘤分期晚、高龄、心肺功能差或合并多发基础疾病而不考虑手术治疗者,可考虑姑息性放疗。

4. 胃癌放疗与免疫治疗

近年来,免疫治疗不断改变着胃癌治疗的格局,从后线到一线,从晚期到围手术期,免疫治疗在胃癌中的探索不断前移,放疗与免疫方面的相关临床研究也在不断探究中。

二、胃癌放疗技术进展

传统的胃癌放疗技术包括三维适形(3D-CRT)和调强放疗(IMRT)技术,可以满足胃癌放疗的临床、物理及剂量学需求,IMRT 在靶区适形性和操作方面更有优势(图 14-4)。近来研究显示,胃癌术后放疗采用螺旋断层放疗(TOMO)技术,与 3D-CRT 技术相比,能显著提高患者生存率,并且降低急性期不良反应发生率。

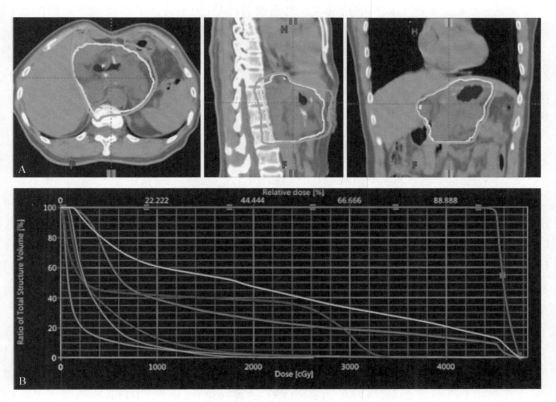

图 14-4　IMRT 放疗

A. 胃癌 IMRT 放疗靶区及放射剂量分布图;B. IMRT 放疗剂量体积直方图。

研究发现,IMRT 可以做到在不增加放疗靶区外周部分剂量,正常肠管、肾脏等均可耐受的同时,进一步提高肿瘤中心部分的照射剂量达到有效治疗剂量。相对远离肠管的病灶可在保护好正常器官组织的前提下,采用较大分割的照射剂量治疗,以提高疗效。对于腹盆腔巨大转移灶(如融合的腹膜后多发肿大淋巴结)或既往曾放疗部位的再程放疗,选择低剂量率脉冲放疗,利用肿瘤组织与正常组织照射后修复的速度差异,达到明显减轻放疗靶区周围正常组织反应的目的,有助于顺利完成肿瘤病灶的有效剂量放疗。

TOMO是目前比较先进的放疗技术,以CT扫描方式用扇形照射野进行螺旋照射实现调强放疗。TOMO的床和机架类似螺旋CT式连续运动,滑环机架结构使其可以轻易采集患者治疗摆位的CT图像,并用这一信息实现图像引导。因为TOMO是在每次治疗前都进行MVCT图像扫描,依据大体靶体积(GTV)变化重新制定计划,可明显减少正常组织高剂量照射体积。TOMO技术的应用使很多既往无法治疗的进展期胃癌患者重新获得治疗的可能。

近年来胃癌放疗技术的研究焦点也聚焦于提高胃癌放疗的精准度,比如通过呼吸门控技术来减少因呼吸移动导致放疗对重要器官的影响,通过胃不同的充盈状态来对比GTV的影响,以及影像引导技术(IGRT)来减少治疗时放疗摆位的误差。

腹部胃肠道本身对放射线的耐受性较差,因此放疗总体剂量无法提到太高,且胃肠道蠕动和充盈状态也会影响到放疗的精准度。这需要与外科、内科合作开展辅助及新辅助治疗的研究来筛选出更适合接受放疗的获益人群,结合其他治疗手段来提高最终的预后。

未来放疗技术的发展可能有以下几个方向:优化个体化放疗方案,结合手术、靶向治疗及免疫治疗等探索最佳放疗模式;筛选放疗获益患者,结合分子分型及影像组学等预测放射敏感性患者及复发模式预测;靶区范围的精确确定等,在提高治疗疗效的基础上,更好的保护靶区周围的重要器官。

三、上海交通大学医学院附属第一人民医院开展的胃癌放疗相关工作介绍

1. 不可手术胃癌推荐同部放化疗(Ⅰ级推荐)

基于放疗科陈廷锋主任团队的研究成果[Multicenter Phase 2 Study of Peri-Irradiation Chemotherapy Plus Intensity Modulated Radiation Therapy With Concurrent Weekly Docetaxel for Inoperable or Medically Unresectable No-nmetastatic Gastric Cancer, International Journal of Radiation Oncology, Biology, Physics, 2017, 98(5): 1096 - 1105]和其他同行临床研究结果等循证医学证据,2018年CSCO对于不可手术切除胃癌的综合治疗提出以下指南推荐:不可手术胃癌推荐同部放化疗(Ⅰ级推荐)。

关于胃癌的术后辅助放化疗,主要有3个最具代表意义的Ⅲ期临床研究数据发表,包括美国的INT0116研究、韩国的ARTIST研究和欧洲的CRITICS研究。回顾这些研究,我们可以清晰地感受到可切除胃癌治疗的发展:一是胃癌术后辅助化疗的变迁,对照组的设定从2000年初INT0116的单纯观察,到ARTIST的辅助化疗,再到CRITICS的围手术期化疗;二是术式的进步,从西方的非D2,到亚洲的D2根治术;三是放疗技术的进步,辅助放疗技术从常规放疗技术,到三维适形(3D-CRT)和调强放疗技术(IMRT);四是胃癌精准医疗的发展。术后放、化疗人群的选择从INT-0116以非D2根治术患者为主的泛术后人群,到ARTIST研究D2根治术后患者的尝试,再到未来ARTIST Ⅱ的D2根治术后淋巴结阳性患者的探索。

然而,部分胃癌患者因并发症或有手术禁忌证等原因而拒绝手术。来自国家癌症数据库2000—2009年的数据显示,在50 778例Ⅰ~Ⅲ期胃癌患者中,有20%~30%没有接受手

术切除。不能手术或不能切除的胃癌预后结果较差,并且缺乏有效的非手术治疗方法。基于此,我们设计了一项Ⅱ临床研究,研究显示,对于不能手术的胃癌患者,CCRT有效且毒性可耐受的。这一结果已发表于《国际放射肿瘤生物物理杂志》杂志(Int J Radiat Oncol Biol Phys,图14-5)。

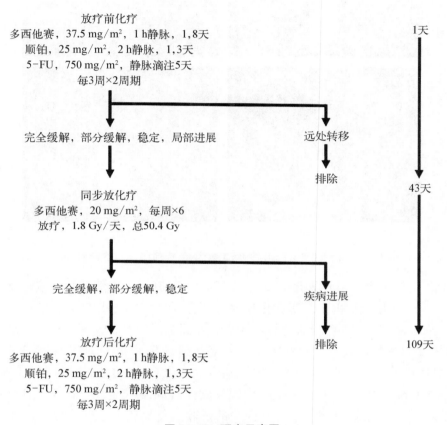

图14-5 研究示意图

研究在第一阶段,入组18例可评价的胃癌患者,在CCRT前后均予以多西他赛(37.5 mg/m²,第1、8天)+顺铂(25 mg/m²,第1～3天)+5-氟尿嘧啶(750 mg/m²,第1～5天)化疗。CCRT用多西他赛作放疗增敏剂,调强放疗(IMRT,50.4 Gy)。在≥3例患者获得完全缓解(CR)后,研究进入第二阶段,又入组了17例患者,共35例患者的数据可供评价。研究历经10年时间完成,结果显示,胃癌完全缓解率(CRR)达36%,客观缓解率(ORR)为83%,中位生存(OS)期25.6个月,3年OS率42%,这些研究结果与INT-0116试验的手术治疗结果类似(中位生存期,25.8个月;3年生存率,42% VS. 41%)。虽然治疗中急性毒副反应相对较大,但76%的患者均按计划完成治疗,没有治疗相关死亡,生存患者生活质量高,无放疗相关并发症。并且,本研究与INT-0116试验的肿瘤分期相似(T1-3,86% VS. 96%;0～3个阳性淋巴结,53% VS. 56%)。值得注意的是,本试验采用的是临床分期,而INT-0116试验招募的术后患者采用的是病理分期。此外,本研究患者的生存率优于观察等待或姑息性化疗(图14-6)。

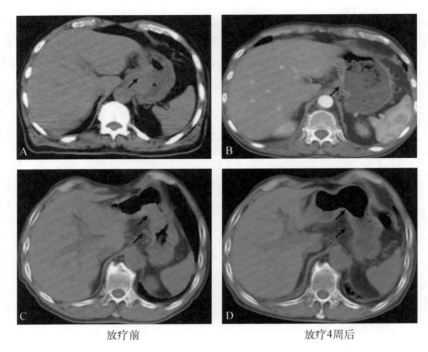

放疗前　　　　　　　　　　　　放疗4周后

图 14-6　2 例患者放疗前后的 CT 表现,治疗前(A、C),治疗后(B、D)

梅奥诊所进行的一项早期随机试验表明,不可切除的胃癌患者在接受放疗(35~ 37.5 Gy/4~5 w)前 3 天采用 5-FU 化疗,中位生存期为 13 个月,5 年生存率为 12%。随后,GITSG 试验招募了 90 例局部晚期胃癌患者,结果显示,5 年 OS 率为 18%。在一项对 66 例患者进行的回顾性研究中,23 例(34.8%)患者达到 cCR,中位 OS 时间和 3 年 OS 率分别为 14.5 个月和 22.6%。然而,达到 cCR 的患者的中位 OS 为 30.7 个月,而未达到 cCR 的患者的中位 OS 为 10.6 个月。由于肿瘤的异质性,包括患者选择、疾病分期和所使用的 CCRT 方案,因此很难将以前的试验与我们的试验进行比较。最近,Wydmanski 等报道, T1-3 和(或)N0-3 疾病患者同时接受 5-FU 化疗和三维适形放疗(45 Gy),他们的 1 年和 3 年 OS 率、中位生存期分别为 59%、48% 和 17.1 个月。

我们团队认为,梅奥诊所和 GITSG 的研究存在以下问题:① 早期应用的放疗技术落后(常规放疗技术);② 放疗剂量低;③ 采用分阶段放疗;④ 化疗方案疗效欠佳,毒副反应较大。这些均可能导致放化疗治疗胃癌疗效不佳。但另一方面,在既往这两项研究中,有 8%~12% 的患者因放化疗的治疗获得了长期生存。另外,也有研究报道术前放化疗治疗胃癌,术后病理完全缓解率(pCR)可达到 20%~30%。于是我们大胆假设,应用当代最先进放疗技术加上当前疗效最好的化疗方案组成胃癌综合性治疗方案,有可能在非手术治疗胃癌上取得突破,为不能手术的胃癌患者提供治愈的希望。通过严谨的方案设计和研究步骤,我们的结果证实了我们的假设,也推翻了早期梅奥诊所和美国胃肠肿瘤研究组的研究结论。

而我们取得比较好的研究结果的原因可能如下:① 我们选择在放疗前后使用有效的化疗方案(mDCF 方案),可进一步改善患者的全身状况;② CCRT 需要较大体积的照射,包括原发肿瘤和淋巴结引流区。然而,正常的胃肠道黏膜上皮细胞对化疗和放疗特别敏感,肿瘤随着呼吸和胃内容物的变化而显著移动。本试验中使用的 IMRT、DIBH 和 CBCT 等技术比早期试验提高了放疗的准确性;③ 除了使用精准的放射技术,每周使用多西他赛(通常在周一)放疗增敏,同步放、化疗从而提高局部控制;④ 在早期试验中,放疗采用低剂量小于50 Gy,而本研究中使用的放射治疗剂量为 50.4 Gy。

作为一种新辅助治疗,CCRT 在一些外科研究中进行了研究。在这些试验中,使用了5-Fu 为基础的 CCRT 方案,但患者通常照射总剂量 45 Gy/25 f。尽管与我们的研究中相比使用的放疗剂量较低,但 26%~30% 的患者达到了 pCR。虽然对 pCR 和 cCR 进行直接比较是不合适的,但两者都可能反映出抗肿瘤活性。

值得注意的是,在我们的研究中,达到 cCR 的患者比没有达到 cCR 的患者存活的时间更长,这表明 cCR 可能可以作为生存的替代指标。我们还发现,30% 的患者发生了局部区域复发。手术治疗后的局部区域复发已在临床研究、再手术研究和尸检研究中得到证实。正如预期的那样,局部-区域复发在尸检研究中最大,在临床研究中最少,这表明临床检测复发的能力存在局限性。因此,本研究中使用的随访方法,包括 CT 扫描和内镜活检,可能低估了局部-区域复发,导致高估 PFS。与大多数试验一样,在本研究中,微转移的控制和随后的远处复发仍然存在问题,这突出了进一步强化全身治疗或新的治疗策略的必要性。

2. 胃癌术后辅助治疗方案

每年全球近二分之一的胃癌发生在中国,其发病率和死亡率均居我国恶性肿瘤第二位。虽然手术是局部性胃癌的标准治疗,但由于 R0 切除后局部和远处的失败,预后仍然很差。许多辅助治疗,包括化疗、放疗,或 2 种方式的组合已被研究,以提高手术结果。INT-0116研究表明,术后放化疗可显著改善 OS 和 PFS。对失败模式的分析表明,这种改善主要归因于局部控制的改善,这表明在 INT-0116 研究中,作为全身治疗的 5-FU/亚叶酸钙对远处疾病的影响不大。另一项具有里程碑意义的研究,报道了围手术期 ECF 化疗对胃癌患者的生存获益有统计学意义的手术。治疗包括术前后 3 个疗程的 ECF。这种生存获益被认为主要来自围手术期化疗对微转移性疾病的影响。因此,亟须一种更加有效且更加安全的胃癌辅助治疗方案,我们假设更有效的局部治疗(即放疗)和全身治疗(即化疗)的联合治疗可能会进一步改善手术结果。

我们设计了一项 Ⅱ 期临床试验来评估一种新的辅助放化疗方案对治愈性切除的胃癌患者生存的影响。该研究的主要终点是无进展生存率(PFS),次要终点是评估毒性、OS 和失败模式。该研究 [Phase Ⅱ Study of Adjuvant Chemoradiotherapy Using Docetaxel/Cisplatin/5-Fluorouracil Before and After Intensity-modulated Radiotherapy With Concurrent Docetaxel in Patients With Completely(R0)Resected Gastric Carcinoma. American Journal of Clinical Oncology:Cancer Clinical Trials,2018,41(7):619-625]发起者陈廷锋教授认为,本研究将放疗与化疗以序贯及同步的方式结合,同时采用三药联合的改良 DCF 方案,无论是疗效还是患者对该方案的耐受情况,结果都是令人鼓舞的,是目前国际上胃癌术后辅助治疗研究中疗效最好者之一。

研究入组的 R0 术后的胃癌患者首先接受 2 个周期 DCF 方案化疗,每 21 天为一个周期(多西他赛 37.5 mg/m², d1、d8;顺铂 25 mg/m², d1~d3;5-FU 750 mg/m², d1~d5,持续静脉滴入)。随后行同步放化疗(CCRT),采用调强放疗(45 Gy/25 Fx),同时予以多西他赛放疗增敏(多西他赛 20 mg/m²,每周 1 次,共 5 周)。CCRT 后,再进行两周期 DCF 方案化疗(方案同前)。结果显示,研究共入组 61 例患者,因 3 例患者 PS 评分为 3 分,2 例患者从术后到注册试验的时间超过 6 周,1 例患者在开始协议治疗前退出试验,最终有 55 例可评价患者,42 例(76%)完成了整个治疗方案。中位随访时间为 61 个月,3 年及 5 年无进展生存(PFS)率分别为 67% 和 59%,3 年及 5 年总生存(OS)率分别为 72% 和 61%。辅助化疗阶段,最常见的 3 级及以上不良反应为中性粒细胞减少(24%);同步放化疗阶段,常见的 3~4 级不良反应主要包括恶心(32%)、呕吐(26%)、乏力(15%)和厌食(19%)。该项研究不良反应耐受性较好的原因可能是我们应用相对低毒的改良后 DCF 方案,只以多西他赛单药作为放疗增敏剂,以及使用相对先进的调强放疗技术。研究表明,这一辅助治疗方案效果较好,且不良反应可接受。

为了改善胃癌患者的预后,有一种趋势是患者先进行放化疗,再进行手术。该方法有一些优点:由于肿瘤血管系统和氧合完整,放疗和全身治疗更有效;患者通常有更好的治疗依从性;术前后肿瘤降期放化疗可促进手术切除,降低局部复发的风险;在术前治疗中,部分患者可能因其侵袭性生物疾病而发生明显转移,避免不必要的手术。总之,我们证明了在接受 R0 切除的患者中,mDCF 化疗方案加基于多西他赛的放化疗可以安全实施,且毒性可接受。

第十五章

胃癌创新外科治疗

第一节 达芬奇手术机器人在
胃癌手术中的应用

一、简介

微创外科技术在近几十年胃癌手术中飞快发展。胃癌的微创手术因其卓越的安全性、可靠性和疗效性备受外科医生和患者青睐。最近的 NCCN 指南建议，对于拥有熟练手术经验和解剖知识储备的外科医生，早期和局部晚期的胃癌患者可以考虑行微创性胃癌根治术（包括腹腔镜手术和机器人手术）。

胃癌机器人手术开展至今已有 20 多年，2002 年 Hashizume M 等报道了第一例机器人胃癌手术，开启了胃癌微创治疗的新时代。达芬奇手术机器人作为全世界最成功运用最广泛的手术机器人，被广泛用于胃肠外科的手术治疗当中。达芬奇手术机器人的出现弥补了传统腹腔镜手术的缺点和不足：① 高清放大图像和三维成像技术，可以帮助外科医生更好地观察手术部位，精准操作，避免神经血管的损伤；② 内部关节手腕（EndoWristTM 系统）完全重现人手操作，同时可以过滤生理性手颤，同时独特的机械臂设计可以完成人手有时无法完成的动作；③ 远程操作系统，人性化的操作平面设计，避免术者久站劳累。

虽然当前关于达芬奇胃癌根治术的运用报道不断增多，在手术中的占比不断增加，但不可否认达芬奇胃癌根治术仍处于初级探索阶段。目前的研究仅提示达芬奇机器人胃癌手术的疗效不劣于传统腹腔镜手术，但没有明确研究表明其比传统腹腔镜手术在胃癌的根治中具有独特的优势。

二、达芬奇胃癌手术的禁忌证和适应证

适应证：① 原发性胃癌Ⅰ、Ⅱ、Ⅲ期（除外原位癌）；② 胃镜和病理检查确诊为胃癌，并且经临床和影像学检查无肝脏或肺部等远处转移的患者；③ 患者身体状况良好可耐受手术，无严重心、肺、脑、肝、肾等脏器功能不全；④ 胃癌合并穿孔、出血、梗阻等情况，可行探索性手术。

禁忌证：① PET 或 CT 检查发现腹腔及其他脏器广泛转移的患者；② 伴有重要脏器功能衰竭，全身情况较差，不能耐受手术的患者；③ 凝血功能障碍的患者；④ 妊娠期及不能耐受二氧化碳气腹压的患者。

三、达芬奇手术机器人的安全性和可行性

随着达芬奇机器人胃癌手术的开展,对达芬奇手术的研究也日益增多。对于术中出血量的研究表明,相较于传统腹腔镜手术,达芬奇手术机器人能更好地减少术中出血量,且达芬奇胃癌手术患者住院天数较传统腹腔镜手术患者短。术中切除的淋巴结数目对胃癌患者的预后至关重要,研究表明达芬奇手术机器人可以更好地帮助术者切除胃癌周围的淋巴结。但相较于传统腹腔镜手术,达芬奇胃癌根治术所需手术时间更长,可能与装配和拆卸机器人有关。

四、达芬奇手术机器人的临床疗效评价

Chen 等人通过对 19 个研究项目,5 953 名患者的荟萃分析发现,达芬奇胃癌手术患者,可以更早地恢复饮食(加权均数差=0.23 天,95%CI:0.13～0.34,$P<0.01$)。Bobo 对 16 个前瞻性研究项目的 4576 例胃癌患者的荟萃分析显示,与腹腔镜手术相比,达芬奇胃癌手术时间更长(平均差=57.98 分钟,$P<0.000\ 01$),术中失血量较少(平均差=−23.71 mL,$P=0.005$),术后胃肠功能恢复更快(平均差=−0.14 天,$P=0.03$),且在术中淋巴结获取、术后并发症发生、二次手术、死亡率等方面的研究表明,两者无显著差别。2020 年 Guerrini 对 17 712 例接受机器人或腹腔镜的Ⅰ～Ⅲ期胃癌患者荟萃分析显示,机器人组清扫淋巴结数目更多,术中出血量更少,并发症发生率更低($P<0.05$),且在手术标本的远近端切缘距离等方面也表现出非劣性。表明达芬奇机器人的胃癌根治手术可以达到与传统腹腔镜或开放手术相当的临床效果,甚至在有些方面可以做得更好。由于手术的不确定性,中转开放是每个微创手术都会面临的问题。一项来自纪念斯隆凯特琳癌症中心的腹腔镜和机器人手术病例的回顾研究发现,机器人手术的中转开腹率更低(25.8% VS. 39.7%;$P=0.010$)。Alhossaini RM 等人对 55 例残胃癌患者的微创手术数据研究后发现,机器人手术患者未中转开腹,而腹腔镜患者中转开腹率达 13%,因此对于残胃癌的微创手术方式推荐达芬奇手术机器人。

五、达芬奇手术机器人的术后并发症

术后疼痛是最常见的术后不良反应,研究表明相较于腹腔镜组,达芬奇手术患者组的术后疼痛感明显减轻。但达芬奇胃癌手术患者术后吻合口瘘、吻合口狭窄和肠梗阻的发生率结论各不相同,有研究表明机器人手术患者术后吻合口瘘和术后肠梗阻的发生率增高。但也有研究表明,机器人手术术后吻合口瘘和吻合口狭窄发生率降低,因此需要有更有利的证据说明达芬奇胃癌手术后吻合口瘘、吻合口狭窄和肠梗阻的情况。Kinoshita 等人对 1 200 例微创手术患者的回顾性研究发现,虽然在机器人手术组中晚期患者占比较高,但最后的研究结果还是表明机器人组患者术后 Clavien-Dindo Ⅱ级和Ⅲ级并发症的发生率明显低于腹腔镜组。同时,多因素分析表明,机器人胃癌根治术是降低术后并发症的独立影响因素。日本一项最新的研究发现,与腹腔镜相比,机器人胃癌手术术后 Clavien-Dindo Ⅱ及以上的并发症发生率显著降低($P=0.02$),Clavien-Dindo Ⅲa 及以上并发症也表现出相同趋势($P=0.001$)。

六、达芬奇手术机器人患者的预后

福建医科大学附属协和医院胃肠外科开展的一项临床随机对照实验,有 283 人纳入研究,其中有机器人手术组(n=141)和腹腔镜手术组(n=142),结果表明,相对于腹腔镜组,机器人手术组患者炎症反应较轻,术后发病率低,依从性好。此类患者可以更早地开始术后辅助化疗(28 d VS. 32 d,$P=0.003$)。2019 年 Gao 等人通过对 163 例机器人胃癌手术患者和 339 例腹腔镜患者的生存分析显示,两者在 3 年总生存率和 3 年无复发生存率方面的表现无明显差别。2020 年 Shin 等人对Ⅰ～Ⅲ期胃癌的研究结果显示,达芬奇机器人手术组的 5 年总生存率及 5 年无复发生存率与腹腔镜组无显著差异(94% VS. 91.5%,$P=0.126$ 及 95.2% VS. 95.4%,$P=0.854$)。Li 等人对 120 名患者进行机器人手术或腹腔镜胃癌手术 1∶1 倾向性评分匹配后发现,机器人手术组 3 年无病生存率(76% VS. 70%),3 年总生存率(77% VS. 73%),略高于腹腔镜组。对于进行达芬奇机器人手术患者的预后分析发现,其与腹腔镜手术相比无明显差别,其结果的出现可能是由于达芬奇手术机器人出现时间短,还处于发展的初级阶段,因此在现阶段没有表现出比成熟腹腔镜技术更好的生存获益。

七、达芬奇手术机器人的学习曲线

第三军医大学西南医院胃肠外科余佩武教授对行机器人手术的 899 例患者资料分析发现,远端胃切除术和全胃切除术的学习曲线所需平均患胃术例分别为 22 例和 20 例;有效避免医源性术后并发症发生的学习曲线远端胃切除术和全胃切除术分别为 23 例和 18 例。

八、展望

随着微创外科理念的发展,机器人手术技术在胃肠外科不断成熟精进。中国许多医院正在如火如荼开展机器人胃癌手术,达芬奇手术因其卓越的性能倍受胃肠外科医生的青睐,也为中国胃癌患者带来了福音。随着达芬奇机器人手术这项新技术的开展,也带来了一些困惑和挑战,因此,国内多名专家共同制定了我国的《机器人胃癌手术专家共识》和《中国机器人胃癌手术指南》,明确了机器人胃癌手术的应遵循的原则和规范。

虽然达芬奇手术机器人具有诸多优势,但其仍存在缺陷和不足。主要表现在:① 缺乏触觉反馈;② 难以把握组织的牵拉力度;③ 设备安装耗时;④ 设备购置成本高昂;⑤ 维护及使用成本昂贵。

瞄准我国机器人手术的广阔需求,我国也加紧了国产手术机器人的研发。拥有自主知识产权的国产机器人已开始慢慢应用于临床,国产系统的研发成果可以有效降低国外机器人手术的成本,使其为广大中国胃癌患者造福。但国产设备仍处于研发的初级阶段,将其进行临床推广还需要克服诸多挑战。相较于国外,我国虽起步晚,但随着我国相关研究的推进,必可推进机器人手术的迅猛发展。

目前国内外对机器人手术的临床研究集中于回顾性研究、个案报道等,证据不足。期待开展更多设计严谨的多中心前瞻性大样本研究,以便更好地指导机器人手术的有序开展。

第二节　单孔、减孔腹腔镜胃癌手术

一、单孔、减孔腹腔镜胃癌手术简介

1. 手术定义及应用

随着外科治疗理念和手术技术、设备的发展，外科手术逐渐向微创化和精细化发展，在保证治疗效果的同时要求进一步减少手术损伤，减轻患者术后疼痛的感受，并加快患者的术后恢复。根治性胃癌手术经历了传统开腹手术、多孔腹腔镜手术、经自然腔道腹腔镜手术、减孔腹腔镜手术、单孔腹腔镜手术、机器人手术的发展历程，外科手术理念、手术设备的革新使接受手术治疗胃癌患者显著受益。

（1）单孔腹腔镜手术：通常根据手术需要在脐上、绕脐等部位取 2～4 cm 小手术切口置入专用单孔腹腔镜手术装置，观察镜头及手术操作器械均由同一通道进入，所有手术操作均经过同一小切口完成。肿瘤标本切下后由单孔小切口取出，避免扩大手术切口。由于单孔腹腔镜手术难度较高，因此在单孔腹腔镜的基础上增加 1～2 个副操作孔进行手术，形成了"两孔法""三孔法"的单孔腹腔镜改良手术方式。

（2）减孔腹腔镜手术：在常规 5 孔法腹腔镜手术基础上，减少 1～2 个操作孔，完成手术操作。与单孔腹腔镜相比，减孔腹腔镜无须特殊的单孔腹腔镜设备，同时增加的副操作孔可增加助手的辅助牵拉和暴露，以及缝合的便利性。与传统 5 孔法相比，减少了穿刺孔对患者的损伤，但是减少副操作孔也会导致助手牵拉暴露术野困难和协助主刀的机会减少，主刀操作难度增加。

减孔、单孔腹腔镜手术方式是对传统多孔腹腔镜手术的进一步发展，通过减少手术切口进一步减少患者的手术损伤，加速患者的术后康复，同时也避免了过多手术切口带来的切口并发症。单孔腹腔镜微创技术与传统腹腔镜腹部微创手术比较，突出了微创性、安全性、经济性、美观性、术后少疼痛等特性。目前减孔、单孔腹腔镜广泛应用于阑尾切除术、胆囊切除术、子宫切除术、前列腺手术、结直肠切除术等多种手术中，并证明了这些手术方式的安全性和可行性。在胃癌的应用中，2011 年 Omori 报道单孔腹腔镜远端胃癌切除术，2014 年 Ahn 报道单孔腹腔镜全胃切除术。目前，在中国、日本、韩国、美国等多个国家均有单孔腹腔镜胃癌手术的报道。

2. 局限性及其争议

由于减孔、单孔腹腔镜减少了操作孔，并且单孔腹腔镜具有特殊的手术操作通道，使得这两种手术方式明显提升了技术难度，并有独特的技术、设备要求。因此，减孔、单孔腹腔镜胃癌手术具有以下局限性：

（1）操作冲突：在单孔腹腔镜手术操作过程中，由于观察镜头和操作器械均由同一小切口进入，扶镜助手和主刀医师之间容易产生"筷子效应"和"追尾效应"。平行进入腹腔内的各种器械在手术过程中易发生器械臂之间或观察镜头与器械之间的冲突。为了避免器械在腹腔内的干扰冲突，往往需要变化位置，这也影响了操作的连续性。

（2）限制手术视野：在器械冲突、助手牵拉空间减少或无助手牵拉的情况下，观察镜头的观察角度和范围也将受到显著影响，限制了手术视野。充足的观察视野是手术顺利进行的保证，主刀医师无法获得精细清晰的视野，将影响手术进程并提升手术操作难度。

（3）消化道重建难度提升：全腹腔镜下内消化道重建具有较高的技术门槛，重建的精确度和确切程度是影响术后吻合口瘘发生率的重要因素。减孔、单孔腹腔镜胃癌手术受到操作、视野、配合等多种因素干扰，消化道重建的难度进一步提升，同时可能延长手术时间。

（4）需要特殊的手术设备：由于单孔腹腔镜特殊的手术切口和操作要求，手术实施需要专业的单孔腹腔镜设备，这些设备更新提升也促进了单孔腹腔镜手术的推广普及。

（5）较长的学习曲线：由于减孔及单孔腹腔镜手术的操作技术难度明显上升，从开始学习到熟练掌握需要较长的学习曲线。有研究结果表明，手术医师进行 33 台单孔腹腔镜手术后手术时间能够明显缩短，手术医师逐渐掌握单孔腹腔镜手术技巧。2018 年的一项研究也提示，手术医师在进行 30 台手术后，手术时间由平均 157.8±38.4 分钟逐渐缩短至平均118.1±34.5 分钟。较长的学习曲线和潜在的手术风险也限制了减孔、单孔腹腔镜手术的推广与发展。

3. 技术更新与展望

虽然减孔、单孔腹腔镜存在多种技术限制和争议，但是该手术方式所带来的患者获益已被多个研究证实。其优点主要有：① 美观，减少腹部切口和瘢痕；② 创伤小，减少戳卡孔带来的创伤，减少器械对患者组织的干扰，避免切口相关并发症如疼痛、切口渗液、感染、切口疝等；③ 操作精细，主刀一手暴露和一手分离切割配合更默契，操作更细致，减少过度牵拉导致的副损伤；④ 术后康复快，患者因为疼痛轻，可以早期下床活动，胃肠功能恢复快；⑤ 节省人力，减少助手。在胃癌根治术的相关研究中，2014 年研究人员对比了接受单孔腹腔镜和多孔腹腔镜远端胃切除术的早期胃癌患者的安全性和可行性，结果显示单孔腹腔镜胃癌根治术的术中出血量更少，术后疼痛评分更低，术后镇痛药物用量少于接受多孔腹腔镜胃癌根治术的患者，能使患者获得更好的术后短期康复效果。2019 年的一项随机对照研究结果提示，接受单孔腹腔镜胃癌根治术的患者术后 1～7 天的疼痛评分低于接受传统多孔腹腔镜胃癌根治术的早期胃癌患者，单孔腹腔镜手术时间短于多孔腹腔镜的手术时间，而手术切除淋巴结数量、术后并发症发生率等方面未见明显差异。因此，减孔及单孔腹腔镜手术的安全性和可行性是确切的，患者能从这些手术中明显获益。

为了改善术中存在的多种局限性和技术难点，减孔及单孔腹腔镜手术在发展过程中也经历了多种改良，降低了手术难度，同时改善了手术的部分局限性。Sang - Hoon Ahn 等人针对早期胃癌患者的单孔腹腔镜胃癌根治术进行了 Uncut Roux-en-Y 胃空肠吻合术的改良，介绍了一种无须辅助的线性闭合吻合方式，平均吻合时间为 25.1±4.5 分钟，术后未见明显吻合相关并发症，降低了消化道重建的技术难度。同时，也有研究显示将 3D 显示屏幕与单孔腹腔镜手术相结合能够明显改善术者的手术观察视野，立体纵深的手术画面有助于进行更加精细的手术操作，进行 3D 视野单孔腹腔镜手术的患者手术时间更短，术中出血量更少,术后恢复速度更快。此外,手术机器人及智能 AI 辅助系统的发展能够辅助术者更加灵活地进行手术操作。集合多种操作器械于一体的手术机器人能在腹腔内灵活操作,避免了扶镜助手与术者之间的操作冲突,降低了减孔、单孔腹腔镜的技术难度。

减孔及单孔腹腔镜胃癌根治术是外科手术微创化理念的进一步深化,是加速康复外科的重要组成部分。越来越多的研究结果证明了这种手术理念的正确性和可行性,随着手术技术的发展成熟,减孔及单孔腹腔镜胃癌根治术将使更多的患者受益。

二、减孔、单孔腹腔镜胃癌手术围手术期管理

1. 适应证与禁忌证

(1)适应证:胃癌组织位于胃底、胃体或胃窦部,癌肿最大直径不超过 3 cm;既往无上中腹部手术史;BMI≤25 kg/m^2;年龄 18～75 岁;结合术前影像学,癌肿未侵犯出浆膜层,淋巴结转移数较少,临床分期为 $cT_{1b-3}N_{0-1}M_0$。

(2)禁忌证:胃食管部结合癌,难以保证切缘阴性;上腹部广泛粘连、肿瘤体积较大,明显影响手术视野及操作;BMI≥30 kg/m^2;凝血功能异常;癌肿侵犯周围器官或脉管等局部晚期及远处器官、腹膜转移等晚期病情;存在心、肺、脑、肝、肾等重要脏器功能异常及基础疾病,不能耐受腹腔镜手术或麻醉者;胃癌并发穿孔、大出血及梗阻等手术;妊娠期患者。

2. 术前患者管理

根据《加速康复外科中国专家共识及路径管理指南 2018 版》的要求进行术前患者管理。主要包括以下方面:

(1)术前宣教:术前针对患者的诊断和手术方案,结合图片、视频、医护人员床旁宣教等多种方式,对患者及家属进行关于手术方案、麻醉方式、围手术期的注意事项等多方面的术前宣教。使患者对手术具有足够的心理准备,使患者和家属在围手术期能够与医护人员进行最大程度的配合,促进患者的快速康复。

(2)术前多学科讨论:术前应对患者的心肺功能、基础疾病及营养状态进行全面检查,通过多学科讨论(MDT)的模式对患者的病情进行多学科综合讨论,明确肿瘤分期和手术指征,并制定个体化围手术期治疗方案。确保患者调整至最佳状态后再行手术治疗,以降低围手术期并发症的发生率。同时,麻醉科术前访视过程中应详细询问病史,根据患者的自身情况进行麻醉风险评估并制定合理的麻醉方案,提高麻醉效果,降低术中及术后麻醉相关并发症。

(3)术前营养支持治疗:术前应根据营养风险评分 2002(Nutritional risk screening 2002,NRS2002)进行营养风险评估,对于营养状态不佳无法耐受手术的患者应首先进行营养支持治疗,并制定个体化围手术期营养支持治疗方案,降低患者围手术期营养风险。

(4)术前呼吸系统管理:术前呼吸系统管理主要包括肺功能的评估、肺功能锻炼、戒烟、积极改善肺部基础疾病等方面,以提高肺部耐受性,降低术后呼吸系统并发症的发生率。

(5)术前肠道准备:术前应避免进行机械性肠道准备。对于术前存在严重便秘的患者可在术前通过缓泻药物进行肠道清理,避免术后出现排便困难的情况。

(6)术前饮食管理:无胃肠动力障碍的患者可术前禁食 6 小时,禁饮 2 小时,术前 2～3

小时可饮用不超过 400 mL 的碳水化合物饮品,可减轻术后胰岛素抵抗,减轻术后口渴、饥饿、焦虑等不适(糖尿病患者不适用)。

3. 术后患者管理

根据《加速康复外科中国专家共识及路径管理指南 2018 版》的要求进行术后患者管理。主要包括以下方面。

(1)术后疼痛管理:良好的术后镇痛可以显著缓解患者术后的疼痛不适感,促进患者早期下床活动,早期排气,减少术后并发症,因此建议执行术后多模式镇痛方案。对于腹腔镜手术患者可进行硬膜外或静脉泵控镇痛联合切口局部浸润、NSAIDs 药物静脉滴注等多种模式,以获得效果确切的术后镇痛效果。

(2)术后消化道症状的预防与治疗:术后恶心、呕吐的危险因素包括年龄(<50 岁)、女性、非吸烟者、晕动病或术后恶心、呕吐病史以及术后给予阿片类药物等。因此对于存在高危因素的患者应在术后早期应用止吐药物进行预防,同时应通过多模式镇痛的方式减少阿片类药物的使用。预防术后肠麻痹的措施包括多模式镇痛、减少阿片类药物用量、控制液体入量、微创手术、尽量减少留置鼻胃管和腹腔引流管、早期进食和下床活动等。

(3)术后早期下床活动:术后清醒后即可半坐卧位或床上翻身,无须去枕平卧 6 小时,术后 24 小时即可尝试下床活动,以患者的自身承受能力为标准,每天逐步增加活动量。

(4)术后留置管道管理:不常规放置鼻胃管,若术中留置鼻胃管,如果吻合口吻合效果满意,可在术后 24 小时拔出胃管,减少鼻胃管带来的不适感。同时不常规留置腹腔内引流管,若吻合口不满意,留置腹腔内引流管,需每日观察引流管情况,若引流液<100 mL/d,引流液清亮,排除吻合口漏、出血等风险后,可在术后 2~3 天拔出引流管。术后早期拔出尿管可减少术后尿路感染风险,建议术后 1~2 天拔出尿管。

(5)术后液体治疗:术后的液体治疗应以目标导向性治疗为主,保持体液内环境稳态,避免因液体输注过量或器官灌注不足导致的术后并发症和胃肠功能障碍。液体补充首选晶体平衡溶液,容量补充需适度,晶体和胶体溶液相结合。

(6)术后饮食:对于无潜在并发症的患者,术后 24 小时可开始进食全流质饮食,第 2 天可逐渐过渡至半流质饮食,后逐步向正常饮食过渡。对于存在发热、吻合口瘘、肠梗阻、胃瘫的患者不主张术后早期进食。

(7)出院标准:若患者无明显术后并发症及其他需要治疗的基础疾病,可在术后第 7 天出院,出院后需长期随访,定期复查。

三、减孔、单孔腹腔镜手术流程

1. 减孔腹腔镜远端胃切除术(以胃窦癌为例)

(1)体位及腹腔镜设备安装

患者取仰卧位,头高脚低,利于展开视野。同时双腿分开约 30°,呈"人"字形体位。解剖脾门时可调整左侧抬高 15°。于肚脐下方约 1 cm 放置 10 mm Trocar 为观察孔;左腋前线肋缘下 2 cm 放置 12 mm Trocar 为主操作孔;左锁骨中线平脐上 2 cm 放置 5 mm Trocar 为副操作孔;右锁骨中线平脐上 2 cm(右腋前线肋缘下 2 cm)放置 5 mm Trocar 为助手操作孔。

建立气腹,维持气腹压在 12~14 mmHg。

(2) 手术步骤

① 置入腔镜监视器及操作器械,主刀以左手胃钳从副操作孔进入腹腔牵引暴露,右手超声刀单人完成手术游离操作,助手经助手操作孔提供张力以暴露手术视野。探查腹膜、肝脏、腹腔有无种植或转移(图 15-1)。

② 悬吊肝脏:沿肝脏下缘离断部分肝胃韧带,定好位置后,用荷包针线从腹外垂直进入腹腔,绕肝圆韧带后从其右侧穿出腹壁,悬吊肝脏。(图 15-2)

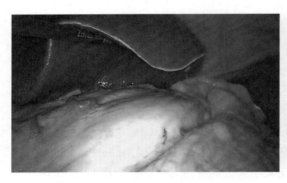

图 15-1　腹腔探查　　　　　　　　　　图 15-2　悬吊肝脏

③ 离断大网膜,向头端牵引大网膜,沿横结肠上缘离断胃结肠韧带,右达肝曲,左达脾曲附近。(图 15-3)

④ 清扫第 4sb、4sd 淋巴结:调整体位为左高右低位,将胃往右侧牵拉,暴露脾门和胰尾,根部结扎和离断胃网膜左动脉和静脉(图 15-4),沿脾门离断胃短血管 1~2 支,裸化胃大弯侧至胃网膜右动脉最后一个分支处。恢复体位。

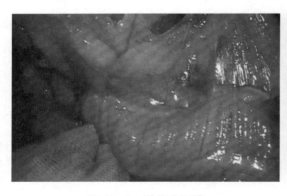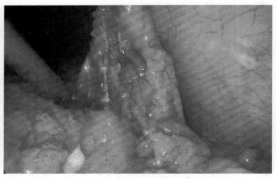

图 15-3　游离大网膜　　　　　　　　　　图 15-4　离断胃网膜左血管

⑤ 清扫第 6 组淋巴结:将大网膜翻入胃前壁头端,从胰头下缘水平解剖,向右侧进入胃十二指肠与横结肠系膜融合筋膜间隙,沿胰腺表面逐步分离至十二指肠降部,可显露部分胃十二指肠动脉(GDA),并沿 GDA 向外向上解剖胃网膜右血管及幽门下血管并离断,裸化十二指肠上部(图 15-5/6)。

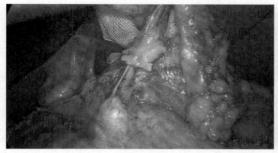
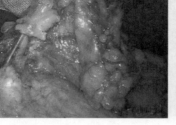

| 图 15-5 游离胃网膜右静脉 | 图 15-6 游离胃网膜右动脉 |

⑥ 清扫胰腺上缘淋巴结：翻起胃体,沿胰腺上缘剥离胰腺被膜,显露幽门后部血管,再从胃体上方显露胃右血管并离断(图 15-7)。沿肝固有动脉至门静脉前及左侧方向清扫脂肪淋巴结组织。从胰体上缘向左侧打开脾动脉鞘,从左向右解剖清扫沿脾动脉至肝总动脉周围脂肪淋巴组织,达胃十二指肠动脉根部。解剖冠状静脉及胃左动脉,双重夹闭后离断(图 15-8~9)。沿脾动脉清扫第 11p 组淋巴结。

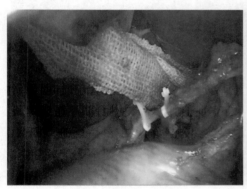
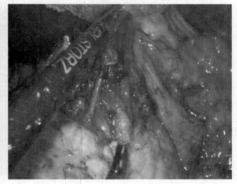

| 图 15-7 离断胃右动脉 | 图 15-8 游离胃冠状静脉 |

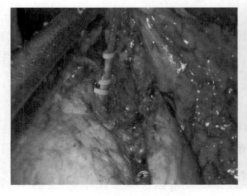
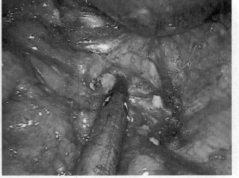

| 图 15-9 游离胃左动脉 | 图 15-10 清扫 No.1 和 No.3 组淋巴结 |

⑦ 清扫第 1、3 组淋巴结：左肝下缘沿小弯侧向贲门清扫达右侧膈肌角,并切断迷走神经(图 15-10)。

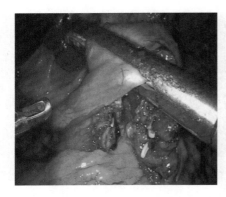

图 15 - 11　离断十二指肠

（3）消化道重建

向上向头端提起胃窦部,主操作孔置入直线切割闭合器,幽门下 3 cm 离断十二指肠。裸化大弯侧胃体,保留约 30% 胃底体,经大弯侧上直线切割闭合器,预留小弯侧约 4 cm,闭合离断胃体大部,置入标本袋,从脐部切口取出。台下助手常规解剖标本,查看癌灶组织完整性及切缘距离。若存在切缘问题,及时术中冰冻病理进一步确定切缘安全。根据肿瘤具体部位、患者自身病情决定重建术式,全腔镜下或者经切口直视下吻合（图 15 - 11~图 15 - 13）。

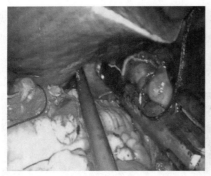

图 15 - 12　闭合吻合时共同开口

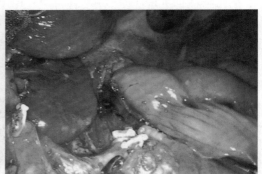

图 15 - 13　残胃空肠吻合

2. 单孔腹腔镜胃癌根治术

（1）体位及腹腔镜设备安装

患者全身麻醉后取平卧位,上腿叉开 45°~60°,皮肤消毒充分并铺盖无菌手术单后,于肚脐上方取 3~4 cm 腹部正中纵行切口。经过此切口置入单孔腹腔镜穿刺器械,建立气腹后置入观察镜头和手术操作器械进行手术（图 15 - 14）。

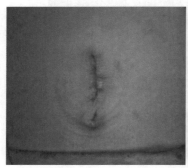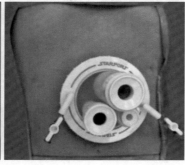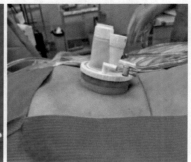

图 15 - 14　单孔腹腔镜切口部位和穿刺器

（2）手术步骤

① 无损伤胃钳于胃大弯处提起胃结肠韧带,以超声刀在无血管区打开韧带并向左侧分

离至脾门区,显露胃网膜左血管并以 hammerlock 夹切断。(图 15-15)

② 以 2-0 可吸收线经皮肤悬吊肝脏,充分显露肝下视野,避免损伤肝脏。以超声刀向右侧分离至胃窦幽门部,打开十二指肠系膜及横结肠系膜,以结肠中血管为标志找到胃网膜右静脉并进行离断,分离过程中注意避免损伤结肠中血管。沿胰头表面分离显露胃十二指肠动脉及胃网膜右动脉,离断胃网膜右动脉,清扫第 6 组淋巴结(图 15-16)。

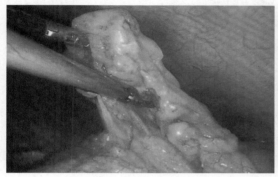
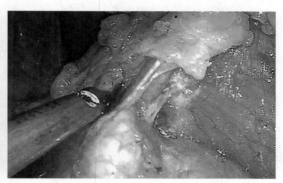

图 15-15　游离胃网膜左血管　　　　　图 15-16　游离胃网膜右血管

③ 无损伤钳提起胃大弯,超声刀切开肝胃韧带并游离至十二指肠球部上缘,沿胃十二指肠动脉向上找到胃右动脉并切断,清扫第 5 组淋巴结。分离肝胃韧带至肝门,显露肝总动脉及门静脉,清扫第 12 组淋巴结(图 15-17)。显露肝固有动脉,并从右至左依次显露肝总动脉、腹腔干及胃左动脉,并彻底清除第 7~第 9 组淋巴结群,以 hammerlock 夹离断胃左动脉(图 15-18)。

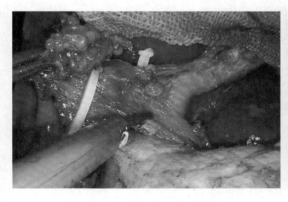
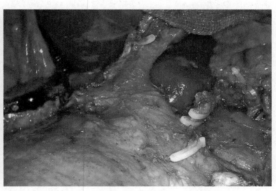

图 15-17　清扫第 12 组淋巴结　　　　图 15-18　清扫第 7~第 9 组淋巴结

④ 沿左侧肝脏下缘打开小网膜,沿胃小弯从上到下清扫第 1、第 3 组淋巴结至预定胃切断位置(图 15-19)。

⑤ 以超声刀剥离十二指肠球部周围粘连及小血管,使用腹腔镜下直线切割闭合器于距离幽门 3~5 cm 处切断十二指肠,并从胃小弯向胃大弯切断胃及相应远端大网膜,保证切缘与肿瘤病灶之间有足够的距离(图 15-20)。

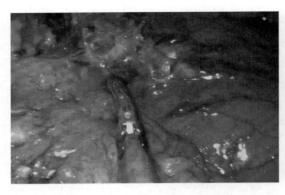
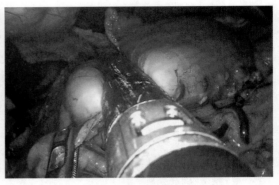

图 15 - 19　清扫第 1 和第 3 组淋巴结　　　　　图 15 - 20　离断胃

（3）体外消化道重建

由于手术切口在脐上方,切断胃后拆除腹腔镜器械,经切口取出肿瘤,在直视下体外进行消化道重建。消化道重建采取毕Ⅱ式吻合术。在距离 Treitz 韧带 15～20 cm 处将空肠拉出体外,在肠壁开 3 cm 小口,置入管状吻合器钉座。打开长约 4 cm 残胃切缘,置入管状吻合器,于残胃后壁进行胃空肠侧侧吻合,闭合残胃切缘。确认吻合口吻合及消化道残端确切无出血后,以 3 - 0 可吸收线进行吻合口及消化道残端加固,提高吻合后的安全性(图 15 - 21)。

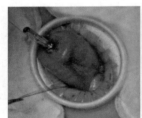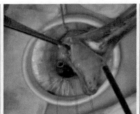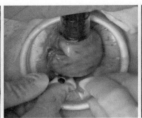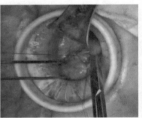

图 15 - 21　经腹部切口残胃空肠毕Ⅱ式吻合

（4）腹腔冲洗及留置管道

在腹腔镜下对腹腔进行冲洗并彻底止血。胃管经吻合口放至空肠输出袢。根据腹腔内手术情况可选择留置吻合口后引流管 1 根。腹腔内创面确切止血后关闭腹壁切口。

第三节　完全腹腔镜胃癌根治术——
传统消化道重建方法

一、消化道重建方法概述

1994 年,日本学者 Kitano 等首次报道了腹腔镜辅助远端胃切除术治疗早期胃癌。随着腹腔镜设备、器械及手术技术的发展,腹腔镜胃癌 D2 根治术逐渐被多数的外科医师掌握。目前大多数中心腹腔镜胃癌根治术仍以腹腔镜辅助为主,其借助长 8～10 cm 的辅助切口来完成消化道重建。随着人们对生活质量要求的提高,完全腹腔镜胃癌根治术受到越来越多的关注。

相对于腹腔镜辅助胃癌根治术,完全腹腔镜胃癌根治术则是在腹腔镜下完成肿瘤学要求的淋巴结清扫,同时安全地完成消化道重建。其具有切口小、术后疼痛轻、患者恢复快,是真正意义上的微创手术。而且腔镜下吻合能提供更清晰的视野,从而使吻合更安全,手术时间亦可缩短。

1992 年,Goh 等人报道了世界首例腔镜下胃肠吻合(毕Ⅱ式),手术耗时 4 小时,使用了 17 枚钉仓,术后 4 天出院,体现了微创的优势。腔镜下毕Ⅱ式吻合则由于操作相对简单,应用安全,在我国被广泛使用。而在日本,除了腔镜下毕Ⅰ式,多使用胃空肠 Roux-en-Y 的重建方式(R-Y 吻合)。后有报道称 R-Y 吻合术后 Roux 淤滞综合征发生的可能性大,2005 年 Uyama 等人提出了腹腔镜下非离断 R-Y 吻合(Uncut R-Y)。尽管其预防 Roux 淤滞综合征的作用目前并未获得明确证实,但 Uncut R-Y 在保留了 R-Y 类似的抗反流作用的同时简化了手术步骤,近年来受到越来越多医师的追捧。

2002 年,Kanaya 等人报道了将功能性端端吻合改良应用于毕Ⅰ式吻合的方法,即我们耳熟能详的"三角吻合"(Delta-shaped anastomosis)。随着器械的革新和技术的进步,在三角吻合的基础上各种改良腔镜下"三角吻合"层出不穷。而本团队采用手工缝合的方法,以倒刺线行胃十二指肠端端吻合(3-0 线,前壁/后壁分别连续缝合),完成毕Ⅰ式吻合。该方法降低了费用(减少钉仓使用),目前的临床数据证实其安全可行,具有良好的近期疗效。

完全腹腔镜下全胃切除术近些年已在各大中心逐步开展,但由于腔镜下食管-空肠吻合的技术难度,其吻合方式没有统一的标准。目前腔镜下食管-空肠吻合可分为两种:器械吻合和手工缝合。器械吻合又分为管型吻合器吻合及直线型切割闭合器吻合。管型吻合器吻合能让习惯于开放吻合的术者使用熟悉的器械过渡到全腔镜模式,但该术式的难点是腔镜下食管下端荷包缝合和钉砧置入。2007 年,Hiki 等人报道了"反穿刺"法置入钉砧;2009 年,Jeong 等人首先使用了经口腔钉砧置入装置(OrVil)。虽然还有许多其他改良的方式,但都不能从本质上降低手术难度。而且术中吻合器容易遮挡视野,操作时气腹容易受影响,导致重建费时费力;而这些都对手术安全性带来隐患。直线型切割闭合器吻合是目前使用较多的食道空肠吻合方法,其避免了管型吻合器的各种劣势,具有腔内操作便利、吻合安全、吻合口径大等优势。1999 年,Uyama 等人报道了逆蠕动的腔内后离断的食管空肠功能性端端吻合。2010 年,Inada 等人报道了顺蠕动的 Overlap 吻合。其优势:标本先离断取出,保证足够切缘;而且视线好,操作简单。但其有增加吻合口张力风险。2014 年,蒿汉坤等人提出"自牵引后离断"食管空肠吻合技术。该类技术适合腹腔镜下操作,但是食管切缘距离较短,同时有腹腔污染、肿瘤播散的风险,特别是吻合完成前无法明确切缘。因此,目前多数中心的腹腔镜下食管空肠吻合局限于胃体肿瘤(吻合位置较低),较少应用于胃底、食管胃结合部肿瘤患者。

上海交通大学医学院附属第一人民医院团队曾采用手工缝合的方法,以倒刺线行食管空肠端侧吻合(3-0 线,前壁、后壁分别连续缝合)。该方法降低了费用(减少钉仓使用),而且减少了腹腔污染、肿瘤种植机会,吻合前可明确切缘,直视下缝合、检查可以更好地减少吻合口的并发症,特别是对于胃底、食管胃结合部肿瘤患者更有优势。目前的临床数据证实其安全可行,具有良好的近期疗效。

全腹腔镜胃癌根治术的安全性及微创价值业已受到广泛认可,其吻合方式各有优缺点。因此,外科医师要在肿瘤学的原则及保障手术安全的前提下,根据肿瘤的位置,自身的技术能力,选择合适的手术方式。

二、腹腔镜下手工缝合法吻合术简介

1. "手工缝合法"食管空肠 R-Y 吻合(图 15-22~图 15-25)

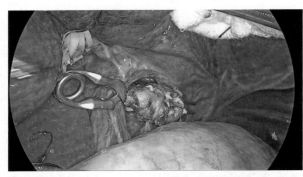

图 15-22 用 3-0 可吸收线将食管与空肠浆肌层间断缝合 3 针

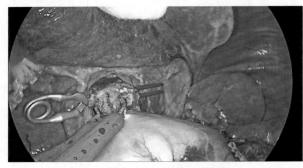

图 15-23 食管残端对应的空肠襻对系膜缘作相应大小的切口

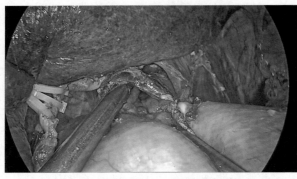

图 15-24 以 3-0 倒刺线从左至右将食管与空肠后壁作全层连续缝合

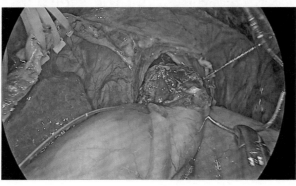

图 15-25 以 3-0 倒刺线从左至右将食管与空肠前壁作全层连续缝合

2. "手工缝合法"胃十二指肠吻合（图 15 - 26 ～图 15 - 29）

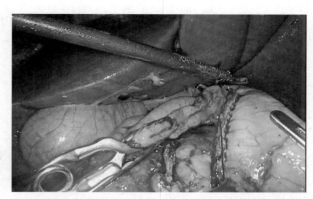

图 15 - 26 用 3 - 0 可吸收线将残胃与十二指肠浆肌层间断缝合 3 针

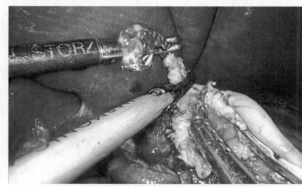

图 15 - 27 十二指肠残端对应的残胃作相应大小的切口

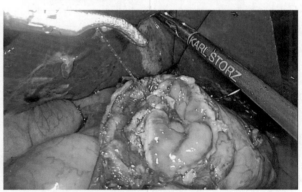

图 15 - 28 以 3 - 0 倒刺线从上至下将残胃与十二指肠后壁作全层连续缝合

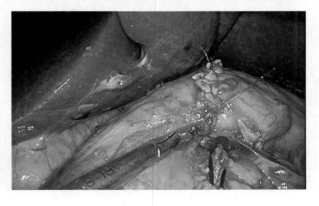

图 15 - 29 以 3 - 0 倒刺线从上至下将残胃与十二指肠前壁作全层连续缝合

第四节　自牵引后离断的胃切除术
与腔内吻合术

一、自牵引后离断的胃切除术概述

相对于腔镜辅助胃癌根治术(Laparoscopy-assisted gastrectomy，LAG)而言，全腹腔镜胃癌根治术(Totally laparoscopic gastrectomy，TLG)不论是清扫还是吻合都是在腹腔镜下完成的，其切口小、术后疼痛轻、患者恢复快，是真正意义上的微创手术。腔内吻合能提供更清晰的视野，从而使吻合更安全，对于有经验的团队而言，手术时间亦可进一步缩短。

在远端胃切除的腔内吻合方式上各类改良技术层出不穷。其中，对毕Ⅰ式吻合相关的改良最多，如2008年Tanimura等人报道的TST吻合(Triangulating stapling technique)、2013年Ikeda提出的BBT吻合(Booking-binding technique)、2014年黄昌明教授提出的改良三角吻合、Omori等人的INTACT吻合(Intracorporeal triangular anastomotic technique)、2015年Jang等人提出的Overlap胃十二指肠吻合，以及上海交通大学医学院附属第一人民医院团队2016年报道的"自牵引后离断"三角吻合(Self-pulling and latter transected delta-shaped Billroth-I anastomosis，Delta SPLT)。毕Ⅱ式吻合则由于操作简单，应用安全，在我国被广泛使用，其中不乏β吻合这样的改良术式。而在日本，除了三角吻合，多使用胃空肠Roux-en-Y的重建方式(R-Y吻合)。2005年，Takaori等人首先报道了使用线型吻合器完成腔内R-Y吻合。之后，Noshiro等人提出了一种后离断胃的改良方式，Omori等首次报道了使用圆形吻合器的腔内胃肠R-Y吻合，而Ohashi等人则提出了类似OrVil的圆吻改良方法。有报道称R-Y吻合术后存在Roux淤滞综合征发生的可能，基于此，2005年Uyama等人提出了腹腔镜下的非离断R-Y吻合(Uncut R-Y)。尽管其预防Roux淤滞综合征的作用到目前为止并未获得明确证实，但Uncut R-Y在保留了R-Y类似的抗反流作用的同时简化了手术步骤，成为了近年来中韩两国的热门术式。大量的创新性工作不仅证实了远端胃切除腔内吻合的安全可行，还凸显了近期生活质量的优势。

全腹腔镜下全胃切除术(Totally laparoscopic total gastrectomy，TLTG)近些年已在各大中心逐步开展，但远未普及且没有公认的标准方式。主要是因为腔内食管-空肠吻合具有一定的技术瓶颈，其安全性或是优势还需要进一步的循证数据支持。

R-Y吻合仍是最主要的TLTG吻合方式，其可分为两种：器械吻合和手工缝合。器械吻合又分为管型(吻合器)吻合及线型(吻合器)吻合。管型吻合能让习惯于开放吻合的术者使用熟悉的器械过渡到全腔镜模式(腔内吻合)，但腔镜下食管下端荷包缝合和钉砧置入是该术式的难点。Omori在2009年报道了"反穿刺"法，同年Jeong等人首先使用了经口腔钉砧置入装置(OrVil)。虽然还有许多其他改良的方式，但都不能从本质上降低手术难度，尤其当遇到较狭窄的食管时。值得注意的是，管型吻合器本身是为开放手术设计的，在被应用于腔内吻合的时候会遇到一些额外的麻烦，如需要辅助切口、吻合器遮挡视野及无法转弯致操作角度受限等，这些都可能对手术安全形成一定影响。线型吻合是目前使用较多的腔内 R-Y 吻合方法，其有效避免了管型吻合器的各种劣势，具有腔内操作便利、吻合安全、吻合口径大等优势。1999 年，Uyama 等人报道了逆蠕动的腔内后离断的食管空肠功能性端端吻合（FETE）。2010 年，Inada 等人报道了顺蠕动的 Overlap 吻合。Umemura 等的研究显示，管型吻合术后吻合口瘘及狭窄的发生率较线型吻合高，但至于两种方法哪种吻合位置更高目前仍存在争议。

由于食管位于空间狭小的后纵隔，操作难、风险大，合格、安全的高位下段食管清扫与吻合是 TLTG 的主要难点。目前，多数中心的腔内 R-Y 吻合局限于胃体肿瘤（吻合位置较低），较少应用于胃底、食管胃结合部肿瘤患者。此外，完成腔内 R-Y 吻合通常需要用到一把腔内直线切割吻合器加 7 枚钉仓（全器械吻合）或结合腔内的缝合，经济成本及技术要求都较高。对此，我们团队总结了大量传统手术经验，并结合线性吻合器的优势，于 2014 年创立了"自牵引后离断"食管空肠 R-Y 吻合（Self-pulling and latter transected Roux-en-Y esophagojejunostomy，SPLT）技术。其特点在于：吻合前不离断食管及空肠，通过对食管下段的结扎牵引将整个吻合过程拖曳至游离腹腔完成，不仅降低了整体手术难度，还可以进行高位食管的清扫及吻合。其次，在完成食管及空肠侧 V 形吻合后用一枚钉仓进行共同开口、食管及空肠的同时离断，这样就能省去 2 枚钉仓的使用（传统方法分别用于离断食管及空肠）。韩国团队也发表了类似的"吻合"，相较而言，SPLT 更强调"自牵引"在清扫以及高位吻合过程中的作用，而"吻合"仅着重于"三合一"的后离断方法。另外，SPLT 要求切除 E-J 共同开口的同时，将前后吻合线错开以形成三角形的吻合，增加吻合口口径。之后我们将"自牵引后离断"的方法应用于其他腔内吻合中，也能起到"省钱省力"的作用，也就有了后来的 Delta SPLT 等一系列"自牵引后离断"的改良吻合方式。

值得一提的是，随着早期胃癌的检出率增多，越来越多的保留功能的胃部分切除术也可在腔内完成，并且该手术理念逐渐成为一个精准治疗的热点。Kumagai 等报道了 60 例全腹腔镜下保留幽门的胃中段切除术（Pylorus-preseverving gastrectomy，PPG），方法类似三角吻合，Ohashi 等人报道了一种使用线性吻合器端端吻合的方法，都取得了满意的临床疗效。在近端胃癌方面，Ahn 等人和 Nomura 等人首先报道了使用管型吻合器完成的全腔镜下近端胃切除双通道吻合。我们团队早在 2016 年即报道了使用线型吻合器（Overlap 法）完成全腹腔镜下双通道吻合（Double-tract），证明了该术式在全腹腔镜下安全可行。

2017 年，季加孚教授牵头的《中国全腹腔镜胃癌根治术现状调查与展望》调查中，有 73.4% 的中国术者认为"全腹腔镜胃癌手术有望成为胃癌外科的主流手术方式"。虽然腔内吻合的安全性及微创价值业已受到广泛认可，但其现阶段还存在一些问题，比如费用成本和技术要求都较高，而我们提出"自牵引后离断"的吻合技术或可有助于改善这些弊端，从而有助于全腔镜下胃癌根治术的推广。

二、自牵引后离断吻合术说明

1. "自牵引后离断"食管空肠 R-Y 吻合

（1）逆蠕动 FETE 吻合（f-SPLT）（图 15-30）

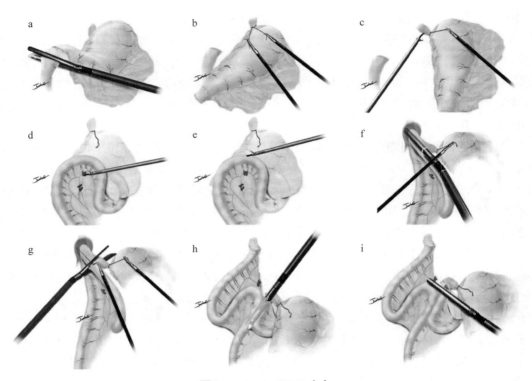

图 15 - 30　f - SPLT 吻合

　　a. 离断十二指肠；b. "自牵引"——结扎食管下端而非离断食管，通过结扎线牵引辅助完成下纵隔清扫并完成之后的吻合；c. 于结扎线近端 1～2 cm 处食管右后壁打孔；d. 于屈氏韧带远端约 20 cm 处裁剪系膜，游离空肠，注意保护边缘血管血供；e. 于空肠处对系膜缘打孔；f. 在"自牵引"食管的状态下，通过食管及空肠的孔行"逆蠕动"侧-侧吻合；g. "后离断"——在"自牵引"的状态下，离断食管和空肠的同时切除共同开口（关闭共同开口）；h. 食管空肠吻合远端 40～45 cm 处空肠与近端空肠行肠肠侧-侧吻合；i. 关闭肠肠吻合共同开口的同时离断去除标本，完成吻合。

　　（2）顺蠕动 Overlap 吻合（o - SPLT）（图 15 - 31）

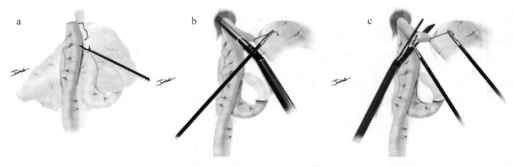

图 15 - 31　o - SPLT 吻合

　　"自牵引"过程同"顺蠕动"吻合。a. 于屈氏韧带远端约 20 cm 处游离切断空肠系膜并离断空肠，于远端空肠距残端 6 cm 处对系膜缘打孔；b. 在"自牵引"食管的状态下，通过食管及空肠的孔行"顺蠕动"侧-侧吻合；c. "后离断"——在"自牵引"的状态下，离断食管的同时切除共同开口（关闭共同开口）。肠肠吻合步骤同"逆蠕动"吻合。

　　2. "自牵引后离断"胃十二指肠吻合

　　（1）"自牵引后离断"的三角吻合（DeltaSPLT）（图 15 - 32）。

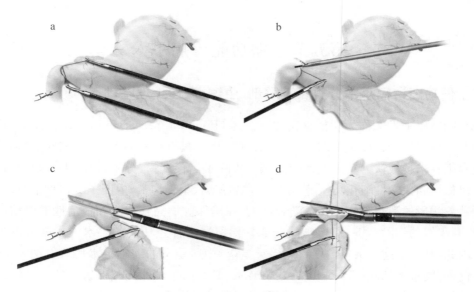

图 15-32 Delta-SPLT 吻合

a. "自牵引"——于幽门远端结扎而非离断十二指肠,通过结扎线牵引辅助完成吻合;b. 于结扎线远端 1~2 cm 处十二指肠球部头侧打孔;c. 离断胃壁后,于残胃大弯侧尖端打孔,在"自牵引"十二指肠的状态下,通过胃和十二指肠的孔行胃后壁与十二指肠头侧壁的侧-侧吻合;d. "后离断"——在"自牵引"的状态下,离断十二指肠的同时切除共同开口(关闭共同开口),完成吻合。

(2)"自牵引后离断"Overlap 毕 I 式吻合(B-I o-SPLT)(图 15-33)。

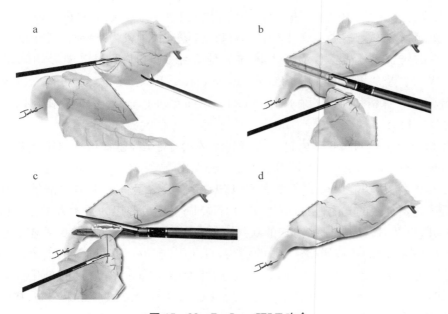

图 15-33 B-I o-SPLT 吻合

"自牵引"过程同三角吻合;a. 断胃后于残胃大弯侧距残端约 5~6 cm 处打孔;b. 在"自牵引"十二指肠的状态下,通过胃和十二指肠的孔行胃大弯侧壁与十二指肠头侧壁的侧-侧吻合;c. "后离断"——在"自牵引"的状态下,离断十二指肠的同时切除共同开口(关闭共同开口);d. 完成"自牵引后离断"的 Overlap 毕 I 式吻合。

第五节　保功能胃癌手术

一、保功能胃癌手术分类及其解剖、生理、病理生理基础

保功能胃癌手术又称为功能保留胃切除术（Function preserving gastrectomy，FPG），主要针对早期胃癌（Early gastric cancer，EGC），因其具有转移率低、预后较好等特点，而标准根治术则越来越被认为有过度治疗之嫌。胃除了储存食物，分泌胃酸、蛋白酶，对食物进行直接机械性和化学性消化功能外，还能分泌胃泌素、生长抑素、内因子等多种消化因子，影响多种营养物质的消化吸收。日本学者认为，在确保肿瘤完整切除和根治性淋巴结清扫的前提下，减少胃的切除范围，保留幽门功能并保留迷走神经功能的手术方式就可以被认为是FPG。因此，基于上述定义，日本《胃癌治疗指南》中所定义的缩小手术均可以纳入FPG的范畴。此外，内镜下切除（Endoscopic resection，ER）由于其能完整保留胃的正常解剖结构及生理功能，同样符合FPG的定义。但国内也有学者认为，FPG最为重要的价值在于保留了胃的正常解剖结构，尤其是保留贲门、幽门及原有的食物通道，才能实现最大限度地保留胃原本的消化和内分泌功能，最终达到改善患者术后营养状况及生活质量的目的，而近端胃切除术（Proximal gastrectomy，PG）及缩小范围的远端胃切除术（Distal gastrectomy，DG）在严格意义上并没有达到FPG的最终目的，故而不建议将其纳入其中。近年来，由中华医学会外科学分会胃肠学组等组织部分胃肠外科专家牵头编写了包括《保留幽门胃切除手术专家共识及操作指南（2019版）》和《中国胃癌保功能手术外科专家共识（2021版）》，对于FPG的定义、手术方式、适应证、手术步骤、效果评价等进行了较为系统和完整的阐述。根据专家共识中的定义和分类，本章节也将详细地介绍FPG中ER、胃楔形切除术（Wedge resection，WR）、胃局部切除术（Local gastrectomy，LG）、节段胃切除术（Segmental gastrectomy，SG）、保留幽门胃切除术（Pylorus preserving gastrectomy，PPG）和PG等手术。

1. 内镜下切除

ER是指对胃癌早期病变在内镜下进行切除的治疗手段，通常包括内镜下黏膜切除术（Endoscopic mucosal resection，EMR）和内镜黏膜下剥离术（Endoscopic submucosal dissection，ESD）。从功能保留的角度而言，ESD完整保留了胃的正常解剖结构及生理功能，也保留了迷走神经的支配，是目前治疗cT1N0M0胃癌最理想的手术方式。但由于胃切除范围的局限以及对胃周淋巴结清扫的缺失，需要严格把握适应证以确保肿瘤安全性。其绝对适应证是指淋巴结转移风险<1%的病变，可获得与外科切除同等的效果，主要包括：① 无合并溃疡的分化型黏膜内癌（cT1a）；② 病灶大小≤3 cm、有溃疡的分化型黏膜内癌（cT1a）；③ 胃黏膜高级别上皮内瘤变。最新的JCOG1009/1010试验结果公布，病灶大小≤2 cm、无溃疡的未分化型黏膜内癌（cT1a）实施ESD治疗后5年总生存（Overall survival，OS）率达到99.3%，因此符合上述标准的EGC也从内镜治疗的扩大适应证变为绝对适应证并写入日本《早期胃癌ESD和EMR指南（第2版）》和第6版日本《胃癌治疗指南》中。分化型胃癌切缘选择距离病变边缘3~5 mm，未分化型胃癌切缘需至少1 cm。

根据术后病理结果,内镜根治性切除的评价分为内镜根治度 A(eCureA)、B(eCureB)和 C(eCureC)。其中 eCureA 是指肿瘤能整块切除,无合并溃疡(UL0)、组织学以分化型为主、pT1a、水平切缘阴性(HM0)、垂直切缘阴性(VM0)、无脉管浸润(Ly0、V0)。但如果病变的未分化部分长径超过 2 cm,则 eCuraC‐2。同时,当合并溃疡(UL1)、肿瘤大小≤3 cm、以分化型为主、pT1a、HM0、VM0、Ly0、V0 如能整块切除也属于 eCuraA。eCureB 则指肿瘤能整块切除,肿瘤大小≤2 cm、组织学以未分化型为主、UL0、pT1a、HM0、VM0、Ly0、V0,但基于 ESD 绝对适应证的更新,在最新的指南中已经被纳入 eCuraA。当肿瘤能整块切除,肿瘤大小≤3 cm、以分化型为主、pT1b1(SM1)(浸润黏膜肌层<500 μm)、HM0、VM0、Ly0、V0 也属于 eCureB,然而,如在黏膜下层有未分化成分浸润,则属于 eCuraC‐2。当不满足上述 eCuraA 或 eCuraB 条件时,都归为 eCureC,即 ER 后可能存在肿瘤残留。其中,当组织学为分化型,满足其他被划分为 eCuraA 或 eCuraB 的标准,但没有整块切除或 HM 阳性时,归为 eCuraC‐1,其他的均视为 eCuraC‐2。

根据上述根治性切除的评价,建议在 eCuraA 切除后每年进行 1 次或 2 次内镜随访,在 eCuraB 切除后进行腹部超声或 CT 随访来监测是否有转移。同时,对于 eCuraA 和 eCuraB 切除,建议检测幽门螺杆菌,如果阳性,进行根除治疗。针对 eCuraC‐1 切除,考虑发生淋巴结转移的风险较低,在征得患者同意后,可选择包括再次 ESD、外科切除、密切随访、内镜下激光或 APC 电凝等治疗手段。对于 eCuraC‐2 切除,则应考虑将胃切除加淋巴结清扫术作为标准治疗。

目前在 EMR 和 ESD 的基础上,又出现了一些 ER 的新技术,包括内镜黏膜下挖除术、经黏膜下隧道内镜肿瘤切除术、内镜全层切除术等,但均未有较明确的随机对照临床试验证实其安全性和可行性,因此并不作为在 EGC 中常规推荐的治疗手段。

2. 胃楔形切除术和胃局部切除术

胃 WR 和 LG 是指胃的非环周性切除,主要适用于未发生淋巴结转移的 EGC 患者,手术适应证与 ER 相似,主要差别在于 LG 属于胃的全层切除,而 EMR 和 ESD 切除深度仅限于黏膜下层,但局限性也在淋巴结清扫范围,同时病灶定位也是 LG 的技术难点。因此,目前开展的 LG 一般采用腹腔镜‐内镜联合手术(Laparoscopic and endoscopic cooperative surgery,LECS),即通过内镜辅助病灶定位和切除范围的标记,或在腹腔镜的观察和协助下通过内镜或腹腔镜进行胃壁的全层切除,再通过腹腔镜进行胃壁缺损的缝合或者器械关闭;对于有淋巴结转移风险的患者,可同时联合腹腔镜下行针对性的区域淋巴结清扫,以达到根治肿瘤的目的。LECS 不仅保障了局部切除手术治疗 EGC 的根治性,同时也能实现真正意义上对于胃功能的保留。但由于采用内镜全层切除后,通过腹腔镜缝合的 LG 存在胃腔暴露后肿瘤细胞播散的可能,因此日本和韩国学者均提出了应采用胃腔非暴露方式实施该手术。

其中,内镜辅助下腹腔镜胃 WR 是通过内镜辅助肿瘤定位,腹腔镜下浆膜层缝线牵引后使用腔内直线切割吻合器在肿瘤安全边界外进行切除的非暴露切除方式,但受到吻合器形成的直线切割线难以完美契合肿瘤边界的形状,造成切除范围难以控制或过大,导致残留胃腔形态畸形,甚至损伤贲门、幽门等重要解剖结构,因此,仅适用于胃大弯、胃底等特定部位的 EGC。目前最新的 2 种非暴露技术为非暴露腹腔镜‐内镜联合入路肿瘤切除术

(Combination of laparascopic and endoscopic approaches to neoplasia with the nonexposure technique，CLEAN - NET）和非暴露内镜下胃壁翻转术（Nonexposed endoscopic wall-inversion，NEWS）。前者是在内镜定位肿瘤后腹腔镜下切开浆肌层，保留黏膜的完整性，并借助黏膜层的延展性将肿瘤牵出胃壁外，然后在使用腔内直线切割吻合器行全层切除闭合；后者首先用内镜在病灶周围进行标记，再用腹腔镜下切开浆肌层后用缝线缝合，这样可以使肿瘤自然凸向胃腔内，最后采用 ESD 切除凸起的病灶。

虽然每一种 LECS 治疗方法都存在优缺点，但非环周切除的术式通过内镜和腹腔镜双镜联合予以实施，在保证 EGC 病灶完整切除的同时，还能最大限度地保留正常胃壁组织。在手术器械和设备不断发展和更新的今天，也能期待 EGC 病灶局部切除的问题得到更加完美的解决。

3. 胃节段切除术和保留幽门胃切除术

SG 是指同时保留胃幽门及贲门的小范围胃环周切除，最具代表性的是 PPG 手术。早在 1966 年 Maki 等人就提出 PPG 应用于胃溃疡的手术治疗，20 世纪 70 年代，随着 EGC 定义的提出及对其生物学行为和淋巴结转移规律的逐步认识，PPG 在治疗 EGC 的安全性及有效性得到认可。自第 3 版日本《胃癌治疗指南》就将其纳入胃癌的缩小手术，成为较为公认的保功能胃癌术式。PPG 的手术适应证为胃中部 cT1N0 的胃癌且病灶远端距离幽门长度大于 4 cm，D1 淋巴结清扫范围包括 No. 1、No. 3、No. 4sb、No. 4d、No. 6 和 No. 7 组淋巴结，D1＋淋巴结清扫则增加了 No. 8a 和 9 组，同时应保留迷走神经的肝支以保证正常的幽门功能。由于 PPG 手术通常需要保留幽门区域的血供和神经，因此相应区域的淋巴结清扫会受到影响，如 No. 5 组在 PPG 中不予清扫，而出于保留幽门下血管的原因对于 No. 6 组的清扫也可能有一定影响。面对可能存在的肿瘤学安全性上的风险，日韩学者对于该区域淋巴结转移的特点进行了研究，Kodama 等人对 154 例胃中部 EGC 患者的淋巴结转移特点进行分析，结果显示 No. 5 组无一例出现转移，而 No. 6 组在黏膜内癌（n＝82）中亦无转移，黏膜下癌（n＝72）中则有 3 例出现转移；Kong 等人研究也发现当 EGC 病灶远端距离幽门≥6 cm时，No. 5 组淋巴结的转移率在 T1a 和 T1b 分别为 0(0/105)和 0.9％(1/113)，而 No. 6 组淋巴结的转移率在 T1a 和 T1b 则分别为 0(0/107)和 1.8％(2/114)；Kim 等人采用角蛋白免疫组化方法检测 130 例胃中部 EGC 患者淋巴微转移情况后也发现 No. 5 和 No. 6 组淋巴结微转移发生率分别为 0 和 0.9％。同时上述 2 项研究中也发现 DG 和 PPG 中 No. 6 组淋巴结清扫的数目并无差异，提示幽门下血管的保留并不影响该区域淋巴结的清扫。第 15 版日本《胃癌处理规约》中将对 No. 6 组淋巴结进行亚组的划分，包括胃网膜右动脉旁淋巴结（No. 6a 组）、胃网膜右静脉旁淋巴结（No. 6v 组）和幽门下动脉旁淋巴结（No. 6i 组）。在 PPG 中，有学者提出 T1 胃中部癌，No. 6v 组和 No. 6i 组淋巴结的转移率均为 0，基于幽门下区静脉回流保留对于降低胃排空障碍发生率的考量，因此认为 PPG 可以不行 No. 6i 组淋巴结清扫。

PPG 完整地保留了幽门的正常解剖结构和生理功能，能较好地维持食物在胃内的贮存及正常的胃排空过程，从而减少了术后倾倒综合征及胆汁反流性疾病的发生。此外，由于保留了迷走神经肝支，维持了胆囊的收缩功能，使 PPG 术后新发胆囊结石的发生率也显著低于 DG。

4. 近端胃切除术

近端胃主要包括贲门、胃底和部分胃体，其中解剖学上贲门是指食管与胃之间的开口，与食管下段相连，该部位与食管胃结合部亦有重叠。其中，食管下段有一段长为 2～3 cm 的环形肌层增厚肥大，有脊神经结构和迷走神经分布，构成食管下段括约肌，主要维持静息时高于胃内压 15～30 mmHg 的下段食管腔内压力，其持续收缩时，甚至可以承受约 100 mmHg 压力。胃底的功能主要是容受性舒张和适应性扩张，起暂时储存食物、稳定胃内压的作用。这是因为胃运动的起搏区域位于胃体中上部大弯侧，胃电活动产生后向远端幽门传递，胃底不会收缩研磨食物。

虽然 PG 和全胃切除术（Total gastrectomy，TG）均可作为上 1/3 的 EGC 的可选择术式，但由于 TG 后常伴随个体质量下降和营养吸收障碍，甚至出现严重低蛋白血症或贫血，而 PG 保留了正常胃肠道解剖结构和部分胃的功能，有利于术后营养的吸收。因此，对于发生于胃上 1/3 的 EGC，更多学者仍推荐采用 PG。但在传统的 PG 中，为保证足够的切缘，上切缘通常位于齿状线以上，切除了贲门及食管下段括约肌，丧失了贲门抗反流的功能，同时胃底和部分胃体被切除，胃的容受性舒张、适应性扩张能力受损，影响胃内压的稳定。相较于正常胃，进食后胃内压显著增高，少量食物即可引起胃内压的显著波动，因此导致严重的食管反流症状。文献报道传统的近端胃癌术后 60%～70% 的患者存在反流性食管炎表现，也成为该术式最棘手的术后并发症，也是该术式目前尚无法被广泛接受的重要原因。同时，迷走神经的切断使近端胃切除术后幽门痉挛的发生率显著增高，这已经被动物生理实验证实。胃的起搏区域在 PG 中也可能被切除，进而引起胃蠕动能力减弱及收缩活动不协调，一个强力收缩来临时，胃窦幽门部可产生高达 472 mmHg 的胃内压。而 PG 尽管切除了大部分泌胃酸区，但已有的研究结果显示 97.6% 的患者术后胃酸分泌在 3 年内恢复正常。因此，分析以上 PG 术后残胃的病理生理变化可以发现，行 PG 术后患者容易发生食管胃反流、反流性食管炎等并发症。反流一旦发生，会不同程度影响患者的生命质量，严重时患者常需要二次手术。同时，反流也增加了吻合口狭窄、残胃癌、食管癌发生的风险。因此，在预防反流性食管炎的同时保留远端胃的解剖生理功能，是上 1/3 的 EGC 功能保留手术所关注的重点，在进行消化道重建时，应根据不同情形设计抗反流手术方式。

PG 手术适应证包括位于胃上 1/3 或食管胃结合部的 EGC，保证下切缘 2 cm 且远端残胃 ≥1/2，术前检查（CT 及超声内镜）未发现淋巴结转移，肿瘤最大直径 ≤4 cm，同时该部位的 EGC 行 EMR 或 ESD 后补救手术也可以选择 PG。PG 需满足切除后残胃有足够的容积，即残胃容量至少达到切除前容量的 1/2。D1 淋巴结清扫范围包括 No. 1、No. 2、No. 3a、No. 4sa、No. 4sb 和 No. 7 组淋巴结，D1＋则是在 D1 淋巴结清扫的基础上加上 No. 8a、No. 9 和 No. 11p 组淋巴结。在行淋巴结清扫时应注意保护迷走神经肝支，后者由迷走神经前干在膈肌裂孔平面发出，沿食管右侧下行，有数个小分支在肝胃韧带紧靠肝下缘走向肝十二指肠韧带，腹腔镜下清晰可辨。不推荐 PG 手术时常规行幽门成形术。

PG 术后消化道重建的理想要求包括：① 有一定容量和储存食物功能的残胃或"代胃"器；② 维持食物通过十二指肠正常生理通道；③ 有效防止胃、十二指肠液反流入食管；④ 控制胃排空或延缓食物过快进入空肠远端；⑤ 尽量保留胃十二指肠、近端空肠的分泌、消化及吸收功能;⑥ 手术操作简单、省时、安全和有效;⑦ 术后能方便对残胃和十二指肠进行内镜下检查。目前主要的消化道重建方式包括分为食管胃吻合、间置空肠和双通道吻合(Double tract reconstruction,DTR)。为了解决 PG 残胃食管吻合引起的食管反流,多年来对于食管胃吻合进行了大量的探索,传统的食管胃后壁吻合术和前壁吻合术的应用均呈逐步减少的趋势,而管型食管胃吻合、食管胃侧壁吻合(SOFY,又称 Side Overlap 吻合)、双肌瓣吻合(Kamikawa 吻合术)成为目前较为主流的食管胃吻合术式。

二、开腹保功能胃癌手术现状及进展

对于传统开腹的 FPG,可以追溯到 1952 年 Wangensteen 首次将 SG 用于胃溃疡的外科治疗,1999 年 Ohwada 等人则采用改良 SG 用于治疗胃中部 EGC,结果显示该术式具有良好的安全性和有效性,并显著改善了患者术后生活质量。

外科学界较为公认的 FPG 是日本 Maki 于 1966 年率先提出的 PPG。当时对于胃溃疡缺乏有效的内科治疗药物,采用外科手术则要求切除包含幽门在内的远端 2/3~3/4 的胃,以切除含有壁细胞、主细胞和 G 细胞的远端胃,避免溃疡的复发。而 PPG 的手术步骤与 DG 基本一致,也需要切除部分远端胃,不同之处在于其保留了距离幽门环近端 1.5 cm 的胃窦部,手术适应证主要包括胃小弯侧或距离幽门较远的良性胃溃疡。术后短期随访结果显示并未出现明显的胃延迟排空以及倾倒综合征,长期随访也无溃疡复发,体现出该手术对于改善远期并发症和 QOL 的优势。但随着 H2 受体阻滞剂和质子泵抑制剂的广泛应用,因溃疡病需要行外科手术的患者越来越少,该手术也逐渐淡出了人们的视野。然而,由于日本在胃癌筛查的普及和推广,胃癌病例数量的增长特别是 EGC 检出率的提高,日本学者针对 EGC 淋巴结转移率和局部复发率低的特点提出了淋巴结清扫范围缩小和(或)胃切除范围缩小的改良胃切除术。PPG 再次进入了日本外科界的视野,由于 PPG 被认为是符合缩小手术治疗原则的手术方式,因此在部分 EGC 患者中得以开展,1991 年 Kodama 等人率先报道了 11 例胃中部 EGC 患者采用 PPG 的回顾性研究,并提出了 PPG 的手术适应证:位于胃中部 1/3 且长径<2 cm 的 EGC,或者位于大弯侧直径 2~4 cm 的 Ⅱa 型黏膜内 EGC。

由于传统胃癌手术在清扫 No.1 和 No.3 组淋巴结时会常规离断迷走神经,而迷走神经功能的缺失会导致术后患者出现消化道功能紊乱、反流性食管炎、胃肠排空障碍、胆汁淤积、胆道结石等并发症,因此 EGC 术中保留迷走神经对减少术后并发症,最大限度地恢复患者的生理功能十分重要。研究表明,保留迷走神经的胃切除术后患者厌食、恶心、呕吐、餐后饱胀感及腹泻的发生率均低于未保留者,同时还显示了更好的术后胃肠道功能恢复。在营养状况和体重恢复等方面,保留迷走神经的患者明显优于未保留者。同时,保留迷走神经肝支可以降低术后胆石症的发生率,减少胰岛素分泌障碍,胃肠道激素也能够很快恢复到正常生理水平,使患者术后肝、胆、胰功能和肠道功能得以良好地发挥,最大限度地保障了消化道的生理功能。伴随着这些新手术和技术开展数量的增加和经验的不断积累,2001 年第一版日本《胃癌治疗指南》中就提出幽门保留和迷走神经保留可以作为缩小手术方式在 EGC 中实施,2010 年第三版日本《胃癌治疗指南》中则进一步明确了 PPG 的手术切除范围、淋巴结清扫规范和手术适应证。随着腹腔镜手术的推广,传统开腹 PPG 也逐步被腹腔镜或机器人 PPG 所替代。

通过长达 10 年的探索和实践,2010 年第三版日本《胃癌治疗指南》中也明确了 PG 的手术适应证、胃的切除范围和淋巴结清扫,且对于 PG 的焦点和热点就集中于抗反流的消化道重建方式。目前有多种基于解剖学生理的抗反流手术方式被提出,这些手术方式可以归纳为以下 3 类:① 缓冲带,包括间置空肠、双通道法、管状胃、重建胃底等;② 重建机械性抗反流屏障,包括双肌瓣法、His 角重建、食管胃侧壁吻合法、胃底折叠术等;③ 加速胃排空,包括幽门成形术和胃空肠吻合术。近年来,腹腔镜辅助和完全腹腔镜的 PG 基本取代了传统开腹 PG,消化道重建也有了更多创新的方式。随着腹腔镜技术的进步、医疗器械的发展,以及 PG 消化道重建抗反流手术方式设计的进步,未来完全腹腔镜 PG 并采用全腹腔镜下消化道重建会越来越多,并逐渐成为主流的手术方式。

三、腹腔镜保功能胃癌手术现状及进展

自 1994 年 Kitano 等人首次报道了腹腔镜辅助下胃远端切除术(Laparoscopic assisted distal gastrectomy,LADG)。至今,腹腔镜手术在胃癌外科治疗领域已得到广泛应用。近年来,随着包括 JCOG0703、JCOG0912、KLASS01 等高质量的 EGC 采用腹腔镜胃癌根治术的临床试验结果的报道,已经较好地证实了腹腔镜下 DG 在 EGC 治疗中的有效性和安全性,自 2014 年第四版日本《胃癌治疗指南》起将 LADG 作为临床 I 期胃癌在日常诊疗中常规选择的手术方式。随着腹腔镜胃癌手术技术的成熟,其优势也逐渐突显,包括创伤小、恢复快、住院天数短,且术后并发症和长期生存均与传统开腹手术无差异,而在 FPG 中,腹腔镜的放大作用更有助于保留神经,与内镜联合更好地实现病灶的局部切除,前哨淋巴结导航手术(Sentinel lymph node navigation surgery,SNNS)则带来更加精准的淋巴结清扫,同时 3D、4K 腹腔镜设备出现并得以在临床应用和推广后,也让 FPG 的微创手术有了质的飞跃与提高。

1. 腹腔镜辅助保留幽门胃切除术

随着腹腔镜手术技术的发展,腹腔镜辅助保留幽门胃切除术(laparoscopy assisted pylorus preserving gastrectomy,LAPPG)成为 PPG 手术的主要手术方式,与完全腹腔镜 PPG 相比,该术式通过上腹部辅助切口将胃拖出体外,术者可以触摸术前胃镜定位的钛夹以明确病灶部位和确定切缘,并完成胃手工缝合,而无需术中胃镜协助,更加方便和经济。同时,其肿瘤学安全性也得到了来自日韩大样本回顾性研究的证实,Tsujiura 等人总结了单中心 465 例行腹腔镜 PPG 患者的临床病理资料,其中采用 LAPPG 占 94.4%,结果显示,5 年生存率及无病生存率均达到 98%,且仅有的 2 例复发病例均非手术区域的局部复发。在韩国,LAPPG 的开展起步虽略晚于日本,但进展神速,来自首尔国立大学 Suh 等人的回顾性研究显示,LAPPG 和 LADG 治疗中段胃早期胃癌的 3 年无复发生存率分别为 98.2% 和 98.8%,无统计学差异。LAPPG 作为微创技术和功能保留手术理念结合的产物,展现了不亚于传统手术方式的长期治疗效果。

由于 PPG 完整保留了幽门及胃窦部的正常解剖生理功能,可以维持食物在胃内的贮存及正常的胃排空过程,显著减少了术后倾倒综合征及胆汁反流性疾病的发生,其优势不言而喻。但不可避免的 PPG 也同样存在着一些问题,其中最主要术后并发症表现为残胃的胃潴留和排空障碍。Kodama 等人的早期报道中出现中重度胃潴留症状的患者比例高达 23%;

Ikeguchi 等人研究发现 PPG 和 DG 在术后 2 年胃潴留症状的主观感受并无差异,但内镜检查 PPG 组(71.4%)残胃内食物潴留发生率远高于 DG 组(15.8%,$P=0.001$);而 Park 等人采用 99 mTc-tin 核素显像检测 PPG 和 DG 术后液体和固体食物的胃排空时间,结果显示两组间液体胃排空时间无差异,但是 PPG 组固体胃排空时间明显长于 DG 组。究其原因,大多数学者考虑可能包括了幽门部血供异常造成局部水肿,胃窦保留过短,迷走神经未能较好保留或失调控等因素。Kiyokawa 等研究发现 PPG 术中保留幽门下静脉能减轻幽门部的水肿,术后能显著降低胃潴留和胃排空障碍。据一份来自日本 148 个外科机构开展 PPG 手术的问卷调查,49.4%的外科医师会在术中常规保留幽门下动脉,另有 44.4%的则会尽可能的保留之。与传统开腹 PPG 相比,腹腔镜 PPG 在幽门下区域的操作对于术者腹腔镜技术和助手协助配合都提出了较高的要求,尤其是区域血管裸化和淋巴结清扫,但其局部放大和清晰显露的优势也能更好地完成血管的保留。值得注意的是,一旦术中出现幽门下血管的损伤,是否必须改为 DG 仍然存在一定争议。庄淳等报道在原有保留幽门下静脉的 PPG 基础上,进一步保留了幽门下静脉远端胃网膜右静脉的第一分支的 PPG 治疗 54 例胃中部 EGC 的回顾性研究,术后发生胃排空障碍 1 例,术后 3 个月采用同位素胃排空闪烁扫描检查和 99 mTc 同位素标记固体试餐,扫描测定不同时间的胃排空率及胃半排空时间,结果显示,核素显像胃半排空时间(99.6±16.2)min,餐后 120 min 胃内残留率(39.5±9.9)%。该术式对术后幽门下静脉回流以及在残胃功能的保护更为确切,从而能改善胃半排空时间及餐后胃内残留率。

而对于胃窦保留长度的争议,目前大多数学者建议在确认切缘阴性的情况下保留 3 cm 以上,尽管有日本学者比较了保留胃窦长度大于 3 cm 和小于 3 cm 患者术后胃潴留和倾倒综合征并未发现差异,但所有入组患者中大多数保留的胃窦长度为 2.5~3 cm,2 组间本身的差异性较小可能是造成阴性结果的重要原因。徐佳等报道的 24 例 LAPPG 也采用了保留胃窦 3 cm 的方法,短期随访尚未见患者出现严重餐后不适或胆汁反流性胃炎的症状。但要强调的是,PPG 术前或术中内镜下肿瘤边缘定位,术中行辅助小切口再次确认肿瘤位置,常规切缘快速冰冻检查都是必需步骤,缺一不可,切不可为了避免术后出现胃潴留而盲目过多地保留胃窦,造成肿瘤学安全无法保证的隐患。

对于迷走神经的保留,主要是基于迷走神经幽门支对于幽门括约肌功能的影响,但目前越来越多的研究发现,无论是迷走神经腹腔支抑或是肝支的保留,对于术后胃潴留并无太大意义。由于迷走神经肝支和幽门支的走行往往在肝胃韧带之中,在腹腔镜下可以非常清晰显露,因此只要避免在离断时损伤,保留并不困难,而腹腔支由于往往和胃左血管伴行,同时 No.7 组淋巴结也属于 D1 淋巴结清扫范畴,故而不强求保留。

2. 腹腔镜-胃镜联合手术和前哨淋巴结导航手术

2012 年 Nunobe 等人提出了 LECS 治疗的概念,即通过 LECS 对病灶范围较广的 EGC 采取腹腔镜辅助下的内镜全层切除。与 ESD 相比,LECS 术中胃壁的全层切除保障了肿瘤垂直切缘的可靠性,而腹腔镜技术可以辅助内镜进行全层切除,缝合胃壁缺损,LECS 已经逐渐在胃的胃肠间质瘤、ESD 手术困难的胃溃疡等疾病中开展,并取得了一定的成果。在 EGC 淋巴结清扫难题中,前哨淋巴结导航手术(Sentinel lymph node navigation surgery, SNNS)为其提供了理论基础。在示踪剂的改良、淋巴结显影技术等不断进步的情况下,

SNNS 技术逐渐得到改进,在东亚地区已经逐步应用于早期胃癌的保功能手术治疗中。前哨淋巴结(Sentinel lymph node,SLN)被定义为原发肿瘤直接联系的第一站淋巴结。目前,用于 SNNS 的常用示踪剂有染料和放射性核素两类。染料包括亚甲蓝、纳米碳、吲哚菁绿等,放射性核素一般是锝标记的各种胶体作为示踪剂。前哨淋巴引流域(Sentinel lymphatic basin,SLB)定义为在染色时被已染色淋巴管道分离开的淋巴区域,胃癌 SLB 近端边界为附着于胃壁上的脂肪组织,远端边界为距胃最远端的已染色淋巴结的胃壁。如果前哨淋巴结未发生转移,则认为无须进一步扩大淋巴结清扫范围。相较于单纯内镜下 ESD 手术,LECS 在最大限度保留胃的正常解剖结构及生理功能的同时,通过胃壁全层切除以及 SLB 活检,提高了早期胃癌患者手术的安全性。然而由于胃癌的淋巴引流具有复杂性、多途性及跳跃性转移等问题,基于 SNNS 的 LECS 手术的安全性仍有待深入探讨。

3. 腹腔镜近端胃切除术(LPG)

目前,腹腔镜技术在上 1/3 早期胃癌中的应用也逐渐受到重视,全胃切除术及近端胃切除术是治疗上 1/3 早期胃癌的主要方式。与全胃切除相比,近端胃切除可以保留部分胃的功能,改善患者的术后营养状况,但是传统的近端胃切除食管残胃吻合会导致反流性食管炎、吻合口狭窄等并发症,严重影响近端胃切除患者术后生存质量。针对此问题,在传统食管残胃吻合的基础上,演化出了多种抗反流手术方式,并逐渐在腹腔镜手术中应用,如双通道吻合手术、双肌瓣吻合、Side overlap 吻合、管状残胃食管吻合术等。但是,全腹腔镜近端胃切除术在切除范围及抗反流消化道重建方式的选择及操作上尚存难点与争议,但是随着高级别临床研究的开展及结果不断揭示,腹腔镜下近端胃切除的临床应用将越来越规范、合理。

4. 3D 腹腔镜保功能胃癌手术

随着微创技术的发展,3D 腹腔镜的出现为外科医生提供了真实的视野和高清晰的图像。3D 腹腔镜与传统腹腔镜相比,其最大优势在于能够还原真实的手术视野,间隙的显露具有层次感,便于保护血管、神经;且成像近似于真实的术野深度,使腹腔镜下缝合打结更加容易,使初学者学习曲线缩短。在进行淋巴结清扫时,可以很好地显示淋巴结、脂肪、筋膜、神经等精细的组织结构,进行立体的解剖和游离,避免手术的副损伤。而在保留功能的胃手术中,这些优势更能为术者带来助力。但是 3D 腹腔镜的双镜头不能像传统腹腔镜那样通过旋转来改变视野角度,术者需要佩戴眼镜完成手术,长时间操作会带来视觉疲劳,也许将来裸眼 3D 技术可能会解决这些问题。

5. 4K 腹腔镜保功能胃癌手术

4K 显像技术是指由美国数字电影推进联盟修订并推出的行业标准,规定数字影院清晰度分为两级,其中较高一级即 DCI 4K(4 096×2 160 像素,每秒 24 帧),其信息量是以往常规高清电视的 4 倍多。鉴于 4K 腹腔镜系统可提供更加高清的手术视野及更为细腻的细节分辨,在膜性解剖层面的把握、细微血管或神经的辨识、淋巴结清扫范围边界的识别等方面,优势更为突出。由于 4K 腹腔镜系统下的清晰度、颜色分辨能力、视觉细腻程度等指标均高于传统高清腹腔镜系统,这一特性可协助术者实施更为精细的手术操作。尤其在 PPG 术中行 No.6 组淋巴结清扫时提高对胃系膜与横结肠系膜融合部的辨认,使得层面的分离更为精准,避免结肠系膜血管损伤影响结肠血供;全程解剖胃网膜右动静脉,并清扫 No.6 淋巴结时,对胰腺组织与淋巴脂肪组织之间的辨别更加清晰确切,可有助于避免对胰腺的误损伤;对位于胃网膜右静脉后方、胰腺表面的胰十二指肠上前静脉分支可更为清晰的辨认和预判,可避免损伤。

尽管 3D 和 4K 腹腔镜手术系统临床应用时间较短,但从现有的临床使用体验和在模拟器上的比较研究来看,与传统的 2D 腹腔镜相比,3D 与 4K 腹腔镜操作的速度和精准性均较 2D 腹腔镜更佳,3D 腹腔镜较 4K 腹腔镜能更好地改善操作技术,但 4K 腹腔镜系统在狭小空间比 3D 腹腔镜系统更具有优势,其高分辨率可增强在狭小空间内的视野纵深感,从而一定程度上补偿立体视野的不足,同时其操作失误率也较 3D 腹腔镜更少。

四、保留幽门的腹腔镜胃癌根治术

1. 适应证与禁忌证

经过近 10 年的探索和研究,日本学者对于 PPG 的适应证和禁忌证进行了不懈的探索,从最早 2001 年第 1 版的日本《胃癌治疗指南》中提出的幽门保留作为缩小手术的手术方式之一在 EGC 中实施,到 2010 年第 3 版日本《胃癌治疗指南》中对 PPG 的适应证、手术切除范围、淋巴结清扫范围等进行了详细的规定。

指南规定,PPG 主要适用于:① 术前评估 cT1N0M0 且肿瘤位于胃中段 1/3 的临床 EGC,且肿瘤远端边缘距离幽门距离>4 cm(肿瘤下缘距离下切缘 2 cm,下切缘距离幽门管至少 2 cm);② 位于以上部位的良性溃疡疾病同样也是 PPG 的适应证之一。现阶段对 PPG 的禁忌证仍有不同观点,日本学者认为 PPG 术后可能引起的幽门功能失调会引起胃食管反流,故术前存在的反流性食管炎、贲门松弛及食管裂孔疝等疾病是 PPG 的相对禁忌证。LAPPG 的禁忌证同其他腹腔镜下胃癌根治术。

2. 围术期准备

除常规上腹部手术的术前检查外,必须在术前对肿瘤准确定位,并对肿瘤分期做准确评估。因此,除常规胃镜及病理学活组织检查外,还需要结合超声内镜、胃 MSCT 或腹部增强 CT/MR,对肿瘤的位置、水平浸润范围、垂直浸润深度,以及淋巴结和远处转移情况做综合评估。尤其需强调的是超声内镜检查在术前分期中的重要作用,应作为 PPG 术前的常规检查。此外,手术前还需准确定位肿瘤的部位及水平浸润范围。对于部分浅表弥散型的 EGC,如普通胃镜无法准确判断肿瘤边缘,建议使用放大胃镜结合窄带成像技术确定病灶边缘与幽门的距离,并在病灶近端、远端分别予钳夹金属夹定位(推荐),以利于术中切缘判断。

术后注意事项基本同腹腔镜胃癌根治手术,注意观察术后胃肠道功能恢复情况,警惕术后腹腔内出血、感染。此外,建议监测残胃排空及幽门括约肌功能。

3. 体位、手术步骤、关键手术步骤图片

(1)体位

分腿大字形体位,左右下肢各向两侧分开 30°,以与会阴形成的夹角位置正好能站入一人为宜,头高脚低倾斜 20°~30°。

术者左右站位皆可,根据各中心的操作习惯,第一助手站于术者对侧,扶镜手站于双腿

之间,以便于腹腔镜下大多数步骤的操作,在进行胃大弯侧 No.4sb 组淋巴结清扫时,如有需要可按手术医师的不同习惯调整至患者右侧或双腿中间站位。

(2) 手术步骤和关键手术步骤图片

采用常规腹腔镜辅助胃癌手术的五孔法操作。进镜后腹腔顺序探查,进一步确认病灶无浆肌层浸润,胃周淋巴结无明显肿大,及腹腔盆腔无转移。

幽门下区 No.6 组淋巴结清扫是 LAPPG 的重点和难点。该组淋巴结位于胃网膜右动脉根部至胃大弯方向第 1 分支右侧淋巴结及胃网膜右静脉与至胰十二指肠前上静脉合流部淋巴结(含合流部的淋巴结),最新的第 15 版日本《胃癌处理规约》根据淋巴结与相应血管的解剖关系,将 No.6 组淋巴结分为 No.6a、No.6v 和 No.6i 亚组淋巴结。操作时助手将胃大弯侧提起,术者沿胃体胃网膜右血管弓下约 3 cm 切开胃结肠韧带,显露胃后壁及胰腺(图 15-34),然后向右离断胃结肠韧带,沿胰腺下缘解剖胃结肠系膜融合区至十二指肠降部外侧缘,充分显露胰头十二指肠轮廓(图 15-35)。循 Helens 干找到胃网膜右静脉起始部,开始清扫幽门下区淋巴结(图 15-36):① 幽门下中央区:助手将胃窦部提起,垂直显露胃网膜右静脉走向,术者从胃网膜右静脉根部起,由近端向远端紧贴血管剥离血管周围脂肪结缔组织,同时清扫 No.6v 组淋巴结,至幽门下血管汇合处(图 15-37);② 幽门下外侧区:助手向上提起胃窦大弯侧及十二指肠球部,术者从距离幽门约 3 cm 胃窦大弯侧起,由远端向近端仔细解剖裸化幽门下分支血管,同时清扫 No.6i 组淋巴结,直至幽门下血管起始部,与中央区清扫区域汇合

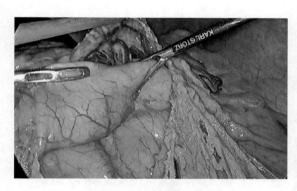

图 15-34　显露胃后壁

(图 15-38);③ 幽门下内侧区:助手将胃窦后壁提起,术者切开胃胰皱襞,显露胃网膜右动脉起始部,紧贴动脉由近及远清扫 No.6a 组淋巴结,最终与幽门下中央区及外侧区区域汇合(图 15-39),完成以上清扫后,在胃网膜右血管发出第 1 支分支血管远端处钳夹切断并行的胃网膜右动静脉主干(图 15-40)。注意:如果在进行幽门下区淋巴结清扫时损伤了幽门下区的血供(胃网膜右动静脉或幽门下动静脉),建议改行 DG。

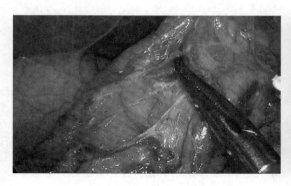

图 15-35　显露胰头十二指肠轮廓

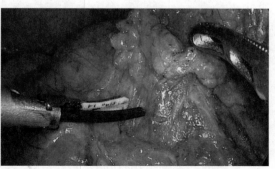

图 15-36　循 Helens 干找到胃网膜右静脉起始部

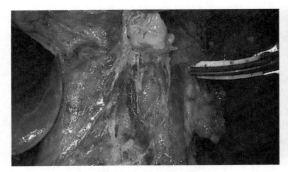

图 15-37　幽门下中央区清扫

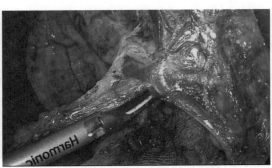

图 15-38　幽门下外侧区清扫

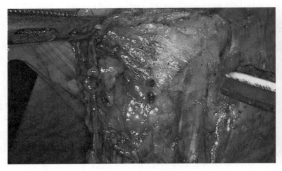

图 15-39　幽门下内侧区清扫

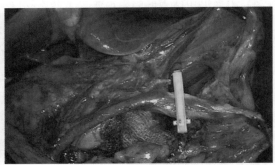

图 15-40　切断胃网膜右动静脉主干

　　向左离断胃结肠韧带，沿胰腺下缘解剖至脾下极，显露脾血管，并在脾血管分出脾下级分支后，于远端离断胃网膜左动、静脉，同时清扫 No.4sb 组淋巴结（图 15-41）。然后沿胃网膜左血管离断脾胃韧带至胃大弯，由左向右裸化胃大弯至胃中下 1/3 交界部，同时清扫 No.4d 组淋巴结（图 15-42）。

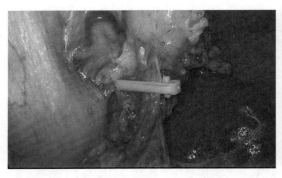

图 15-41　离断胃网膜左动静脉，清扫 4sb 组淋巴结

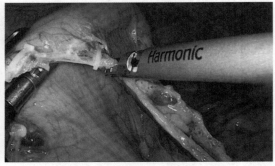

图 15-42　清扫 4d 组淋巴结

　　胰腺上缘 No.7、No.8a 和 No.9 组淋巴结的清扫与常规 LADG 相同。助手拉紧胃胰襞中的胃左血管蒂并将胃体挡向前上方，同时术者将胰腺向下牵拉，显露胰腺上缘。进入胰腺上缘的胰后间隙脉络化腹腔动脉的三大分支，并于根部夹闭离断胃左血管，同时清扫 No.7、No.8a 和 No.9 组淋巴结。在清扫 No.8a 组淋巴结时需要注意清扫范围不要超出肝总动脉

发出胃十二指肠动脉的远端区域,以免损伤胃窦部小弯侧神经血管丛。此外,在保证彻底清扫 No. 7 组淋巴结的前提下,可选择性保留迷走神经腹腔支。

　　助手挡开肝脏脏面,显露小网膜,术者沿胃右血管、肝十二指肠韧带肝动脉左侧及迷走神经肝支下方离断小网膜囊(图 15 - 43)。迷走神经肝支在腹腔镜下很容易辨识,但须注意部分患者迷走神经肝支呈多支状,术中须注意保护。此外,为避免超声刀的热损伤,建议切开小网膜囊时,超声刀刀头距离迷走神经 5 mm 以上。在迷走神经肝支起始部远端离断迷走神经胃前支(图 15 - 44),并沿胃小弯清扫 No. 1 和 No. 3 组淋巴结,而 No. 5 和 No. 12a 组淋巴结不做清扫。在距离幽门近端约 3 cm 处钳夹并切断胃右动脉主干(图 15 - 45),保留胃窦小弯侧血供及迷走神经幽门支的支配。

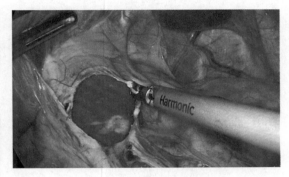

图 15 - 43　离断小网膜囊

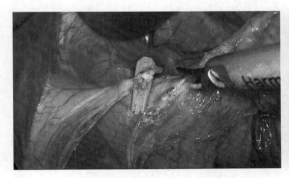

图 15 - 44　离断迷走神经胃前支

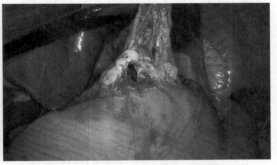

图 15 - 45　切断胃右动脉主干

　　完成腹腔镜下清扫后,于剑突下正中做 5 cm 切口,逐层进腹,置入可伸缩性伤口保护圈,将游离好的胃拖出,触摸术前定位的金属夹,明确肿瘤位置,如术中难以判断肿瘤位置,建议行术中胃镜检查确认安全切缘。刻度尺测量肿瘤下缘距幽门的距离(图 15 - 46),在距幽门 2～3 cm 处断胃。为减少术后发生胃排空障碍的风险,应尽量保留充足的胃窦长度,如条件允许,以保留 3 cm 以上胃窦为宜,但同时须保证切缘距离肿瘤远端边缘 2 cm(图 15 - 47)。注意断胃时避免组织钳直接钳夹胃窦部,以免造成胃窦部水肿;然后距离肿瘤近端边缘 2 cm 以上横断切除标本;Kocher 钳自大弯侧横向钳夹胃体 4～5 cm,横断后以备吻合(图 15 - 48),然后以直线切割吻合器切断并关闭剩余胃体至小弯侧(图 15 - 49)。近端及远端切缘分别送术中冷冻病理检查,如术中冷冻病理检查示切缘阳性,建议改行 DG。

　　在确认肿瘤已根治性切除后,使用 3 - 0 可吸收缝线行残胃端端吻合(图 15 - 50)。按照《腹腔镜胃外科手术缝合技术与缝合材料选择中国专家共识(2021 版)》的建议,胃胃吻合可以采用浆膜对合法(如 Albert - Lembert 法)和重视黏膜下层愈合的对端对合法(如 Gambee 法)等。远、近端残胃吻合口对合,大、小弯侧浆肌层缝牵引线,在后壁距断缘 0.5 cm 处用

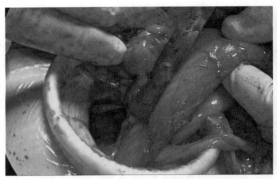

图 15-46　测量肿瘤下缘距幽门的距离

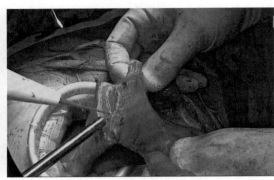

图 15-47　距幽门 3～5 cm 处断胃

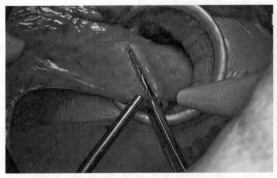

图 15-48　Kocher 钳自大弯侧横向钳夹胃体

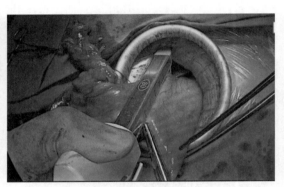

图 15-49　侧侧吻合器切断并关闭剩余胃体

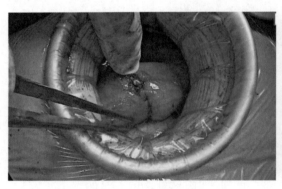

图 15-50　残胃端端吻合

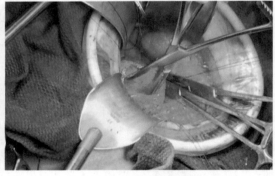

图 15-51　卵圆钳扩张幽门部

3-0 可吸收缝线行浆肌层缝合(Lembert 缝合)5～6 针,其后,用 3-0 可吸收缝线行间断或连续全层缝合(Albert 缝合)。前壁以 3-0 可吸收缝线全层间断缝合或全层连续缝合后,以3-0 可吸收缝线间断或连续浆肌层缝合。两种缝合方式中,浆膜对合法具有止血佳、抗张力强的特性,此法简便、安全,但是内翻过多易致术后产生狭窄,对端对合吻合法是胃肠道切缘断面的各层对合缝合法。由于层层对合,黏膜下层对接,富含血管网络的黏膜下层内能够早期建立血液循环,易于血管愈合及组织修复愈合,且各层能良好对接愈合,不会产生不良肉芽和黏膜面的溃疡,因此,狭窄及漏的发生率较低。同时,在缝合前建议使用卵圆钳适当扩张幽门部(图 15-51),可能对降低术后近期胃潴留发生率有一定作用。

如果实施完全腹腔镜保留幽门胃切除术（Totally laparoscopic pyloric preserving gastrectomy，TLPPG），胃胃吻合通常以机械吻合为主，共同开口关闭、吻合口加固、胃残端加固等环节中辅以腹腔镜下手工缝合。术者通常位于患者左侧，使用直线切割吻合器（长度60 mm 钉仓）行远、近端胃胃吻合，吻合时应注意吻合线与远端残胃断端的距离，避免缺血三角的形成。首先，将远、近端残胃的断端大弯侧胃壁各开一小口。远端残胃系幽门管，管壁肥厚，开口有时困难，可以在闭合钉线的大弯侧尖端切开。分别将直线型切割吻合器两臂置入远、近端残胃胃腔，将两侧的胃后壁对合，击发完成吻合，腹腔镜直视下观察吻合口大小及有无出血、有无误入夹层，共同开口可用直线型切割吻合器闭合或手工缝合。闭合后注意断端和后壁吻合部之间形成的三角形夹角的血运状态，必要时加针缝合，保证远端残胃的血供。共同开口的手工缝合可选择 3-0 螺旋倒刺线进行连续缝合，也可选择 3-0 可吸收缝线进行间断缝合。可根据手术中实际需要或术者习惯，决定是否对机械吻合后的胃-空肠吻合口进行加固缝合，建议选择间断缝合。对于吻合线有出血点处予以 3-0 可吸收缝线间断缝合。

| 第十六章 |

ERAS 在胃癌手术中的应用

目前,根治性手术治疗是治愈胃癌最有效的手段。传统手术观念强调围手术期长时间禁食、禁水和大量外周静脉补液,保证患者麻醉安全,这不仅不利于患者的早期康复,而且也造成医疗资源的浪费。近 20 年来,随着微创外科技术的发展、加速康复外科理念的兴起,胃癌的治疗正朝着微创化、精准化和功能化的方向迅速发展,患者的生活质量大幅度提高,术后并发症减少,加速了患者的康复。本章集中探讨加速康复外科在胃癌中的应用,分析加速康复外科对胃癌患者长期生存和预后的影响。

第一节　ERAS 概述

一、加速康复外科的概念

加速康复外科(Enhanced recovery after surgery,ERAS)是指采用一系列优化措施,以循证医学证据进行围手术期管理,以减少手术患者的生理及心理的创伤应激,使患者达到快速康复的目的。因此,整个治疗过程更快捷、更安全、更愉快。

ERAS 一般包括以下重要内容:① 充分的术前患者教育和沟通;② 加强麻醉、围手术期镇痛和手术管理,减少手术创伤、应激反应、疼痛及副反应;③ 优化术后康复治疗,包括早期下床活动和早期肠内营养。良好和完善的组织实施是保证其成功的重要前提,ERAS 需

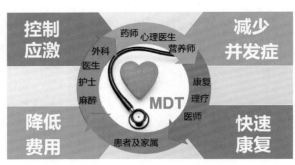

图 16-1　加速康复外科的概念

要多学科团队(Multi-disciplinary Team,MDT)共同完成,不仅包括外科医师、麻醉医师、护理团队、心理医师、营养师、药师共同合作,也包括患者及家属的积极参与。通过这种 MDT 团队合作,更能发挥 ERAS 的好处,如创伤性压力控制、减少术后并发症、降低医疗费用,减轻社会、家庭负担,缩短住院时间,最终达到快速康复的目的(图 16-1)。

二、ERAS 国内外发展现状

目前,ERAS 已成为 21 世纪医学的最新理念和治疗康复模式,并在胃肠外科、骨科、乳

腺外科、肝胆外科、心胸外科、妇产科等多个外科领域成功开展和推广。欧洲 ERAS 学会制订了与结直肠癌、胃、胰十二指肠手术相关的共识和指南。其在胃肠道手术及肝脏手术领域应用尤为广泛。我国至今已有多个 ERAS 相关学术团体成立,并召开了相关学术会议。多个国内专家共识的发布预示着我国 ERAS 的发展已经开始从起步阶段迈入加速发展阶段。目前,尽管国内外关于 ERAS 的临床报道日益增多,但尚无统一的治疗规范,实际应用中也有许多因素限制其发展,其中传统模式是导致其推广困难的重要原因之一。自 ERAS 模式提出以来,国内发展形势并不乐观,作为一种标准模式仍存在争议。在临床实践缺少评估 ERAS 的有效指标。目前,临床评估体系都集中在计算平均住院天数,但对于主要并发症的预防并无改善。此外,尚缺乏高质量的 RCT 临床研究支持 ERAS 的循证医学证据。ERAS 能缩短平均住院天数,从中体现出了巨大的经济效益。作为多模式优化方案,ERAS 对于平均术后住院天数的缩短就是其有效性的体现,但随着 ERAS 实践应用的不断深化,只有大胆探索和优化有针对性的个体化 ERAS 方案,才能真正实现术后快速康复的目标。

三、ERAS 临床应用现状

ERAS 的施展始自心脏手术,已在许多择期手术中取得成功,其中以结肠切除手术最为成功。另外成功应用的有骨科、泌尿外科、妇科等手术中。大多研究结果肯定了快速康复外科的效果,如可以缩短住院日、减少并发症、降低再住院率。与传统方法相比,快速康复计划对器官功能有保护及促进作用,其优点有早期下床活动,可以更好地维护术后肌肉功能;术后早期的口服营养摄入,保护胃肠道的黏膜屏障功能;减少术后肺功能的损害;早期恢复胃肠蠕动功能,增加患者活动能力;增强心血管功能。快速康复计划还在提高患者的医疗满意度的同时减少了治疗费用。

第二节　ERAS 在胃癌中的应用和发展

一、加速康复外科在胃癌中的应用

20 世纪 90 年代末,北欧提出了一项针对结直肠癌患者的围手术期管理计划。基于循证医学证据通过多学科讨论的方法解决各种临床问题,该计划旨在减少术中组织损伤和手术并发症,增强恢复力,缩短住院时间,提高安全性,并降低成本。该计划在欧洲逐渐流行,2001年欧洲临床营养与代谢学会(ESPEN)组织了一个研究小组,2002 年 ESPEN 会议中首次使用了"加速康复外科(ERAS)"一词。2009 年,ERAS 研究小组将这一系列想法总结为共识指南。

最初,ERAS 计划是为结直肠手术方案开发的,但该想法却早已应用于其他类型的外科手术。2012 年,ERAS 研究小组发布了结肠外科、盆腔手术和胰十二指肠切除术指南。2014年,同一小组宣布了胃癌手术指南,此后,ERAS 围手术期管理的理念逐渐传播。ERAS 协议的原则如前所述,有许多术语表达了类似的概念,如快速通道计划/手术、强制多模式康复计划、增强康复计划、加速康复护理等。这些概念包括许多元素,它们之间的区别是模糊的,可以将每种对患者有益的行为视为 ERAS 的一部分。

二、胃切除术后的加速康复外科共识指南

1. 关于准则

如上所述,ERAS 研究小组于 2014 年发布了"胃切除术后的加速康复外科共识指南(以下简称"指南")。该指南由两部分组成:"特定程序"指南和"一般(非特定程序)增强恢复项目",后者与 ERAS 胰十二指肠切除术指南相同。在具体操作指南中,以下八个要素被列为胃切除术的特定要素:"术前营养""术前口服药物营养""胃切除术的通路""伤口导管和腹横平面阻滞""鼻胃管/鼻空肠减压""吻合口周围引流""术后早期饮食和人工营养"和"审计"。

2. 术前营养/药物营养

关于术前营养/药物营养,指南总结说,常规使用术前人工营养是不必要的,术前口服药物营养的益处是有争议的。然而,指南描述了识别营养不良患者并为这些患者提供肠内营养的必要性。2017 年发表的 1 项关于术前营养对胃癌患者影响的前瞻性研究表明:与营养充足的患者相比,营养不良患者的切口感染率更高,3 年总生存率和无病生存率更低。这些发现表明,正如指南所主张的那样,应针对胃癌患者术前营养不良的状况优化管理。

围手术期免疫营养被认为有可能调节手术引起的全身炎症反应。来自日本的 3 项前瞻性随机试验于 2010 年前后发表。Okamoto 等人报道术前补充精氨酸和 ω-3 脂肪酸的免疫营养减少了全身炎症反应综合征(SIRS)的持续时间,并降低了术后感染的发生率。Mochiki 等人报道谷氨酰胺可作为胃切除术后的运动恢复剂。然而,Fujitani 等人报道,术前肠内免疫营养在胃癌患者的早期临床结果或全身急性期反应的改变方面没有显示出任何明显的优势。近年来,有 3 篇关于胃癌手术患者肠内免疫营养的荟萃分析和 1 篇关于胃癌患者围手术期营养的综述文章。这些文章引用了上述文章,表明围手术期,包括术前,营养支持加或不加免疫刺激营养素,对于增强患者免疫力和减轻炎症反应是有效的。然而,没有明确的证据表明上述措施可以改善胃切除术后患者的临床预后。正如指南所述,对于这一患者群体仍然没有足够的证据,需要进一步研究。

3. 胃切除术入路

最初的 ERAS 计划包括"短切口"。在 ERAS 方法下,腹腔镜胃切除术是优先考虑的。然而,肿瘤学意义上,腹腔镜手术不允许在所有胃癌病例中进行。关于早期胃癌,1 项多中心随机对照试验(RCT)描述了腹腔镜远端胃切除术的短期结果,以及 1 项关于腹腔镜远端胃切除术长期预后的荟萃分析在指南发布后发表。3 项荟萃分析比较了腹腔镜与开放式全胃切除术,结果表明:至少在早期胃癌远端胃切除术的病例中,腹腔镜手术的结果似乎与开放手术的结果相当;尽管存在一些相关的技术困难,腹腔镜下全胃切除患者表现良好预后。关于进展期胃癌腹腔镜胃切除术的长期预后,1 项多中心回顾性研究、3 篇综述和两项荟萃分析在指南后发表,结果发现腹腔镜胃切除术和开腹胃切除术的长期预后没有显著差异。研究进展期胃癌腹腔镜胃切除术长期预后的大规模、多中心随机对照试验正在进展中。

4. 鼻胃/鼻空肠减压术

关于鼻胃管/鼻空肠减压,指南强烈建议在胃外科 ERAS 方案的制定中不要常规使用鼻

胃管/鼻空肠管。9 项随机对照试验和 2 项荟萃分析作为本建议的依据,尽管证据水平并不高。另外多篇 RCT 和荟萃分析研究表明:胃癌手术后不需要常规放置鼻胃管/鼻空肠管。

5. 吻合口引流

关于吻合口周围的引流,指南建议避免使用腹部引流,以减少引流相关并发症的风险,缩短胃切除术后的住院时间;然而,这项建议仅基于两项荟萃分析,该两项分析仅纳入了约 400 例胃切除术。我们没有发现其他新的 RCT 或有关胃切除术后腹部引流管放置的荟萃分析,虽然有几篇 2014 年以后发表的回顾性分析论文,但它们都表明腹腔引流管放置是不必要的或仅在高危病例中才需要。

如前所述,没有找到任何关于腹腔引流管放置的 RCT 或荟萃分析。这是否表明胃切除术后不放置腹腔引流管已被普遍采用? 答案可能是否定的。有很多关于"引流淀粉酶"的论文,最近 3 项关于引流液淀粉酶水平测量的回顾性研究表明:引流液中淀粉酶水平的测量可以有助于胰瘘的早期发现,但没有证据表明它有助于改善患者的短期预后。外科医生可能会认真考虑胰瘘导致 D2 手术后的死亡率;然而,在西方国家标准的 D0 或 D1 手术后,很少观察到胰瘘。尽管西方和亚洲一些研究表明胃切除术后放置腹腔引流管基本上是不必要的,甚至是有害的,但如果没有更先进的证据证明 D2 手术后"无引流管"的益处和风险,则"无引流管"将不会被接受。

6. 术后早期饮食和人工营养

关于术后早期饮食和人工营养,指南的建议似乎具有挑战性。尽管指南没有明确说明胃切除术后何时开始恢复饮食,但指南仅基于以下事实支持胃癌手术后早期食物摄入——即没有试验报道早期食物摄入导致任何不良事件。对于接受全胃切除术的患者,指南建议从术后 1 天起随意提供饮料和食物。对于营养不良或术后 1 周内未达到预期摄入量 60%的患者,指南建议给予个体化营养支持。有 1 项关于胃切除术后早期饮食的 RCT 和 3 项回顾性研究发表于 2014 年或之后,其中 2 项聚焦于全胃切除术,所有 4 篇论文都提到胃切除术后早期口服营养的可行性和安全性。

第三节　胃癌手术 ERAS 的现状和未来前景

关于 ERAS 方案在胃癌手术领域的现状,2017 年以来发表了四项荟萃分析。Li 等人关注腹腔镜胃切除术患者 ERAS 的结果,认为 ERAS 有助于缩短腹腔镜胃切除术患者的术后住院时间,加快术后恢复,并在不增加并发症或再住院率的情况下降低成本。Ding 等人和 Wang 等人重点关注接受胃切除术患者的 ERAS 结果。Ding 等人表明 ERAS 有助于改善术后炎症反应,但增加了再入院率,术后并发症没有显著差异。相比之下,Wang 等人表明,ERAS 可加速康复、减少手术损害和医疗费用、改善营养状况并提高胃癌患者的生活质量。

几乎所有这些研究都表明 ERAS 方案有助于降低成本和缩短住院时间,而不会增加手术并发症的发生率,这表明 ERAS 在胃癌手术中是有效的。这些发现表明,ERAS 方案在胃切除术中的作用得到了广泛认可。

| 第十七章 |

胃癌远处转移研究现状与临床治疗进展

第一节 胃癌肝转移的研究现状与临床治疗进展

胃癌主要的死亡原因包括局部复发、腹膜播散、直接侵犯其他器官或广泛的远处器官转移。其中肝转移是晚期胃癌的重要表现之一，预后较差。肝脏是晚期胃癌血行转移最常见的器官，有 4%～14% 的胃癌患者在初诊时出现肝转移。胃癌肝转移（Gastric cancer with liver metastasis，GCLM）通常分为 2 种类型：一种是同时性转移，定义为手术前、手术中或胃切除术后 6 个月内发生的转移；另一种是异时性转移，定义为至少在胃切除术后 6 个月以后发生的转移。近 5%～10% 的胃癌患者在诊断时就存在同时性 GCLM，而原发性胃癌在"治愈性"切除术后约有 27% 发生异时性 GCLM。

美国国家癌症综合网络（NCCN）的临床实用指南显示，GCLM 是胃癌Ⅳb 期疾病，属于不可切除肿瘤。传统治疗方案主要是全身化疗，包括 CF 方案（顺铂和氟尿嘧啶）和 ECF 方案（表柔比星、顺铂和氟尿嘧啶）等。近年来，晚期胃癌的化疗方案取得了一系列进展，例如，对于 HER-2 阴性的晚期胃癌，SPIRITS 试验的结果揭示了 S-1 加顺铂治疗晚期胃癌优越于 S-1 单独使用；G-SOX 试验的结果发现 S-1 加奥沙利铂治疗晚期胃癌与 S-1 加顺铂的疗效相当，但前者的毒性更小、应用更方便；对于 HER-2 阳性的晚期胃癌患者，ToGA 试验的结果发现，由卡培他滨或氟尿嘧啶加顺铂联合曲妥珠单抗组成的化疗方案可能是潜在的治疗方案。尽管在化疗和分子靶向生物治疗方面取得了巨大的进展，但直至目前，GCLM 的中位生存期仍徘徊于 1 个月左右。鉴于 GCLM 患者较差的预后困境，临床迫切需要制定更好的治疗策略。

手术治疗对结直肠癌肝转移患者具有较好的生存获益。与结直肠癌肝转移相比，GCLM 表现出更强的全身性侵袭行为。根据 NCCN 指南，手术治疗仅用于缓解严重的胃肠道症状，例如顽固性出血或梗阻。然而，对于潜在可切除的 M1 期胃癌，日本胃癌协会委员会指南更倾向于手术治疗 GCLM。最近的研究表明了手术治疗在 GCLM 患者中的应用前景，患者的中位生存期为 9～67.5 个月，5 年生存率为 0～42%。本章旨在总结手术策略在 GCLM 患者中的最新研究和潜在应用。

一、手术切除在胃癌肝转移中的争议

客观评估 GCLM 手术切除的数据对于研究 GCLM 的治疗策略至关重要。尽管一致推

荐手术缓解严重的胃肠道症状,但手术在 GCLM 中的实用性仍存有很多的争议。已发表的文献中有对手术切除的不一致和相互矛盾的看法。

相比于单独使用化疗,一项临床实验未能提高胃切除术联合术后化疗的晚期胃癌患者的总生存率(OS)(14.3 个月 VS. 16 个月)。然而,另一项临床研究(AIO - FLOT3)的证据显示不同的结果:与仅接受化疗的患者相比,接受新辅助化疗后手术切除的患者有更好的 OS(22.9 VS. 10.7 个月)。值得注意的是,REGATTE 实验的设计在一些方面不同于 AIO - FLOT3 实验,可能会影响实验结果。首先,大多数参加 REGATTA 实验的患者伴有腹膜转移,被认为是晚期胃癌预后最差的一种。第二,REGATTA 实验中的手术仅限于 D1 淋巴结清扫术,而在 AIO - FLOT3 实验中,手术采用胃切除术和 D2 淋巴结清扫术,该术式被推荐用于全胃切除术和次全远端胃切除术。第三,与 REGATTA 实验中采取的胃切除术加化疗相比,AIO - FLOT3 实验治疗计划中采取的是新辅助化疗和化疗后手术切除。总的来说,上述证据揭示了手术治疗在 GCLM 患者中应用的关键因素,包括患者选择、手术方式和治疗方案。

二、胃癌肝转移手术的潜在优势

胃癌肝转移患者现有的手术证据主要依赖于系统性回顾研究和较少的前瞻性研究。2000 年以后发表的数据显示 GCLM 手术切除后显著的预后益处,主要原因包括诊断准确、围术期营养支持、麻醉技术、手术方式、术后并发症处理和术后恢复的进步。

最近,一项大型回顾性研究显示对于特定的 GCLM 患者,接受手术有较好的生存获益。Nishi 等人表明在选定的 10 个患者中,GCLM 肝切除术后 1 年和 3 年生存率分别达 88.9% 和 17.8%,MST 达 2.5 个月,且无术后死亡。同时,英国的一项全国性回顾性研究也表明,胃切除术联合肝切除术治疗同步性 GCLM 可能会给特定患者带来生存益处。Kaplan - Meier 曲线分析显示,因肝转移选择胃切除术和额外肝切除术患者的生存率与无肝转移的胃切除术患者(胃癌组)的生存率相似($P=0.196$),并且与肝转移行胃切除术而没有肝切除术的患者(GGNH 组)($P<0.001$)和没有进行手术的 GCLM 患者(GNS 组)($P<0.001$)相比,生存率有所提高。对于死亡率,GGH 组和 GGNH 组的 30 天死亡率相似($P=0.246$),而前者显著改善了 90 天死亡率($P=0.009$)、1 年死亡率($P<0.001$)和 5 年死亡率($P<0.001$);在四组中,GNS 组的 30 天、90 天、1 年和 5 年的总生存率最低和死亡率最高($P<0.001$)。该研究认为,对于 GCLM 患者而言,胃切除术联合额外手术切除肝转移灶优于姑息治疗或不切除肝转移灶的胃切除术。

为了全面评估手术在 GCLM 患者中的应用,许多研究人员进行了系统性回顾分析。Liao 等人发起的回顾性分析包括八项非随机研究,纳入 677 名 GCLM 患者。与接受姑息治疗的患者相比,接受胃切除联合肝切除术患者的中位 OS 时间显著延长(23.7 个月 VS. 7.6 个月),2 组 1、2 和 3 年的生存率分别为 69.40%、33% 和 28.4%。与姑息治疗相比,肝切除术 1 年(OR 0.17,$P<0.001$)和 2 年(OR 0.15,$P<0.001$)的死亡率显著降低。由于疾病阶段的差异、化疗方案的差异以及外科医生的手术偏好,西方国家接受肝切除术的患者在 1 年(60% VS. 76%)、2 年(30% VS. 47%)和 3 年(23% VS. 39%)的中位 OS 率

更低。

大多数关于 GCLM 患者手术切除的已发表论文来自回顾性数据,迄今为止只有 4 项随机对照试验(RCTs)研究了手术对 GCLM 患者的作用。REGATTA 试验是第一个比较 GCLM 患者胃切除术后化疗与单独化疗 OS 的 RCT。该试验的中期分析结果否定了姑息性胃切除术后化疗的生存获益,这导致该试验在 2016 年中断。然而,AIO - FLOT3 试验通过严格的纳入标准、标准的手术方法和治疗方案,使得该结果与 REGATTA 试验的结果相反。AIO - FLOT3 试验在接受新辅助化疗并随后接受手术切除的 GCLM 患者中显示出良好的生存率,这为正在进行的 AIO - FLOT5 试验(NCT02578368)提供了依据。与 REGATTA 试验相比,AIO - FLOT5 试验排除了临床可见的腹膜肿瘤和 $>$P1 腹膜肿瘤的患者,采用包括标准化淋巴结切除术在内的原发肿瘤完整切除术(R0 和 $\geqslant$D2),并调整化疗和手术的顺序。如果这项试验被证明是有效的,它可能会建立新的治疗标准。另一项正在进行的试验 SURGIGAST(NCT03042169),旨在比较姑息性手术切除加化疗与单独化疗治疗包括 GCLM 在内的 IV 期胃癌 OS,目前尚未招募患者。

尽管胃切除术联合肝切除术在 GCLM 患者中比非切除治疗有显著的生存获益,以及化疗后手术优于单独化疗,但必须强调的是,大部分数据来自回顾性研究和系统综述。因此,需要等待来自 AIO - FLOT5 试验和 SURGIGAST 试验的结果数据来证实回顾性研究和系统综述的结论。

三、胃癌肝转移的预后因素和患者选择

大量已发表的关于 GCLM 手术的文献说明了手术优势。然而,并非每个患者都能从手术中获益。因此,确定适合根治性手术的 GCLM 患者至关重要。

最近,在一项多中心回顾性研究中,Tiberio 等人比较了根治性手术与姑息性胃切除术在 GCLM 中的应用,其中根治性手术在 5 年生存率方面取得了比其他手术更好的长期结果(分别为 9.3、2.1 和 0)。鉴于此,他们通过系统地调查患者相关、胃癌相关、转移相关和治疗相关的预后因素,进一步确定了根治性手术的最佳人选。结果证实原发肿瘤浸润深度($P<$ 0.001),治愈性手术方式(R0 切除;$P=0.001$),肝脏受累时间($P<0.001$)和辅助化疗($P<$ 0.001)与长期生存独立相关。特别是在 R0 切除中,结果表明它可以显著降低肝转移胃癌患者的复发,即使是肝双叶多发散在转移的患者。

同样,基于真实世界的数据,涉及 1 792 名晚期胃癌、远端食管或胃食管交界患者的 AGAMENON 登记结果显示,转移灶切除术后的 3 年生存率高于未进行转移灶切除(30.6% VS. 8.4%;$P<0.001$)。此外,研究显示,开始化疗和手术之间不合理的间隔时间似乎会使结果恶化,研究推荐将 5 个月作为新辅助化疗和手术的时间间隔,这与 AIO - FLOT3 试验一致。

此外,Takemura 等人报道了 64 名 GCLM 患者实现完全切除(R0 或 R1)的 5 年总生存率为 37%,MST 为 34 个月。64 例患者中,肝转移最大直径 >5 cm 者 50 例,直径 $<$ 5 cm 者 14 例($P=0.07$)。结果表明,肝转移最大直径 >5 cm 的患者长期生存率较差($P=0.018$)。

通过多变量分析,大多数确定的预后因素与已有文献报道相似,大致可分为 5 个主要类别,包括原发肿瘤相关、肝转移相关、肝外转移相关、治疗相关和其他。然而,这些因素主要是从单中心或多中心的回顾性研究中确定,需要在前瞻性临床研究中进一步证实其预后作用。

四、不同分类的胃癌肝转移手术治疗

尽管 Lauren 分类和 WHO 分类为主要的胃癌病理分级分类,但它们不足以指导个性化治疗,尤其是在 GCLM 中。因此需要对 GCLM 进行新的分类评估。

参考 GCLM 的临床研究和Ⅳ期胃癌分类,我们将 GCLM 患者分为三类,如图 17 - 1。首先,根据多学科治疗制定临床决策分析,GCLM 可分为潜在可切除肿瘤(Ⅰ类)、边缘可切除肿瘤(Ⅱ类)和不可切除肿瘤(Ⅲ类)。例如,在分类过程中,肉眼可见的腹膜播散被认为是一个重要因素,因为腹膜播散或腹膜细胞学阳性的患者预后明显较差。二是推荐Ⅰ类患者手术后化疗或新辅助化疗联合手术治疗。建议Ⅱ类患者在联合化疗后采用以 R0 切除为目标的转化治疗。Ⅲ类患者在某些情况下也有胃肠道梗阻或出血,建议接受姑息性手术治疗。

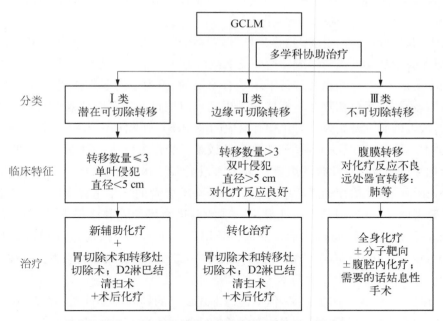

图 17 - 1 肝转移胃癌的手术策略、临床特征和治疗方法

五、不同类型胃癌肝转移的手术策略

1. 可切除的肝转移手术(Ⅰ类)

潜在可切除的肝转移(Ⅰ类)的特点是<5 个转移灶(孤立转移更好),最大转移灶直径<5 cm,转移发生在一个肝叶,这被认为是技术上可切除的转移。对于符合Ⅰ类定义特征

的患者,临床试验和回顾性研究的证据建议他们接受新辅助化疗,然后进行 R0 肝转移切除术。Komeda 等人表明接受胃切除术和根治性肝切除术的 GCLM 患者的总体 5 年生存率和 MST 分别为 40.1% 和 22.3 个月。尤其是最大肝转移灶≤5 cm 的患者,其 5 年总生存率高于最大肝转移灶>5 cm 的患者(51.7% VS. 14.3%)。

同样,在一项涉及 49 名同时性 GCLM 患者的前瞻性比较研究中,Li 等人比较了原发肿瘤和肝转移 R0 切除术以及 D2 淋巴结切除术联合化疗的患者与仅接受化疗的患者。结果显示,手术组的 MST 显著长于对照组(20.5 个月 VS. 9.1 个月)。值得注意的是,AIO - FLOT3 试验纳入 60 例肝转移病灶<5 个的患者,共接受 8 个周期的 FOLT(氟尿嘧啶、奥沙利铂、亚叶酸和多西他赛)化疗,其中 36 例在前 4 个新辅助化疗周期后接受手术以实现 R0 切除。与仅接受化疗的 24 名患者相比,36 名接受手术的患者的 MST(31.3 个月与 15.9 个月)和无进展生存期(26.7 个月 VS. 8.4 个月)更好。

在这种情况下,初始胃切除术和肝切除术旨在达到 R0 切除,否则应联合新辅助化疗。事实上,R0 切除是一种显微镜下切缘阴性的切除,其原发肿瘤部位没有保留大体或微观肿瘤。同时,新辅助化疗能够早期治疗微转移,使原发肿瘤降期,获得更高的 R0 切除率。此外,术后化疗作为维持 R0 切除状态的"监督者",能有效预防胃癌转移的进展和复发。

2. 边缘可切除的肝转移灶手术(Ⅱ类)

边缘可切除的肝转移(Ⅱ类)由多发性肝转移病灶(>3),最大肿瘤直径超过 5 cm 或双叶浸润,但无腹膜转移的患者组成。这一类别被认为在肿瘤学和技术上是不可切除的。

在临床实践中,对这些患者进行手术是有争议的,因为他们通常接受化疗。但是,现有的证据表明,最初边缘可切除和不能切除的胃癌可以通过新的联合化疗被转换成可切除胃癌。因此,最近的研究开始关注对化疗有反应的最初不可切除和边缘可切除的 GCLM 进行 R0 切除手术。Fukuchi 等人选择 S-1 加顺铂或紫杉醇作为包括 GCLM 在内的晚期胃癌的初始联合化疗。与仅接受化疗的患者相比,接受化疗加手术治疗的患者 5 年生存期延长。

此外,在接受转化治疗的患者中,接受 R0 切除术患者的 5 年生存率明显优于接受 R+切除术的患者(49% VS. 15%)。在最近一项涉及边缘可切除肿瘤患者的回顾性研究中,Yamaguchi 等人报道,接受转化治疗患者的 MST 为 30.5 个月,而接受单独化疗患者的 MST 为 11.0 个月(P<0.05)。在一组转化治疗中,接受 R0 切除术的患者比接受 R+切除术的患者生存时间更长(56.2 个月 VS. 16.3 个月)。

虽然上述研究带来了积极意义,但应注意上述研究的局限性。首先,大多数研究的入选患者在诊断决策、化疗方案和手术方法方面长期缺乏一致性。其次,包括对化疗反应耐受及疗效异质性在内的回顾性数据中存在固有选择偏倚,这可能会影响结果。第三,在几乎所有的回顾性研究中,由于包括实验室数据和分子分型在内的临床特征证据不足,临床病理因素和对化疗的反应被认为是预测潜在 R0 手术切除候选者的主要因素。因此,现有的前瞻性临床研究应加快实施,以确定转化疗法的作用,并探讨实验室指标和分子分型对生存益处的影响,为 GCLM 患者的分层和个性化治疗提供指导。

3. 不可切除的肝转移灶手术(Ⅲ类)

不可切除的肝转移灶(Ⅲ类)包含肉眼可见的腹膜播散或多器官广泛转移的患者,这些患者的预后很差。

根据最近研究,Ⅲ类患者也可以从转化治疗中受益。然而,只有一小部分对化疗反应良好的患者可以实现 R0 切除。此外,根据临床指南,姑息性化疗仍然是主流治疗方法。与姑息性治疗放射治疗一致,姑息性手术在胃肠道梗阻和出血方面也起着重要作用。

由于大多数证据来自回顾性研究,因此需要前瞻性随机临床试验的更强有力证据来定义手术在不同类别 GCLM 中的作用。

六、展望

总之,尽管越来越多的证据支持 GCLM 手术,但应仔细讨论和确定手术的适应证和范围,包括患者的选择和实现 R0 切除的潜力。其他的新兴研究,例如肝动脉灌注化疗(HAIC)、放射治疗、射频消融(RFA)为 GCLM 提供了替代治疗方式。重要的是,迫切需要前瞻性随机临床试验来明确 GCLM 的手术适应证和手术策略。

第二节　胃癌腹膜转移的研究现状与临床治疗进展

腹膜转移是晚期胃癌常见的远处和种植转移方式,也是胃癌主要的死亡原因之一。在我国腹膜转移是最常见的胃癌的远处转移方式之一,此类患者生存率极低,预后极差,据统计此类患者的中位生存时间为 3～6 个月。因此对胃癌腹膜转移患者需要格外注意和关心,提高患者生存时间和生存质量是胃癌腹膜转移的首要目标,值得临床医生关注。

一、胃癌腹膜转移机制简介

胃癌的腹膜转移机制复杂,可能是多基因参与调控,肿瘤及相关组织细胞分泌多种细胞因子参与调节。目前有研究认为原发胃癌病灶中恶性程度高,侵袭性强的肿瘤细胞,通过相关基因调控,使得从原发病灶掉落腹腔,接触腹膜,从而完成从原发肿瘤到腹壁的转移过程。同时,肿瘤相关炎症反应可以促使腹壁肠系膜等产生大量纤维素渗出液,使肿瘤细胞逃脱机体免疫细胞的识别,避免了被机体免疫细胞活化后杀伤,从而为癌细胞的腹膜转移提高了必要的条件和保护因素。

胃癌的腹腔转移步骤大致为:肿瘤细胞在相关因子作用下不断增殖分化,突破浆膜层,从而获得可以进入血液、淋巴或种植腹腔的能力;肿瘤细胞脱离原发病灶,并转移至腹膜组织;癌细胞侵袭使得种植灶周围腹膜发生上皮间质化转变等过程;转移灶分泌各种细胞因子形成新生毛细血管,进而促进癌细胞远处转移。

许多研究表明,胃癌转移是由基因操控完成,这为胃癌腹膜转移提供了新的临床治疗思路。相关研究表明,如 *CDH*1、*ANXA*1 等相关基因与胃癌的穿透侵袭性有关;*HIF*1*A*、*PTEN* 等基因帮助肿瘤细胞摆脱原发肿瘤部位的束缚,使肿瘤细胞游离,便于肿瘤细胞转移;*ITGA*3、*CTGF* 等基因帮助肿瘤细胞黏附于腹腔腹膜组织,帮助肿瘤细胞的定居和侵袭性生长;*VEGFA*、*IRX*1等基因诱导新生血管生成,使肿瘤细胞便于营养的获取和生长。

当然,不仅仅只是基因相关的参与调控,转移肿瘤间质中相关的成纤维细胞、间皮细胞、巨噬细胞、淋巴细胞、脂肪细胞等相关肿瘤性细胞也被证实通过分泌相关细胞因子如趋化因子、生长因子、肿瘤坏死因子、白细胞介素等参与肿瘤转移和侵袭性生长,并促使肿瘤发生上皮间质化转变,这为肿瘤转移机制的研究提供了一个可靠思路,也为靶向免疫等治疗提供了一个新颖的道路。

二、胃癌腹膜转移检查方法

影像学检查可选择 B 超、CT、MRI、PET - CT 等检查,但各自存在相关的缺陷与不足。对于 B 超,由于胃癌腹膜转移患者是晚期患者,腹水较多,严重干扰超声探头的成像图像,干扰超声医生的判断。相对而言,CT 对胃癌腹膜转移能够提供更多的诊断价值,研究表明 CT 扫描对于胃癌腹膜转移诊断敏感度 51.0%,特异度可高达 99.3%。Liu 等研究表明增强 CT 可以为胃癌腹膜转移预测模型的建立提供一定的指导作用。常规 MRI 较 CT 无明显诊断优势,然而增强 MRI 可提高胃癌腹膜转移瘤的检测。PET - CT 是通过同位素标志物检查,发现组织中的高糖代谢部位,可以检测出高糖代谢的腹膜转移性肿瘤,然而,PET - CT 检测费用高,且对于非高糖代谢的转移性肿瘤检测效率并不高效,因此无法准确判断肿瘤腹膜转移的具体程度。影像学检查虽是无创检查,但对诊断的准确性无法准确把握,因此需要相关的有创检查手段加以确诊。

腹腔镜活检可以有效诊断胃癌的腹膜转移,被指南推荐为胃癌腹膜转移的诊断方法,然而腹腔镜检查为有创操作,临床医生有所顾忌而没有被推广,但对于胃癌腹膜转移患者,行腹腔镜活检存在着许多优势,如可以探查肿瘤的浸润深度,还可以进行腹膜癌指数评分。随着荧光腹腔镜技术的不断进步,5-氨基乙酰丙酸、吲哚青绿等应用,腹腔镜对胃癌腹膜转移的检出率不断提高。

随着技术发展,对于腹腔灌洗液的检查不断提高,除了对传统细胞学检查,近来出现对灌洗液 CEA、基因相关靶向物质、端粒酶活性、免疫荧光蛋白介导的细胞检测等方法,可以有效提高胃癌腹膜转移的诊断和预测的敏感性。

CEA、CA72 - 4、CA19 - 9、CA12 - 5 等血清肿瘤标志物在胃癌腹膜转移中有异常升高,可为构建胃癌腹膜转移的预测图提供有价值信息。肿瘤标志物联合其他标志物可以构建更加准确的预测模型,进一步明确肿瘤转移的可能性。

循环肿瘤检测(CTC)可以早期识别胃癌的腹膜转移,并且指导肿瘤治疗用药。现在通过对 CTC 的检测可以更好构建胃癌腹膜转移的预测模型图,从而为胃癌的早期诊断提供诊断依据。

对于胃癌的腹膜转移除了肿瘤的自身转移外,手术中由于术者的操作不当也可能存在人为造成胃癌腹膜转移的可能,因此术中需要注意无瘤观念,避免人为性肿瘤腹膜转移,且术中的腹腔灌洗和腹腔热灌注化疗能有效地减少腹膜转移复发和延长生存期。术中术者的无瘤观念和操作是预防人为胃癌腹膜转移的有效手段(图 17 - 2)。

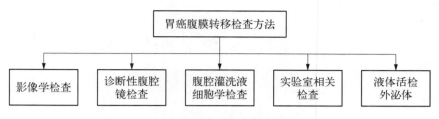

图 17‐2　对于胃癌腹膜转移的检测方法

三、胃癌腹膜转移的治疗

对于胃癌腹膜转移高危患者的预防治疗可采取预防性腹腔热灌注化疗(HIPEC)、术中广泛腹腔灌洗(EIPL)、术后早期腹腔化疗(EPIC)和术后全身辅助化疗。

胃癌腹膜转移的治疗根据 2020CSCO 指南推荐(表 17‐1～表 17‐3):

表 17‐1　一线治疗方案

	Ⅰ 级 推 荐	Ⅱ 级 推 荐	Ⅲ 级 推 荐
HER2 阳性	曲妥珠单抗联合奥沙利铂/顺铂＋5‐FU/卡培他滨(1A 类证据)	曲妥珠单抗联合奥沙利铂/顺铂＋替吉奥(2B 类证据)	曲妥珠单抗联合其他一线化疗方案(含蒽环类药物方案除外)(3 类证据)
HER2 阴性	奥沙利铂＋氟尿嘧啶类(5‐FU/卡培他滨/替吉奥)(1A 类证据) 紫杉醇/多西紫杉醇＋氟尿嘧啶类(5‐FU/卡培他滨/替吉奥)(2A 类证据) 顺铂＋氟尿嘧啶类(5‐FU/卡培他滨/替吉奥)(1A 类证据)	三药联合方案 DCF 及 mDCF(1B 类证据),适用于体力状况好且肿瘤符合较大患者	单药氟尿嘧啶类(5‐FU/卡培他滨/替吉奥)或紫杉醇/多洗紫杉醇(2B 类证据),适用于体力状况弱或其他临床情况患者

表 17‐2　二线治疗方案(不分 HER2 阳性或阴性)

Ⅰ 级 推 荐	Ⅱ 级 推 荐	Ⅲ 级 推 荐
单药化疗(紫杉醇/多西他赛/伊立替康)(1A 类证据)	两药化疗,根据既往用药情况推荐伊立替康＋5‐FU,紫杉醇/多西紫杉醇＋氟尿嘧啶类(5‐FU/卡培他滨/替吉奥)(2B 类证据) 白蛋白紫杉醇单药化疗(1B 类证据)	如既往未经铂类治疗失败,顺铂或奥沙利铂为基础的化疗

表 17‐3　三线及三线以上治疗(不分 HER2 阳性或阴性)

Ⅰ 级 推 荐	Ⅱ 级 推 荐	Ⅲ 级 推 荐
阿帕替尼(1A 类证据) 纳武利尤单抗单药(1A 类证据)	帕博利珠单抗单药(PD‐L1 GPS≥1 患者)(1B 类证据)	根据既往用药情况,参照二线推荐方案合理选择单药化疗或两药化疗治疗(3 类证据)

第三节　晚期胃癌腹主动脉旁淋巴结
转移的综合治疗策略

1976年,日本学者大桥报道了对腹主动脉周围淋巴结转移患者行淋巴结清扫术给患者带来了生存获益,此报道引起广泛关注。胃癌淋巴转移的基础与临床的研究显示:晚期胃癌腹主动脉旁淋巴结转移率为20%,仅10%～20%发生腹主动脉旁淋巴结转移的胃癌患者可获得长期生存。对晚期胃癌腹主动脉旁淋巴结阳性患者,国内外都有学者认为在严格掌握适应证的前提下,治疗性清扫对改善预后有益。接受腹主动脉旁淋巴结清扫(Para-aortic noda dissection,PAND)的患者,淋巴结转移阳性率为14%～32%,微转移率约为36%,在胃癌根治术后的复发患者中,约24.9%合并腹主动脉旁淋巴结转移。

基于此,日本《胃癌处理规约》(第12版)设定了腹主动脉周围淋巴结的划分,在D2、D3的基础上追加腹主动脉周围淋巴结清扫为胃癌的扩大淋巴结清扫。然而,伴随着日本JCOG9501试验否定了预防性腹主动脉周围淋巴结清扫的临床价值,第3版日本胃癌诊治指南将腹主动脉旁淋巴结(No. 16a2和No. 16b1)转移归为M1,因此治疗方案应以化疗为主的系统治疗。在第7版国际抗癌联盟(Union for International Cancer Control, UICC)胃癌指南中,晚期胃癌如伴腹主动脉旁淋巴结(Para-aortic lymph node,PALN)转移均视为远处转移的一种形式。根据REGATTA trial的研究结果对于Ⅳ期胃癌不推荐先手术再化疗,建议采取化疗优先的策略。日本第14版《胃癌处理规约》将腹主动脉周围淋巴结划分到区域外淋巴结范畴,第4版《胃癌治疗指南》也未将其置于根治性手术适应证,但认为局限于No. 16a2、No. 16b1的PALN转移而排除其他无法根治因素时,D2+PALN清扫可为患者带来生存获益,肯定了治疗性D2+PALN清扫的意义。JCOG0001和JCOG0404的研究结果强调在术前强化化疗的前提下,对胃癌伴PAND转移的可以采取PAND的综合治疗策略。但是晚期胃癌预防性清扫究竟有无价值和意义,治疗性PAND的价值和意义如何,综合治疗手段能否代替扩大手术带来的益处,国内外目前仍存在较大的争议。

一、晚期胃癌腹主动脉旁淋巴结预防性清扫的指征和意义

胃癌PALN转移率的报道差异很大,为8.5%～30.0%,既往有研究采用免疫组化的方法报道在预防性PALN清扫的晚期胃癌患者中,PALN的微转移率高达64%。尽管晚期胃癌PALN的转移率不低,但其预防性腹主动脉旁淋巴结清扫(Para-aortic nodal dissection,PAND)的意义已被日本JCOG9501的研究予以否认,虽然有学者指出该研究中的D2+PAND组和D2组的T4期患者分别仅占1.9%和3.0%,研究的结果更倾向于说明T2及T3期的患者并不需要进行预防性PAND。该研究尽管术前通过影像学检查排除了存在PALN肿大的患者,但术后病理学检查仍发现PALN的阳性率高达8.5%,因此这一部分遗漏的转移PALN可能是术后局部复发的"源泉"。虽然有此疑问,但其他研究也并未发现预防性PAND可为晚期胃癌患者带来生存获益。日本、韩国和中国合作的EASOG研究亦否

定了预防性 PALN 清扫在局部晚期胃癌根治性清扫中的价值,生存分析结果显示,D2＋PALN 清扫和单纯 D2 清扫的胃癌患者 5 年生存率分别为 55.0％和 52.6％,并未发现 D2＋PALN 清扫带来的生存优势具有显著的统计学意义。日本另一项前瞻性的临床研究也得出了同样的结论。但关于晚期胃癌综合治疗后是否可行预防性 PALN 清扫,仍有几个问题值得探讨:① 有研究显示如胃癌侵犯十二指肠,No. 16a2 和 No. 16b1 淋巴结转移率为 26.1％和 25.0％,提示胃癌侵犯十二指肠可能是预防性 PALN 清扫的指征之一;② 有文献报道术前 N2 期的晚期胃癌患者,PALN 转移的可能性非常高,那么新辅助化疗后是否需行预防性 PALN 清扫? 笔者认为,晚期胃癌进行预防性的 PAND 目前还缺少临床证据证实其价值,但是全盘否定预防性 PAND 的价值和意义也是不明智的。目前,虽然放化疗等综合治疗手段在日益提高,但并没有证据可以证实能达到手术清扫的效果,PAND 效果仍然不能单纯通过综合治疗就可以达到;但是应通过术前精准的判断、鉴别出适合做预防性腹主动脉旁淋巴结清扫的人群,避免盲目地预防性清扫手术及创伤,给患者带来真正的生存获益。因此,需要谨慎对待晚期胃癌预防性 PALD 的价值,期待将来有更多的临床研究探讨晚期胃癌哪些需要预防性 PAND 清扫。

二、晚期胃癌治疗性腹主动脉旁淋巴结清扫的指征和意义

胃癌伴 PALN 转移是晚期胃癌主要表现之一,尽管研究结果提示此部分患者的远期预后不佳,但不少回顾性临床研究显示,PALN 转移的胃癌患者在 PAND 术后的 5 年生存率波动于 16％～21％,明显高于其他Ⅳ期胃癌患者的 4％～8％,因此提示治疗性 PAND 可能为某部分患者带来生存获益。第 4 版日本治疗指南其中一处重要的修订内容是肯定治疗性 PAND 的价值,认为当无其他远处转移、仅局限于 No. 16a2 和 No. 16b1 的 PALN 转移的患者,D2＋PAND 可为患者带来生存获益。REGATTA 研究亦从侧面反映了韩国和日本术者对此方面的观点。REGATTA 研究是一项日本和韩国的多中心研究,旨在探讨姑息性胃切除手术在具有单一不可根治因素的晚期胃癌中的临床意义,研究纳入的不可根治的因素有 3 点,No. 16a1 和 No. 16b2 站的转移 PALN 直径≥1 cm 是其中的一项因素,而 No. 16a2 和 No. 16b1 的 PALN 转移并不纳入本研究。笔者认为日本和韩国的术者可能都认为该部位的转移淋巴结通过转化治疗可以达到 R0 切除目的。日本胃癌协会的一项横断面调查研究发现,仅 6％(6/105)的胃癌诊治中心仍坚持预防性 PALN 清扫,但如术前影像学资料提示存在 PALN 转移,常规进行 PALN 清扫的中心高达 77 个,占总体的 74％,而不清扫的仅占 19％。调查结果认为,在术前新辅助诱导化疗有效的前提下,日本大部分的胃癌诊治中心均提倡施行 PAND 术式。本中心的数据亦发现术前如伴 PALN 肿大,治疗性的 PAND 联合围手术期化疗可延长患者的远期生存,5 年存活率从 D2 清扫的 31.8％可升至 PAND 的 43.7％。笔者认为具有丰富 D2 清扫和扩大淋巴结清扫经验的术者,当 PALN 转移个数不超过 3 个时,PAND 是安全可靠的,可以改善晚期胃癌患者的生存预后。综合治疗后局限于 No. 16a2 和 No. 16b1 区的 PALN 转移治疗性 D2＋PALN 清扫的价值和意义值得肯定。

三、晚期胃癌腹主动脉旁淋巴结围手术期化疗的意义

在欧美地区,晚期胃癌 PALN 转移均视为远处转移,治疗方案多采用以卡培他滨为基础的化疗方案,PAND 的手术术式并非主流。在东亚地区,随着晚期胃癌新辅助化疗的广泛应用,新辅助治疗效果的提高渐渐使 PAND 术式又见曙光。研究认为综合化疗联合手术可能为部分患者带来生存获益。日本的化疗方案以 S‑1 为主,如日本 JCOG 0405 和 JCOG 1002 研究均是以 S‑1 联合顺铂为基础的化疗方案。其中 JCOG 0405 的研究旨在探讨新辅助化疗序贯 PALN 的疗效,研究发现 PALN 转移的患者新辅助化疗后 R0 切除率可高达 82%,5 年生存率甚至高达 57%,与Ⅲ期胃癌患者的总体预后相仿。而中国和韩国大部分胃癌医疗单位以 XELOX 方案为主。我国复旦大学中山医院的Ⅱ期临床研究结果显示,予以 4 个周期的 XELOX 新辅助化疗方案后,伴 PALN 转移的晚期胃癌患者无进展生存率从 5.6 个月延长至 18.1 个月,总体存活率也有大幅度提高。无论是 XELOX 方案或以 S‑1 为基础的化疗方案,笔者均认为,伴 PALN 转移的晚期胃癌患者施行 PAND 手术而带来生存获益的前提条件是新辅助化疗的实施及显效。因此,笔者所在治疗中心正在牵头进行多中心的临床研究,探讨予 SOX 新辅助化疗评估有效后,对可根治切除的患者行治疗性 PAND 的临床意义和安全性。根据 JCOG0001 和 JCOG0404 的研究结果,对于临床诊断为腹主动脉旁淋巴结转移或腹腔干周围有融合淋巴结,但没有腹主动脉旁淋巴结转移的病例,在进行术前强化化疗的前提下,可展开 PAND 治疗性清扫的综合治疗策略。除了一线的细胞毒性药物化疗方案外,目前胃癌领域研究尚有其他较热门的药物,如靶向药物(如曲妥珠单抗或贝伐单抗)、免疫疗法药物(PD‑1 或 PD‑L1 抑制剂)等新药,有希望在将来大幅度增加新辅助治疗的显效率,提高 R0 切除率并延长生存期,但目前相关研究尚在临床试验阶段。

四、重视晚期胃癌腹主动脉旁淋巴结转移的多学科协作模式

多学科综合治疗协作组(MDT)理念首先在结直肠癌中应用,并迅速推广应用至其他学科领域,NCCN 胃癌临床实践指南提出并鼓励每例胃癌患者应进行 MDT 诊治并最终制订治疗方案。笔者认为胃癌伴 PALN 的 MDT 治疗小组应至少包括胃肠外科、肿瘤化疗科、放疗科、影像科和病理科等学科成员。笔者单位的胃癌 MDT 小组是由胃肠外科主任作为主持人,固定成员包括放射科、化疗、放疗科、病理科,如有必要可请肝外科、泌尿外科、内镜中心等相关科室参与,每周 1 次并固定于周一上午,由本中心的一名主治医师作为联络员搜集并整理病历,于周日将相关资料发给各 MDT 成员。MDT 的讨论对象包括:① 胃癌伴 PALN 转移的新发病例,目的主要是讨论临床分期、有无多个部位转移、后续的辅助化疗等治疗方案;② 胃癌伴 PALN 转移治疗后的患者,评估的重点是治疗后的疗效、化疗副作用,从而制订后续手术或其他治疗方案;③ 胃癌行 PALN 清扫手术的患者,讨论的重点包括 PALN 清扫后的手术质量评估(术中照片)、化疗后的病理结果分析,为后续治疗方案制订提供依据;④ 胃癌术后考虑存在 PALN 转移的患者,评估的内容与新发病例相似。其中根据有限的影像学资料评估临床分期、了解有无其他部位的转移、对转化化疗后评估疗效是后续治疗方案制订的关键,需要在有经验的单位和较高年资的放射科医生指导下完成,最好保证

患者围手术期检查阅片者均为同一治疗组的放射科医生,保证影像评估连续性的同时提高 MDT 小组中放射科医生的专科化水平。此外,不能忽视病理科医生在 MDT 小组中的作用,因为 HER2 的表达状态、阳性 PALN 个数、PALN 的转移范围、化疗后的病理退缩程度均对后续的治疗方案制订和预后有显著的相关性。

五、结语

伴 PALN 转移的晚期胃癌的诊疗过程需要全程 MDT 评估,协助术前分期、治疗方案的制订、手术时机的选择和质量控制。在无其他远处部位转移的前提下,局限于 No.16a2 和 No.16b1 淋巴结而排除其他无法根治因素时,PAND 是绝对的手术适应。PALN 转移的晚期胃癌采取以化疗和手术为基础的综合治疗方案,新辅助化疗有效是前提,术者有充足的 D2 淋巴结清扫及扩大淋巴结清扫经验的 PAND 是安全保证,彻底清扫 No.16a2 和 No.16b1 是患者生存获益的保障。对于高度怀疑腹主动脉旁淋巴结转移的人群,如术前影像学评估为 N2 或 N3 期、高度怀疑 No.9 淋巴结转移、肿瘤侵犯十二指肠等,经综合治疗后,仍需要谨慎对待预防性 PAND 的价值。在新辅助治疗的前提下,以及 MDT 的指导下,可更精准地筛选出适合预防性 PAND 人群,使患者通过预防性清扫获益。

| 第十八章 |

胃 癌 护 理

第一节　胃癌护理评估

一、术前评估

1. 健康史

（1）一般情况：包括性别、年龄、职业、婚姻、生活习惯、烟酒嗜好等。

（2）现病史：自发病以来健康问题发生、发展及应对过程。

（3）既往史：了解有无其他外伤手术史；有无传染病史；有无其他各系统伴随疾病，如糖尿病、冠心病、高血压等；有无食物药物过敏史。

（4）用药史：如抗凝药、抗生素、镇静药、降压药、利尿药、皮质激素、特别是有无非甾体抗炎药和皮质类固醇等药物服用史。

（5）月经、婚育史：如女性患者的月经情况，包括初潮年龄、月经周期、绝经年龄、婚育史主要包括的初婚年龄、婚次，女性患者还包括妊娠次数、流产次数和生产次数等情况。

（6）家族史：家庭成员有无同类疾病、遗传病史等。

2. 身体状况

（1）主要器官及系统功能状况

① 循环系统：脉搏速率、节律和强度；血压；皮肤色泽、温度、有无水肿、体表血管有无异常，有无颈静脉怒张和四肢浅静脉曲张；有无心肌炎、有无心脏瓣膜疾病、心绞痛、心肌梗死、心力衰竭。

② 呼吸系统：胸廓形状、呼吸频率、深度、节律和形态（胸式、腹式呼吸）；呼吸运动是否对称；有无呼吸困难、发绀、咳嗽、咳痰、哮鸣音、胸痛等；有无肺炎、肺结核、支气管扩张、慢性阻塞性病或长期吸烟史。

③ 泌尿系统：有无排尿困难、尿频、尿急，有无前列腺增生等。

④ 神经系统：有无头晕、头痛、眩晕、瞳孔不对称等；有无意识障碍等。

⑤ 血液系统：有无牙龈出血、皮下紫癜或外伤后出血不止。

⑥ 消化系统：有无黄疸、腹水、呕血、黑便、肝掌等症状或体征，并评估肝功能，了解有无增加手术危险性的因素，如肝功能不全和肝硬化等。

⑦ 内分泌系统：有无甲状腺功能亢进、糖尿病及肾上腺皮质功能不全。

（2）症状与体征

① 腹部情况：了解腹痛发生的时间、部位、性质、程度、范围及其伴随症状等；有无腹部压痛、反跳痛、肌紧张及其部位；有无呕血和黑便及其发生情况；有无腹胀、呕吐及呕吐物的性质和量。

② 全身情况：了解患者精神状态、生命体征；有无休克表现；有无感染中毒反应；有无水电解质紊乱和酸碱失衡表现等情况。

③ 生命体征：体温、脉搏、呼吸、意识、疼痛、血压以及身高、体重、血型等基本情况。

（3）营养状况评估（表 18-1）

表 18-1　营养风险筛查工具评估表

1. 患者资料

病区		床号		姓名		住院号	
性　别	□男　□女	年龄		诊　断			
体重指数（BMI）				血清白蛋白（g/L）			

2. 疾病的严重程度评估

疾病的严重程度		分数	若"是"请打钩
正常营养需要量	没有	0	
需要量轻度提高：髋关节骨折,慢性疾病有急性并发症者（肝硬化、慢性阻塞性肺疾病、血液透析、糖尿病、一般肿瘤患者）	轻度	1	
需要量中度增加：腹部大手术者、卒中、重症肺炎、血液恶性肿瘤	中度	2	
需要量明显增加：颅脑损伤、骨髓移植、APACHE>10 的 ICU 患者	重度	3	
	合计		

3. 营养状态受损评分

营养状况指标（单选）		分数	若"是"请打钩
正常营养状态	没有	0	
3 个月内体重丢失>5%,或食物摄入比正常需要量低 25%～50%	轻度	1	
一般情况差或 2 个月内体重丢失>5%,或食物摄入比正常需要量低 50%～75%	中度	2	
BMI<18.5 kg/m² 且一般情况差,或 1 个月内体重丢失>5%（或 3 个月体重下降 15%）,或者前 1 周食物摄入比正常需要量低 75%～100%	重度	3	
	合计		

4. 年龄

年龄超过 70 岁者总分加 1 分，以及年龄调整后总分值	1

5. 营养风险筛查皮肤结果

营养风险筛查总分

处　　理

□ 总分≥3.0；患者有营养不良的风险，需要营养支持治疗

□ 总分＜3.0；若患者将接受重大手术，则每周重新评估其营养状况

执行者：	时间：

注：APACHE：急性生理学及慢性健康状况评分系统；ICU：重症监护病房。

（4）辅助检查

了解各项辅助检查结果，如胃镜、X 线钡餐、CT、MRI、PET - CT 检查的结果等，判断肿瘤局部浸润和全身转移情况。

（5）疼痛评估

对于患者疼痛的评估，护士、医生、药师及麻醉师从患者入院直至出院，贯穿住院的全程。医生、药师及护理人员对患者的疼痛进行评估；医生和药师共同为患者制定出整体的疼痛管理计划，包含术前至出院整个时期；麻醉师根据患者的个体化情况选择麻醉药及镇痛泵的用药种类及剂量；护士根据患者的疼痛情况进行动态评估并根据药师和医生的医嘱执行。根据患者主诉及临床疼痛评估，对国际上通用的疼痛评估尺进行改良。这是笔者所在科室正在使用的疼痛评估尺及疼痛评估流程（图 18 - 1，表 18 - 2）。

表 18 - 2　入院患者常规疼痛评估表

★入院时常规进行疼痛评估
无交流障碍：NRS 数字评估工具或 Faces 脸谱评估工具（配有具体文字说明）

0 分	评估 1 次/日	14:00
1～3 分（轻度）	评估 1 次/日	14:00
4～6 分（中度）	处置前后各评估 1 次	
7～10 分（重度）	处置前后各评估 1 次，凌晨 2:00 酌情评估	

★ 评分频次以上一次疼痛评分为准

爆发性疼痛	立即评估
使用镇痛泵	评估 1 次/日，疼痛时再按要求评估
静脉	15 分钟后
皮下、肌内注射	30 分钟后
口服	60 分钟后

续　表

| 纳肛 | 60 分钟后 |
| 特殊 | 按药物说明 |

1. 将疼痛评分绘制在体温单上
2. 入院首次评估≥4 分要书写一般护理记录单
3. 疼痛予药物治疗、给药后再次评估要及时书写一般护理记录
4. 需评估每 4 h 分值的，或由下一班评估的，应交接班清楚，及时评估

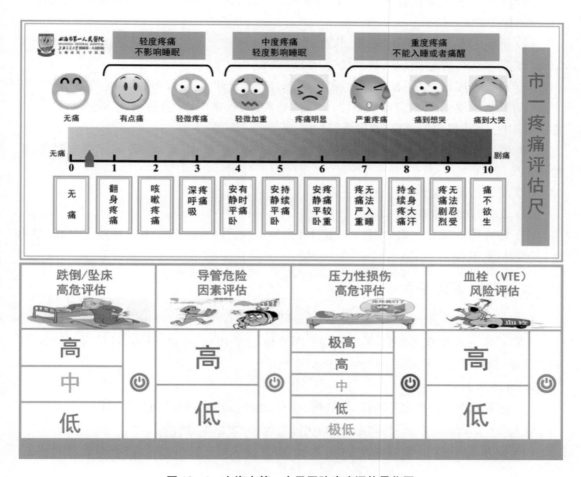

图 18-1　上海市第一人民医院疼痛评估量化图

（6）手术耐受力

评估患者的手术耐受力。① 耐受良好：全身情况较好、无重要内脏器官的损害、疾病对全身影响较小者；② 耐受不良：全身情况不良、重要内脏器官功能损害较严重，疾病对全身影响明显、手术损害大者。

（7）自理能力

入院前评估患者在进食、洗澡、修饰、穿衣、控制大小便、如厕、床椅转移、平地行走、上下

楼梯等方面进行自理能力分级评估。护理人员根据医嘱以及自理能力予以相应的护理分级护理。≤40分属于重度依赖,41～60分属于中度依赖,61～99分属于轻度依赖,100分属于无须依赖。根据自理能力给予相应的特级、一级、二级、三级护理措施。

3. 心理-社会状况

了解患者对疾病的认知程度,对手术及预后有何顾虑;了解家庭成员、单位同事对患者的关心及支持程度,了解患者家庭的经济承受能力等。

4. 高危风险评估

护理人员应重视静脉血栓、压力性损伤、跌倒、坠床、导管的风险评估、预报、登记工作。

5. 术前特殊评估项

(1)进手术室方式:平车、轮椅、扶行、步行。

(2)手术认知情况:接受、被动接受、隐瞒病情。

(3)目前心理状态:平稳、抑郁、躁狂、焦虑、自伤、自残、自杀倾向、其他。

(4)药物过敏史:无、青霉素阳性、头孢菌素类阳性、碘阳性、酒精阳性、磺胺类阳性、普鲁卡因阳性、破伤风阳性、链霉素阳性、其他。

(5)特殊服药史:无、降压药、降糖药、利尿剂、缓泻剂、导泻剂、麻醉药、镇静安眠药、抗精神病类药、其他。

(6)皮肤情况:完整、不完整。

(7)女性月经:来潮、未来潮。

(8)特殊感染:无、乙肝、甲肝、RPR、HIV、MRSR、金葡菌、鲍曼不动杆菌、铜绿假单胞菌、气性坏疽、其他。

二、术中、术后评估

1. 术中情况

了解手术方式和麻醉类型,手术过程是否顺利,术中出血、输血、补液量以及留置引流管的情况等,以判断手术创伤大小及对机体的影响。

2. 身体状况

(1)一般状况:评估患者的体温、脉搏、呼吸、血压及疼痛,同时观察意识状态。

(2)伤口状况:了解伤口部位及敷料包扎情况,有无渗血、渗液。

(3)引流管状况:了解引流管种类、数量、位置及作用。引流是否通畅,引流液的颜色、性状和量等。

(4)肢体功能:了解术后肢体知觉恢复情况及四肢活动度。

(5)出入水量:评估术后患者尿量,各种引流的丢失量、失血量及术后补液量和种类等。

(6)营养状态:评估术后患者每日摄入营养素的种类、量和途径,了解术后体重变化。

(7)术后不适:临床上使用的多种营养筛查工具分为营养风险筛查工具和营养不良筛查工具,了解有无伤口疼痛或术后活动性疼痛、恶心、呕吐、腹胀、呃逆、尿潴留等术后不适的程度。

（8）术后并发症：评估有无术后出血、感染、伤口裂开、深静脉血栓形成等并发症及危险因素。

（9）辅助检查：了解血常规、尿常规、生化检查、血气分析等实验室结果。尤其注意尿比重、血清电解质、血清白蛋白及转铁蛋白的变化。

3. 心理-社会状况

评估术后患者及家属对手术的认识和看法，了解患者术后的心理感受，进一步评估有无引起术后心理变化的原因：① 担心不良的病理检查结果，预后差或危及生命；② 手术致正常生理结构和功能改变，担忧手术对今后生活、工作及饮食方式带来不利影响；③ 术后出现伤口疼痛等各种不适；④ 身体恢复缓慢，出现并发症；⑤ 担忧住院费用昂贵，经济能力难以维持后续治疗。

第二节　胃癌护理干预

一、心理准备

1. 建立良好的护患关系

了解患者病情及需要，给予解释和安慰。通过适当的沟通技巧，取得患者的信任，对待患者态度温和礼貌，尊重患者的权利和人格，为患者营造一个安全舒适的术前环境。

2. 心理支持和疏导

患者对胃癌及预后有很大顾虑，常有消极悲观情绪，鼓励患者表达自身感受根据患者个体情况提供信息，向患者解释胃癌手术治疗的必要性，帮助患者消除负面情绪，增强对治疗的信心。此外，还应鼓励家属和朋友给予患者关心和支持，使其能积极配合治疗和护理。

二、生理干预

帮助患者正确认识病情，指导患者提高认知和应对能力，及配合治疗和护理。

1. 饮食和休息

加强饮食指导，鼓励摄入营养丰富、高蛋白质、高热量、高维生素、易消化的少渣饮食。消除引起不良睡眠的诱因，创造安静舒适的环境，告知放松技巧，促进患者睡眠。病情允许者，适当增加白天活动，必要时遵医嘱予以镇静安眠药。

2. 适应性训练

床上排大小便、调整卧位：① 指导患者床上使用便盆，以适应术后床上排尿和排便；② 教会患者自行调整卧位和床上翻身，以适应术后体位的变化；③ 部分患者还应指导其进行术中体位训练。

3. 营养支持

（1）由于各种原因所致，许多患者术前即存在不同程度的营养不良，研究证实严重营养不良是手术并发症、死亡率、住院时间和住院费用的独立危险因素。因此对于存在营养不良风险的患者,推荐在术前给予包括口服营养补充在内的营养支持。术前评估应针对患者情况给予饮食指导,包括改善疾病相关的症状(如呕吐、便秘等),必要时控制血糖,优化体重(如增重或减重)和适当的饮食平衡,必要时补充血和白蛋白等血制品,以纠正贫血和低蛋白血症,增强患者对手术的耐受性。

(2)术前进行预康复处理是一项非常重要的措施。术前应改变患者的营养状况和体能,特别是手术风险较大的患者和癌症患者,术前干预是有必要的。其中的病理生理机制是由肿瘤消耗、消化吸收功能障碍或者手术创伤的应激导致,机体常处于严重分解代谢、神经内分泌调节功能障碍状态,容易导致营养不良或存在营养不良的风险。目前已有高级别循证医学证据支持,术前合并营养不良可增加术后并发症的发生率,对患者进行个体化的营养支持治疗可明显改善患者的临床预后。

4. 呼吸道准备

(1)戒烟:吸烟者术前2周戒烟,防止呼吸道分泌物过多引起窒息。

(2)深呼吸运动:对腹部手术者,指导其进行胸式呼吸训练,胸式呼吸只是肋骨上下运动及胸部微微扩张,具体做法是先用鼻深吸气,使胸部隆起,略微停顿,然后由口呼气。

(3)控制感染:已有呼吸道感染者,术前给予有效治疗。

5. 静脉血栓相关预防

重视静脉血栓风险评估、预报、登记工作,加强责任心,做好静脉血栓风险护理及预防的监控措施,并按做好护理记录。

(1)及时、正确评估住院患者发生静脉血栓的风险因素,包括患者姓名、科室、床号、住院号、诊断、风险因素、总分、护理措施、护士签名等。

(2)根据患者情况逐项填写,内容完整不缺项,填写内容与实际相符,每项风险因素根据实际情况选择相应分值,得出总分后选择相应的干预措施。

(3)遵循随时评估、随时记录、每周至少记录一次的原则。入院当日须有责任护士进行评估。手术当日返室,需由责任护士再次评估。以后根据情况变化及时评估。评估分值超过预警值,以短信推送至相关主诊医师,以便采取相应预防和治疗措施。

(4)对已报静脉血栓风险高危的患者,应及时跟进有效的各类护理措施,落实静脉血栓的预防、护理措施,并做好记录。

(5)对未申报高危而发生静脉血栓的患者,需填写"护理不良事件发生报道单"。

6. 术前疼痛管理

(1)ERAS推荐多模式镇痛:传统的疼痛管理理念中,并未明确术前疼痛管理的意义和内容。而ERAS相关指南及专家共识推荐多模式镇痛与个体化镇痛的理念及方案,其中,多模式镇痛包括了术前镇痛,术中镇痛和术后镇痛。

(2)多模式镇痛的意义主要有:减轻术后疼痛,降低镇痛药用量,增加镇痛持续时间,降低外周和中枢疼痛敏化,减少不良反应,促进患者快速康复和早期出院。

7. 预防感染

术前应采取措施增强患者的体质,及时处理已知感染灶,避免与其他感染者接触,严格遵循无菌技术原则,遵医嘱合理应用抗生素。

三、特殊干预

1. 高危安全管理

（1）压力性损伤管理

① 及时、正确评估患者的皮肤情况，每周至少1次，当患者病情变化时应及时评估记录，确定压力性损伤、带入压力性损伤等皮肤不良情况，报道并做好护理记录，并告诉患者及其家属。

② 病情危重者、全身情况差或治疗需要绝对卧床不能翻身者，估计难免发生压力性损伤，且各项指标达到预报分（评分≤9分），根据责任护士评估的"压力性损伤高危评估单"，正确填写"监控记录单"。

③ 对已发生或带入压力性损伤的患者填写"压力性损伤高危评估单"及"伤口护理记录单"，建立护理巡视单，落实压力性损伤预防、护理措施，做好记录。

④ 如因病情、治疗需要、医嘱制动而无法实施压力性损伤护理，须做好记录。患者及其家属做好交代，并要求医生病史记录注明。对不配合的患者或家属，在护理记录单上记录并请患者或家属确认签名，须观察皮肤完整情况并及时做好记录。

⑤ 每班做好皮肤检查，做到班班交清。

（2）跌倒/坠床管理

① 发现患者跌倒（坠床）应就地处理，初步检查患者的神志，测血压，检查四肢躯体有无外伤和活动度，如患者神志清、四肢躯体活动度好，即刻扶起患者，并继续观察生命体征及神志变化。

② 及时通知医生，遵医嘱进行必要的检查、诊治和观察。

③ 协助医生通知家属。

④ 根据检查结果进行伤情认定：1级擦伤、不需要缝合的皮肤小裂伤等；2级扭伤、大或深的撕裂伤等；3级骨折、意识丧失等。有3级损伤结果时应报道医务处（夜间通知总值班或值班护士长）。

⑤ 上报制度根据患者情况，立即逐级汇报。

⑥ 及时记录事情经过及处理过程。

⑦ 处理方法：查找、分析原因，及时整改，并进一步修订预防措施。

2. 血管通路管理

对于手术前需要建立血管通路的患者，一般建议行PICC或植入式静脉输液港。

（1）PICC导管敷料的更换：评估患者导管情况，每日至少1次。对于门诊患者或家庭护理患者，必须告知至少1次/每日检查置管部位及敷料。PICC穿刺及维护时宜选用专用护理包。① PICC置入24小时内更换敷料一次；一次性透明敷料至少每7天更换，一次性纱布敷料至少每2天更换一次。透明敷料下覆盖纱布应视为纱布敷料，每2天更换一次。② 出现渗液、局部压痛、其他症状感染或敷料松动/脱落，应立即更换敷料，对穿刺部位进行仔细检查、清洁和消毒。③ 小心移除旧敷料，切忌将导管带出体外。移除敷料时切忌粗暴撕拉，应0°或180°撕除贴膜。④ 消毒液建议首选＞0.5%的氯己定乙醇溶液（洗必泰）进行皮肤消毒。如果对洗必泰有禁忌,可以选用碘酊、碘伏替代。⑤ 严格遵守无菌操作及消毒隔离常规,至少消毒两遍或遵循消毒剂使用说明书,消毒范围直径>20 cm,大于敷料尺寸(包括贴膜内的导管、接头、延长管),以穿刺点为中心,由内向外螺旋式摩擦消毒,皮肤消毒剂应充分干燥,洗必泰应至少干燥 30 秒,碘伏应至少干燥 1.5～2 分钟。⑥ 调整外露导管的摆放位置,以导管不受折、患者舒适、输液操作方便为原则。贴透明敷料时应注意无张力粘贴,先延导管捏压敷料塑形,再将整片敷料平整地贴合皮肤,切忌将贴膜拉长。导管尾端粘贴于皮肤上时应遵循高举平抬法。注明敷料的更换日期和操作者签名。

(2) PICC 导管输液接头的更换:PICC 导管的末端与输液接头相连接,封闭导管末端。接头更换的频率至少每 7 天一次。由于任何原因引起的输液接头移动、完整性受损、接头内有血液或残留物、从导管内抽出血液样本、输液接头被污染的时候,均应及时更换输液接头。更换输液接头时应严格遵守无菌操作及消毒隔离常规,用碘伏棉球或酒精棉片消毒导管接头至少 15 秒,连接新的输液接头并确保连接紧密。

(3) 冲管和封管:① 在每次给药输液之前,对输液接头进行机械擦拭消毒,可用 70% 异丙醇、碘剂、>0.5% 的洗必泰,干燥后才可操作。擦拭时间应在 5～15 s,具体取决于无针接头的设计。使用 10 mL 的注射器或一次性预冲式专用冲洗装置,冲洗前应先慢慢地抽回血,以评估导管功能。② 在每次输液之后,应使用脉冲式冲管技术冲洗 PICC 导管,以清除导管腔内输入的药物。完成冲管后应对 PICC 进行正压封管,减少内腔堵塞和导管相关性血流感染的风险。③ 使用正压技术进行封管,防止血液逆流入管腔。采用传统注射器冲管时,注射器内应保留少量冲洗溶液(0.5～1 mL)以避免活塞垫圈的压力导致的血液回流或使用可预防反流的预充式注射器。预充式注射器能降低导管相关血流感染的风险,减少操作人员的注射准备时间。当使用正压接头时,冲管后应先分离注射器,再关闭夹子;使用非正压接头时,冲管后先关闭夹子再分离注射器。④ 用于冲洗的液体最小容量应相当于管腔导管容积 2 倍。不可用 10 mL 以下的注射器暴力冲洗 PICC 导管,当感到有阻力和(或)不能抽出回血时,应进一步采取措施(如查看夹子是否闭合、导管是否存在扭曲或尝试移动敷料等)确定阻塞原因。必要时请静脉输液团队护理专家会诊。⑤ 输血、血制品或者全胃肠外营养等高黏滞性药物后,以及静脉采血后必须立即用生理盐水 10 mL×2 脉冲式冲洗导管,必要时反复冲洗,防止堵塞。⑥ 使用耐高压 PICC 患者可用于增强 CT、MRI 等注射高压造影剂的检查,注射完毕后应使用生理盐水 10 mL×2 以脉冲方式进行冲管,并正压封管,以防堵管的发生。

(4) PICC 导管的拔除:① 导管异位后,导管尖端不在上腔静脉与右心房交界处,应该拔除 PICC。② 当终止输液治疗或护理计划中确实不需要 PICC 导管时,应尽早拔除,以降低导管相关性血液感染的风险。③ 当发生 PICC 血栓时,如果导管位置正确,导管功能正常,有血液回流,并无感染时,先勿拔除 PICC 导管。是否拔除导管,需要考虑到血栓的相关症状及严重程度。④ 在拔除导管的过程中,如果遇到阻力,不能强力拔除该导管,必要时请静脉输液团队护理专家会诊。⑤ PICC 置管后常见并发症:出血、血肿;导管异位、导管堵塞;心律失常;空气栓塞;机械性静脉炎;细菌性静脉炎;感染;血栓形成等;医用黏胶相关性皮肤损伤。

（5）PORT 使用期间应每日检查输液港的通畅性以及穿刺点的情况和敷料完整性。严格无菌技术的原则，加强手卫生的处理，不应以戴手套取代洗手。

（6）PORT 使用期插针：① 必须使用 PORT 专用注射针头（无损伤安全针），忌用一般针头穿刺。根据泵体的大小及液体的黏稠性，选择合适长短及型号的弯型输液针。② 操作前检查穿刺部位皮肤的完整性，有无红肿、压痛、皮疹、渗出。③ 消毒液建议首选＞0.5％的氯己定乙醇溶液（洗必泰）进行皮肤消毒。如果对洗必泰有禁忌，可以选用碘酊、碘伏替代。④ 戴无菌手套，连接含生理盐水 10 mL 注射器×2，排尽弯型输液针内空气，以左手（非主力手）拇指、食指、中指固定泵体（不要过度绷紧皮肤），右手持弯型输液针针尖斜面背向导管开口，以垂直方向插入，直到穿入泵体中心部位到达隔膜腔；抽回血，再以生理盐水脉冲式冲管，夹管。⑤ 使用无菌透明敷料覆盖，并注明日期及操作者签名。无损伤针针翼与皮肤之间的空隙应垫相应厚度的无菌方纱。注意，如果纱布用于支持植入式输液港部位的无损伤针的针翼，并且不遮挡穿刺部位，不被认为是纱布敷料。⑥ 输液针可保持 5～7 天的输注，如持续输注，5～7 天后需更换输液针；每次插针时，应更换进针部位。⑦ 抽血：使用 PORT 采血前，停止输液，取下并丢弃使用过的无针输液接头，用不含防腐剂的生理盐水冲管，连接 10 mL 空注射器，慢慢抽取 5 mL 血液并弃去，再根据医嘱抽取所需血量存放试管中，之后用生理盐水 10 mL×2 以脉冲方式冲洗导管，必要时可以反复冲洗。

（7）PORT 冲洗：为了保证静脉输液港通畅，每次治疗结束后都应该冲洗导管。抽取生理盐水 10 mL×2 以脉冲方式进行推注，冲洗完毕夹管、固定。当使用正压接头时，冲管后应先分离注射器，再关闭夹子；使用非正压接头时，冲管后先关闭夹子再分离注射器。

（8）PORT 拔针：以无张力方式取下贴膜，戴无菌手套，对穿刺部位消毒，生理盐水冲管之后用肝素稀释液（100 u/mL）封管；用无菌纱布覆盖穿刺部位，嘱患者深呼吸，在屏气时快速拔出针头，并用纱布压迫止血约 5 min，拔针后仔细检查针头是否完整，无菌敷料覆盖 24 h。

（9）输液过程中，如果出现输液不顺畅；抽不到回血；改变体位或者抬高上臂可见回血或输液顺畅，需警惕导管夹闭综合征的发生，应及时拍片，一旦确诊应尽早取出港体。

（10）常见并发症：夹闭综合征；导管相关性血液感染；囊袋感染；静脉血栓形成；导管阻塞；导管断裂；导管移位；导管栓塞；港座翻转。

第三节　胃癌护理措施

一、术前护理、非手术治疗的护理

（一）一般准备

1. 术前检查

遵医嘱协助患者完成术前各项心、肺、肝、肾功能及凝血时间、凝血酶原时间、血小板计数等检查，必要时监测凝血因子。

2. 定血型、备血

遵医嘱审核做好血型鉴定和交叉配血试验，备好一定数量的浓缩红细胞或血浆。

3. 皮肤准备

（1）洗浴：术前 1 日下午或晚上沐浴或擦浴、更衣、理发、剃须、修剪指（趾）甲，防止皮肤破损，洗澡时注意保暖，防止感冒。术前手术部位可用氯己定（洗必泰）反复清洗。脐部先使用松节油软化去除污垢。若皮肤上有油脂或胶布粘贴的残迹，用 75% 乙醇溶液擦净。

（2）备皮：手术部位若毛发细小，可不必剃毛。若毛发影响手术操作，术前应予以剃除。手术区皮肤准备范围包括切口至少 15 cm 的区域。消毒范围是：上自乳头水平，下至耻骨联合，两侧至腋后线。

4. 手术标记

（1）手术部位原则上均应术前做好标示，标示前医生应仔细核对患者信息和手术方案。要明确手术切口位置、手术方式及手术目的。

（2）标示应由负责该手术的手术组医师生完成，非手术组的医师生及其他人员不得代为标示。

（3）为避免标示洗脱，标示应于手术日术前在病房完成。标示时，医师生以黑色记号笔，在患者手术部位的体表进行标示，并与患者或家属共同确认及核对。标示字样建议为"Y"。禁止使用圆珠笔或者签字水笔标示手术部位。

（4）手术室工勤人员到病区接患者时必须和护士共同查看即将手术患者是否有标识部位。若无标示，禁止将患者接到手术室。

（5）手术室护士接到患者后，除核对患者信息外，应检查手术部位标示是否清晰，查对标示与手术申请是否一致。若标示不清或者标示与手术申请不一致，应告知手术医生重新标示。

（6）麻醉医生进行麻醉前，必须查看患者手术部位是否标示清晰、准确。若标示不清或标示与手术部位不一致，麻醉医师生可拒绝为患者进行麻醉，直至手术医生标示清楚后方可进行麻醉。

5. 胃肠道准备

（1）成人择期手术前禁食 6 小时，禁饮 2 小时，以防麻醉或术中呕吐引起窒息或吸入性肺炎。

（2）对有幽门梗阻患者，在禁食的基础上，术前 3 日起每晚用温生理盐水洗胃，以减轻胃黏膜的水肿。术前 3 日给患者口服肠道不吸收的抗生素，必要时清洁肠道。

（3）术前口服泻药通便，观察服用泻药后的效果及不良反应。

6. 物品准备

根据手术类型及麻醉方式准备麻醉床，备好床旁用物，如负压吸引装置、输液架、心电监护仪、吸氧装置等。

7. 术中药物、用物准备

特殊药品、CT 片、MRI 片、腹带、胃管、鼻肠管等。

8. 术日晨护理

（1）手术日晨测体温、脉搏、呼吸、血压；体温升高或女性患者月经来潮时，通知医生，必要时遵医嘱延迟手术。

（2）认真检查、确定各项准备工作的落实情况。

（3）进入手术室前，指导患者排尽尿液；预计手术时间将持续 4 小时以上者，应留置导尿管。

（4）遵医嘱予以术前用药。

（5）拭去指甲油、口红等化妆品，取下活动性义齿、眼镜、发夹、手表、首饰和其他贵重物品交家属保管。

（6）备好手术需要的病历、影像学资料（CT 等）、腹带、特殊用药或物品等，送患者至手术室。

（7）与手术室接诊人员仔细核对患者姓名、手术部位、手术标记及名称等，做好交接。

（二）特殊准备

1. 急症手术

在最短时间内做好急救处理的同时进行必要的术前准备，如立即输液，改善水、电解质及酸碱失衡状况。若患者处于休克状态，立即建立 2 条以上静脉通道，迅速补充血容量，尽快处理外伤伤口等。

2. 高血压

血压在 160/100 mmHg 以下者可不做特殊准备。若血压高于 180/100 mmHg，术前应选用合适的降压药物，使血压稳定在一定的水平，但不要求降至正常后才做手术。若原有高血压病史，在进入手术室时血压急骤升高者，应及时告知手术医生和麻醉医生，根据病情和手术性质决定实施或延期手术。

3. 糖尿病

糖尿病患者易发生感染，术前应积极控制血糖及相关并发症（如心血管和肾病变）。

（1）饮食控制血糖者，术前不需特殊准备。

（2）口服降糖药者，应继续服用降糖药至手术前 1 日晚上，如果服用长效降糖药，应在术前 2～3 日停服。

（3）平时用胰岛素注射者，术前应维持正常糖代谢在手术日晨停用胰岛素。

（4）禁食者需静脉输注葡萄糖加胰岛素维持血糖在正常或者轻度升高状态（5.6～11.2 mmol/L）。

（5）伴有酮症酸中毒者如需接受急诊手术，应尽可能纠正酸中毒、血容量不足和水、电解质紊乱。

4. 肺功能障碍

术前应评估肺功能，当 $PaO_2 < 60$ mmHg 和 $PaCO_2 > 45$ mmHg，易引起肺部并发症；红细胞增多可能提示慢性低氧血症；若术前肺功能显示，第 1 秒最大呼气量（Forced expiratory volume in 1 s，FEV1）<2 L 时，可能发生呼吸困难，FEV1%＜50%，提示重度肺功能不全，需要术后特殊监护和机械通气；针对急性呼吸系统感染者，若为择期手术应推迟至治愈后 1～2 周再行手术。若为急症手术，需用抗生素并避免吸入麻醉；重度肺功能不全并发感染者，必须采取积极措施改善其呼吸功能，待感染控制后再施行手术。

5. 心脏疾病

伴有心脏疾病的患者,实施手术的死亡率明显高于非心脏病者,需要对心脏危险因素进行评估和处理,常用 Goldman 指数评估心源性死亡的危险性和危及生命的心脏并发症可能发生率。对于年龄≥40 岁,施行非心脏手术的患者,心源性死亡的危险性和危及生命的心脏并发症发生率随总得分的增加而升高。0~5 分,危险性<1%;6~12 分,危险性 7%;13~25 分,危险性 13%;死亡率 2%;>26 分,危险性 78%,死亡率 56%,只宜实施急救手术。

6. 肝病

手术创伤和麻醉都将加重肝脏负荷。术前做各项肝功能检查,了解患者术前肝功能情况。肝功能轻度损害者一般不影响手术耐受力;肝功能损害严重或濒于失代偿者,如有营养不良、腹水、黄疸等,或急性肝炎者,手术耐受力明显减弱,除急症抢救外,一般不宜手术。

7. 肾病

麻醉、手术创伤等都会加重肾负担。术前完善各项肾功能检查,了解患者术前肾功能情况。依据 24 小时内肌酐清除率和血尿素氮测定值可将肾功能损害分为轻度、中度、重度 3 度。轻、中度肾功能损害者,经过适当的内科处理多能较好地耐受手术;重度损害者需在有效透析治疗后才可耐受手术,但手术前应最大限度地改善肾功能。

8. 妊娠

妊娠患者或外科疾病需行外科手术治疗时,须将外科疾病对母体及胎儿的影响放首位。如果时间允许,术前应尽可能检查全面各系统、器官功能、特别是心、肾、肝、肺等功能,发现异常,术前尽量纠正。需禁食时,从静脉补充营养,尤其是氨基酸和糖类,以保证胎儿的正常发育。确有必要时,允许行放射线检查,但必须加强必要的保护性措施,尽量使辐射剂量低于 0.05~0.1 Gy。为治疗外科疾病而必须使用药物时,尽量选择对孕妇、胎儿安全性较高的药物,如镇痛药吗啡对胎儿呼吸有持久的抑制作用,可用哌替啶代替,但应控制剂量,且分娩前 2~4 小时内不用。

9. 凝血功能障碍

患者凝血功能障碍可能引起术中出血或术后血栓形成,除常规检查凝血功能外,还需询问患者及家属有无出血或血栓史,是否有出血倾向的表现,是否服用抗凝药物者。如确定有凝功能障碍,遵医嘱做相应的处理,如输注血小板或使用抗凝药物。对于使用抗凝药物者,应注意:

(1)监测凝血功能。

(2)术前 7 日停用阿司匹林,术前 2~3 日停用非甾体药物(如布洛芬),术前 10 日停用抗血小板药(如噻氯匹定和氯吡格雷)。

(3)术前使用华法林抗凝者,只要国际标准化比值维持在接近正常的水平,小手术可安全施行,大手术前 4~7 日停用华法林,但是血栓栓塞的高危患者在此期间应继续使用肝素。

(4)择期大手术患者在手术前 12 小时内不使用大剂量低分子肝素,4 小时内不使用大剂量普通肝素,心脏外科患者手术 24 小时内不用低分子肝素。

(5)在抗凝治疗期间需急诊手术者,一般需停止抗凝治疗,用肝素抗凝者,可用鱼精蛋白拮抗,用华法林抗凝者,可用维生素 K_1 和(或)血浆或凝血因子制剂拮抗。

10. 营养不良

术前患者的营养状态对术后的胃肠道功能恢复起着至关重要的作用,营养不良可导致术后切口及吻合口愈合不佳、机体免疫力下降及肠蠕动能力下降等。但是否对患者的术前营养状况进行干预,应视情况而定。中华医学会肠外肠内营养分会推荐使用营养风险筛查 2002(NRS 2002)量表对住院患者营养风险状况进行评估。循证医学数据显示:NRS2002 评分≥3 分者实施术前营养支持有利于患者康复,而对于不存在营养风险的患者进行营养干预则意义不显著,反而会增加感染的风险,且浪费医疗资源,增加经济负担:

(1) 体重:综合反应蛋白质或热量的摄入、利用和储备情况。短期内出现的体重变化可受水钠潴留或脱水影响,故应根据患病前 3～6 个月的体重变化来判断。一般 3 个月内体重下降>5%,或 6 个月内体重下降>10%,即存在营养不良。

(2) 体质指数:这是衡量人体胖瘦程度以及是否存在蛋白质-热量营养不良的可靠指标,BMI＝体重/身高^2。中国肥胖问题工作组提出中国成人 BMI 正常参考值为 18.5 kg/m^2≤BMI<24 kg/m^2,<18.5 kg/m^2 为消瘦,≥24 kg/m^2 为超重。

(3) 生化检查:血清白蛋白低于 30 g/L,血清转铁蛋白低于 15 mg/L。营养不良患者常伴随低蛋白血症,可引起组织水肿。

(三) 术前准备确认

(1) 胃肠道准备(禁食、禁水)。

(2) 清洁肠道。

(3) 术前皮肤准备(剪短指甲、沐浴理发)。

(4) 口腔假牙取下保管。

(5) 贵重物品妥善保管。

(6) 手术标志。 （毋需、完成、未完成）

(7) 术前宣教(手术、麻醉相关知识)。

(8) 呼吸功能训练。

(9) 体位训练。

(10) 大小便训练。

(四) 术前宣教

(1) 告知患者疾病相关的知识,使之理解手术的必要性。

(2) 告知麻醉、手术的相关知识,使其掌握术前准备的具体内容。

(3) 术前加强营养,注意休息和活动,提高抗感染能力。

(4) 注整保暖,预防上呼吸道感染。

(5) 戒烟,早晚刷牙,饭后漱口,保持口腔卫生。

(6) 指导患者进行术前适应性锻炼,包括呼吸功能锻炼、床上活动、床上使用便盆等。

二、胃癌术中护理、术后护理

(一) 一般护理

1. 术后安置

与麻醉师和手术室护士做好床旁交接,复苏室护士和病房护士做好交接;搬运患者动作轻柔,注意保护头部、手术部位引流管和输液管道;正确连接并固定各引流装置;检查输液是否通畅;遵医嘱给氧、心电监护;注意保暖,但避免放置热水袋,以免烫伤。

2. 生命体征及意识观察

手术当日每小时测 1 次脉搏、呼吸、血压,监测 6～8 小时至生命体征平稳。对全麻及危重患者,遵医嘱使用心电监护;必须密切观察:每 15～30 分钟测量 1 次脉搏、呼吸、血压及瞳孔、神志,直至病情稳定,随后可改为每小时测量 1 次或遵医嘱定时测量,并做好记录。

3. 麻醉后护理

全麻未清醒者,取平卧位,头偏向一侧,使口腔分泌物或呕吐物易于流出,避免误吸。

4. 体位

根据麻醉类型及手术方式安置患者体位,腹部手术者,取低半坐卧位或斜坡卧位,便于引流,并可使腹腔渗血渗液流入盆腔避免形成膈下脓肿;腹腔内有污染者,在病情许可的情况下,尽早改为半坐位或头高脚低位;休克患者,取中凹卧位或平卧位;肥胖患者取侧卧位,以利于呼吸和静脉回流。

5. 保暖

注意保暖,防止意外损伤。患者若有烦躁不安,应使用约束带或床栏保护,防止坠床。保持呼吸道通畅,观察有无呼吸道阻塞现象,防止舌后坠、痰痂堵塞气道引起缺氧、窒息。

6. 饮食护理

拔除胃管前禁食,拔胃管后当日可饮少量水或米汤,如无不适,第 2 日进半量流质饮食,每次 50～80 mL;第 3 日进全量流质,每次 100～150 mL;进食后无不适,第 4 日可进半流质饮食。食物宜温、软、易于消化,忌生、冷、硬和刺激性食物,少量多餐。开始时每日 5～6 餐,逐渐减少进餐次数并增加每次进餐量,逐步恢复正常饮食。

7. 营养支持

(1) 肠外营养支持:术后胃肠减压期间及时输液补充患者所需的水、电解质和营养素,必要时输入血白蛋白或全血,以改善患者的营养状况,促进切口愈合。

(2) 肠内营养支持:对术中放置鼻肠管的胃癌根治术患者,术后早期经鼻肠管输注肠内营养液、对改善患者的全身营养状况、维护肠道屏障结构和功能、促进肠功能早期恢复、增加机体的免疫功能、促进伤口和肠吻合口的愈合等都有益处。根据患者的个体状况,合理制定营养支持方案。护理时注意:

(1) 妥善固定喂养管。

(2) 保持喂养管的通畅。

(3) 控制营养液的温度、浓度和速度。

(4) 观察有无恶心、呕吐、腹痛、腹胀、腹泻和水电解质紊乱等并发症的发生。

8. 伤口护理

观察伤口有无渗血、渗液,伤口及周围皮肤有无发红及伤口愈合情况,及时发现伤口感染、伤口裂开等异常。保持伤口敷料清洁干燥,并注意观察术后伤口包扎是否限制胸、腹部呼吸运动。对躁动、昏迷患者及不合作患者,可适当使用约束带并防止敷料脱落。伤口缝线拆除时间,根据切口部位,局部血液供应情况和患者年龄、营养状况决定。胃癌手术应为术后 7～9 日,减张缝线为术后 14 日拆除。青少年患者拆线时间可适当缩短,年老、营养不良者拆线时间可适当延后,切口较长者先间隔拆线,1～2 日后再将剩余缝线拆除。用可吸收缝线、美容缝线者不可拆线。

9. 休息与活动

早期活动有利于增加肺活量、减少肺部并发症、改善血液循环、促进伤口愈合、预防深静脉血栓形成、促进肠蠕动恢复及减少尿潴留的发生。除年老体弱或病情较重者,鼓励并协助患者术后第 1 日坐起轻微活动,第 2 日协助患者于床边活动,第 3 日室内活动(图 18-2)。活动时,固定好各导管,防跌倒,并予以协助。有特殊制动要求如休克、心力衰竭、严重感染、出血及极度衰弱的手术患者不宜早期活动。

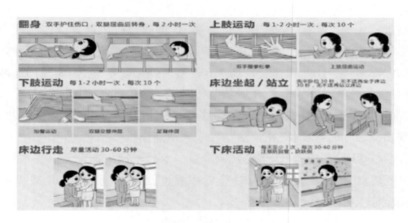

图 18-2　胃癌术后活动

10. 胃肠道功能

根据患者病情、年龄、术中术后情况予以肠内外营养支持(具体内容可参照第四节部分)。

11. 预防感染

术后予以合理使用抗生素抗感染,保持伤口的清洁干燥,及时换药;观察体温及切口有无红、肿、热、痛表现,发现感染应开放创口,彻底清创。

(二) 术后不适护理

1. 麻醉插管后咽部黏膜损伤

麻醉插管后会引起咽喉部疼痛、有痰等症状。对此可引导患者有效咳嗽:指导患者取坐位或者半坐位,双手交叉,手掌根部放在切口两侧,向切口方向按压,以保护伤口,先轻轻咳嗽几次,使痰液松动,然后再深吸气后用力咳嗽,排出痰液。对于痰液黏稠的患者,可采用雾化吸入,或遵医嘱用药使痰液稀薄,利于咳出。

2. 疼痛

(1) 术后疼痛的危害:① 限制患者呼吸运动,降低呼吸功能;② 限制患者用力咳嗽,不利于痰液排出,增加肺不张、肺部感染等风险;③ 限制患者早期活动,阻碍患者快速康复,增加深静脉血栓形成等风险;④ 增加尿潴留发生率;⑤ 引起心率增快、血压升高,甚至诱发心肌梗死;⑥ 降低睡眠质量,甚至导致患者无法入睡;⑦ 影响患者情绪,产生焦虑、忧郁、沮丧、恐惧;⑧ 急性疼痛控制不好有可能发展为慢性疼痛,长期困扰患者。

(2) 充分镇痛的获益:① 减轻术后疼痛,改善患者术后体验;② 降低患者焦虑,减少心、脑、血管系统并发症;③ 让患者敢于深呼吸和咳嗽,减少肺不张、肺部感染等发生率;④ 促进早期下床活动,减少下肢深静脉血栓形成等并发症,加速胃肠道功能恢复,预防肠麻痹。

(3) 疼痛的一般护理:① 密切观察患者疼痛的时间、部位、性质和规律;② 鼓励患者表达疼痛的感受,主动倾听患者的疼痛主诉,解释切口疼痛的规律及特点;③ 尽可能满足患者对缓解疼痛的需求,协助其变换体位,并告知减缓疼痛的方法;④ 指导患者正确使用非药物的镇痛方法,减轻自身机体对疼痛的敏感性;⑤ 手术后1~2日内,可指导患者持续使用患者自控镇痛泵进行止痛。同时,当患者感觉疼痛时,可通过按压计算机控制的微量泵按钮,向体内注射事先设定的药物剂量进行镇痛。给药途径以静脉、硬膜外最为常见,常用药物有吗啡、芬太尼、曲马多或合用非甾体抗炎药等;⑥ 遵医嘱给予镇静、镇痛药如地西泮、布桂嗪(强痛定)、哌替啶等;⑦ 在指导患者开展功能活动前,一方面告知早期活动的重要性,取得配合;另一方面还要根据患者的身体状况,循序渐进地指导其开展功能活动,若患者因疼痛无法完成某项功能活动时,及时终止该活动并采取镇痛措施。

(4) 术后疼痛管理新进展:① 多模式镇痛;② 术后早期下床活动;③ 术后早期经口进食;④ 术前缩短禁食、禁水时间;⑤ 术中避免补液过度或补液不足;⑥ 减少鼻胃管减压;⑦ 鼓励使用微创技术。

3. 发热

发热是术后患者最常见的症状。由于手术创伤的反应,术后患者的体温可略升高0.1~1℃,一般不超过38℃,称为外科手术热或吸收热,术后1~2日逐渐恢复正常。① 监测体温及伴随症状。② 及时检查切口部位有无红、肿、热、痛或波动感。寻找病因并针对性治疗。③ 遵医嘱应用退热药物或(和)物理降温;④ 结合病史进行胸部X线、超声、CT、切口分泌物涂片和培养、血培养、尿液检查等,寻找病因并针对性治疗。

4. 恶心、呕吐

(1) 呕吐时,头偏向一侧,及时清理呕吐物。

(2) 使用镇痛泵者,暂停使用。

(3) 行针灸治疗或遵医嘱给予止吐药物、镇静药物及解痉药物。

(4) 持续性呕吐者,应查明原因并处理。

5. 呃逆

(1) 术后早期发生者,压迫眶上缘,抽吸胃内积气,积液。

（2）遵医嘱给予镇静或解痉药物。

（3）上腹部手术后出现顽固性呃逆者，要警惕吻合口瘘或十二指肠残端漏、膈下积液或感染的可能，超声检查可明确病因。一旦明确，配合医生处理。

（4）未查明病因且一般治疗无效时，协助医生行颈部膈神经封闭治疗。

6. 腹胀

（1）胃肠减压、肛管排气或高渗溶液低压灌肠等。

（2）协助患者多翻身，下床活动。

（3）遵医嘱使用促进肠蠕动的药物，如新斯的明肌内注射。

（4）若是因腹腔内感染，或机械性肠梗阻导致的腹胀，非手术治疗不能改善者，做好再次手术的准备。

（三）特殊护理

包括肠外营养支持护理、肠内营养支持护理、血管通路护理。

1. 肠外营养支持护理

（1）注意事项

1）全胃肠外营养液输入一般不宜过快，应保持恒定，并注意有无蛋白质输入引起的过敏反应。

2）在严格无菌操作条件下，将全胃肠外营养液的高渗葡萄糖、氨基酸与脂肪乳剂等混合装入营养大袋内经静脉滴入。也可用双滴管，将氨基酸溶液与高渗葡萄糖等同时滴入双滴管中，混合后再进入静脉。输液装置中，由进气管进入的空气，应经 75％乙醇溶液过滤消毒。

3）输液完毕，可用 3.84％枸橼酸溶液 2～3 mL 注入中心静脉导管内，用无菌"堵针器"堵塞针栓，然后用无菌纱布包裹、固定。次日输液时，去除"堵针器"，接上双滴管装置。可根据液体总量在 24 小时内持续滴入。

4）全胃肠外营养输液导管，不宜作抽血、输血、输血浆、输血小板等用，并应防止回血，避免堵塞导管。

5）患者如发高热，应寻找病因，如怀疑为静脉导管引起，或找不到其他病因，均应拔除导管，并将末端剪去一段，送细菌培养及药敏试验，同时全身应用抗生素，周围静脉补充适量液体。

6）输液过程中，每 2～3 日测定 1 次血电解质，必要时每天测定。如有条件，应测定每天氮平衡情况。最初几天应每 6 小时测定尿糖，每天测 1 次血糖，以后每天测尿糖 1 次，定期复查肝、肾功能。

7）注意观察有无高渗性非酮性昏迷症状，如血糖＞11.2 mmol/L（200 mg/dL）或尿糖超过（＋＋＋），应增加胰岛素用量，并减慢滴速。

8）长期全胃肠外营养疗法中，如病情需要，应每周输血或血浆 1～2 次。

（2）合理输注及定期监测：合理安排输液顺序和控制输注速度。① 对已有缺水者，先补充平衡盐溶液；已有电解质紊乱者，先予以纠正；② 输注速度不超过 20 mL/h，常连续匀速输注,不可突然大幅度改变输液速度;③ 根据患者 24 小时出入水量,合理补液。维持水电解质、酸碱平衡。

最初 3 日每日监测血清电解质、血糖水平,3 日后视情况每周测 1～2 次。血清白蛋白、转铁蛋白、前白蛋白、淋巴细胞计数等营养指标及肝、肾功能每 1～2 周测定 1 次,每周称体重,有条件时进行氮平衡实验,以动态评价营养支持的效果和安全性。

(3) 并发症的护理

1) 置管相关并发症

① 掌握静脉导管留置技术循静脉治疗临床实践指南规范;② 妥善固定静脉导管,防止导管扭曲、移位,每班查看体外导管长度,确保输注装置、接头紧密连接;③ 在静脉穿刺置管、输液、更换输液瓶(袋)冲管以及导管拔除过程中,应严格遵守操作流程,防止空气进入血液,引发空气栓塞;④ 在应用不相溶的药物或液体前、后采用脉冲式冲管,确保导管畅通,如果导管堵塞不能再通,不可强行推注通管,应拔除或更换导管;⑤ 停止输注时采用脉冲式正压封管技术,防止回血凝固致导管堵塞。

2) 感染

导管性脓毒症

① 管道维护:穿刺 24 小时后消毒置管口皮肤,更换透明敷贴并注明时间,以后每周至少更换 1 次,局部有异常时及时消毒和更换数贴。每日更换输液管道,遵守无菌操作原则;② 规范配制和使用全肠外营养混合液:配制过程由专人负责,在层流环境、按无菌操作技术要求进行;配制过程符合规定的程序,按医嘱将各种营养素均匀混合,添加电解质、微量元素等时注意配伍禁忌,保证混合液中营养素的理化性质保持在正常状态;营养液现配现用,不得加入抗生素、激素、升压药等;全肠外营养混合液在 14 小时内输完,暂时不用者保存于 4℃冰箱内,输注前 0.5～1 小时取出置室温下复温后再输;③ 怀疑出现导管性脓毒症者,应做营养液细菌培养及血培养;更换输液袋及输液管;观察 8 小时后仍不退热者,拔除静脉导管,导管尖端送培养;24 小时后仍不退热者,遵医嘱用抗生素。

肠源性感染

与长期全肠外营养时肠道缺少食物刺激而影响胃肠激素分泌、体内谷氨酰胺缺乏等引起肠黏膜萎缩、肠屏障功能减退、肠内细菌和内毒素移位有关。因此,当患者胃肠功能恢复,应尽早开始肠内营养。

3) 糖代谢紊乱:① 高血糖和高渗性非酮性昏迷较常见,当血糖浓度超过 40 mmoL/L 可致高渗性非酮性昏迷。预防葡萄糖的输注速度应小于 5 mg/(kg·min)。一旦血糖异常升高立即报告医师,停止输注葡萄糖液或含大量糖的营养液。静脉输注低渗或等渗盐水以纠正高渗环境,内加适量胰岛素以降低血糖,但应避免血浆渗透压下降过快引发急性脑水肿。② 低血糖:因很少单独输注高浓度葡萄糖溶液,此类并发症已少见。一旦发生应协助医师处理,推注或输注葡萄糖溶液。

4) 肝功能异常:肠内营养是预防和治疗肝脏损伤最有效的措施,一旦出现肝功能异常和淤胆应设法改用肠内营养。

5) 血栓性静脉炎:多发生于经周围静脉肠外营养支持。一般经局部热敷、更换输液部位或外涂经皮吸收的抗凝消炎软膏后可逐渐消退。

（4）健康教育

1）相关知识告知患者及家属合理输注营养液及控制输注速度的重要性，不能自行调节速度；告知保护静脉导管的方法，避免翻身、活动、更衣时将导管脱出。

2）尽早经口摄食或肠内营养当患者胃肠功能恢复或允许摄食情况下，鼓励患者经口摄食行肠内营养，以降低和防治肠外营养相关并发症。

3）出院制定饮食计划，指导均衡营养，定期到医院复诊。

2. 肠内营养支持护理注意事项

（1）预防误吸

1）管道护理：① 选择管径适宜的喂养管：管径越粗，对食管下端括约肌的扩张作用越大，发生胃内容物反流的概率也越大；② 妥善固定喂养管：经鼻置管者妥善固定于鼻翼及面颊部（图 18-3）：置造瘘管者采用缝线固定于腹壁；③ 输注前确定喂养管尖端位置是否恰当：首次借助 X 线检查确定管端位置：输注前观察管道在体外的标记有无变化，判断管道是否移位。

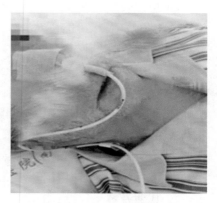

图 18-3　经鼻置管固定方式

2）安置合适体位：进行肠内营养时，抬高床头30°～45°取半卧位有助于防止营养液反流和误吸。

3）评估胃内残留量：经胃进行肠内营养时，每次输注营养液前及连续输注过程中（每隔4 小时）评估胃内残留量，若超过 100～150 mL，应减慢或暂停输注，适当调整喂养量，必要时遵医嘱使用胃动力药物，以防胃潴留引起反流和误吸。

4）加强观察：若患者突然出现呛咳、呼吸急促或咳出类似营养液的痰液时，疑有误吸可能。鼓励和刺激患者咳嗽，排出吸入物和分泌物，必要时经鼻导管或气管镜清除误吸物。

（2）提高胃肠道耐受性

1）输注环节的调控：输注时应循序渐进，开始时采用低浓度、低剂量、低速度，逐渐增加。① 经胃管给予：开始即可用全浓度，速度约 50 mL/h，每日给予 500～1 000 mL，3～4日内逐渐增加速度至 100 mL/h，达到总需要量 2 000 mL。② 经肠管给予：先用 1/4～1/2全浓度（即等渗液），速度宜慢（25～50 mL/h），从 500～1 000 mL/d 开始，逐日增加速度、浓度，5～7 日达到患者能耐受的总需要量。用肠内营养专用输注泵控制输注速度为佳。输注时保持营养液温度接近体温，室温较低时可使用恒温加热器。

2）防止营养液污染：营养液应现配现用，配制时遵守无菌操作原则：暂不用时置于 4℃冰箱保存，24 小时内用完；每日更换输注管或专用泵管。

3）加强观察：聆听患者主诉，注意有无腹泻、腹胀、恶心、呕吐等胃肠道不耐受症状。若患者出现上述不适，应查明原因，针对性采取措施如减慢速度、降低浓度或遵医嘱应用促胃肠动力药物，若对乳糖不耐受，应改用无乳糖配方营养制剂。

4）支持治疗：伴有低蛋白血症者，遵医嘱输注白蛋白或血浆等，以减轻肠黏膜组织水肿导致的腹泻。

（3）避免黏膜和皮肤损伤：经鼻置管常引起患者鼻咽部不适，可采用细软材质的喂养管，用油膏涂拭鼻腔黏膜起润滑作用，防止鼻咽部黏膜长期受压而产生溃疡；经肠造瘘者，保持造瘘口周围皮肤干燥、清洁，防止造瘘口周围皮肤损伤。

（4）感染性并发症的护理

1）吸入性肺炎：是肠内营养最严重的并发症，多见于经鼻胃管行肠内营养发生误吸者。防止胃内容物潴留及反流是预防吸入性肺炎的重要措施。

2）急性腹膜炎：多见于经空肠造瘘置管进行肠内营养者，与导管移位有关。立即停止输注并报道医师，尽可能协助清除或引流出渗漏的营养液。遵医嘱合理应用抗生素，避免继发性感染或腹腔脓肿。

（5）其他

1）保持喂养管通畅：① 患者翻身、床上活动时防止压迫、折叠、扭曲、拉扯喂养管；② 每次输注前后、连续输注过程中每间隔 4 小时、特殊注药前后，均以温开水 30 mL 冲洗管道，防止营养液残留堵塞管腔；③ 喂养管通常只用于营养液的输注，如需注入药物，务必参考药物说明书，药物经研碎、溶解后再注入，避免与营养液混合而凝结成块附着在管壁或堵塞管腔；④ 一旦发生堵管，立即用温开水反复脉冲式冲管并回抽，必要时更换喂养管。

2）代谢及效果监测：① 注意监测血糖或尿糖，以及时发现高血糖和高渗性非酮性昏迷；② 记录液体出入量，监测电解质变化、防止水、电解质及糖代谢紊乱；③ 定期监测肝、肾功能，进行人体测量和氮平衡实验，动态评价肠内营养支持效果和安全性，必要时调整营养支持方案。

（6）健康教育

1）提高依从性，告知患者肠内营养的重要性和必要性。

2）饮食指导，告知患者术后恢复经口饮食是循序渐进的过程，指导患者和家属饮食护理的内容、保持均衡饮食。

3）家庭护理，指导携带喂养管的患者及家属掌握居家喂养和自我护理方法，包括营养液的输注技术、营养状况的自我监测、导管的护理等。

4）定期随访，监测家庭肠内营养支持效果。

3. 血管通路护理

PICC 和 PORT 的护理措施可参照术前的相关章节，中心静脉通路（CVC）通常是术中由麻醉师完成的。

（1）严密观察置管部位局部情况，2～3 天更换置管处敷料，要做到无菌操作和尽量做到无菌的护理，保持置管部位局部干燥，叮嘱患者不要剧烈活动，防止置管周围渗血、渗液的发生。

（2）不要从深静脉置管内抽血，容易使血液在导管壁内附着，导致堵塞。

（3）从深静脉置管处输完血液制品或者肠外营养液后，及时用生理盐水对导管进行冲洗，以免出现堵管等情况。

（4）叮嘱患者在进行穿衣、脱衣等活动时，避免触动导管，使导管扭曲或受压。

（5）还要保持深静脉置管的良好固定,避免导管脱落。

（6）冲洗完后,要正确应用肝素帽进行封管。

（7）发现患者有导管滑出应立即通知医生。

（8）在医生未到达现场之前应采取补救措施:先给患者置管处做必要的消毒、止血等处理。

（9）查看导管的完整性并及时记录导管脱出的经过及处理的情况,必要时根据医嘱做好重新插管的准备。

（10）中心静脉导管发生断管,应立即摄片,确定断管位置,同时安抚,请介入科会诊、取管。

（11）中心静脉导管发生堵塞时,应判断堵塞的原因,根据医嘱予以药物疏通或拔管。

（四）安全管理

1. 引流管护理

术后患者常留置有胃管、腹腔引流管、导尿管等。护理时需注意:① 妥善固定并准确标记各引流管,避免脱出,一旦脱出后不可自行插回;② 保持引流通畅,防止受压、扭曲、折叠等,经常挤捏各引流管以防堵塞;若堵塞,可在医师指导下用注射器抽取生理盐水试冲洗引流管;③ 观察并记录引流液的颜色、性状和量等。留置胃管可起到胃肠减压的作用,以减轻胃肠道张力,促进吻合口愈合。部分患者胃管需接负压吸引装置,维持适当的负压,但应避免负压过大损伤胃黏膜;术后24小时可由胃管引流出少量血性液体或咖啡色液体,若有较多鲜红色血性液体,应及时报道医生予以处理;术后胃肠减压量减少,胃肠道蠕动恢复,肛门排气后,可拔除胃管。

2. 皮肤护理

（1）定时翻身,每2小时翻身1次。

（2）正确使用腹带等固定医用器材。

（3）保持患者皮肤及床单清洁干燥,使用便盆时协助患者抬高臀部。

（4）协助并鼓励患者坚持每日进行主动或被动运动,鼓励早期下床活动。

（5）给予营养支持。

（6）使用翻身枕、气垫床或水胶体敷料等预防压疮。

3. 预防跌倒坠床护理

（1）患者入院时做好宣教,并在"各项护理告知书"上签字。

（2）全面、定期(每周至少1次)评估院患者,当患者病情改善或变化时应随时评估。危险评分13分者属高危患者,须做好护士、患者及家属告知和宣教,悬挂警示标识,预防跌倒或坠床。

（3）病区各走道标记明显,地面保持干净、清洁、无障碍。易跌倒场所(如浴室、厕所等)应装有安全设施。

（4）高龄或行走不便的患者如下床行走,嘱须有人陪同。

（5）为防止患者坠床,对意识改变、视觉障碍、麻醉未清醒、活动不便、特殊用药、近期有跌倒史、特殊操作期间须制动的患者,向患者或家属加强安全宣教,如需使用床栏或约束带需提前告知患者及家属并在"各项护理告知书"上签字确认,在护理记录单上记录床栏或约束带使用情况,做好交班。

(6) 如果患者或家属拒绝使用床栏或约束带,需在护理记录单上注明,并请家属签字。

(7) 定期检修床单位,确保床单位可升降并处于最低水平(除外治疗及转运状态),床的轮子随时保持上锁状态。

(8) 在转运患者时须有工作人员陪同,轮椅不要前倾,必要时用躯体固定带。进电梯时,工作人员以后退方式将轮椅转入电梯。病车转运患者须有床栏保护,进电梯方式同轮椅。推轮椅或平车送患者上下坡时,工作人员应站在坡度的低位。

4. MEWS 评分

根据患者血压、心率、脉搏、呼吸、体温、意识等方面进行评估予以对症处理。患者入院或者转入时常规评估。有病情变化或者护理分级有变化时,及时评估。如评分≥4 分:① 报道医生;② 对症处理,做好记录;③ 增加巡视及观察频次 Q4H 评估,直到评分小于4 分。

5. 预防静脉血栓栓塞症的护理

(1) 鼓励患者术后早期下床活动。

(2) 卧床期间进行肢体的主动和被动运动。

(3) 按摩下肢比目鱼肌和腓肠肌,促进血液循环。

(4) 术后穿弹力袜以促进下肢静脉回流,对于血液处于高凝状态者,可预防性口服小剂量阿司匹林。

(五) 心理干预

加强巡视,建立相互信任的护患关系,鼓励患者说出自身想法,明确其心理状态,给予适当的解释和安慰;满足其合理需要,提供有关术后康复、疾病方面的知识,帮助患者缓解术后不适;帮助患者建立疾病康复的信心,告知其配合治疗与护理的要点;鼓励患者加强生活自理能力,指导患者正确面对疾病及预后。

参 考 文 献

［ 1 ］ 王少明,郑荣寿,张思维,等.2015 年中国胃癌流行特征分析[J].中华流行病学杂志,
  2019,(12):1517-1521.

［ 2 ］ 国家卫生健康委员会.胃癌诊疗规范(2018 年版)[J].中华消化病与影像杂志(电子
  版),2019,9(3):118-144.

［ 3 ］ 杜奕奇,蔡全才,廖专,等.中国早期胃癌筛查流程专家共识意见(草案)(2017 年,上
  海)[J].胃肠病学,2018,23(02):92-97.

［ 4 ］ 陈光勇,黄受方.WHO 消化系统肿瘤分类(第 5 版)关于胃癌的解读:着重对早期胃
  癌的理解和认识[J].中华病理学杂志,2020,49(09):882-885.

［ 5 ］ 高凤云,陶永明,郑嫦娟.肿瘤标志物联合检测在胃癌诊断及预后评估中的价值[J].
  肿瘤研究与临床,2014,26(03):183-186.

［ 6 ］ 沈理,章建全,顾新刚,等.口服造影剂胃超声检查规范操作专家共识意见(草案)
  (2020 年,上海)[J].中华医学超声杂志(电子版),2020,17(10):933-952.

［ 7 ］ 中华医学会肿瘤学分会,中华医学会杂志社.中华医学会胃癌临床诊疗指南(2021
  版)[J].中华医学杂志,2022,102(16):1169-1189.

［ 8 ］ 贺文俊.MRI 与 MSCT 对胃癌术前 N 分期及淋巴结转移的诊断价值分析[J].中国
  CT 和 MRI 杂志,2019,17(6):126-129.

［ 9 ］ 梁盼,赵曦瞳,赵慧萍,等.CT 对胃癌诊断和临床应用价值.中华放射学杂志,2020,
  54(11):1141-1144.

［10］ 徐鑫,邓胜明,李继会,等.18F-FDG PET/CT 在胃癌分期、复发检测及预后评估中
  的应用价值[J].国际放射医学核医学杂志,2018,42(6):541-546.

［11］ 王凯瑞,赵多文,王嘉彤,等.18F-FDG PET/CT 在胃癌诊断中应用价值[J].中华肿
  瘤防治杂志,2020,27(7):554-558.

［12］ 北京市科委重大项目《早期胃癌治疗规范研究》专家组.早期胃癌内镜下规范化切除
  的专家共识意见(2018,北京)[J].中华胃肠内镜电子杂志,2018,5(2):49-60.

［13］ 中国研究型医院学会机器人与腹腔镜外科专业委员会,中国抗癌协会胃癌专业委员会.
  机器人胃癌手术中国专家共识(2021 版)[J].中华消化外科杂志,2022,21(01):1-9.

［14］ 燕速等.单孔及减孔腹腔镜胃癌根治术的技术难点解析[J].中华消化外科杂志,
  2019,18(3):222-228.

［15］ 中国抗癌协会胃癌专业委员会.胃癌诊治难点中国专家共识(2020 版)[J].中国实用
  外科杂志,2020,40(8):869-904.

[16] 魏晟宏,王益,叶再生,等.进展期胃癌伴腹主动脉旁淋巴结转移综合治疗的研究[J].中华普通外科杂志,2021,36(04):244-248.

[17] SUNG H, FERLAY J, SIEGEL RL, et al. Global Cancer Statistics 2020: GLOBOCAN Estimates of Incidence and Mortality Worldwide for 36 Cancers in 185 Countries[J]. CA Cancer J Clin. 2021, 71(3): 209-249.

[18] SMYTH EC, NILSSON M, GRABSCH HI, et al. Gastric cancer [J]. The Lancet, 2020, 396(10251): 635-648.

[19] ZHENG R, ZHANG S, ZENG H, et al. Cancer incidence and mortality in China, 2016 [J]. JNCC, 2022, 2 (1): 1-9.

[20] ALLEMANI C, MATSUDA T, DI CARLO V, et al. Global surveillance of trends in cancer survival 2000-2014 (CONCORD-3): analysis of individual records for 37 513 025 patients diagnosed with one of 18 cancers from 322 population-based registries in 71 countries[J]. Lancet, 2018, 391(10125): 1023-1075.

[21] WANG FH, ZHANG XT, LI YF, et al. The Chinese Society of Clinical Oncology (CSCO): Clinical guidelines for the diagnosis and treatment of gastric cancer, 2021 [J]. Cancer Commun (Lond), 2021, 41(8): 747-795.

[22] LIANG C, CHEN G, ZHAO B, et al. Borrmann Type IV Gastric Cancer: Focus on the Role of Gastrectomy[J]. J Gastrointest Surg, 2020, 24(5): 1026-1032.

[23] JIANG Y, ZHANG Q, HU Y, et al. ImmunoScore Signature: A Prognostic and Predictive Tool in Gastric Cancer [J]. Annals of surgery, 2018, 267(3): 504-513.

[24] THOMPSON ED, ZAHURAK M, MURPHY A, et al. Patterns of PD-L1 expression and CD8 T cell infiltration in gastric adenocarcinomas and associated immune stroma [J]. Gut, 2017, 66(5): 794-801.

[25] YAGI T, BABA Y, ISHIMOTO T, et al. PD-L1 Expression, Tumor-infiltrating Lymphocytes, and Clinical Outcome in Patients With Surgically Resected Esophageal Cancer [J]. Ann Surg, 2019, 269(3): 471-478.

[26] SAHAI E, ASTSATUROV I, CUKIERMAN E, et al. A framework for advancing our understanding of cancer-associated fibroblasts [J]. Nat Rev Cancer, 2020, 20(3): 174-186.

[27] ZHANG J, TANG PMK, ZHOU Y, et al. Targeting the Oncogenic FGF-FGFR Axis in Gastric Carcinogenesis[J]. Cells, 2019, 8(6).

[28] ZHU L, CHENG X, SHI J, et al. Crosstalk between bone marrow-derived myofibroblasts and gastric cancer cells regulates cancer stemness and promotes tumorigenesis[J]. Oncogene, 2016, 35(41): 5388-5399.

[29] BHOL CS, PANIGRAHI DP, PRAHARAJ PP, et al. Epigenetic modifications of autophagy in cancer and cancer therapeutics [J]. Seminars in cancer biology, 2020, 66: 22-33.

［30］ MEMCZAK S, JENS M, ELEFSINIOTI A, et al. Circular RNAs are a large class of animal RNAs with regulatory potency[J]. Nature, 2013, 495: 333 – 338.

［31］ HANSEN TB, JENSEN TI, CLAUSEN BH, et al. Natural RNA circles function as efficient microRNA sponges[J]. Nature, 2013, 495: 384 – 388.

［32］ LI R, JIANG JJ, SHI H, et al. CircRNA: a rising star in gastric cancer[J]. Cell Mol Life Sci, 2020, 77: 1661 – 1680.

［33］ WANG F, MENG W, WANG B, et al. Helicobacter pylori-induced gastric inflammation and gastric cancer[J]. Cancer Lett, 2014, 345(2): 196 – 202.

［34］ YU J, HUANG C, SUN Y, et al. Effect of Laparoscopic vs Open Distal Gastrectomy on 3-Year Disease-Free Survival in Patients With Locally Advanced Gastric Cancer: The CLASS – 01 Randomized Clinical Trial [J]. JAMA, 2019, 321(20): 1983 – 1992.

［35］ COLCHER D, HAND PH, NUTI M, et al. A spectrum of monoclonal antibodies reactive with human mammary tumor cells[J]. Proc Natl Acad Sci U S A, 1981, 78 (5): 3199 – 3203.

［36］ SANO T, COIT DG, KIM HH, et al. Proposal of a new stage grouping of gastric cancer for TNM classification: International Gastric Cancer Association staging project[J]. Gastric Cancer, 2017, 20(2): 217 – 225.

［37］ JANSEN M, BANKS M. Early detection and risk stratification of gastric cancer are likely to be refined with biopsies targeted through high-resolution-enhanced imaging [J]. Gut, 2020, 69(9): 1.

［38］ CUMMINGS D, WONG J, PALM R, et al. Epidemiology, Diagnosis, Staging and Multimodal Therapy of Esophageal and Gastric Tumors[J]. Cancers (Basel), 2021, 13(3): 582.

［39］ CHON HJ, KIM C, CHO C, et al. The clinical implications of FDG – PET/CT differ according to histology in advanced gastric cancer[J]. Gastric cancer, 2019, 22(1): 113 – 122.

［40］ PARK JS, LEE N, BEOM SH, et al. The prognostic value of volume-based parameters using 18F – FDG PET/CT in gastric cancer according to HER2 status [J]. Gastric Cancer. 2018, 21(2): 213 – 224.

［41］ WANG LS, LO A, SCHOLLER J, et al. Targeting fibroblast activation protein in tumor stroma with chimeric antigen receptor T cells can inhibit tumor growth and augment host immunity without severe toxicity[J]. Cancer Immunol Res, 2014, 2: 154 – 166.

［42］ SUMIYAMA K. Past and current trends in endoscopic diagnosis for early stage gastric cancer in Japan[J]. Gastric Cancer, 2017, 20: S20 – S27.

［43］ LIANG Q, NAN Y, COPPOLA G, et al. Weakly Supervised Biomedical Image

Segmentation by Reiterative Learning[J]. IEEE J Biomed Health Inform，2019，23(3)：1205 – 1214.

[44] NAMIKAWA K, HIRASAWA T, NAKANO K, et al. Artificial intelligence-based diagnostic system classifying gastric cancers and ulcers：Comparison between the original and newly developed systems[J]. Endoscopy，2020，52：1077 – 183.

[45] TERASHIMA M, TOKUNAGA M, TANIZAWA Y, et al. Robotic surgery for gastric cancer [J]. Gastric Cancer，2015，18(3)：449 – 457.

[46] YOSHIDA H, SHIMAZU T, KIYUNA T, et al. Automated histological classification of whole-slide images of gastric biopsy specimens [J]. Gastric Cancer，2018，21(2)：249 – 257.

[47] CHEN D, CHEN G, JIANG W, et al. Association of the Collagen Signature in the Tumor Microenvironment With Lymph Node Metastasis in Early Gastric Cancer [J]. JAMA Surg，2019，154(3)：e185249.

[48] WILSON PC, WU H, KIRITA Y, et al. The single-cell transcriptomic landscape of early human diabetic nephropathy [J]. Proc Natl Acad Sci U S A，2019，116(39)：19619 – 19625.

[49] ZHANG P, YANG M, ZHANG Y, et al. Dissecting the Single-Cell Transcriptome Network Underlying Gastric Premalignant Lesions and Early Gastric Cancer[J]. Cell Reports，2019，27(6)：1934 – 1947，e5.

[50] WANG R, DANG M, HARADA K, et al. Single-cell dissection of intratumoral heterogeneity and lineage diversity in metastatic gastric adenocarcinoma[J]. Nat Med，2021，27(1)：141 – 151.

[51] 《BIOINFORMATICS FOR BEGINNERS Genes，Genomes，Molecular Evolution，Databases and Analytical Tools》2014.

[52] RHOADS A, AU KF. PacBio Sequencing and Its Applications[J]. Genomics Proteomics Bioinformatics，2015，13(5)：278 – 289.

[53] WANG Y, ZHAO Y, et al. Nanopore sequencing technology, bioinformatics and application[J]. Nat Biotechnol，2021，39(11)：1348 – 1365.

[54] Cancer Genome Atlas Research Network. Comprehesive molecular characterization of gastric adenocarcinoma[J]. Nature，2014，513(7517)：202 – 209.

[55] SUPPLITT S, KARPINSKI P, SASIADEK M, et al. Current Achievements and Applications of Transcriptomics in Personalized Cancer Medicine[J]. Int J Mol Sci，2021，22(3)：1422.

[56] WANG Z, GERSTEIN M, SNYDER M. RNA-Seq：a revolutionary tool for transcriptomics. Nat Rev Genet，2009，10(1)：57 – 63.

[57] RAO A, BARKLEY D, FRANÇA GS, et al. Exploring tissue architecture using spatial transcriptomics[J]. Nature，2021，596(7871)：211 – 220.

［58］ TSUGAWA H，et al. Reactive oxygen species-induced autophagic degradation of Helicobacter pylori cagA is specififically suppressed in cancer stem-like cells［J］. Cell Host Microbe，2012，12(6)：764－777.

［59］ ERAWIJANTARI PP，MIZUTANI S，SHIROMA H，et al. Influence of gastrectomy for gastric cancer treatment on faecal microbiome and metabolome profiles［J］. Gut，2020，69(8)：1404－1415.

［60］ CUI L，ZHANG X，YE G，et al. Gastric juice MicroRNAs as potential biomarkers for the screening of gastric cancer［J］. Cancer，2013，119(9)：1618－1626.

［61］ NA D，CHAE J，CHO SY，et al. Predictive biomarkers for 5-fluorouracil and oxaliplatin-based chemotherapy in gastric cancers via profiling of patient-derived xenografts［J］. Nat Commun，2021，12(1)：4840. Published 2021 Aug 10.

［62］ ERAZ IM，MAJIDI M，MENG F，et al. An Improved Patient-Derived Xenograft Humanized Mouse Model for Evaluation of Lung Cancer Immune Responses［J］. Cancer Immunol Res，2019，7(8)：1267－1279.

［63］ STEWART OA，WU F，CHEN Y. The role of gastric microbiota in gastric cancer ［J］. Gut Microbes，2020，11(5)：1220－1230.

［64］ SALAH-EDDIN，AL-BATRAN. Perioperative chemotherapy with docetaxel. oxaliplatin. and fluoerouracil/leucovorin（FLOT）versus epirubicin，Cisplatin，and fluorouracil or capecitabine（ECF/ECX）for resectable gastric and EGJ cancer. ASCO 2017；Abstract 4004.

［65］ SHITARA K，TAKASHIMA A，FUJIN K，et al. Nab-paclitaxel versus solvent-based. paclitaxel in patients with previously treated advaneed gastric cancer（ABSOLUTE）：an open-label，randomized，non inferiority，phase 3 trial［J］. Lancet Gastroenterol Hepatol，2017，2 (4)：277－287.

［66］ FUCHS CS，DOI T，JANG RW，et al. Safety and Efficacy of Pembrolizumab Monotherapy in Patients With Previously Treated Advanced Gastric and Gastroesophageal Junction Cancer：Phase 2 Clinical KEYNOTE－059 Trial［J］. JAMA Oncol，2018，4(5)：e180013.

［67］ SHITARA K，VAN CUTSEM E，BANG YJ，et al. Efficacy and Safety of Pembrolizumab or Pembrolizumab Plus Chemotherapy vs Chemotherapy Alone for Patients With First-line，Advanced Gastric Cancer：The KEYNOTE－062 Phase 3 Randomized Clinical Trial［J］. JAMA Oncol，2020，6(10)：1571－1580.

［68］ KANG YK，CHEN LT，RYU MH，et al. Nivolumab plus chemotherapy versus placebo plus chemotherapy in patients with HER2-negative，untreated，unresectable advanced or recurrent gastric or gastro-oesophageal junction cancer（ATTRACTION－4）：a randomised，multicentre，double-blind，placebo-controlled，phase 3 trial［J］. Lancet Oncol，2022，23(2)：234－247.

［69］ JANJIGIAN YY，SHITARA K，MOEHLER M，et al. First-line nivolumab plus chemotherapy versus chemotherapy alone for advanced gastric，gastro-oesophageal junction，and oesophageal adenocarcinoma（CheckMate 649）：a randomised，open-label，phase 3 trial［J］. Lancet，2021，398(10294)：27 - 40.

［70］ JANJIGIAN YY，KAWAZOE A，YANEZ P，et al. The KEYNOTE - 811 trial of dual PD - 1 and HER2 blockade in HER2 - positive gastric cancer［J］. Nature，2021，600(7890)：727 - 730.

［71］ CATENACCI DVT，KANG YK，PARK H，et al. Margetuximab plus pembrolizumab in patients with previously treated，HER2 - positive gastro-oesophageal adenocarcinoma（CP - MGAH22 - 05）：a single-arm，phase 1b - 2 trial［J］. Lancet Oncol，2020，21(8)：1066 - 1076.

［72］ CATENACCI DVT，TEBBUTT NC，DAVIDENKO I，et al. Rilotumumab plus epirubicin，cisplatin，and capecitabine as first-line therapy in advanced MET-positive gastric or gastro-oesophageal junction cancer（RILOMET - 1）：a randomised，double-blind，placebo-controlled，phase 3 trial［J］. Lancet Oncol，2017，18(11)：1467 - 1482.

［73］ TURECI O，SAHIN U，SCHULZE-BERGKAMEN H，et al. A multicentre，phase II a study of zolbetuximab as a single agent in patients with recurrent or refractory advanced adenocarcinoma of the stomach or lower oesophagus：the MONO study［J］. Ann Oncol，2019，30(9)：1487 - 95.

［74］ STAHL M，WALZ MK，RIERA-KNORRENSCHILD J，et al. Preoperative chemotherapy versus chemoradiotherapy in locally advanced adenocarcinomas of the oesophagogastric junction（POET）：Long-term results of a controlled randomised trial［J］. Eur J Cancer，2017，81：183 - 190.

［75］ ERIC ANDERSON，et al. A Comparison of Clinicopathologic Outcomes Across Neoadjuvant and Adjuvant Treatment Modalities in Resectable Gastric Cancer［J］. JAMA Netw Open. ，2021，4(12)：e2138432.

［76］ FAUSTO PETRELLI，et al. Neoadjuvant chemoradiotherapy or chemotherapy for gastroesophageal junction adenocarcinoma：A systematic review and meta-analysis ［J］. Gastric Cancer，2019，22(2)：245 - 254.

［77］ PARK SH，SOHN TS，LEE J，et al. Phase III Trial to Compare Adjuvant Chemotherapy With Capecitabine and Cisplatin Versus Concurrent Chemoradiotherapy in Gastric Cancer：Final Report of the Adjuvant Chemoradiotherapy in Stomach Tumors Trial，Including Survival and Subset Analyses［J］. J Clin Oncol，2015，33：3130.

［78］ AJANI，JA，et al. Gastric Cancer，Version 2. 2022，NCCN Clinical Practice Guidelines in Oncology［J］. J Natl Compr Canc Netw，2022，20(2)：167 - 192.

[79] HONG J, WANG YP, WANG J, et al. A novel method of self-pulling and latter transected reconstruction in totally laparoscopic total gastrectomy: feasibility and short-term safety[J]. Surg Endosc, 2017, 31: 2968 - 2976.

[80] HUANG CJ, ZHANG RC, MOU YP, et al. Short and long-term outcomes of laparoscopic total gastrectomy for gastric cancer: A single-center experience (retrospective cohort study)[J]. Int J Surg, 2018, 51: 109 - 113.

[81] HONG J, WANG YP, WANG J, et al. A novel method of self-pulling and latter transected delta-shaped Billroth-I anastomosis in totally laparoscopic distal gastrectomy[J]. Surg Endosc, 2017, 31: 4831.

[82] ENGELMAN DT, BEN ALI W, WILLIAMS JB, et al. Guidelines for Perioperative Care in Cardiac Surgery: Enhanced Recovery After Surgery Society Recommendations [J]. JAMA Surg, 2019, 154(8): 755 - 766.

[83] MARKAR SR, MIKHAIL S, MALIETZIS G, et al. Influence of surgical resection of hepatic metastases from gastric adenocarcinoma on long-term survival: systematic review and pooled analysis[J]. Ann Surg, 2016, 263: 1092 - 1101.

[84] FUJITA KM, YANG HK, MIZUSAWA JK, et al. Gastrectomy plus chemotherapy versus chemotherapy alone for advanced gastric cancer with a single non-curable factor (REGATTA): a phase 3, randomized controlled trial[J]. Lancet Oncol, 2016, 17 (3): 309 - 318.

[85] CHEN D, CHEN G, JIANG W, et al. Association of the Collagen Signature in the Tumor Microenvironment With Lymph Node Metastasis in Early Gastric Cancer [J]. JAMA Surg, 2019, 154(3): e185249.